Curriculum Prothetik
Band I

Geschichte
Grundlagen
Behandlungskonzept
Vorbehandlung

Jörg Rudolf Strub
Matthias Kern
Jens Christoph Türp
Siegbert Witkowski
Guido Heydecke
Stefan Wolfart

4., überarbeitete Auflage

Quintessenz Verlags-GmbH

Berlin, Barcelona, Beijing, Chicago, Istanbul,
Kopenhagen, London, Mailand, Moskau, Neu-Delhi,
Paris, Prag, São Paulo, Seoul, Tokio und Warschau

Bibliografische Information Der Deutschen Bibliothek

Die Deutsche Bibliothek verzeichnet diese Publikation in der Deutschen Nationalbibliografie; detaillierte bibliografische Daten sind im Internet über <http://dnb.ddb.de> abrufbar.

4. Auflage

Copyright © 2011 by Quintessenz Verlags-GmbH, Berlin

Dieses Werk ist urheberrechtlich geschützt. Jede Verwertung außerhalb der engen Grenzen des Urheberrechtsgesetzes ist ohne Zustimmung des Verlags unzulässig und strafbar. Das gilt insbesondere für Vervielfältigungen, Übersetzungen, Mikroverfilmungen und die Einspeicherung und Verarbeitung in elektronischen Geräten.

Bei den Firmen- und Markennamen, die in diesem Buch genannt sind, kann es sich auch dann um eingetragene oder anderweitig geschützte Marken handeln, wenn hierauf nicht gesondert hingewiesen wird. Das Fehlen eines solchen Hinweises darf daher nicht dahingehend interpretiert werden, dass die Benutzung eines derartigen Namens frei möglich wäre.

Zeichnungen: Christine Rose, Florian Curtius
Druck und Bindearbeiten: Elbe Druckerei Wittenberg GmbH

Printed in Germany

ISBN 978-3-86867-026-4 (Band I)
ISBN 978-3-86867-027-1 (Band II)
ISBN 978-3-86867-028-8 (Band III)
ISBN 978-3-86867-029-5 – Set (Band I–III)

Die Autoren dieses Buches

Prof. Dr. med. dent. Dr. h. c. Jörg Rudolf Strub
Ärztlicher Direktor der
Abteilung für Zahnärztliche Prothetik
Universitätsklinikum Freiburg

Prof. Dr. med. dent. Matthias Kern
Ärztlicher Direktor der
Klinik für Zahnärztliche Prothetik,
Propädeutik und Werkstoffkunde
Christian-Albrechts-Universität zu Kiel

Prof. Dr. med. dent. Jens Christoph Türp
Klinik für Rekonstruktive Zahnmedizin und Myoarthropathien,
Universitätskliniken für Zahnmedizin der Universität Basel

ZTM Siegbert Witkowski, C.D.T.
Laborleiter der
Abteilung für Zahnärztliche Prothetik
Universitätsklinikum Freiburg

Prof. Dr. med. dent. Guido Heydecke
Ärztlicher Direktor der Poliklinik für Zahnärztliche Prothetik
Universitätsklinkum Eppendorf, Hamburg

Prof. Dr. med. dent. Stefan Wolfart
Ärztlicher Direktor der Klinik für Zahnärztliche Prothetik und
Werkstoffkunde
Universitätsklinikum Aachen

unter Mitarbeit von:
Prof. Dr. med. dent. Kurt Werner Alt
Institut für Anthropologie
Johannes-Gutenberg-Universität Mainz

PD Dr. med. dent. Dr. rer. nat. Jens Fischer
Abteilung für Zahnärztliche Prothetik
Universitätsklinikum Freiburg
Klinik für Kronen- und Brückenprothetik, Teilprothetik und Materialkunde,
Zentrum für Zahnmedizin, Universität Zürich
Vita Zahnfabrik H. Rauter GmbH & Co. KG
Bad Säckingen

PD Dr. med. dent. Wael Att
Abteilung für Zahnärztliche Prothetik
Universitätsklinikum Freiburg

Geleitwort zur 1. Auflage

Das in der prothetischen Abteilung der Universitäts-Kieferklinik Freiburg unter Leitung und Federführung von Prof. Jörg Strub zusammengestellte dreibändige *Curriculum Prothetik* stellt ein Novum unter den prothetischen Lehrbüchern dar. Während sich die Fachbücher der letzten Jahre zunehmend auf Spezialbereiche der „klassischen" Teilgebiete der Zahn-, Mund- und Kieferheilkunde konzentrierten, werden im vorliegenden Lehrbuch alle im Rahmen einer prothetischen Behandlung relevanten Fragestellungen abgehandelt und für den Leser verständlich und verdichtet angesprochen. Der Schwerpunkt liegt dabei auf Themenkreisen, die für den Studenten und den praktisch tätigen Zahnarzt von primärer Bedeutung sind. Zwar war und ist der Trend zur Spezialisierung innerhalb der Zahnheilkunde nicht aufzuhalten und aufgrund der rasanten Weiterentwicklung unseres Faches auch logisch, der Schlüssel für den angestrebten Behandlungserfolg liegt jedoch trotz aller Spezialkenntnisse in einer umfassenden und auf die Gesamtsanierung ausgerichteten Behandlungsweise. Beispielhaft soll hier genannt sein, dass der rekonstruktiv tätige Zahnarzt in vielen Fällen den prothetischen Ersatz auf zunächst parodontal oder endodontisch erkrankten Pfeilern abstützen muss; die in dieser Hinsicht sachgerechte und fachkundige Vorbehandlung stellt somit die Grundlage einer jeden prothetischen Behandlung dar. Auch die Hygienephase und damit der Aufbau einer – falls nicht vorhanden – exakten Mundhygiene des zu behandelnden Patienten wird heute in der präprothetischen Phase kontrollierter und ernster durchgeführt als noch vor 10 oder 20 Jahren. Zunehmend bildet eine mehr biologisch geprägte Denkweise die Basis für eine umfassende prothetische Sanierung, wobei der nach neuesten werkstoffkundlichen Erkenntnissen technisch perfekt hergestellte Zahnersatz letztlich nur den Endpunkt einer Vielzahl zahnärztlicher Maßnahmen darstellt. Die von Prof. Strub geleitete Abteilung für Zahnärztliche Prothetik am Klinikum der Universität Freiburg bemüht sich seit Jahren in praktisch-klinischen Kursen für Zahnärzte und Studenten sowie in entsprechenden Publikationen um Darstellung eines logischen synoptischen Behandlungskonzepts. Das hier zusammengestellte Werk stellt schwerpunktmäßig eine Zusammenfassung der dort angesprochenen und diskutierten Probleme und Fragestellungen dar und ist somit praxisrelevant und aktuell. Für den Leser bietet es den Vorteil, nicht in verschiedenen Büchern, in mehr oder weniger spezialisierten Darstellungen, sondern in Kürze und auf das Wesentliche beschränkt, praktisch alle anfallenden Fachfragen und therapeutischen Zielsetzungen prothetischer Sanierungen dargestellt zu finden. Entsprechende Literaturhinweise eröffnen, falls erwünscht und notwendig, zusätzliche Informationen. Die Konzeption dieses Werks ist zeitnah und zukunftsorientiert. Bleibt nur noch, dieser neuen Form eines prothetischen Lehrbuchs viel Erfolg und weite Verbreitung zu wünschen.

Prof. Dr. Dr. H. Spiekermann, Aachen

Geleitwort zur 1. Auflage

Wie jede ärztliche Disziplin ist die zahnärztliche Prothetik in einen historischen Hintergrund eingebettet und mit den anatomischen Grundlagen des Faches fest verbunden. Das vorliegende Werk spannt einen weiten Bogen von der historischen Entwicklung der zahnärztlichen Prothetik bis hin zu den psychologischen Aspekten des Zahnverlusts und der prothetischen Rehabilitation. Dabei wird der Student mit einem Gesamtsystem der oralen Rehabilitation vertraut gemacht, welches die Versorgung mit Zahnersatz sinnvoll einschließt. Jede prothetische Versorgung stellt für den Patienten einen mehr oder minder großen Eingriff in das orofaziale System dar. Dabei ist es mit dem Zahnersatz allein nicht getan. Die geplante und sachgerechte Vorbereitung des Kauorgans auf die eigentliche prothetische Therapie hat für den Erfolg oder den Misserfolg letztendlich einen mindestens genauso großen Stellenwert wie die Ausführungsform und die Qualität des Zahnersatzes selbst. So werden in dem vorliegenden dreibändigen Werk der Anamnese, der Befundaufnahme und der Planung, besonders aber auch der Vorbehandlung, breiter Raum gewidmet. Nur aus ausführlicher Befunderhebung und Diagnostik sowie sorgfältiger Planung und vollständiger Vorbehandlung kann eine problembezogene und befundgerechte prothetische Therapie erwachsen. Die korrekte Vorbehandlung erfordert aber häufig einen höheren Zeitaufwand als die abschließende prothetische Behandlung selbst. Die Vorbehandlung stellt das Fundament dar, von dessen Qualität all das, was darauf aufbaut, abhängt. Die prothetische Therapie basiert auch ganz wesentlich auf der Sicherstellung der Mundhygiene. Diese bildet nicht nur die Schlüsselstellung für den Erfolg einer parodontalen Vorbehandlung, sondern ebenso für den Langzeiterfolg des prothetischen Behandlungsmittels. Parodontalprophylaktische Kriterien sind nicht nur im Rahmen der Vorbehandlung zu beachten, sie sind von gleicher Bedeutung bei der provisorischen Versorgung und bei der Gestaltung des Zahnersatzes. Zu beachten ist weiterhin, dass differentialtherapeutische Erwägungen die Kenntnis des gesamten therapeutischen Spektrums erfordern. Dies wird ganz besonders bei der Indikationsstellung für enossale Implantate ersichtlich. Die Indikation für ein Implantat kann nur gestellt werden, wenn das gesamte Spektrum der „konventionellen" Prothetik beherrscht wird. Mit dem *Curriculum Prothetik* wird ein umfassendes Behandlungskonzept dargestellt, welches die Prothetik in Zusammenschau mit allen zahnärztlichen Nachbardisziplinen sieht. Bei dieser Synopsis werden auch die werkstoffkundlichen und zahntechnischen Zusammenhänge berücksichtigt, ohne deren Kenntnis zahnärztliche Prothetik nicht sachgerecht durchgeführt werden kann. Alle einzelnen prothetischen Behandlungsmittel sind in ein richtungsweisendes Gesamtbehandlungskonzept integriert. Das Autorenteam mit und um J. R. Strub aus Freiburg demonstriert gezielte und konsequent durchgeführte orale Rehabilitation. Dem Werk, derzeit einzigartig in seiner Konzeption, ist eine weite Verbreitung zu wünschen.

Prof. Dr. K. M. Lehmann, Marburg

Geleitwort zur 1. Auflage

Pflegen Sie in einem Buch auch das Vorwort zu lesen? Ich kaum, und von fast allen, die ich befragen konnte, erhielt ich eine ähnliche Antwort. In diesem Bewusstsein eröffnet sich mir die reizvolle Möglichkeit, relativ unbeachtet über dieses Buch sagen zu können, was ich mir wirklich denke. Sorgfältig habe ich die Kapitel durchgeblättert und Stichprobe um Stichprobe gezogen. Zunächst vom Alltag gehetzt – ganz ehrlich gesagt –, aber dann langsamer werdend und schließlich mit zunehmendem Vergnügen. Genau dargestellte technische Einzelheiten und glasklar aufgebaute, systematische Behandlungskonzepte nahmen mich in Anspruch. Kompromisse werden nicht gemacht, sondern es wird fundiert und zielstrebig eine Linie vertreten, zu der die Autoren selbst stehen. Offensichtlich auch bei der Behandlung ihrer eigenen Patienten. Ganz bewusst wird die Prothetik so gezeichnet, wie sie schwerpunktmäßig in Freiburg stattfindet. Das ist gut so, denn dieses Buch könnte ja auch Unmut hervorrufen bei jenen, die vergeblich nach irgendwelchen hergebrachten Konzepten suchen oder gar nach dem eigenen exklusiven Behandlungs- oder technischen Verfahren. Man wird sie nicht finden in diesem klaren Buch der Freiburger Schule. Das ist, finde ich, „cool" – um mit den Worten unserer Kinder zu sprechen. Stattdessen überraschen in jedem Kapitel Feinheiten und liebevoll ausgefeilte Details, deren frühere Kenntnis so manchen eigenen Misserfolg wohl verhindert hätte. Je tiefer Sie eintauchen, geneigter Leser, desto eher werden Sie mir vielleicht dahingehend zustimmen, dass hier eigentlich gar kein Fachbuch vorliegt. Sollen wir es also besser als ein Buch von interdisziplinärem Gehalt unter dem Blickwinkel synoptischer Zahnheilkunde verstehen? Oder könnte es auch mehr sein? Die Autoren und wir alle wissen, dass die Zahn-, Mund- und Kieferheilkunde des herankommenden 21. Jahrhunderts sich von der heutigen sehr wohl unterscheiden wird. Allgemein-medizinische Aspekte in einer älter gewordenen Population werden dominieren. Der Risikopatient wird der normale Patient sein. Alle Gesundheitsfragebögen, alle Behandlungskonzepte in diesem Buch zielen bereits darauf ab, den Lernenden auf diese Zukunft vorzubereiten und das für jede ärztliche Tätigkeit unentbehrliche allgemein-medizinische Grundwissen konsequent einzubauen. Ich lese aus jedem Kapitel dieses Werks nicht nur die präzisen Darstellungen der Freiburger prothetischen Schule, sondern darüber hinaus das gemeinsame Bekenntnis der Autoren dieses Werks – das Bekenntnis zur umfassenden Rehabilitation unserer Patienten, zum „primum nil nocere" und zur vollen ärztlichen Verantwortlichkeit.

Prof. Dr. K. Gausch, Innsbruck

Geleitwort zur 1. Auflage

Es gibt wohl nur wenige Autoren, die es wagen würden, den gesamten Bereich der zahnärztlichen Prothetik umfassend darzustellen, und zwar so, dass der Student
– aber auch der interessierte Praktiker – in diesem schlussendlich auf 3 Bände angewachsenen Werk eine Antwort auf alle prothetischen Fragen finden kann. Einmal keine hyperspezialisierte Diskussion von Einzelproblemen, die dem interessierten Leser das Auffinden der notwendigen Information erschwert, sondern ein synoptisches Werk, welches die Prothetik als Gesamtbereich, aber immer bezogen auf die klinischen Probleme, mit der entsprechenden wissenschaftlichen Begründung zu begreifen versucht. Es ist klar, dass dieses umfangreiche Werk schon aus Kostengründen keine farbigen, sondern möglichst einfache, das Wesentliche deutlich darstellende schwarzweiße Abbildungen enthält, womit auch die einzelnen Probleme klarer und schematischer dargestellt werden konnten. Der Titel „Curriculum" – also ein „Lebenslauf" durch die ganze Prothetik – beschreibt dieses Werk in seinem großen Aufwand und Umfang wirklich am besten. Dem Studenten wird hier das Verständnis für den Gesamtbereich Prothetik enorm erleichtert; der interessierte Praktiker, aber auch der akademisch tätige Lehrer, findet in der Vielfalt dieses komprehensiven Werkes zahlreiche Fakten von größtem Interesse. Wenn eine solche, für den Unterricht hervorragend geeignete Gesamtdarstellung überhaupt geschrieben werden sollte, dann in der hier vorliegenden Form.

Prof. Dr. P. Schärer, M. S., Zürich

Geleitwort zur 1. Auflage

Die zahnärztliche Prothetik hat sich in den letzten zwanzig Jahren aufgrund der Entwicklung neuer Materialien und Behandlungsmethoden und der Gewinnung neuer Erkenntnisse aus der Forschung sehr stark weiterentwickelt. Die zahnärztliche Sanierung unserer Patienten im Rahmen unseres synoptischen Behandlungskonzepts gewinnt, unter Einbeziehung der klassischen Gebiete, wie der festsitzenden, abnehmbaren und kombinierten Prothetik, und unter Berücksichtigung materialkundlicher Aspekte, immer mehr an Bedeutung. Für den Langzeiterfolg sind die Prävention von Erkrankungen des stomatognathen Systems, die präprothetische Vorbehandlung, eine qualitativ hochwertige prothetische Behandlung und eine oft lebenslang andauernde Nachsorge von entscheidender Bedeutung. Nach Zahnverlust ist der aufgeklärte Patient oft nicht mehr nur mit der Wiederherstellung der Kaufunktion und des Kaukomforts zufrieden, sondern es müssen auch ästhetische, phonetische und psychische Aspekte mitberücksichtigt werden. Der optimal informierte, prothetisch tätige Zahnarzt arbeitet heute im Team mit verschiedenen Spezialisten der Medizin, Zahnmedizin, Zahntechnik und zahnärztlichen Prophylaxe (Dentalhygienikerin, Prophylaxehelferin) zusammen. Vor rund drei Jahren wurde mir von Mitarbeitern des Quintessenz-Verlags der Vorschlag gemacht, den Inhalt der Vorlesungen und Seminare, die im Rahmen der Studentenausbildung und Assistentenfortbildung gehalten wurden und werden, zu einem Kompendium zusammenzufassen. Obwohl auf aufwändige Darstellungen bewusst verzichtet worden ist, um den Verkaufspreis in einem erschwinglichen Rahmen halten zu können, sind es dennoch drei Bände geworden. Der Grund liegt in den umfangreichen Lehrinhalten der modernen zahnärztlichen Prothetik und ihren Randgebieten. Die vorliegenden Bände erheben aber nicht den Anspruch, ein Lehrbuch im klassischen Sinne zu sein, welches unter Darlegung des gesamten wissenschaftlichen Hintergrunds das Fach Zahnärztliche Prothetik darstellt, denn in einem solchen Werk würde der Leser mit Recht ein umfangreicheres Literaturverzeichnis erwarten. Die Literaturhinweise in dieser Buchreihe beschränken sich bewusst auf die wichtigsten Publikationen und Lehrbücher, die auch in jeder medizinischen Bibliothek zur Verfügung stehen. Vermittelt werden in dem vorliegenden Kompendium vor allem die Lehrinhalte, die an der Abteilung Poliklinik für Zahnärztliche Prothetik der Albert-Ludwigs-Universität Freiburg vertreten und unterrichtet werden, so dass eine schwerpunktmäßige Auswahl nicht ausbleibt. Meinen früheren Lehrern und Mentoren Prof. Dr. P. Schärer, Zürich, Prof. Dr. Dr. h. c. H. R. Mühlemann, Zürich, Prof. Dr. N. K. Sarkar, New Orleans, Prof. Dr. H. H. Renggli, Nijmegen, und Prof. Dr. U. C. Belser, Genf, bin ich zu großem Dank verpflichtet, denn sie haben mir die theoretischen Grundlagen und das klinische Rüstzeug mitgegeben, um das synoptische Behandlungskonzept in Lehre und Forschung realisieren zu können. Den Freunden und Mitarbeitern meiner Klinik bin ich für die große Unterstützung und die kritischen Anregungen bei der Herstellung des Manuskripts dankbar. Weiterhin bedanke ich mich bei Herrn cand. med. dent. H. Schulze für die Anfertigung der Zeichnungen, sowie bei der

Sekretärin Frau A. Wehrle, dem Verleger Herrn H.-W. Haase und allen Mitarbeitern des Quintessenz-Verlags, Berlin, die dieses Projekt in aufopfernder Art und Weise unterstützt haben.

Es war mir seit längerer Zeit ein Anliegen, den Studierenden der Zahnmedizin eine Darstellung der Grundlagen der synoptischen Zahnmedizin unter spezieller Berücksichtigung der zahnärztlichen Prothetik, der Materialkunde und der Zahntechnik in die Hand zu geben, die so gestaltet ist, wie ich es mir während meines Studiums als unterrichtsbegleitendes Fachbuch gewünscht hätte. Ich würde mich freuen, wenn das Autorenteam diesem Ziel sehr nahe gekommen ist. Es ist zu hoffen, dass das Curriculum Prothetik in dieser aktuellen Form nicht nur Studierende der Zahnmedizin anspricht, sondern auch engagierte ZahntechnikerInnen und interessierte ZahnärztInnen.

Freiburg, im Juni 1994
Jörg R. Strub

Geleitwort zur 2. Auflage

Im Frühjahr 1998 sind wir von den Mitarbeitern des Quintessenz-Verlages gebeten worden, die zweite Auflage des Curriculum Prothetik vorzubereiten. Da zwischen der ersten und zweiten Auflage nur vier Jahre vergangen sind, läge es nahe, die Bände ohne Änderungen zu veröffentlichen. Auf Anregung unserer StudentInnen und einiger Rezensenten haben wir uns dennoch bei der Neuauflage entschlossen, einige Ungereimtheiten zu eliminieren, gewisse Kapitel umfassender zu gestalten und neue Bereiche hinzuzufügen. Zu diesen Überlegungen trug die Beobachtung bei, dass sich der Kreis der Leser über die angesprochene Gruppe der Studierenden hinaus erweitert hat und die diskutierten Themen auch niedergelassene ZahnärztInnen und ZahntechnikerInnen angesprochen haben. Damit haben wir zum Teil das in meinem Vorwort von 1994 erwähnte Ziel erreicht.

Freiburg, im Oktober 1998
Jörg R. Strub

Geleitwort zur 3. Auflage

Der anhaltende Erfolg unseres Curriculum Prothetik hat die Autoren in ihrer Auffassung bestätigt, mit diesem dreibändigen Werk eine Lücke gefüllt zu haben. Erfreulicherweise ist der Zuspruch der beiden vorigen Auflagen nicht auf Studierende beschränkt geblieben; auch von vielen ZahnärztInnen und ZahntechnikerInnen haben wir positive Resonanz erfahren. Teile des Curriculum liegen inzwischen in einer albanischen Fassung vor; eine englischsprachige Version der jetzt vorliegenden Neubearbeitung ist in

Vorbereitung. Seit Erscheinen der (inzwischen vergriffenen) 2. Auflage sind wiederum 5 Jahre vergangen. In diesem Zeitraum haben sich in der zahnärztlichen Prothetik und den angrenzenden Gebieten (Werkstoffkunde, Implantologie, Funktionsdiagnostik und -therapie usw.) zum Teil gewaltige Fortschritte und Neuerungen ergeben. Daher war es höchste Zeit für eine Aktualisierung. Jedes Kapitel wurde gründlich überarbeitet. Neue Themen sind hinzugekommen (Patientenzufriedenheit und mundgesundheitsbezogene Lebensqualität); gleichzeitig wurden zwischenzeitlich überholte Lehrinhalte gestrichen. Dadurch ist es uns gelungen, den mit Neubearbeitungen meist verbundenen Zuwachs an Seitenzahlen gering zu halten. Wir hoffen, dass unsere 3. Auflage eine ähnliche positive Zustimmung finden wird wie die beiden Auflagen zuvor.

Freiburg, im Mai 2004
Jörg R. Strub

Geleitwort zur 4. Auflage

Der beständige Erfolg der bisherigen drei Auflagen veranlasste Herrn Wolters, Geschäftsführer des Quintessenz Verlages, bei mir nachzufragen, inwieweit mit einer überarbeiteten Neuauflage zu rechnen sei. Gerne würde er uns eine renommierte Zeichnerin an die Seite stellen, die für neue Impulse sorgen würde. Selbstverständlich reagierte ich sofort und nahm Kontakt mit dem Autorenteam auf.

An dieser Stelle danke ich Prof. Dr. M. B. Hürzeler und Prof. Dr. H. Kappert ganz herzlich für die jahrelange erfolgreiche Zusammenarbeit. Sie sind anderweitig gebunden und waren leider nicht mehr in der Lage mitzuarbeiten. Wir haben uns überlegt, wer von den jungen, dynamischen Hochschullehrern in Frage kommen könnte, im Autorenteam mitzumachen. Prof. Dr. G. Heydecke, Hamburg, Prof. Dr. S. Wolfart, Aachen, und PD Dr. Dr. J. Fischer, Bad Säckingen, erklärten sich auf unsere Anfrage hin spontan dazu bereit, diesen intensiven Überarbeitungsprozess zu unterstützen.

Infolgedessen können wir Ihnen mit dieser Auflage den Stand der Wissenschaft in Bezug auf die synoptische Zahnmedizin und Zahntechnik präsentieren. Studierende, Zahnärzte und Zahntechniker können sich möglicherweise von unserer Begeisterung für eine hochkarätige Zahnmedizin anstecken lassen.

Wir wünschen uns, dass Sie beim Lesen des überarbeiteten Curriculum Prothetik Themen und Techniken finden, die Ihre Neugier und Ihren Forschergeist wecken.

Freiburg, im Juli 2010
Jörg R. Strub

Danksagungen

Zu besonderem Dank sind die Autoren allen Mitarbeiterinnen und Mitarbeitern Ihrer Abteilungen verpflichtet, die über viele Jahre durch die Vorbereitung und Durchführung von Vorlesungen, Seminaren und klinischen Kursen einen wichtigen Grundstein für dieses Werk geleistet haben.

Ein besonderer Dank gilt Herrn Dr. K. Klosa, Universität Kiel, für seine Hilfe bei der Überarbeitung und Aktualisierung des Kapitels 4 (Anamnese). Weiterhin danken die Autoren ihren Studentinnen und Studenten, die durch ihre konstruktive Kritik nicht unwesentlich zur Verbesserung des Curriculums Prothetik beigetragen haben. Die Autoren begrüßen diesen so wichtigen Input außerordentlich.

Wir danken den Autorenfamilien, Herrn Wolters (Geschäftsführer Quintessenz Verlag) und allen beteiligten Mitarbeitern des Quintessenz Verlages für die angenehme, inspirierende und unkomplizierte Zusammenarbeit.

Inhaltsverzeichnis

Band I

1	**Die historische Entwicklung der zahnärztlichen Prothetik**	1
1.1	Einleitung	1
1.2	Heilkunst und Kulturgeschichte	1
1.3	Der kosmetisch-ästhetische Wert der Zähne in Vergangenheit und Gegenwart	4
1.4	Ernährung und Zahnverlust	6
1.5	Die Bedeutung archäologisch-prothetischer Fundobjekte für die medizinhistorische Forschung	8
1.6	Früheste archäologische Quellen zur Zahntechnik aus Ägypten	8
1.7	Zahnersatz zur Zeit der Antike (Etrusker, Phöniker, Griechen, Römer)	9
1.7.1	Etrusker	10
1.7.2	Phöniker	11
1.7.3	Griechen	12
1.7.4	Römer	12
1.8	Zahnersatz vom Ende der Antike bis zum Ausgang des Mittelalters	13
1.9	Zahnersatz der Neuzeit	15
2	**Einführende anatomisch-prothetische Grundlagen**	27
2.1	Terminologie, Zahnschemata und Zahnmerkmale	27
2.1.1	Terminologie	27
2.1.2	Zahnschemata	30
2.1.3	Zahnmerkmale	32
2.2	Phylogenese der Zähne	33
2.3	Odontogenese, Zahndurchbruch und Milchzähne, Durchbruchszeiten der bleibenden Zähne	38
2.3.1	Odontogenese	38
2.3.2	Zahndurchbruch und Milchzähne	41
2.3.3	Durchbruchszeiten der bleibenden Zähne	44
2.4	Aufbau der Zähne und des Zahnhalteapparates	45
2.4.1	Aufbau der Zähne	45
2.4.2	Aufbau des Zahnhalteapparats	48
2.5	Makroskopische Anatomie der Perioralregion und der Mundhöhle	51
2.6	Morphologie der bleibenden Zähne	56
2.6.1	Wurzeln, Wurzelkanäle und Höckerzahl	56
2.6.2	Zahnlängen und Zahndurchmesser	57
2.6.3	Frontzähne	57
2.6.4	Seitenzähne	60
2.7	Gebiss als Ganzes	63
2.7.1	Zahnbogen und Bezugsebenen – Definitionen	63
2.7.2	Okklusion der Zahnreihen	66

2.7.3	Zahn-zu-Zahn-Beziehungen	67
2.7.4	Okklusionskonzepte der dynamischen Okklusion	71
2.8	Anatomie: Stomatognathes System, Unterkiefer, Kaumuskulatur, Zungenbeinmuskulatur, Kiefergelenke	72
2.8.1	Stomatognathes System	72
2.8.2	Unterkiefer	73
2.8.3	Kaumuskulatur	75
2.8.4	Zungenbeinmuskulatur	79
2.8.5	Kiefergelenke	81
2.8.6	Kieferbewegungen	86
3	**Synoptisches Behandlungskonzept**	**93**
3.1	Einleitung	93
3.2	Behandlungskonzept	93
3.3	Diskussion	96
4	**Anamnese**	**99**
4.1	Einleitung	99
4.2	Erläuterungen zum Gesundheitsfragebogen	100
5	**Befundaufnahme und Planung**	**123**
5.1	Einleitung	123
5.2	Erhebungen anhand des Befundbogens	132
5.2.1	Anamnese	132
5.2.2	Befund	132
5.3	Praktische Maßnahmen am (bezahnten) Patienten	141
5.3.1	Situationsabformung in Ober- und Unterkiefer	141
5.3.2	Arbiträre Gesichtsbogenübertragung	146
5.3.3	Zentrisches Wachsregistrat	146
5.4	Arbeiten und Analysen im Labor	149
5.4.1	Montage des Oberkiefermodells im Artikulator (SAM 2P)	149
5.4.2	Montage des Unterkiefermodells	150
5.4.3	Kontrolle und Analysen	151
5.5	Komplettierung des Befundbogens	152
5.5.1	Diagnose	52
5.5.2	Zahnbezogene Prognose	154
5.5.3	Weitere diagnostische und Behandlungsmaßnahmen sowie Behandlungsplanung mit Terminplanung	155
5.6	Rechtliche Aspekte – Patientenaufklärung	160
6	**Hygienephase: Parodontale Vorbehandlung**	**163**
6.1	Einleitung	163
6.2	Ablauf	163
6.2.1	Behandlung akuter Probleme	163
6.2.2	Zahnsteinentfernung/Zahnreinigung	165
6.2.3	Beeinflussung der Plaque durch chemische Agentien (Spüllösungen)	166
6.2.4	Rekonturieren insuffizienter Füllungen, Entfernen abstehender Kronenränder und Korrektur von falsch gestalteten Brückenzwischengliedern	166

6.2.5	Elimination grober Vorkontakte	168
6.2.6	Provisorische Versorgung kariöser Läsionen und apikaler Aufhellungen	168
6.2.7	Reparatur und provisorische Versorgung von abnehmbarem Zahnersatz	168
6.2.8	Reevaluation der Hygienephase	169
7	**Hygienephase: Aufklärung, Mundhygienemotivation und -instruktion**	**171**
7.1	Einleitung	171
7.2	Aufklärung und Motivation zur Mundhygiene	172
7.3	Instruktion in die Mundhygiene	174
7.3.1	Zahnbürste	174
7.3.2	Zahnputztechniken	175
7.3.3	Elektrozahnbürsten	178
7.3.4	Zahnpasta	179
7.3.5	Interdentalraumreinigung	179
7.3.6	Mundduschen	185
7.3.7	Anwendung von Spüllösungen zur Plaquehemmung	185
7.3.8	Empfehlungen zu Häufigkeit und Dauer der Mundhygienemaßnahmen	186
7.4	Kariesprophylaxe durch Fluoridanwendung	186
7.5	Prothesenpflege	188
8	**Hygienephase: Ernährungsberatung – Der Einfluss der Ernährung auf die Zahngesundheit**	**191**
8.1	Einleitung	191
8.2	Plaque, Kohlenhydrate und Zahngesundheit	192
8.3	Erosionen	193
8.4	Ernährungsanamnese und -beratung	194
8.5	Zuckeraustauschstoffe und künstliche Süßstoffe	196
8.6	Ernährungsempfehlungen	196
9	**Präprothetische Vorbehandlung, Phase I**	**199**
9.1	Einleitung	199
9.2	Möglichkeiten der präprothetischen Vorbehandlung, Phase I	199
9.2.1	Oralchirurgische Vorbehandlung	199
9.2.2	Extraktion nicht-erhaltungswürdiger Zähne und strategische Extraktionen	200
9.2.3	Provisorische Versorgung, Schienung gelockerter Zähne	200
9.2.4	Scaling und Root Planing	201
9.2.5	Endodontische Vorbehandlung	209
9.2.6	Konservierende Vorbehandlung vitaler Pfeilerzähne	219
9.2.7	Konservierende Vorbehandlung devitaler Pfeilerzähne	220
10	**Funktionelle Vorbehandlung: Symptome, Epidemiologie, Ätiologie und Klassifikation von Funktionsstörungen**	**235**
10.1	Einleitung	235
10.2	Definition und Leitsymptome	235
10.3	Subjektive und objektive Symptome	236

10.4	Der persistierende Schmerz	237
10.5	Epidemiologische Aspekte	239
10.6	Ätiologie und Pathogenese	241
10.6.1	Okklusale Faktoren	241
10.6.2	Traumata	241
10.6.3	Psychosoziale und psychische Faktoren	241
10.6.4	Pathophysiologische, systemische Faktoren	243
10.7	Diagnostische Klassifikation der Myoarthropathien	243
10.7.1	Die RDC/TMD	244
10.7.2	Myofaszialer Schmerz (Tendomyopathie)	245
10.7.3	Verlagerungen des Discus articularis	245
10.7.4	Arthralgie der Kiefergelenke	249
10.7.5	Kiefergelenkarthrose	252
11	**Funktionelle Vorbehandlung: Diagnostik der Myoarthropathien des Kausystems**	**255**
11.1	Einleitung	255
11.2	Schmerzanamnese	256
11.2.1	Schmerzfragebogen	257
11.3	Graduierung chronischer Schmerzen	273
11.4	Klinische Untersuchung	274
11.4.1	Allgemeine Hinweise	274
11.4.2	Allgemeine Hinweise zur Bestimmung der Kieferöffnung	275
11.4.3	Allgemeine Hinweise zur Bestimmung der Ab- oder Anwesenheit von Kiefergelenkgeräuschen	276
11.4.4	Allgemeine Hinweise zur Palpation von Kiefermuskeln und Kiefergelenken	276
11.4.5	Beschreibung der Lage der zu palpierenden extraoralen Muskelareale	276
11.4.6	Beschreibung der Lage der Taststellen an den Kiefergelenken	277
11.5	Erweiterte Diagnostik	279
12	**Funktionelle Vorbehandlung: Therapie der Myoarthropathien des Kausystems**	**281**
12.1	Einleitung	281
12.2	Aufklärung	283
12.3	Selbstbeobachtung	283
12.4	Ruhe und Vermeidung	284
12.5	Schienentherapie	284
12.5.1	Stabilisierungschiene (Michigan-Schiene)	285
12.5.2	Anteriore Repositionierungsschiene	289
12.6	Pharmakologische Therapie	290
12.6.1	Nichtsteroidale Antiphlogistika	291
12.6.2	Muskelrelaxantien	291
12.6.3	Trizyklische Antidepressiva	291
12.7	Physiotherapie/Physikalische Therapie	291
12.7.1	Kältetherapie (Kryotherapie)	292
12.7.2	Wärmetherapie	292
12.7.3	Massage	292
12.7.4	Stromtherapie	293

12.7.5	Krankengymnastik: Muskel- und Bewegungsübungen, Haltungsübungen	294
12.8	Schmerzpsychologische Therapie	295
12.8.1	Stressbewältigung/Muskelentspannung	295
12.8.2	Psychologische Schmerztherapie	296
12.9	Definitive okklusale Maßnahmen	296
12.10	Kieferchirurgie	297
13	**Präprothetische Vorbehandlung, Phase I: Kieferorthopädie und Kieferchirurgie**	**299**
13.1	Einleitung	299
13.2	Kieferorthopädische Vorbehandlung	299
13.2.1	Indikationen	299
13.2.2	Kontraindikationen	300
13.2.3	Ziele	300
13.2.4	Behandlungsmittel und -grundsätze	301
13.2.5	Interdisziplinäres Behandlungskonzept (Kieferorthopädie/Kieferchirurgie/Prothetik)	302
13.2.6	Stabilität des Behandlungsergebnisses	305
13.3	Kieferchirurgische Vorbehandlung	306
14	**Präprothetische Vorbehandlung, Phase II: Parodontal- und oralchirurgische Eingriffe**	**309**
14.1	Einleitung	309
14.2	Reevaluation der präprothetischen Vorbehandlung, Phase I	309
14.3	Lokalanästhetika	310
14.3.1	Dauer und Art des Eingriffs	310
14.3.2	Vorerkrankungen des Patienten	310
14.3.3	Höchstdosis	311
14.4	Eingriffe während der präprothetischen Vorbehandlung, Phase II	312
14.4.1	Gingivektomie und Gingivoplastik	312
14.4.2	Mukogingivale Chirurgie: Freies Schleimhauttransplantat	318
14.4.3	Acces-Flap (Scaling unter Sicht)	322
14.4.4	Apikaler Verschiebelappen (chirurgische Kronenverlängerung) mit gleichzeitiger Osteoplastik bzw. Ostektomie	324
14.4.5	Tunnelierung, Hemisektion/Trisektion/Prämolarisierung, Wurzelamputation	329
14.4.6	Wurzelspitzenresektion (WSR)	334
14.4.7	Geführte parodontale Geweberegeneration	334
14.4.8	Kieferkammaufbau	336
14.4.9	Enossale Implantate	341
14.4.10	Präparation und provisorische Versorgung der Pfeilerzähne	341
14.4.11	Provisorische Versorgung zahnloser Kieferabschnitte	341
14.5	Komplikationen nach Parodontaloperationen	341
14.6	Reevaluation der präprothetischen Vorbehandlung, Phase II	342

Sachregister Band I bis III .... **i**

Band II

15	**Artikulatoren**	**345**
15.2	Einteilung von Artikulatoren	345
15.2.1	Einteilung nach der Einstellbarkeit (Justierbarkeit)	346
15.2.2	Einteilung nach der Art der Gelenksimulation bzw. Anordnung der Führungsflächen	348
15.3	Unterschiede SAM-Artikulator – Gerber-Condylator	352
15.3.1	Charakteristika des SAM 2-Artikulators	352
15.3.2	Charakteristika der Gerber-Condylatoren „Individual" bzw. „Vario"	352
16	**Farbe, Farbbestimmung und Farbangleichung**	**355**
16.1	Physikalische Aspekte des Farbsehens	355
16.2	Physiologische Aspekte des Farbsehens	355
16.3	Farbvalenzen und Farbklassen	356
16.4	Primär-, Sekundär-, Komplementär-, Kompensationsfarben	357
16.5	Einflüsse auf die Farbempfindung	357
16.6	Metamerie und ihre Konsequenzen	359
16.7	Farbordnungssysteme – Das Munsell-Color-System	360
16.8	Grundlegende Prinzipien für die Farbbestimmung in der Zahnmedizin	361
16.9	Farbringsysteme	362
16.10	Die Rolle der digitalen Fotografie in der Farbbestimmung	364
16.11	Spezifische Einflüsse auf Farb-bestimmung und Farbangleichung	366
16.12	Schrittweise Vorgehen bei der Farbbestimmung	367
16.12.1	VITAPAN® Classical Farbskala	367
16.12.2	VITA Linearguide 3D-MASTER	368
16.13	Digital gestützte Farbmessung	369
16.14	Perspektiven	371
17	**Ästhetik in der Zahnmedizin**	**373**
17.1	Einleitung	373
17.2	Das Zeigen der Zähne – Kulturgeschichtliche Anmerkungen	373
17.3	Prinzipien der Ästhetik	375
17.4	Die Bedeutung der Zähne im Bezug auf die Attraktivität des Gesichts	379
17.5	Kosmetik	380
17.6	Ästhetik im Gesichtsbereich	380
17.7	Ästhetik in der Mundregion: Der Weichteilrahmen	385
17.8	Ästhetik in der Mundregion: Die Sichtbarkeit der Zähne	386
17.9	Morphologie der Zähne aus ästhetischer Sicht	389
17.10	Ästhetische Kurzanalyse	393
17.11	Klinische Konsequenzen	399
17.11.1	Festsitzender Zahnersatz	399
17.11.2	Kombinierter Zahnersatz	399
17.11.3	Abnehmbarer Zahnersatz: Modellgussprothetik	399
17.11.4	Abnehmbarer Zahnersatz: Hybrid- und Totalprothetik	400
17.12	Schlussbetrachtung	400

18	**Provisorische Versorgung**	**405**
18.1	Einleitung...	405
18.2	Provisorien bei festsitzendem Zahnersatz	405
18.2.1	Anfertigung direkt im Mund	405
18.2.2	Schalenprovisorien.....................................	408
18.2.3	Langzeitprovisorien laborgefertigt (ohne oder mit Gerüst) ..	416
18.2.4	Langzeitprovisorien mit NEM-Gerüst	421
18.3	Provisorien bei abnehmbarem Zahnersatz	427
19	**Abformung**	**433**
19.1	Konventionelle Abformung	433
19.1.1	Abformtechniken.......................................	433
19.1.2	Einteilung der Abformmassen	434
19.1.3	Allgemeine Anforderungen an Abformmassen	435
19.1.4	Eigenschaften und Einsatzbereich der Abformmassen.....	436
19.1.5	Abformlöffel...	441
19.1.6	Desinfektion von Abformungen.........................	443
19.2	Digitale Abformung	444
20	**Präparationstechnik**...................................	**447**
20.1	Einleitung..	447
20.2	Erhaltung der Zahnstrukturen und Schutz der Pulpa	447
20.3	Schutz des marginalen Parodonts........................	449
20.4	Retentions- und Widerstandsform	450
20.5	Werkstoffkundliche und konstruktionsbedingte Kriterien ...	452
20.6	Ästhetische Kriterien	452
20.7	Weitere zu beachtende Faktoren.........................	453
20.8	Präparationsformen	453
20.9	„Präparationssatz Prothetik"	454
20.10	Hilfsmittel bei der Präparation	457
20.11	Kontrolle der Präparation	457
20.12	Abformung und Präparation.............................	458
20.13	Empfohlene Präparationsformen	458
20.14	Tendenzen..	461
21	**Metallische Werkstoffe**.................................	**463**
21.1	Grundlagen...	463
21.1.1	Metallische Bindung....................................	463
21.1.2	Legierungen..	464
21.1.3	Mechanische Eigenschaften.............................	464
21.2	Metallische Werkstoffe und Verarbeitungstechnologien für festsitzenden Zahnersatz.............................	465
21.2.1	Edelmetall-Legierungen.................................	465
21.2.2	Edelmetall-freie Legierungen............................	467
21.2.3	Titan	468
21.2.4	Verarbeitungstechnologien..............................	469
21.2.5	Fügetechnik	471
21.3	Metallkeramik	472
21.3.1	Verblendkeramik	472

21.3.2	Verbund Metall-Keramik	472
21.4	Metallische Werkstoffe für die abnehmbare Prothetik	473
21.4.1	NiCr-Legierungen	474
21.4.2	CoCr-Legierungen	474
21.4.3	Ti6Al7Nb	474
21.4.4	Edelmetall-Legierungen für Retentionselemente	475
21.5	Biologische Reaktionen	476
21.5.1	Toxizität	476
21.5.2	Allergenität	476
21.6	Biologische Prüfung dentaler Legierungen	477
21.6.1	Zytotoxizitätstest	478
21.6.2	Sensibilisierungstest	478
21.7	Orale Manifestation von Materialunverträglichkeiten	478
21.8	Ansätze zur Risikominimierung	481
21.8.1	Geeignete Auswahl der Materialien	481
21.8.2	Qualitätssicherung	482
22	**Keramik als zahnärztlicher Werkstoff**	**485**
22.1	Einleitung	485
22.2	Vollkeramik	485
22.2.1	Gerüstfreie Vollkeramik	485
22.2.2	Vollkeramik mit Gerüst	488
22.3	Metallkeramik	493
22.3.1	Normalschmelzende Massen	493
22.3.2	Niedrigschmelzende Massen	495
22.4	Festigkeitsprüfung	496
22.4.1	Festigkeiten aktueller Systeme	496
22.4.2	Korrelation zur klinischen Beanspruchung	498
22.5	Klinische Bewertung	499
23	**Einführung in die Kronen-Brücken-Prothetik**	**503**
23.1	Definition von Kronen und Brücken	503
23.2	Historische Entwicklung des Kronen- und Brückenersatzes	503
23.3	Einteilung, Indikationen und Kontraindikationen von Kronenzahnersatz	505
23.3.1	Einteilung von Kronenzahnersatz	505
23.3.2	Indikationen von Kronenzahnersatz	507
23.3.3	Kontraindikationen von Kronenzahnersatz	507
23.4	Aufbau, Einteilung, Aufgaben, Indikationen und Kontraindikationen von Brückenzahnersatz	508
23.4.1	Aufbau von Brückenzahnersatz	508
23.4.2	Einteilung von Brückenzahnersatz	508
23.4.3	Aufgaben von Brückenzahnersatz	513
23.4.4	Indikationen von Brückenzahnersatz	513
23.4.5	Kontraindikationen von Brückenzahnersatz	513
23.5	Verblockungsarten	514
23.6	Langzeitergebnisse mit Kronen und Brücken	514

24	**Metall- und Vollkeramiksysteme in der Kronen-Brücken-Prothetik**	**521**
24.1	Verarbeitungsverfahren für die Formgebung dentaler Werkstoffe	523
24.2	Metallkeramische Systeme	527
24.2.1	Gusstechnisch hergestellte Gerüste	528
24.2.2	Galvanotechnisch hergestellte Gerüste	531
24.2.3	Mit Kaltverformung hergestellte Gerüste (Folientechniken)	533
24.2.4	Mit digitalgestützten Maschinen hergestellte Metallgerüste	535
24.2.5	Industriell gefertigte Gerüste aus Titan	539
24.2.6	Mittels selektivem Lasersintern hergestellte Metallgerüste	540
24.3	Vollkeramische Kronensysteme	542
24.3.1	Keramische Verbundsysteme	543
24.3.2	Keramische Nicht-Verbundsysteme	554
25	**Kronen-Brücken-Prothetik: Zahntechnische Arbeitsunterlagen**	**563**
25.1	Einleitung	563
25.2	Sägemodellherstellung	563
25.2.1	Richtlinien zur Sägemodellherstellung	563
25.2.2	Lagerung und Vorbehandlung der Abformungen	564
25.2.3	Die Herstellung des Zahnkranzes	565
25.2.4	Der Modellsockel mit integriertem Magnetsplit-Cast	571
25.2.5	Segmentierung des Zahnkranzes	574
25.2.6	Die Modellstumpfvorbereitung	575
25.3	Sägeschnittmodelle mit Kunststoffbasis	577
25.4	Die flexible Zahnfleischmaske für das Arbeitsmodell	579
25.5	Die Herstellung eines individuellen Frontzahnführungstellers	581
25.6	Das Aufwachsen von Zahnformen (Wax-up)	583
26	**Kronen-Brücken-Prothetik: Gestaltung und Herstellung von Gussteilen**	**587**
26.1	Einleitung	587
26.2	Die Wachsmodellation	587
26.2.1	Die äußere Kontur	588
26.2.2	Die Passgenauigkeit des Käppchens insgesamt	588
26.2.3	Passgenauigkeit im Randbereich	590
26.3	Gerüstgestaltung für die verblendete Restauration (mit Keramik oder Kunststoff)	591
26.3.1	Unterstützung der Keramik	592
26.3.2	Stabilität des Gerüsts	593
26.3.3	Gerüstgestaltung aus ästhetischer Sicht	595
26.3.4	Konturierung im marginalen Bereich	596
26.3.5	Zwischengliedgestaltung	597
26.3.6	Lötverbindungsflächen	599
26.3.7	Übergang vom Metall zur Keramik	599
26.3.8	Gerüstgestaltung für die Kunststoffverblendung	601
26.4	Setzen der Gusskanäle	602
26.4.1	Syfon-Guss (Schlaufenguss)	603
26.4.2	Direktes Anstiften	603
26.4.3	Direktes Anstiften mit Extrareservoir	604

26.4.4	Balkenguss	605
26.4.5	Kühlrippen zur Lenkung der Erstarrung	606
26.5	Wahl der Muffel	606
26.6	Lage des Gussobjekts in der Muffel	607
26.7	Einbetten und Vorwärmen	607
26.7.1	Muffeleinlage	607
26.7.2	Expansionssteuerung	608
26.7.3	Vorwärmen der Gussmuffel	609
26.8	Das Vergießen von Dentallegierungen	610
26.9	Ausbetten	612
26.10	Feinaufpassung der Gussteile	612
26.11	Oberflächenpolitur der Gussteile	614

27 Kronen-Brücken-Prothetik:
Klinischer und labortechnischer Ablauf... 617

27.1	Einleitung	617
27.2	Labor: Diagnostische Präparation	617
27.3	Klinik: Farbauswahl, Präparation am Patienten	617
27.3.1	Zirkuläre Stufenpräparation	619
27.3.2	Zirkuläre Hohlkehlpräparation (Seitenzähne)	622
27.3.3	Zirkuläre Hohlkehlpräparation (Frontzähne)	623
27.3.4	Kontrolle der Präparation	625
27.4	Klinik: Postpräparatorische Maßnahmen am Patienten	626
27.4.1	Abformung	626
27.5	Labor: Modellherstellung	630
27.6	Klinik: Gesichtsbogenübertragung, Kieferrelationsbestimmung, Modellmontage	630
27.7	Labor: Vom Gipsmodell zur Restauration	631
27.8	Klinik: Gerüstanprobe	632
27.9	Die Verblendung von Gerüsten	635
27.9.1	Die keramische Verblendung	635
27.9.2	Die Kunststoffverblendung	640
27.10	Klinik: Rohbrandanprobe (Keramik)	642
27.10.1	Allgemeines	642
27.10.2	Oberflächenkorrektur an der Keramik	643
27.11	Labor/Klinik: Fertigstellung und Anprobe der Arbeit	647
27.12	Klinik: Eingliederung der festsitzenden Arbeit	648
27.12.1	Vorgehen beim Zementieren mit Zinkoxid-Phosphat-Zement	650
27.12.2	Vorgehen beim Zementieren mit Glasionomerzement (GIZ)	651
27.12.3	Vorgehen bei adhäsiver Befestigung	652

28 Einführung in die Adhäsivprothetik... 657

28.1	Definition	657
28.2	Geschichte der Adhäsivprothetik	659
28.3	Klebeverbundsysteme	660
28.3.1	Kleber-Metall-Verbund	660
28.3.2	Kleber-Keramik-Verbund	665
28.4	Adhäsivbrücken	666
28.4.1	Indikationen von Adhäsivbrücken	666
28.4.2	Kontraindikationen von Adhäsivbrücken	668

28.4.3	Langzeitresultate von metallkeramischen Adhäsivbrücken	669
28.4.4	Zusammenfassung: Vor- und Nachteile von metallkeramischen Adhäsivbrücken	671
28.4.5	Vollkeramische Adhäsivbrücken	672
28.5	Adhäsivattachments (extrakoronale Adhäsivverankerungen)	673
28.5.1	Indikationen und Kontraindikationen von Adhäsivattachments	674
28.5.2	Prinzipien bei Adhäsivattachments	674
28.5.3	Langzeitresultate von Adhäsivattachments	675
28.6	Keramische Veneers und Teilkronen	676
28.6.1	Indikationen und Kontraindikationen von Veneers und Teilkronen	676
28.6.2	Prinzipien bei Veneers und Teilkronen	677
28.6.3	Langzeitresultate von Veneers und Teilkronen	678

29 Adhäsivprothetik: Klinischer und labortechnischer Ablauf. 683

29.1	Klinik: Anamnese, Befundaufnahme, Situationsabformung, Gesichtsbogenübertragung, Kieferrelationsbestimmung, Diagnose, Planung	683
29.2	Labor: Herstellung von Studien-modellen, Modellanalyse, diagnostisches Wax-up	683
29.3	Klinik: Hygienephase, präprothetische Vorbehandlung, Reevaluation der Vorbehandlung	683
29.4	Labor: Diagnostische Präparation, diagnostisches Wax-up	684
29.5	Klinik: Präparation am Patienten	685
29.6	Klinik: Definitive Abformung, Gesichtsbogenübertragung, Kieferrelationsbestimmung	688
29.7	Labor: Modellherstellung, Modellmontage im Artikulator	689
29.8	Labor: Technische Vorgehensmöglichkeiten bei der Herstellung von Adhäsivbrücken	689
29.9	Labor: Modellation des Gerüsts in Wachs oder Kunststoff	690
29.10	Labor: Einbetten, Gießen, Ausarbeiten	691
29.11	Klinik: Gerüstanprobe und Farbauswahl	692
29.12	Labor: Verblendung von Adhäsivbrücken	693
29.13	Klinik: Anprobe der Verblendung (Keramik: Rohbrandanprobe)	694
29.14	Labor: Fertigstellung	694
29.15	Klinik: Anprobe der fertigen Arbeit	694
29.16	Konditionierung der Klebeflächen	695
29.17	Klinik: Eingliederung von Adhäsivbrücken	695
29.18	Klinik: Kontrolle und definitives Ausarbeiten der Ränder	697
29.19	Klinik: Nachsorge	697
29.20	Klinik: Wiederbefestigung von Adhäsivbrücken	698
29.21	Behandlungsablauf bei extra-koronalen Adhäsivverankerungen	699
29.22	Behandlungsablauf bei Veneers und Teilkronen	700

Sachregister Band I bis III i

Band III

30	**Einführung in die Teilprothetik**	**707**
30.1	Ziele der Versorgung mit Teilprothesen	707
30.2	Zahnverlust und seine Folgen	707
30.2.1	Epidemiologie	707
30.2.2	Auswirkungen des teilweisen Zahnverlustes	707
30.3	Aufgaben von partiellem Zahnersatz	709
30.4	Die historische Entwicklung des partiellen Zahnersatzes	710
30.5	Einteilung der Lückengebisse	711
30.5.1	Einteilung nach Kennedy	711
30.5.2	Einteilung nach Eichner	714
31	**Gestaltung, Konstruktion und technische Aspekte von Teilprothesen**	**719**
31.1	Einleitung	719
31.2	Einteilung der partiellen Prothesen	719
31.2.1	Topographische Einteilung	719
31.2.2	Einteilung nach Tragedauer	719
31.2.3	Einteilung nach dem Material oder der zugrunde liegenden zahntechnischen Konstruktion	720
31.2.4	Einteilung nach dem Funktionswert (funktionelle Einteilung)	720
31.2.5	Einteilung nach der Abstützungsmöglichkeit	722
31.3	Forderungen an eine parodontal-tegumental gelagerte Teilprothese	723
31.4	Aufbau und Bestandteile von partiellen Prothesen	725
31.4.1	Zahntragende Sattelteile	725
31.4.2	Großer Verbinder	726
31.4.3	Kleine Verbinder	728
31.4.4	Verankerungselemente	728
31.5	Konstruktions- und Gestaltungsprinzipien für Teilprothesen	729
31.5.1	Statische Grundlagen	729
31.5.2	Ästhetische Grundlagen für Teilprothesen	731
32	**Einführung in die Modellgussprothetik**	**737**
32.1	Einleitung	737
32.2	Bestandteile einer Gussklammer	737
32.3	Aufgaben, Vor- und Nachteile von Gussklammern	740
32.4	Empfohlene Gussklammerformen	740
32.5	Werkstoffkundliche Aspekte	744
32.5.1	Elastizitätsmodul	744
32.5.2	Elastische Verformung	744
32.5.3	Die 0,2 %-Dehngrenze	745
32.5.4	Korrosionsfestigkeit und Biokompatibilität	745
32.5.5	Titan	746
32.6	Langzeitresultate	747

33	**Modellgussprothetik:**	
	Klinischer und labortechnischer Ablauf	**751**
33.1	Einleitung	751
33.2	Klinik: Vorbehandlung des Restgebisses	751
33.2.1	Füllungstherapie	752
33.2.2	Präprothetische Parodontologie	752
33.2.3	Ästhetische Überlegungen	752
33.3	Klinik/Labor: Planung der Modellgussprothese	753
33.4	Klinik: Präparation und Abformung	753
33.5	Labor: Herstellung der Arbeitsmodelle und, sofern nötig, Herstellung von Registrierschablonen	754
33.6	Klinik: Kieferrelationsbestimmung	754
33.7	Labor: Aufstellen der Prothesenzähne in Wachs	755
33.8	Klinik: Anprobe der Wachsaufstellung	755
33.9	Klinik: Komplettierung der Arbeitsunterlagen für das Labor	755
33.10	Labor: Endgültige Vermessung und Gerüstherstellung	756
33.11	Klinik: Gerüstanprobe	759
33.12	Labor/Klinik: Kompressionsabformung bei vorhandenen Freiendsätteln (Altered-Cast-Technik)	760
33.13	Klinik/Patient: Gesamteinprobe der Modellgussprothese	761
33.14	Labor: Fertigstellung der Modellgussprothese	761
33.15	Patienteninstruktion	762
33.16	Nachsorge	762
34	**Einführung in die Geschiebeprothetik**	
	(mit klinischem und labortechnischem Ablauf)	**765**
34.1	Einleitung	765
34.2	Teilhülsengeschiebe	766
34.3	Semipräzisions- und Präzisionsgeschiebe	766
34.4	Steggeschiebe und Steggelenke	772
34.5	Scharnier- und Resilienzgelenke	774
34.6	Klinisches und labortechnisches Vorgehen	774
34.7	Langzeitergebnisse mit geschiebeverankerten Teilprothesen	778
35	**Geschiebeprothetik: Doppelkronensysteme – Einführung**	**783**
35.1	Einleitung	783
35.2	Vor- und Nachteile von Doppelkronen	784
35.3	Zylinderteleskope	785
35.4	Galvanoteleskope	787
35.5	Konuskronen	788
35.6	Doppelkronen mit zusätzlichen Retentionselementen	790
35.7	Verblendung von Doppelkronen	792
35.8	Gestaltung des Modellgussgerüsts bei Doppelkronen	793
35.9	Langzeitergebnisse mit Doppelkronen	795
36	**Geschiebeprothetik: Doppelkronensysteme –**	
	Klinischer und labortechnischer Ablauf	**803**
36.1	Einleitung	803
36.2	Planung	803
36.3	Klinik: Präparation und Abformung der Pfeilerzähne	805

36.4	Labor: Herstellung von Präparationsmodell (Sägemodell) und Innenkronen	807
36.5	Klinik: Anprobe der Innenkronen und Fixationsabformung	809
36.6	Labor: Herstellung von Konstruktionsmodell und Registrierschablone	811
36.7	Klinik: Gesichtsbogenübertragung, Kieferrelationsbestimmung und Modellmontage	812
36.8	Labor: Zahnaufstellung in Wachs	813
36.9	Klinik: Anprobe der Zahnaufstellung in Wachs	814
36.10	Labor: Herstellung der Außenkronen und des Modellgussgerüsts	815
36.11	Klinik: Anprobe des Modellgussgerüsts zusammen mit der definitiven Zahnaufstellung in Wachs	817
36.12	Labor: Fertigstellung der Doppelkronenkonstruktion	818
36.13	Klinik: Anprobe der fertigen Arbeit und Zementieren	820
36.14	Nachsorge	823
37	**Einführung in die Hybridprothetik**	**827**
37.1	Einleitung	827
37.2	Indikationsstellung und Voraussetzungen	827
37.3	Verankerungselemente	828
37.2	Gestaltung der Wurzelstiftkappe	829
37.5	Gerüstgestaltung	830
37.6	Okklusionskonzept	831
37.7	Langzeitprognose	832
38	**Hybridprothetik: Klinisches und labortechnisches Vorgehen**	**835**
38.1	Klinik: Präparation der Pfeilerzähne und Abformung der Wurzelkappen	835
38.2	Labor: Herstellung der Wurzelstiftkappen und eines individuellen Löffels	836
38.3	Klinik: Anprobe der Wurzelstiftkappen und Abformung	837
38.4	Labor: Herstellen der Meistermodelle und der Registrierschablonen	837
38.5	Klinik: Gesichtsbogenübertragung und intraorale Registrierung	837
38.6	Labor: Einartikulieren der Meistermodelle und Zahnaufstellung in Wachs	837
38.7	Klinik: Anprobe(n) der Zähne in Wachs/Labor: eventuelle Korrekturen	838
38.8	Labor: Verschlüsselung der Situation, Auswahl der Verankerungselemente, Erstellung eines Einbettmassenmodells, Anfertigung der Wachsmodellation des Gerüsts	838
38.9	Klinik: Anprobe der Wurzelstiftkappen und des Gerüsts	838
38.10	Labor: Zahnaufstellung in Wachs	838
38.11	Klinik: Wachsanprobe der Aufstellung/ Labor: Fertigstellung in Kunststoff	839
38.12	Klinik: Anprobe der fertigen Arbeit, Einkleben der Matrizen, Eingliederung der fertigen Arbeit	839
38.13	Klinik: Kontrolle; Nachregistrierung	840

39	**Einführung in die Totalprothetik**	**843**
39.2	Epidemiologie	843
39.2	Folgen des totalen Zahnverlusts	843
39.3	Geschichte der Totalprothetik.................	845
39.4	Besonderheiten der zahnärztlichen Anamnese in der Totalprothetik...........................	846
39.4.1	Faktoren, die den Halt einer Totalprothese beeinflussen	847
39.5	Abformmethoden in der Totalprothetik	850
39.6	Klinische Konzepte für Totalprothesen	851
39.6.1	Front-Eckzahn-kontrollierte Aufstellung – sequentielle Führung	852
39.6.2	Merkmale des Totalprothetikkonzepts nach Gerber........	858
39.6.3	Weitere Aufstellungskonzepte	866
39.7	Ausmodellieren der Prothesenaußenflächen.............	869
39.8	Reokkludieren	870
39.9	Einschleifen von Totalprothesen	870
39.9.1	Einschleifen der Zentrik.........................	871
39.9.2	Einschleifen der Protrusion (z. B. mit schwarzer Okklusionsfolie).............................	871
39.9.3	Einschleifen des Seitschubs nach rechts und links (z. B. mit grüner und blauer Okklusionsfolie)	872
39.9.4	Einschleifen der Retralbewegungen.................	872
39.10	Nachsorge....................................	873
39.11	Klinische Studien...............................	873
39.11.1	Knochenabbau	873
39.11.2	Zufriedenheit und Behandlungsbedarf.................	874
40	**Totalprothetik: Klinischer und labortechnischer Ablauf** .	**879**
40.1	Einleitung....................................	879
40.2	Klinik: Situationsabformung	879
40.3	Labor: Herstellen von Situationsmodellen und individuellen Abformlöffeln....................	882
40.4	Klinik: Löffelanprobe, Randgestaltung, modifizierte mukostatische Abformung	883
40.4.1	Randgestaltung................................	884
40.4.2	Abformung....................................	885
40.5.	Labor: Herstellung der Meistermodelle und Registrierschablonen............................	887
40.5.1	Modellherstellung...............................	887
40.5.2	Herstellung der Registrierschablonen	888
40.6	Klinik: Vertikale Kieferrelationsbestimmung und zentrisches Wachsregistrat	890
40.7	Klinik/Labor – Sequentiell geführte Prothesen: Extraorale Registrierung, definitives Einartikulieren der Meistermodelle	894
40.7.1	Montage des Oberkiefermodells	895
40.7.2	Montage des Unterkiefermodells	895
40.8	Klinik/Labor – Gerber-System: Extraorale Registrierung, definitives Einartikulieren der Meistermodelle, horizontale Kieferrelationsbestimmung	896
40.8.1	Vorbereitung des Artikulators.......................	896

40.8.2	Provisorisches Einartikulieren	897
40.8.3	Herstellung der Registrierbehelfe	897
40.8.4	Extraorale Registrierung	898
40.8.5	Einartikulieren des Unterkiefermodells	900
40.8.6	Horizontale Kieferrelationsbestimmung	900
40.8.7	Einartikulieren des Oberkiefermeistermodells	902
40.9	Klinik: Frontzahnauswahl	903
40.10	Modellanalyse, Frontzahn-aufstellung in Wachs	904
40.11	Klinik: Registratkontrolle, Anprobe der Frontzahnaufstellung	905
40.12	Labor: Seitenzahnaufstellung in Wachs, Ausmodellieren der Wachsaufstellung	906
40.13	Klinik: Gesamtanprobe in Wachs	908
40.14	Labor: Einbetten, Pressen des Kunststoffs, Polymerisieren, Reokkludieren, Ausarbeiten	909
40.14.1	Einbetten der Wachsaufstellung	909
40.14.2	Ausbrühen und Vorbereiten der Küvette zum Kunststoffpressen	910
40.14.3	Kunststoffpressen	911
40.14.4	Reokkludieren	912
40.14.5	Ausarbeiten der eingeschliffenen Prothesen	912
40.15	Klinik: Anprobe der fertigen Prothesen, Patienteninstruktion	914
40.16	Klinik: Nachregistrierung intra- und extraoral	916
40.17	Labor: Remontage, Einschleifen	917
40.18	Nachsorge, Unterfütterung	918
41	**Einführung in die dentale Implantologie**	**923**
41.1	Einleitung	923
41.1.1	Was ist ein Implantat?	923
41.1.2	Warum wünschen Patienten Implantate?	924
41.1.3	Implantate aus zahnärztlicher Sicht	925
41.2	Indikationsstellung	927
41.2.1	Differentialindikation zwischen konventionellem und implantatgetragenem Zahnersatz	927
41.2.2	Festsitzender konventioneller und implantatgetragener Zahnersatz	928
41.2.3	Herausnehmbarer konventioneller und implantatgetragener Zahnersatz	930
41.2.4	Tertiärprophylaxe – Erhalt oraler Strukturen	932
41.2.5	Nachteile von implantatgetragenem Zahnersatz	933
41.3	Implantatsysteme	933
41.3.1	Merkmale der Implantat-Abutment-Verbindung	934
41.3.2	Beispielhafte Darstellung unterschiedlicher Implantatsysteme	936
41.4	Konstruktionsprinzipien für implantatretinierte und -getragene Suprastrukturen-Implantatsysteme	940
41.4.1	Konstruktion von implantatgetragenem und retiniertem Zahnersatz (schrittweises Vorgehen)	943
41.5	Versorgungskonzepte	945
41.5.1	Einzelzahnersatz	945
41.5.2	Multipler Zahnersatz im Lückengebiss	948
41.5.3	Stark reduziertes Restgebiss	954

41.5.4	Zahnloser Kiefer	955
41.6	Übergeordnete biomechanische Aspekte	964
41.6.1	Überbelastung von Implantaten	964
41.6.2	Verblockung von Implantaten	966
41.7	Okklusionskonzepte in der Implantologie	967

42 Implantat-Werkstoffe ... 973
42.1	Anforderungen an Implantat-Werkstoffe	974
42.1.1	Mechanische Eigenschaften	974
42.1.2	Gewebeverträglichkeit	974
42.2	Werkstoffe für dentale Implantate	974
42.2.1	Reintitan	975
42.2.2	Titanlegierungen	976
42.2.3	Zirkoniumdioxid	984

43 Implantologie: Klinisches und labortechnisches Vorgehen ... 989
43.1	Behandlungsplanung	989
43.1.1	Anamnese, Befunde	989
43.1.2	Wax-up, Set-up	990
43.1.3	Röntgendiagnostik	990
43.1.4	Herstellung der Bohrschablonen	993
43.1.5	Bohrschablonen unter Verwendung der dreidimensionalen Röntgendiagnostik (navigierte Implantologie)	995
43.1.6	Augmentationsschablonen	999
43.2	Zeitpunkt der Implantation und Belastungsprotokolle in der Implantologie	1000
43.2.1	Zeitpunkt der Implantation	1000
43.2.2	Belastungsprotokolle	1001
43.3	Chirurgisches Vorgehen	1002
43.3.1	Vorbereitung des OP-Raumes und des Patienten	1003
43.3.2	Erforderliches Instrumentarium	1003
43.3.3	Prämedikation und präoperative Maßnahmen	1004
43.3.4	Chirurgische Phasen	1004
43.4	Prothetische Phase	1008
43.4.1	Provisorische Versorgung	1008
43.4.2	Abformtechnik	1013
43.4.3	Klinische und labortechnische Arbeitsabläufe	1016
43.5	Nachsorge	1035

44 Ursachen und Therapie der periimplantären Destruktion ... 1039
44.1	Einleitung	1039
44.2	Ursachen der periimplantären Destruktion	1039
44.3	Mikrobiologische Aspekte	1040
44.4	Diagnostische Parameter zur Beurteilung der periimplantären Situation	1041
44.5	Häufigkeit der Periimplantitis bei Parodontitispatienten	1042
44.6	Prävention von periimplantären Krankheiten	1042
44.7	Behandlung der Implantatoberfläche	1043
44.8	Therapiemöglichkeiten der Mukositis und Periimplantitis	1043
44.8.1	Initialphase	1044

44.8.2	Zweite Phase: Chirurgische Maßnahmen	1044
44.9	Zusammenfassung	1045

45 Nachsorge in der Prothetik **1047**
45.1	Einleitung	1047
45.2	Ablauf der Anamnese und Befundaufnahme im Rahmen der Nachsorge	1048
45.2.1	Anamnese	1048
45.2.2	Befundaufnahme	1048
45.3	Therapie im Rahmen der Nachsorge	1052
45.3.1	Patientenaufklärung	1053
45.3.2	Mundhygiene-Remotivation und -Reinstruktion	1053
45.3.3	Entfernung von Plaque, Zahnstein und Konkrementen	1053
45.3.4	Zahnreinigung und Politur	1054
45.3.5	Fluoridierung	1054
45.3.6	Weitere Maßnahmen	1054
45.3.7	Festlegen eines Nachsorgeintervalls	1055

46 Patientenzufriedenheit und mundgesundheitsbezogene Lebensqualität **1057**
46.1	Konzept der Patientenzufriedenheit	1058
46.2	Lebensqualität und Mundgesundheit	1059
46.2.1	Allgemeiner Gesundheitsstatus	1059
46.2.2	LQ und Mundgesundheit	1060
46.3	Messung von Patientenaussagen	1061
46.3.1	Psychometrische Grundlagen	1061
46.3.2	Messung der Patientenzufriedenheit und Lebensqualität	1062
46.3.3	Messung der mundgesundheitsbezogenen Lebensqualität	1063
46.4	Studien unter Verwendung patientenbezogener Messgrößen in der Zahnheilkunde	1064
46.4.1	Zufriedenheit	1064
46.4.2	Lebensqualität	1066
46.5	Zusammenfassung	1069

Sachregister Band I bis III .... **i**

1 Die historische Entwicklung der zahnärztlichen Prothetik

Kurt Werner Alt

> „Sind die Zähne schon allein zur Erhaltung der Gesundheit wichtig, so sind sie für die Sprache, für die Aussprache und Artikulation der Worte und zur Zierde des Gesichts absolut notwendig."
> (*Pierre Fauchard*, 1678–1761)

1.1 Einleitung

Die geschichtliche Herausbildung einer medizinischen Spezialdisziplin wie der zahnärztlichen Prothetik (Zahnersatzkunde) kann nicht ohne den Hintergrund der gesamthistorischen Entwicklung gesehen und erörtert werden. Nur eine Betrachtungsweise, die in hinreichendem Maße die gesellschaftlichen und wirtschaftlichen Bedingungen sowie die technischen Möglichkeiten und geistigen Strömungen der jeweiligen Zeit erfasst, kann Erklärungen dafür liefern, weshalb Entwicklungen diesen oder jenen Weg nehmen, geographisch oder zeitlich beschränkt bleiben, und welche Voraussetzungen erfüllt sein müssen, damit sie sich durchsetzen und schließlich etablieren können. Die historische Beschäftigung mit den Zähnen darf sich nicht auf Fragen nach den Behandlungsmethoden, nach der Anwendung und Weiterentwicklung von Instrumenten und Materialien reduzieren, sondern sollte immer im Kontext mit den jeweiligen sozialen Verhältnissen und Lebensgewohnheiten der Menschen gesehen werden. Aus diesen Gründen muss in eine Darstellung der Entwicklung der zahnärztlichen Prothetik neben der allgemeinen Medizin- und Zahnmedizingeschichte die Kulturgeschichte angemessen eingebunden sein.

1.2 Heilkunst und Kulturgeschichte

Heilkunde und Pflege, die sich aus ursprünglichen Instinkthandlungen und empirischen Wurzeln entwickelt haben, stellen einen wichtigen Mosaikstein innerhalb der kulturellen Leistungen des Menschen dar. Sie kommen universal vor, unterscheiden sich jedoch inhaltlich aufgrund differierender, kulturell determinierter Vorstellungen von Krankheit und Heilung stark voneinander. Heilhandlungen und Pflegemaßnahmen aus der Frühzeit der Menschheit können lediglich indirekt erfasst werden, und zwar zum einen über archäologische Funde und Befunde, zum anderen durch die Beurteilung und Interpretation biohistorischer Quellen. Als solche zählen die Skelettreste ur- und frühgeschichtlicher Menschen, die häufig Hinweise

Kapitel 1

zur Paläopathologie liefern und mitunter Spuren durchgeführter Therapien zeigen.

Ein solcher Fund früher zahnmedizinischer Eingriffe wurde in einem steinzeitlichen Gräberfeld in Pakistan getätigt. In diesem 7.500 bis 9.000 Jahre alten Gräberfeld wurden neun Individuen geborgen, deren Zähne Spuren von Bohrungen aufwiesen. Inwieweit diese Eingriffe medizinisch indiziert waren, bleibt jedoch ungeklärt (*Coppa* et al. 2006). Bei Grabungsarbeiten an einer steinzeitlichen Fundstelle in Ägypten wurde eine aus einer Muschel gefertigte Nachbildung eines menschlichen Schneidezahns gefunden. Da dieser artifizielle Zahn nicht *in situ* gefunden wurde, kann über seinen Verwendungszweck nur spekuliert werden. Neben der Verwendung als Zahnersatz kann dieser geschnitzte Zahn auch als bloßes Schmuckobjekt gedient haben (*Irish* et al. 2004).

Unter Berücksichtigung des archäologischen Kontexts ermöglichen so gewonnene Ergebnisse ökologische und sozialgeschichtliche Aussagen und gehen damit weit über die engere Paläopathologie hinaus. Neben empirisch erworbenen Erfahrungswerten prägen über die längsten Phasen der Menschheitsgeschichte magisch-religiöse Vorstellungen das Verhalten und Handeln auf heilkundlichem Gebiet.

Die Entstehung von Hochkulturen und die Entwicklung von Schriftsystemen markieren den wesentlichen kulturellen Rahmen für die in der medizinhistorischen Forschung als archaisch bezeichnete Medizin des 3. bis 1. Jahrtausends v. Chr., die jedoch geographisch-kulturell beschränkt bleibt. Ihre Fortschritte und Veränderungen gegenüber der magisch-religiösen Medizin beruhen auf der langsam einsetzenden Anwendung des Kausalitätsdenkens in der Diagnostik, auf exakter Beobachtung und Systematik und erstmalig in der schriftlichen Weitergabe des medizinischen Wissens. Eine Vielzahl hygienischer Maßnahmen für das Gemeinwohl (z. B. Kanalisationen, Bäder) sind durch Baudenkmäler eindrucksvoll überliefert.

Im letzten Jahrtausend vor der Zeitenwende etabliert sich in Griechenland die erste theoretisch begründete Medizin. Sie entsteht auf dem Boden eines kulturellen Neubeginns, der stark von naturphilosophischen Strömungen beeinflusst ist. Dadurch vermag sie sich von der religiösen Dogmatik der so genannten Tempelmedizin zu lösen und in ersten Einrichtungen, Vorstufen der späteren medizinischen Schulen, den Boden für die „hippokratische Lehre" zu bereiten. Deren wissenschaftliche Grundlagen bilden nicht nur die Basis für die griechisch-römische Medizin der Antike (7. Jh. v. Chr. bis 4. Jh. n. Chr.), sondern stellen auch für die Medizin der Neuzeit die wichtigste Entwicklungsphase dar.

Ihre Errungenschaften zeitigen Auswirkungen bis heute und sind durch ein umfangreiches medizinisches Schrifttum belegt. Wichtige Quellen für die medizinische Literatur jener Zeit sind das „Corpus Hippocraticum", eine Sammlung medizinischer Schriften, die auf Hippokrates (460 bis 370 v. Chr.) und seine Schüler zurückgeht, der medizinische Teil „De medicine libri octo" einer Enzyklopädie von Aulus Cornelius Celsus aus der ersten Hälfte des 1. Jahrhunderts n. Chr. sowie die Gesamtdarstellung der Medizin bei Galen (129 bis 199 n. Chr.). Das Ende der Periode der antiken Medizin wird chronologisch unterschiedlich bewertet. Der politische Zerfall des römischen Weltreichs in einen östlichen und westlichen Teil (330 n. Chr.), teils auch das Jahr 395 n. Chr., werden häufig als das Ende der Antike angesehen.

Während die medizinische Tradition der Antike im Osten durch byzantinische Kompilatoren ihre oft als steril bezeichnete Fortführung fand – positive Stimmen heben allerdings ihre Originalität hervor –, gerieten im Westen die medizinischen Fertigkeiten und Kenntnisse aufgrund der politischen und wirtschaftlichen Folgeerscheinungen, die mit dem Untergang des weströmischen Reiches verbunden waren, in Vergessenheit. Wesentliche Ereignisse im Westen stellen die Germaneneinfälle und die Wirren der Völkerwanderungszeit dar.

Während des Mittelalters (5. bis 15. Jh. n. Chr.) gelangt antikes medizinisches Wissensgut durch Rezeption, Kompilation und Übersetzungstätigkeit allmählich aus dem arabisch-islamischen Sprach- und Kulturraum in die christliche Welt (Übersetzungen aus dem Arabischen ab 11. Jh., aus dem Griechischen ab 12. Jh.). Frühe Medizinschulen wie Salerno, Toledo, Montpellier und Bologna fungieren ab dem 11. Jahrhundert als Vermittler des theoretischen Wissens für die in der medizinhistorischen Forschung als Zeit der Klostermedizin und Scholastik bekannten medizinischen Perioden.

Bis zum Spätmittelalter verharren Medizin und Zahnmedizin in West- und Mitteleuropa weitgehend auf dem Kenntnisstand der Antike. Im Laufe der Zeit werden jedoch eigene Konzepte entwickelt und gegen Ende des Mittelalters entsteht eine weniger stark von antikem medizinischem Gedankengut geprägte Literatur. Eine selbständige Entwicklung der Medizin (die Zahnmedizin eingeschlossen) beginnt in West- und Mitteleuropa erst mit dem 16. Jahrhundert. Die Erfindung der Buchdruckerkunst (um 1450) begünstigt das Entstehen und die Verbreitung einer eigenständigen medizinischen Literatur und führt damit schließlich zu einer immer stärkeren Abwendung vom traditionellen Schrifttum.

Vom allgemeinen Aufschwung der Chirurgie mitgetragen, beginnt dann im 16./17. Jahrhundert eine eigenständige Entwicklung der Zahnmedizin, was u. a. in der Entstehung einer spezifischen Fachliteratur zum Ausdruck kommt. Bis weit in das 18. Jahrhundert hinein besteht zahnärztliche Therapie jedoch noch primär in der Durchführung von Extraktionen durch Chirurgen, Barbiere und umherreisende „Zahnbrecher". Daneben erbringen aber bereits geschickte Handwerker Leistungen auf zahntechnischem Gebiet, allerdings für eine nur verschwindend geringe Zahl von begüterten Patienten. Wie schriftliche Quellen und Funde prothetischer Arbeiten aus dieser Zeit belegen, erfolgte die methodische Abkehr von den antiken und mittelalterlichen Behandlungsmaßnahmen eher langsam. Dennoch standen die Zahnbehandler des 18. Jahrhunderts an der Schwelle zu einer autonomen Zahnheilkunde (vgl. *Hoffmann-Axthelm* 1985; *Ring* 1997).

1.3 Der kosmetisch-ästhetische Wert der Zähne in Vergangenheit und Gegenwart

Den individuellen Wert und die kulturelle Bedeutung der Zähne und des Gebisses in Vergangenheit und Gegenwart spiegeln archäologische Funde, schriftliche antike Quellen sowie ethnologische Feldstudien wider. So haben z. B. Zähne bei Naturvölkern weniger einen funktionellen als einen idealisierenden Wert. Für die in vielen Gebieten der Welt vorkommenden artifiziellen Veränderungen an Zähnen, wie Färbungen, Schmuckeinlagen und Zahnfeilungen, werden religiös-kultische, soziologisch-wirtschaftliche, ästhetisch-künstlerische und medizinisch-hygienische Gründe geltend gemacht (*Alt* et al. 1990; *Alt* und *Pichler* 1998). Die Bräuche stehen scheinbar im Widerspruch zu der von Europäern schlechthin als Schönheitsideal empfundenen Natürlichkeit der Zähne in Form, Farbe und Stellung, die bereits Griechen und Römer vertraten. Dass kosmetisch-ästhetische Vorstellungen aber stark von kulturspezifischem Brauchtum abhängen, zeigt die in islamischen Ländern noch häufig zu beobachtende Sitte, Zähne im sichtbaren Bereich mit Gold zu überkronen, um damit die Zugehörigkeit zu einer bestimmten sozialen Schicht zu demonstrieren, ähnlich wie in Japan die Schwarzfärbung der Zähne bis ins 19. Jahrhundert Verheiratung bekundete (zum Themenkomplex „Ästhetik" s. Kap. 17). Auch in Laos und Vietnam ist eine solche Schwarzfärbung der Zähne bekannt. Hier wird vermutet, dass die Prozedur nicht nur ästhetischen Wert, sondern auch medizinischen Nutzen bei der Kariesprävention haben könnte (*Tayanin* et al. 2006).

In der modernen Zahnmedizin bildet die Wiederherstellung der gestörten Kaufunktion den Schwerpunkt jeder prothetischen Behandlung. Daneben sind funktionelle, ästhetische und phonetische Aufgaben zu erfüllen. Wie jeder zahnärztliche Behandler bestätigen wird, sind für die Patienten primär ästhetische Beweggründe für den Wunsch nach Anfertigung von Zahnersatz maßgebend, weil den Zähnen für das Leben in der Gesellschaft und Öffentlichkeit hohe Bedeutung zukommt. Zahnlosigkeit im Frontzahngebiet z. B. wird in der Regel nur kurze Zeit von den Betroffenen akzeptiert, wobei viele Patienten bis zur Fertigstellung einer Interimsversorgung sogar krank geschrieben werden möchten. Während bei lückigem Frontgebiss Patienten meist von sich aus mit dem Wunsch nach einer prothetischen Rehabilitation kommen, stört Zahnlosigkeit im Seitenzahngebiet selten und es bedarf vielfach besonderer Hinweise des Zahnarztes auf Funktionsstörungen, bevor hier in eine prothetische Versorgung eingewilligt wird.

Erfahrungsgemäß sind es also weniger die funktionellen Auswirkungen von Zahnverlust und Zahnlosigkeit – einmal abgesehen von den Sprachschwierigkeiten – als vielmehr die Störungen des äußeren Erscheinungsbilds, das Empfinden eines körperlichen Defekts, die Patienten in die zahnärztliche Praxis und in eine prothetische Behandlung führen. Fehlfunktionen werden oft über längere Zeit durch reaktives Verhalten kompensiert, Schmerzen bisweilen durch Selbstmedikation therapiert und die Nahrungsaufnahme den Möglichkeiten angepasst. Ein lückenhaftes, schadhaftes und ungepflegtes Gebiss dagegen weckt bei vielen Menschen ein Schamgefühl und löst psychosoziale Störungen aus, weil mit dem schlechten Gebiss ein Verlust an Jugend, Schönheit und Attraktivität assoziiert und der Gebisszustand vielfach dem individuellen Fehlverhalten des Trägers angelastet wird.

Die Erkenntnis, dass seitens der Patienten kosmetische Beweggründe Priorität vor funktionellen Erwägungen bei Zahnverlust haben, ist nicht auf die Verhältnisse in modernen Gesellschaften beschränkt. Bereits in der zeitgenössischen antiken Literatur werden die negativen Auswirkungen von Zahnverlust auf das Befinden der Betroffenen geschildert, die, wenn sie es sich leisten konnten, technisch zwar unzulänglichen, kosmetisch aber wohl befriedigenden Zahnersatz herstellen ließen. Archäologisch überlieferte, kaufunktionell völlig insuffiziente Konstruktionen von Zahnersatz sind der konkrete Beweis dafür, dass die Wiederherstellung des Kauorgans allenfalls sekundär von Bedeutung war. Bis ins 19. Jahrhundert bestimmte primär der Wunsch nach ästhetischer Rehabilitation die Herstellung von Zahnersatz.

An Behandlungsgrundsätzen sind, außer der Absicht, die entstandene Lücke zu schließen und eingefallen wirkende Gesichtspartien auszupolstern, meist keine weiteren Kriterien erkennbar. Funktionelle Erwägungen scheinen kosmetischen Zwecken immer nachgeordnet, wenngleich einige Fundstücke belegen, dass „Zahnkünstler" mit den ihnen zur Verfügung stehenden Mitteln und mit Geschick und Können gelegentlich versucht haben, funktionelle Gesichtspunkte (z. B. Okklusion) bei der Herstellung von Zahnersatz zu berücksichtigen. Dies gelang meist nur unvollkommen. Ein berühmtes Beispiel für die Unzulänglichkeit seines Zahnersatzes stellt George Washington dar, der bereits im Alter von 40 Jahren eine Teilprothese aus Nilpferdknochen erhalten hatte, in die menschliche Zähne unbekannter Herkunft eingesetzt waren. In vielen Anekdoten wird erzählt, dass G. Washington lebenslang an den Veränderungen gelitten hat, die mit dem Zahnverlust und dem Tragen des insuffizienten Zahnersatzes zusammenhingen. Überhaupt hatten die Behandlungsversuche oftmals nur kurzfristig Erfolg, da eine den Restzahnbestand schonende Verankerung des Zahnersatzes noch nicht möglich war. Nach Eingliederung des Ersatzes waren die Pfeilerzähne durch Fehlbelastungen bald geschädigt und gingen vielfach vorzeitig verloren.

Als Werkstoff für die Herstellung von Stiftzähnen, Brücken und Prothesen mussten, sofern diese nicht in einem Stück, aus Knochen, Elfenbein, Walroß- und Flusspferdhauern (Stoßzähne) geschnitzt waren, sonstige Tierzähne oder auch menschliche Zähne von Toten herhalten (*Paulson* 1908). Die aus organischen Materialien bestehenden Werkstoffe waren für prothetische Konstruktionen wenig geeignet: Sie fielen wie die eigenen Zähne der Karies zum Opfer, verfärbten sich rasch, verbreiteten einen intensiven Geruch und mussten häufig erneuert werden. Nahezu unumgänglich war es, den Zahnersatz vor dem Essen herauszunehmen, da damit nicht gekaut werden konnte. Weil das Tragen von Zahnersatz wahrscheinlich lange Zeit nichts Beschämendes an sich hatte, sondern von Luxus zeugte, kam der späteren Verwendung von Metall (meist Gold) im sichtbaren Bereich eher ein dekorativer Effekt zu.

Von den frühesten prothetischen Arbeiten durch Etrusker und Phöniker um die Mitte des ersten Jahrtausends v. Chr. bis weit ins 19. Jahrhundert bedeutete das Tragen von Zahnersatz ein Privileg, das sich auf we-

Kapitel 1

nige Begüterte beschränkte. Die Art der prothetischen Versorgung, die Werkstoffe und Herstellungsmethoden blieben während der ganzen Zeit nahezu unverändert, jedoch gab es kulturspezifisch deutliche Unterschiede bezüglich der technischen Umsetzung, was in hohen Qualitätsunterschieden beim Zahnersatz zum Ausdruck kam. Erst nachdem die Zahnheilkunde im 16. Jahrhundert ein Teilbereich der Medizin wurde, ab dem 18. Jahrhundert eine eigenständige Entwicklung nahm und im 18./19. Jahrhundert als fachspezifische Disziplin die Prothetik entstand, wurden deutliche Fortschritte erzielt. Für die Erfindung und Nutzung geeigneter Materialien spielte der allgemeine technische Fortschritt dabei eine wichtige Rolle.

1.4 Ernährung und Zahnverlust

Traumen, parodontale Insuffizienz und apikale Entzündungen (Ostitiden) – oft als Folge progressiver Abrasion – sind Ursachen, weshalb Zähne in ur- und frühgeschichtlicher Zeit verloren gehen; Zahnverlust durch Karies kommt aufgrund der Ernährungsgewohnheiten demgegenüber lange Zeit nur in geringem Ausmaß vor. Die Ernährung von Jägern und Sammlern beschränkt sich über Jahrhunderttausende auf das Sammeln von Pflanzen, Wurzeln und Früchten, die vielfach roh verzehrt werden und etwa zwei Drittel der Nahrung ausmachen. Ergänzend dazu findet Jagd auf verfügbares Wild statt, dessen Fleisch eine wichtige Energiequelle bildet. Die grobe, faserreiche Kost, die das Gros der Nahrung stellt, bewirkt eine starke Abrasion der Zahnhöcker und -fissuren, weshalb auf den Okklusalflächen der Zähne kaum einmal Karies entsteht. Ein nennenswerter Konsum niedermolekularer Zucker findet vor dem 16. Jahrhundert in der Normalbevölkerung nicht statt. Wilder Honig, Früchte, Sirup und Most, geographisch-regional Datteln und Feigen sind Beispiele für vorhandene Nahrungsmittel mit kariogenem Potential. Rohrzucker ist bereits seit dem Altertum verfügbar, wird anfänglich jedoch nur in der Oberschicht konsumiert (u. a. als Medikament).

Da die mittlere Lebenserwartung unserer Vorfahren bis ins Mittelalter nur bei etwa 30 Lebensjahren liegt, ist die Kariesfrequenz limitiert und der Zahnverlust gering. Relativ chronologisch lässt sich das Anwachsen der Karies und damit einhergehend erhöhter Zahnverlust mit bestimmten kulturhistorischen (zivilisatorischen) Ereignissen in Verbindung bringen. Im Zuge der so genannten neolithischen Revolution domestiziert der Mensch in der Jungsteinzeit Pflanzen und Tiere. Durch den wirtschaftlichen Wechsel ändert sich die Zusammensetzung und Zubereitung der Nahrung in der Folgezeit entscheidend, da zunehmend neue Produkte (z. B. Getreide) und weichere (gekochte) Nahrung verzehrt werden. Als Folge dieser geänderten Ernährungsgewohnheiten steigen Karieshäufigkeit und Zahnverlust immer stärker an. Nach den schriftlichen Quellen wurde die Zahnextraktion von der Antike bis ins Mittelalter hinein primär „nur" an bereits lockeren Zähnen vorgenommen. Der Grund dafür sollen die schlechten Erfahrungen sein, die man bei der Extraktion schmerzender, aber fester Zähne gemacht hatte. Allenthalben wurde daher eine medika-

Kapitel 1

mentöse Vorbehandlung eines zu extrahierenden Zahnes gefordert (vgl. zusammenfassend *Hoffmann-Axthelm* et al. 1995). Für die Entwicklung der praktischen Zahnmedizin generell, im Besonderen was die Extraktion betrifft, wurde der Araber Albucasis zum Pionier, der im 30. Kapitel seiner „Chirurgia" aus dem 11. Jh. n. Chr. zum ersten Mal in allen Einzelheiten die Zahnextraktion beschrieb (*Albucasis* 1778). Sigron (1985, 587) hat die Bedeutung dieses Werkes für die Zahnmedizin bis in das 18. Jh. hinein betont und darauf hingewiesen, dass vor dem Erscheinen dieses Werkes die Zahnextraktion „zwar als Behandlungsart genannt [wird], ihre Erwähnung ist aber stets mit der Warnung verbunden, nur lockere Zähne zu ziehen". Vielfach wird überhaupt bestritten, dass es in ur- und frühgeschichtlicher Zeit Zahnextraktionen gegeben hat. Grund dafür ist die Tatsache, dass es bei einem fehlenden Zahn schwierig ist zu sagen, ob dieser durch ein Instrument (z.B. Zahnzange), nach (eventuell medikamentöser) Lockerung mit der Hand entfernt wurde oder allmählich im Munde verfault ist. Es vereinfacht die Diagnose, wenn gleichzeitig Frakturen der Krone, beschädigte Nachbarzähne, Frakturen oder Dislokationen der Kiefer beobachtet werden, weil dies auf Komplikationen bei der Extraktion hinweist. In der Regel lässt sich aber auch beim Fehlen solcher Begleitfunde durch einen geübten Untersucher feststellen, ob es sich um eine Extraktion handelt. Letztlich kommt es jedoch eigentlich nur darauf an, ob eine wie auch immer geartete Behandlung durch einen Heilkundigen stattgefunden hat oder der Zahn einfach sukzessive aus dem Kiefer „herausgefault" ist. Nach den bioarchäologischen Quellen scheint klar zu sein, dass man durchaus in der Lage war, Zähne zu extrahieren, auch wenn dafür unterschiedlichste Methoden in Frage kommen, somit die Zahnextraktion weit in die Menschheitsgeschichte zurückreicht (*Lunt* 1992).

Soziokulturelle Werte, die in den Hochkulturen das Interesse an Zahnersatz aufkommen lassen und später das Herausbilden eines prothetischen Handwerks begünstigen, sind zu Beginn der Jungsteinzeit noch zu vernachlässigen. In einer mehr oder weniger egalitären Gesellschaft mit wenig ausgeprägtem Statusdenken hat Zahnverlust keine gesellschaftlichen Benachteiligungen zur Folge. Da nur wenige Menschen ein hohes Alter erreichen, ist Zahnverlust, vor allem im Frontzahnbereich, selten. Erst in den sozial stratifizierten Bevölkerungen der nachfolgenden Metallzeiten und der Hochkulturen finden wir gesellschaftliche Bedingungen vor, die bei Zahnverlust den Wunsch nach prothetischer Versorgung aufkeimen lassen. Jedoch ist anzunehmen, dass sich allenfalls die Oberschicht den Luxus von Zahnersatz leisten konnte. Die Erfolge der ersten „Zahnkünstler" mögen dann zur Nachahmung animiert haben. Wie weit letztlich der Wunsch nach Zahnersatz historisch zurückreicht, kann jedoch nur spekulativ bleiben.

1.5 Die Bedeutung archäologisch-prothetischer Fundobjekte für die medizinhistorische Forschung

Wenngleich prothetische Wiederherstellungen in historischer Zeit zunächst sehr begrenzt und auf die Oberschicht beschränkt gewesen sein mögen, begründete der Wunsch nach ästhetischer Rehabilitation eine immer stärkere Nachfrage nach derartigen Diensten und schuf so mit der Zeit die Notwendigkeit eines speziellen zahntechnisch tätigen Handwerks. Ein Problem der medizinhistorischen Forschung ist der häufige Widerspruch zwischen schriftlichen Quellen – auf die Prothetik bezogen z. B. der Nachweis der Tätigkeit eines zahntechnischen Handwerks in der Antike – und den konkreten Funden an Zahnersatz, die durch die Ausgrabungstätigkeit von Archäologen zutage kommen. Insgesamt gesehen erstaunt die Seltenheit der Funde, und in vielen Fällen sind die technischen Details und Materialien andere, als sie nach der Lektüre der medizinischen Literatur zu erwarten wären. Gerade wegen dieser häufigen Diskrepanzen sind archäologische Objekte als Vergleichsmaterial wertvolle Quellen.

Da Fundobjekte aus dem Bereich der zahnärztlichen Prothetik bis ins 19. Jahrhundert selten sind und wir unser Wissen darüber primär dem Schrifttum der jeweiligen Zeit verdanken, ist jeder archäologische Fund von Zahnersatz aus medizin- und kulturhistorischer Sicht eine wertvolle Quelle. Während Ausgrabungen in antiken oder mittelalterlichen Fundkomplexen, wo Zahnersatz noch wenig verbreitet ist, häufig vorgenommen werden, stellen Ausgrabungen in frühneuzeitlichen Fundzusammenhängen, in denen öfter Zahnersatz zu erwarten ist, eine Ausnahme dar. Diesbezügliche Funde stammen häufig aus Kirchengrabungen, da sakrale Bauten grundsätzlich unter Denkmalschutz stehen. Von der Antike bis ins 19. Jahrhundert ist Zahnersatz nur unter den gehobenen Ständen verbreitet, für die es auch ein Privileg darstellt, sich innerhalb der Kirchen bestatten zu lassen. Es verwundert daher nicht, dass viele frühneuzeitliche Funde von Zahnersatz aus Sakralbauten stammen.

1.6 Früheste archäologische Quellen zur Zahntechnik aus Ägypten

Halten wir uns an die direkten Quellen als Belege für die Herstellung von zahntechnischen Arbeiten, so weisen diese zuerst nach Ägypten. Chronologisch gesehen gelten die Funde von Gizeh (ca. 2500 v. Chr.; *Junker* 1929), eine Schienung zweier unterer Molaren mit Golddrahtgebinde (Abb. 1-1), und eine weitere Schienung von oberen Frontzähnen aus dem Gräberfeld von El-Quatta aus der gleichen Zeit (*Harris* und *Iskander* 1975) als die frühesten Beispiele für Zahnersatzkonstruktionen. Es ist allerdings fraglich, ob hier überhaupt zahnärztliche Tätigkeiten vorliegen (*Fotshaw* 2009). Wahrscheinlicher ist, dass es sich um postmortale Maßnahmen

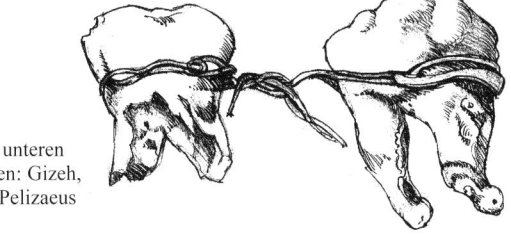

Abb. 1-1 Schienung von zwei unteren Molaren mit Golddraht; Ägypten: Gizeh, ca. 2500 v. Chr. (Roemer- und Pelizaeus Museum, Hildesheim).

handelt, weil angenommen wurde, dass für das Leben nach dem Tod die Unversehrtheit des Körpers wichtig wäre (*Harris* et al. 1975).

Nachdem jüngst ein paläopathologischer Befund einer Zehprothese bei einer ägyptischen Mumie (1600 – 1300 BC) veröffentlicht wurde, wo sich deutliche Abnutzungsspuren an der Prothese finden, darf zumindest angezweifelt werden, dass es sich bei beobachtbaren Behandlungsmaßnahmen grundsätzlich um Vorgehensweisen im Zusammenhang mit dem Totenkult handelt (*Nerlich* et al. 2000). Die Auswertungen von Beamtentiteln sowie von medizinischen Papyri (Papyrus Ebers/Smith) ergeben zwar Hinweise auf Zahnbehandler, nennen Zahn- und Kiefererkrankungen und erwähnen medikamentöse Therapien; es fehlt aber jedes Indiz für die Anfertigung von Zahnersatz oder für die Schienung gelockerter Zähne bei Lebenden. Die beiden oben genannten Funde sind die bisher einzigen Fälle zahntechnischer Maßnahmen aus dem ägyptischen Kulturbereich, obwohl Tausende von Bestattungen, darunter viele Königsmumien, paläodontologisch untersucht worden sind. Das dürftige Ausgrabungsmaterial und die Schriftquellen lassen gegensätzliche Interpretationen und widersprüchliche Ansichten zu (*Kornemann* 1989). Es wird daher nicht von ungefähr vermutet, dass die beiden oben genannten Zahngebinde von Präparatoren im Zusammenhang mit dem Bestattungszeremoniell post mortem hergestellt sein könnten.

1.7 Zahnersatz zur Zeit der Antike (Etrusker, Phöniker, Griechen, Römer)

Die ersten echten zahntechnischen Arbeiten sind Fundobjekte, die aus der Mitte des ersten Jahrtausends vor der Zeitenwende stammen. Aufgrund archäologischer Fundzusammenhänge, geographisch-regionaler Feinheiten in der Ausführung und Herstellung und der relativen Häufigkeit ihres Vorkommens, aber auch aufgrund der historischen Überlieferung wird angenommen, dass sie nicht, wie für die ägyptischen Fundstücke vermutet wird, religiös-kultischen Ursprungs sind. Wahrscheinlich ist der Wunsch nach Zahnersatz in erster Linie allein auf die menschliche Eitelkeit, weniger auf die Wiederherstellung der Kaufunktion zurückzuführen. Die Kulturen bzw. Ethnien, bei denen Zahnersatz aus ästhetischen Beweggründen erstmals eine Rolle spielt, sind Etrusker, Phöniker, Griechen und Römer.

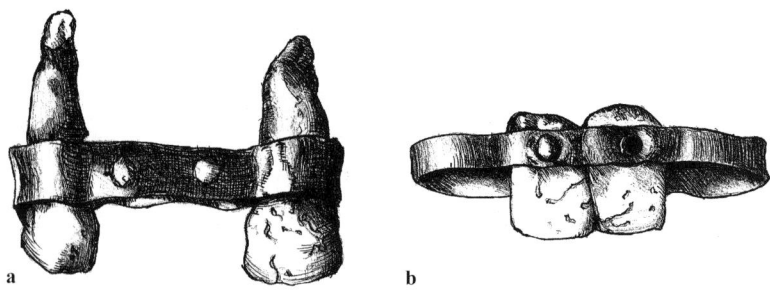

Abb. 1-2 Etruskische Brückentechnik: **a** zwei an Goldbänder vernietete Ersatzzähne, **b** zwei mit Goldbändern gefasste Pfeilerzähne für eine Brückenkonstruktion.

In das erste Jahrtausend vor Christus datieren Funde von Zahnersatz etruskischer und phönikischer Herkunft, die nahezu zeitgleich, wohl aber voneinander unabhängig hergestellt wurden. Nimmt man die als unsicher einzuschätzenden ägyptischen Funde aus, liegen mit ihnen die ältesten Beispiele für kosmetische Bemühungen vor, parodontal insuffiziente Zähne durch Schienung zu erhalten bzw. entstandene Zahnlücken durch Zahnersatz zu schließen. Während über die archäologisch-prothetischen Fundobjekte hinaus von den Etruskern keine und von den Phönikern kaum schriftliche Quellen zur Zahnmedizin vorliegen, existieren diesbezügliche Textstellen im medizinischen Schrifttum der Griechen und Römer in größerer Zahl. Ihre Inhalte sind jedoch primär Ausführungen über die Zahnheilkunst der Zeit, der im Wesentlichen eine Mischung aus Volksbrauch und Aberglaube zugrunde liegt, während nur wenige Aussagen über die Zahnersatzkunst darin zu finden sind.

1.7.1 Etrusker

Die zahlreichen, technisch herausragenden etruskischen Funde von Zahnersatzarbeiten und parodontalen Schienungen datieren vor und zeitgleich mit den phönikischen Arbeiten, weshalb man die Etrusker als die ersten Hersteller von Zahnbrücken und -prothesen bezeichnen darf. Das Volk der Etrusker ließ sich im Zuge indogermanischer Wanderungen zu Beginn des 1. Jahrtausends v. Chr. in Oberitalien nieder und dehnte seinen Machtbereich weit nach Süden aus, bevor es im 4. Jahrhundert v. Chr. von den Römern unterworfen wurde. Wenngleich kaum schriftlichen Quellen über die Zahnmedizin der Etrusker vorliegen, sprechen die direkten Zeugnisse einer hoch entwickelten Zahntechnik für eine frühe Blütezeit der Prothetik.

Zur Schienung gelockerter Zähne benutzten die Etrusker meist 3–5 mm breite Goldbänder. Bei Zahnverlust wurden Goldbänder aneinander genietet (Abb. 1-2 a) oder gelötet und in die entstehenden Schlaufen Ersatzzähne von Menschen und/oder Tieren gesetzt und mit Klammern oder Draht befestigt. Mehrere Zähne wurden mittels Draht oder Bändern als „Zahnbrücken" an Pfeilerzähnen verankert (Abb. 1-2 b). Wie eine große Anzahl originaler prothetischer Arbeiten in italienischen Museen (z. B. Museo Nazionale Etrusco di Villa Giulia, Rom; Museo Archeologico,

Zahnersatz zur Zeit der Antike

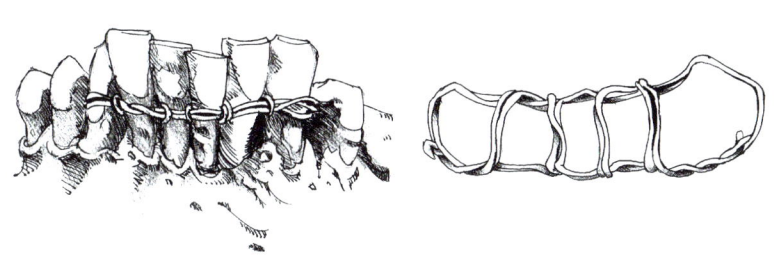

Abb. 1-3 Phönikische mit Golddraht befestigte Unterkieferfrontzahnbrücke zum Ersatz der Zähne 31 und 32 (Louvre, Paris) (nach *Hoffmann-Axthelm* 1985).

Florenz) zeigt (*Baggieri* 1999, *Becker* 1996, *Tabanelli* 1958), bestimmten primär kosmetische Zwecke diese Bemühungen, während kaufunktionelle und phonetische Erwägungen noch keine Rolle spielten. Überblickt man die Folgezeit, wird deutlich, wie vergleichsweise zufrieden stellend die Etrusker zahntechnische Probleme lösten, denn ihr „Qualitätsstandard" handwerklicher Leistungen wurde erst im 19. Jahrhundert wieder erreicht. Wie eine in Westanatolien gefundene Goldbandprothese etruskischer Provenienz zeigt, blieb die hoch entwickelte etruskische Zahntechnik nicht auf Italien bzw. die ehemaligen römischen Provinzen beschränkt (vgl. *Capasso* und *Di Totta* 1993; *Teschler-Nicola* et al. 1998), sondern hat sich weit über deren Grenzen hinaus ausgebreitet (*Terzioglu* und *Uzel* 1988).

1.7.2 Phöniker

Aus Gräbern in und nahe bei Sidon im heutigen Libanon stammen zwei Zahnersatzarbeiten, die den Phönikern zugeschrieben werden und sich anhand von Grabbeigaben in das 6. bis 4. Jh. v. Chr. datieren lassen (*Renan* 1864). In beiden Fällen handelt es sich um Schienungen aus Golddrahtgebinde. Während im erstgefundenen Fall eine sorgfältig vorgenommene

Bindung von sechs Frontzähnen in Form eines Brückenersatzes vorliegt, der von Eckzahn zu Eckzahn reicht und zwei hinsichtlich des Materials unbekannte Ersatzzähne einbezieht (Louvre, Paris) (Abb. 1-3), handelt es sich im zweiten Fall um eine klassische Schienung von parodontal insuffizienten unteren Frontzähnen mit gleichzeitigem Ersatz von zwei Frontzähnen, die *in situ* aufgefunden wurde (Abb. 1-4). Das damals schon vorgenommene Schließen einer Frontzahnlücke mittels zweier am Restzahnbestand befestigter Ersatz-Schneidezähne darf als echte prothetische Leistung gelten. Einflüsse aus den Hochkulturen des Zweistromlands (Euphrat und Tigris) und Ägypten wären aufgrund der geographischen Mittellage des Libanon denkbar, jedoch sprechen zwei Jahrtausende Zeitdifferenz und technische Details gegen diese Vermutung.

Kapitel 1

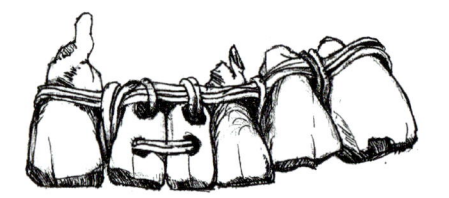

Abb. 1-4 Phönikische Schienung mit Golddraht und Brückenersatz im Unterkiefer-Frontzahnbereich (Zähne 31, 32 sind ersetzt) (nach *Hoffmann-Axthelm* 1985).

1.7.3 Griechen

Im klassischen Griechenland etabliert sich im 5. Jahrhundert v. Chr. eine neue, wissenschaftlich ausgerichtete Medizin, als deren Begründer Hippokrates gilt. Dessen umfangreiches medizinisches Schrifttum enthält auch zahnmedizinisch relevante Passagen, welche sich jedoch primär auf die Zahnanatomie und auf Therapievorschläge bei Erkrankungen der Zähne und Kiefer beziehen. Hippokrates erwähnt zwar die Drahtligatur zur Fixierung lockerer Zähne, doch fehlen bei ihm wie bei weiteren wichtigen Medizinautoren der Antike (z. B. Galen) jegliche Hinweise auf eine prothetische Versorgung. Archäologische Funde von Zahnersatz aus dem klassischen Griechenland sind selten, was insofern verwundert, als Zahnausfall nicht mit den Schönheitsvorstellungen der Griechen vereinbar war. Eine Erklärung für die Seltenheit der Funde könnten Verluste durch antike Grabräuber sein, die nach Gold suchten. Das Fehlen von Hinweisen in der medizinischen Literatur kann durch die Zugehörigkeit der Prothetik zum Handwerk begründet sein.

1.7.4 Römer

Die Heilkunde im römischen Imperium war stark griechisch beeinflusst. Nach der Eroberung Griechenlands wurde sie zunächst von griechischen Sklaven, später von freigelassenen und zugewanderten Ärzten ausgeübt. Die Zahnersatztechnik hatten die Römer von den Etruskern übernommen, und nach historischen Quellen soll Zahnersatz in der Oberschicht weit verbreitet gewesen sein. Die Verwendung von Gold für Zahnersatzarbeiten ist bereits durch die Zwölftafelgesetze (*Cicero*, de legibus 2, 24, 60) aus dem fünften vorchristlichen Jahrhundert belegt.

Hygiene, Gesundheitsfürsorge und kosmetische Aspekte sind zwar charakteristisch für die römische Medizin, da Zahnersatzarbeiten aber als handwerkliche Tätigkeiten galten, finden sie in der medizinischen Literatur kaum Erwähnung. Eine gute Quelle ist dagegen die zeitgenössische römische Literatur (z. B. Horaz, Ovid), wo häufig indirekt auf Zahnersatz eingegangen wird. Wie in Griechenland steht auch im römischen Reich die geringe Zahl an Fundobjekten nicht mit den schriftlichen Überlieferungen in Übereinstimmung, die auf eine existierende Zahnersatzkunst verweisen. Der Widerspruch lässt sich möglicherweise dadurch erklären, dass auch hier viele Zahnersatzarbeiten antiken Grabräubern zum Opfer fielen.

Eine gut erhaltene Zahnprothese wurde während Grabungen in der Viale della Serenissima in Rom entdeckt. Im Zuge dieser Grabungsarbeiten wurden im Jahr 2000 die Überreste einer Frau aus dieser, auf das 1. bis 2. Jahrhundert n. Chr. datierten Nekropole geborgen. Der Unterkiefer der erwachsenen Frau wies Spuren zahntechnischer Arbeiten auf. So waren die Frontzähne mit Golddraht verbunden, um eine Zahnprothese in Platz zu halten. Der Golddraht stützte einen artifiziell eingefügten Zahn, welcher den *intra vivam* verlorenen rechten mittleren Schneidezahn ersetzte. Der linke mittlere Schneidezahn ist nicht erhalten, es wird jedoch vermutet, dass auch dieser Zahn ersetzt wurde. Die Form und die Abnutzung des artifiziellen Zahns lassen vermuten, dass dieser von der selben Frau stammt und nach dem Verlust in die Prothese eingearbeitet wurde (*Minozzi* 2007).

1.8 Zahnersatz vom Ende der Antike bis zum Ausgang des Mittelalters

Der Niedergang des römischen Reiches, gleichbedeutend mit dem Ende der klassischen Antike, geht einher mit einem Rückgang in Kunst und Wissenschaft. Die Heilkunde der Antike wird jedoch vom kulturellen Aufschwung des Islam weitergetragen, der an die griechisch-römische Heiltradition anknüpft. Medizingelehrte des islamischen Kulturkreises, darunter so berühmte Vertreter wie Albucasis (936–1013?) und Avicenna (980–1037), die medizinische Texte der Antike kompilieren und systematisieren, benötigen zwar Jahrhunderte, um das Erbe griechisch-römischer Errungenschaften umzusetzen, sind letztlich jedoch in ihrer Auswirkung auf die Medizin des europäischen Mittelalters nicht hoch genug einzuschätzen.

Aus der Zeit vom Ende der Antike bis zur Verselbständigung der Zahnmedizin im 16. Jahrhundert liegen nur wenige schriftliche Quellen zur Zahnmedizin und speziell zur zahnärztlichen Prothetik vor. Arabischen Quellen wie Albucasis ist zu entnehmen, dass zur Schienung gelockerter Zähne weiterhin Golddraht benutzt und auch Zahnersatz aus Rinderknochen angefertigt wurde. Aus anderen Teilen der Welt liegen ebenfalls kaum Zeugnisse für die Existenz einer zahnärztlichen Prothetik bis zum Ende des Mittelalters vor. Aus der Neuen Welt gibt es von den Maya medizinische Texte, die über die Anfertigung von Zahnersatz aus Knochen berichten, archäologische Zeugnisse dafür fehlen (*Schultze* 1944). In Japan belegen historische Quellen, dass keine zahnärztliche Prothetik existierte.

Das für die Entwicklung der europäischen Medizin herausragende Ereignis war die Entstehung der medizinischen Schule von Salerno, wo im 12. Jahrhundert der erste universitäre Medizinunterricht beginnt. Die Anfänge der Schule von Salerno datieren bereits in das 9. Jahrhundert und stehen unter griechischem Einfluss, was auf enge Beziehungen zu Byzanz zurückzuführen ist. Entscheidend für die gesamte spätere Entwicklung der Medizin in Europa war aber die Rezeption und Vermittlung islamischer Heilkunde. Die Araber gelten im Sinne von „ex oriente lux" als die eigentlichen Bewahrer des medizinischen Wissens des Altertums. Ein wesentlicher Anteil der Bedeutung von Salerno etwa ist Constantinus Africanus (1010/15–1087) zuzuschreiben, dessen Übersetzungen medizinischer ara-

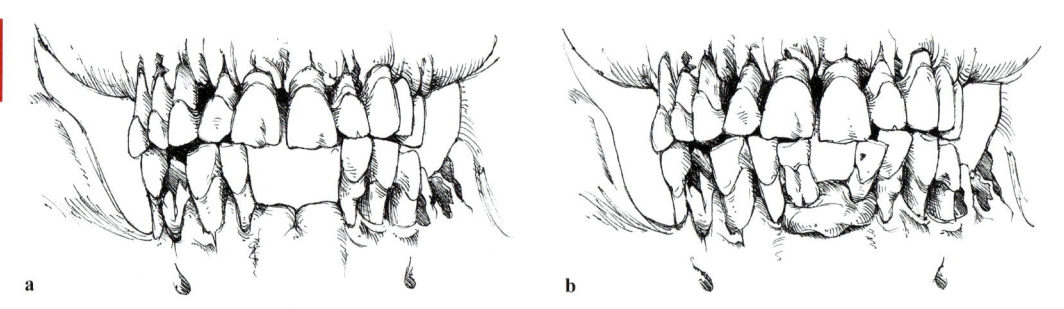

Abb. 1-5 Kleine sattelförmige Unterkieferprothese aus dem 12. Jahrhundert; Zähne 41 und 31 mit zementartiger Kittsubstanz befestigt; durch bronzenes Metallplättchen im Vestibulum abgestützt (nach Ullrich 1973). **a** Defekt; **b** Prothese in situ.

bischer Autoren ins Lateinische das z. T. verloren gegangene Wissen der Antike wieder zugänglich machten, da die großen Kompendien der islamischen Medizin in wesentlichen Teilen direkte Übersetzungen fundierter antiker Quellen, wie Hippokrates und Galen, waren.

Wissenschaftliche Anleihen aus dem Altertum und der Einfluss der arabisierten galenischen Medizin bleiben im Hoch- und Spätmittelalter in der zahnmedizinischen Literatur bestimmend, allerdings vermischen sie sich mit volksmedizinischem Gedankengut und eigenen Beobachtungen. Wichtige lokale Medizinzentren sind Montpellier, Toledo, Verona, Padua und Bologna. Bezüglich der zahnärztlichen Prothetik ist die medizinische Literatur jener Zeit relativ unergiebig, wie beispielsweise die „Chirurgia Magna" von Guy de Chauliac (gest. 1368) zeigt, der lediglich den schon bekannten, aus Knochen geschnitzten Zahnersatz erwähnt. Schwerpunkte im kompilatorisch entstandenen Schrifttum bilden Empfehlungen gegen den Zahnschmerz, Vorschläge zur chirurgischen und medikamentösen Zahnentfernung und Rezepturen gegen Zahnfleischerkrankungen.

Archäologischer Neufund: In Mitteleuropa datiert der früheste Nachweis von Zahnersatz in das 12. Jahrhundert. Bei einem Individuum aus dem slawischen Gräberfeld Sanzkow, Kr. Demmin (Vorpommern), wurden vermutlich die eigenen, locker gewordenen mittleren Schneidezähne im Unterkiefer extrahiert. Sie fanden dann als Prothesenzähne Verwendung, indem sie mittels einer zementartigen Kittmasse und einer kleinen Metallplatte befestigt wurden (*Ullrich* 1973). Die Kittmasse ist dem Kieferkamm sattelförmig angepasst und liegt den Nachbarzähnen dicht an. Die Ausführung lässt vermuten, dass dem Hersteller die antiken Vorläufer unbekannt waren (Abb. 1-5a und b). Für das Gebiet nördlich der Alpen scheint dieser mittelalterliche Fund eine absolute Ausnahme darzustellen, datieren doch die nächsten, zeitlich nachfolgenden Prothesenfunde frühestens in das 17. Jh., also in eine Zeit, in der der Übergang vom Mittelalter in die Neuzeit bereits vollzogen war (*Thierfelder* et al. 1987; *Czarnetzki* und *Alt* 1991).

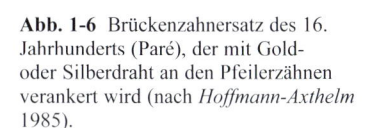

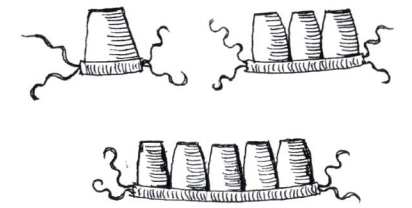

Abb. 1-6 Brückenzahnersatz des 16. Jahrhunderts (Paré), der mit Gold- oder Silberdraht an den Pfeilerzähnen verankert wird (nach *Hoffmann-Axthelm* 1985).

1.9 Zahnersatz der Neuzeit

Das 16. Jahrhundert markiert den Übergang vom Mittelalter zur Neuzeit. Die von Italien ausgehende kulturelle Bewegung der Renaissance ist durch eine allgemeine Rückbesinnung auf die Vorbildfunktion der Antike gekennzeichnet und zieht weit reichende Veränderungen auf vielen Gebieten nach sich. Sie beeinflusst Wissenschaft, Kunst, Literatur und Philosophie, nicht zuletzt auch die Politik. Die geistigen Wandlungen machen auch vor dem Gebiet der Medizin nicht halt, wobei die ersten Fortschritte von außen in das Fach getragen werden. Der Künstler Leonardo da Vinci (1452–1519) etwa ist mit seinen exakten anatomischen Studien, darunter Zeichnungen von Zähnen und Kiefern, einer der Vorläufer einer rasanten Entwicklung der Anatomie, die dann durch Anatomen wie Andreas Vesal (1514–1564) geprägt wird. Der bedeutendste Arzt dieser Zeit ist Paracelsus (1493–1541), der mit den alten Traditionen bricht und als Begründer einer neuen Heilkunde gilt.

Der Aufschwung der Anatomie hatte starke Auswirkungen auf die Chirurgie. Deren Entwicklung in Frankreich ist nicht zuletzt das Verdienst von Ambroise Paré (1510–1590), der zu den wichtigsten Medizinautoren des 16. Jahrhunderts zählt. Er bringt vielfach eigene, praktische Erfahrungen in seine Schriften ein, allerdings sind seine Ausführungen über Zahnersatz nur Rezeptionen früherer Theoretiker, wie ein Zitat aus Parés Werk „Dix livres de la chirurgie" zeigt: „Dentz artificielles faittes d'os, qui s'attachent par vn fil d'argent en lieu des autres qu'on aura perdues" (zit. n. *Hoffmann-Axthelm* 1985) (deutsch: „Künstliche Zähne aus Knochen, die mit Hilfe eines Silberdrahts anstelle der verloren gegangenen Zähne befestigt sind") (Abb. 1-6).

Im 16. Jahrhundert erscheint in deutscher Sprache das erste, vollständig der Zahnheilkunde gewidmete Kompendium eines anonym bleibenden Verfassers („Artzney Buchlein", 1530) (Abb. 1-7), das unter dem bekannteren Titel „Zene Artzney" ab 1532 viele weitere Auflagen erfährt, jedoch keine Abschnitte über zahnärztliche Prothetik enthält. Zum Teil werden zu dieser Zeit odontologische Themata in der chirurgischen Literatur abgehandelt; daneben entstehen zahnheilkundliche Volksbücher. Wesentlichen Anteil an dem Aufschwung, den die Medizin insgesamt nimmt, hat die Entwicklung der Buchdruckerkunst, da wissenschaftliche Neuerungen dadurch rascher einem größeren Kreis bekannt werden und durch den Druck kaum noch Übertragungsfehler von Wort und Bild auftreten. In die Zeit des 16. Jahrhunderts fallen die ersten Dissertationen mit zahnmedizinischem Inhalt, die jedoch wenig ergiebig sind und keine prothetischen Themen abhandeln (vgl. *Monau* 1578; *Rümelin* 1606).

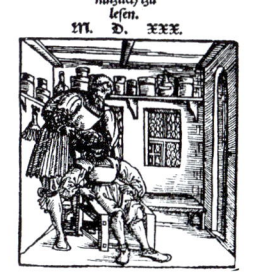

Abb. 1-7 Titelblatt der 1. Auflage des ältesten zahnärztlichen Lehrbuchs der Welt („Artzney Buchlein", 1530); Verfasser unbekannt.

Kapitel 1

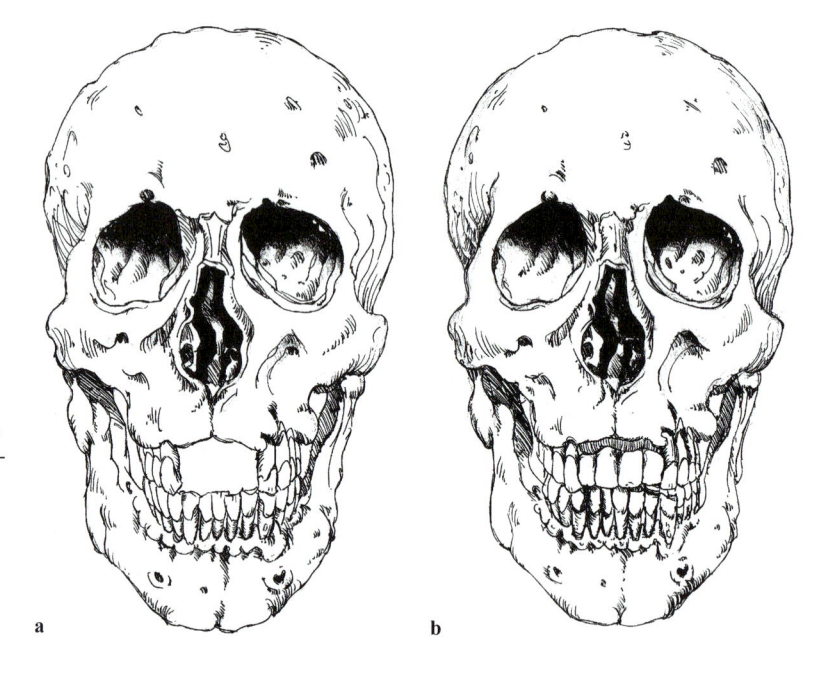

Abb. 1-8 Frontzahnbrücke zum Ersatz von 4 Schneidezähnen im Oberkiefer aus Flusspferdzahn in situ; ehemals mit Golddraht an Pfeilerzähnen befestigt (nach *Czarnetzki* und *Alt* 1991). **a** Defekt; **b** Prothese in situ.

Das 17. Jahrhundert bringt der Zahnmedizin noch keinen entscheidenden Durchbruch zu Eigenständigkeit. Therapeutisch steht noch immer die Zahnextraktion im Vordergrund, für die bisher kaum in Erscheinung getretene Prothetik werden jedoch bereits wichtige Erkenntnisse gewonnen und weitergegeben, welche im folgenden Jahrhundert die Entwicklung dieser Fachdisziplin prägen sollten. In seinem erstmals 1684 erschienenen Buch „Großer und gantz neu-gewundener Lorbeer-Krantz, oder Wund-Artzney" gibt M. G. Purmann (1648–1711) aus Breslau erstmals eine Empfehlung für ein Wachsmodell vor der Anfertigung von Zahnersatz, das allerdings noch außerhalb des Mundes modelliert wurde. Der Vorschlag zum Durchbohren gesunder Zähne zur Befestigung des so hergestellten Zahnersatzes mit Drahtligaturen lässt auf praktische Unkenntnis Purmanns schließen, der als Stadtarzt primär chirurgisch tätig war.

Archäologischer Neufund: In der Oberhofener Kirche in Göppingen (Baden-Württemberg) wurde bei einem dort bestatteten Individuum eine Frontzahnprothese, die vermutlich aus Flusspferdzahn besteht, zum Ersatz der vier Schneidezähne des Oberkiefers gefunden. Nach der Baugeschichte der Kirche datiert der Fund an das Ende des 16. bzw. den Anfang des 17. Jahrhunderts (*Czarnetzki* und *Alt* 1991). Wie Durchbohrungen an der Prothese zeigen, wurde diese, wahrscheinlich mit Golddraht, an den Eckzähnen befestigt. Da erste Hinweise auf die Verwendung von Flusspferdzahn erst Ende des 17. Jahrhunderts auftauchen (*Nuck* 1692), der Werkstoff dann allerdings bis zur Ersetzung durch Kautschuk in der zweiten Hälfte des 19. Jahrhunderts das führende Basismaterial für Zahnersatz bleibt, bliebe physiko-chemisch zu überprüfen, ob die Vermutung, es handele sich hier um Flusspferdzahn, auf diesen frühen Fund zutrifft (Abb. 1-8a und b).

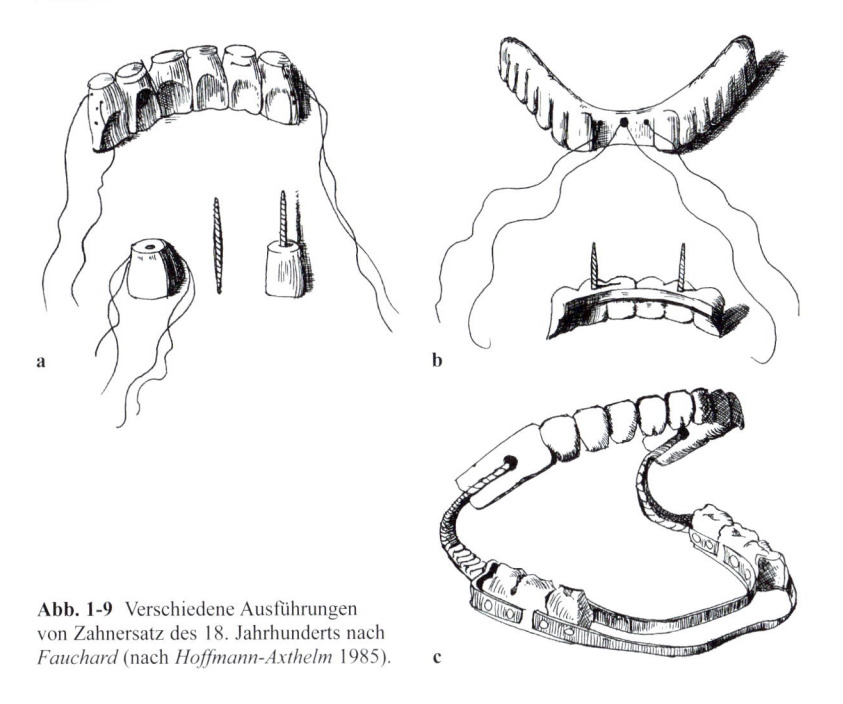

Zahnersatz der Neuzeit 17

Kapitel 1

Abb. 1-9 Verschiedene Ausführungen von Zahnersatz des 18. Jahrhunderts nach *Fauchard* (nach *Hoffmann-Axthelm* 1985).

Erste Hinweise, die auf die Bedeutung der Kaufunktion bei der Herstellung von Vollprothesen verweisen, finden sich in dem oben erwähnten Werk des Leidener Anatomen A. Nuck (1650–1692) von 1692. Abgesehen von den geschilderten Ausnahmen ist die zahnärztliche Literatur des 17. Jahrhunderts, insbesondere was die Prothetik betrifft, ein Spiegelbild früherer Jahrhunderte. Diesbezügliche Ausführungen lassen erkennen, dass nach wie vor keine kaufunktionellen, sondern nur kosmetische, allenfalls phonetische Gründe die Anfertigung von Zahnersatz bestimmen.

Im 18. Jahrhundert löst sich die zahnärztliche Prothetik in Mitteleuropa allmählich von der Chirurgie und dem „Zahnbrecherwesen" und erreicht eine gewisse Selbständigkeit. Ausgangspunkt der Entwicklung, die zur Etablierung der Zahnmedizin als selbständiger medizinischer Disziplin führt, ist Frankreich. 1728 erscheint das zweibändige Werk „Le Chirurgien Dentiste ou traité des dents" von P. Fauchard (1678–1761), das erstmals das Fachwissen der Zeit zusammenfasst (Abb. 1-9a bis c). Mit einer Reihe weiterer Publikationen, wie dem ersten speziellen Buch über Zahntechnik von C. Mouton (1746) sowie Veröffentlichungen von L. Lécluse (1754) und E. Bourdet (1786), hat Fauchards Werk Auswirkungen auf die generelle Entwicklung der Zahnheilkunde und deren Etablierung als Wissenschaft in den Nachbarländern. Der bedeutsamste Erfolg von Fauchard war zweifellos die Überführung der Prothetik – seines Spezialgebiets – vom reinen Handwerk in eine wissenschaftliche Disziplin. Fauchards Wirken war durch seine präzisen technischen Beschreibungen zur Herstellung von Zahnersatz für die Fortentwicklung der Prothetik enorm innovativ.

Als Werkstoffe für Zahnersatz dienten Fauchard nach wie vor Menschenzähne (meist an Toten gewonnen), Tierknochen, Flusspferd-

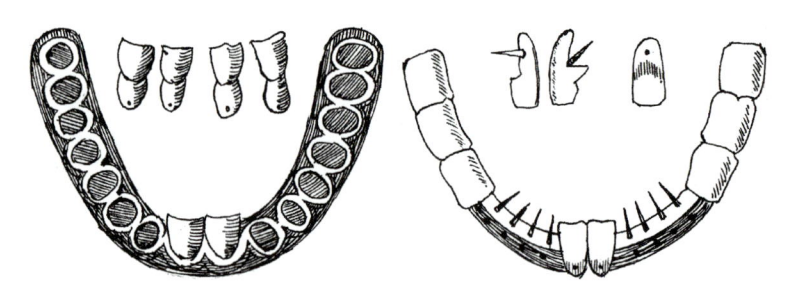

Abb. 1-10 Zahnersatz des 18. Jahrhunderts mit Metallbasis nach *Bourdet* (nach *Hoffmann-Axthelm* 1985).

bzw. Walrosshauer und Elfenbein. Zur Fixierung des Zahnersatzes im Mund verwendete er noch immer, wie früher üblich, Fäden oder Draht; eine Neuheit bedeutete jedoch die Herstellung von Stiftzähnen, wobei gekerbte Metallstifte mit Kittmasse an gekürzten menschlichen Zähne befestigt und dann im Wurzelkanal mit organischen Materialien wie Hanf oder Flachs verankert wurden. Einzelne Zähne oder Stiftzahnbrücken wurden an Gold- oder Silberschienen genietet, Ober- und Unterkieferersatz durch die Verwendung von Federn miteinander verbunden. Vollprothesen aus den Oberschenkelknochen von Tieren wurden an der Basis mit Gold- oder Silberblech eingefasst und der sichtbare Teil mit Email überzogen.

Das erste spezifisch prothetische Fachbuch publizierte Mouton 1746 unter dem Titel „Essay d'Odontotechnie". Wie Fauchard beschreibt auch Mouton Stiftzahnkonstruktionen, die als optimaler Ersatz gelten, Neuerungen betreffen die Befestigung von Brückenersatz durch Federn, was einer Art Klammerbefestigung gleichkommt. Ungleich wichtiger ist die Herstellung von Bandkronen (Goldkappen), wenngleich die Verwendung für den Frontzahnbereich als kosmetisch unzulänglich bezeichnet wird, was er durch Emaillierung umgeht. Bourdet führt dann für Zahnersatz die Metallbasis aus Gold ein, die ein Goldschmied nach einem Wachsmodell herstellt. In künstliche metallene Alveolen, die in die Basis eingearbeitet waren, wurden die gekürzten Leichenzähne mit Stiften befestigt (Abb. 1-10) oder mit Mastix eingekittet. Der sichtbare Bereich wurde mit Email überzogen.

Den bedeutsamsten Beitrag zur Entwicklung der Zahnmedizin in England leistet J. Hunter (1728–1793), allerdings nicht auf prothetischem, sondern anatomischem Gebiet. Sein 1771 erschienenes Werk „The Natural History of the Human Teeth" ist die erste neuzeitliche anatomische Beschreibung über Zähne und Kiefer. Bei Zeitgenossen Hunters wie dem britischen Hofzahnarzt T. Berdmore (1771) finden sich lediglich unbedeutende Anmerkungen über Zahnersatz.

In Deutschland lag die praktische Ausübung der Zahnheilkunde nach wie vor in den Händen von Zahnbrechern und Wundärzten – ein bekannter Vertreter dieses Standes im 18. Jahrhundert ist J. A. Eisenbart (1663–1727) –, weshalb sie sich nur langsam aus der traditionellen Rolle befreien konnte. L. Heister (1683–1758), ein Anatom und Chirurg, widmete sich eingehend odontologischen Problemen. Er erwähnt in seinem Werk „Kleine Chirurgie oder Handbuch der Wundartzney" von 1755 das von Purmann bekannte

Zahnersatz der Neuzeit

Kapitel 1

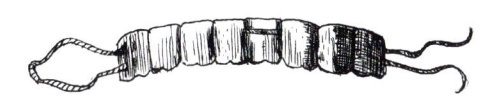

Abb 1-11 Zahnersatz des 18. Jahrhunderts nach *Pfaff* (nach *Hoffmann-Axthelm* 1985).

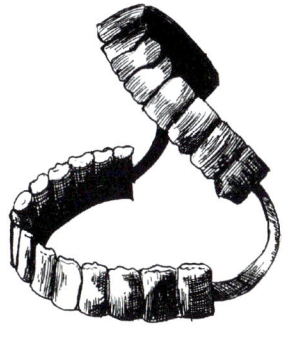

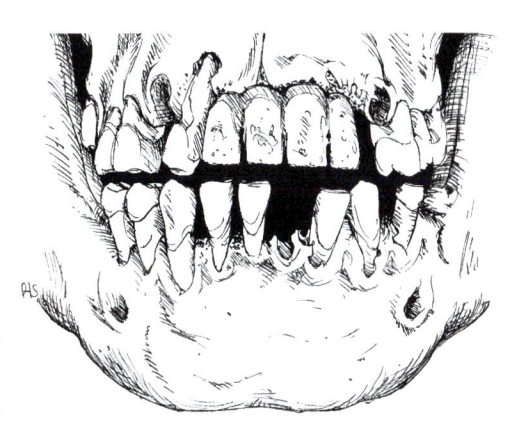

Abb. 1-12 Viergliedrige geschnitzte Oberkieferfrontzahnbrücke aus tierischem Horn vom Ende des 17. Jahrhunderts in situ; ehemals mit Golddraht an den Pfeilerzähnen befestigt (nach *Thierfelder* et al. 1987).

Wachsmodell, das bereits als Abdruck bezeichnet wird, und beschreibt differenziert die Herstellung von partiellem und totalem Zahnersatz aus den bekannten Materialien.

Auf gleich hohem wissenschaftlichen Niveau wie Fauchards Werk steht die 1756 erschienene „Abhandlung von den Zähnen des menschlichen Körpers und deren Krankheiten" von P. Pfaff (1713?–1766), in die sowohl eigene Erfahrungen als auch neue Ideen einfließen. Neben Altbekanntem, wie der Schienung parodontal erkrankter Zähne mit Golddraht und der Bevorzugung von Walrosshauern als Werkstoff für Zahnersatz (Abb. 1-11), erfährt man, dass Pfaff von der Verwendung menschlicher Zähne wegen ethischer Bedenken und der Abscheu vieler Patienten meist Abstand nimmt. Forschungsgeschichtlich wichtige Neuerungen in seinem Werk stellen die direkte Abdrucknahme des Kiefers mit Siegelwachs, die Modellanfertigung mit Gips und die Bissnahme zur Okklusionssicherung bei Restzahnbestand dar, die präzise beschrieben werden.

Archäologische Neufunde: Eine Prothese zum Ersatz der Schneidezähne im Oberkiefer wurde in einem barockzeitlichen Grab eines Mannes gefunden, der um 1700 in der Nikolai-Kirche in Berlin bestattet wurde (*Thierfelder* et al. 1987). Sie war durchbohrt, um ihre Befestigung am Restzahnbestand mit Hilfe von Draht zu ermöglichen (Abb. 1-12).

Zwei aktuelle Funde aus Grand-Saconnex, Genf, aus der Mitte des 18. Jahrhunderts demonstrieren, dass die Zahnersatzkunst der Antike bis

Kapitel 1

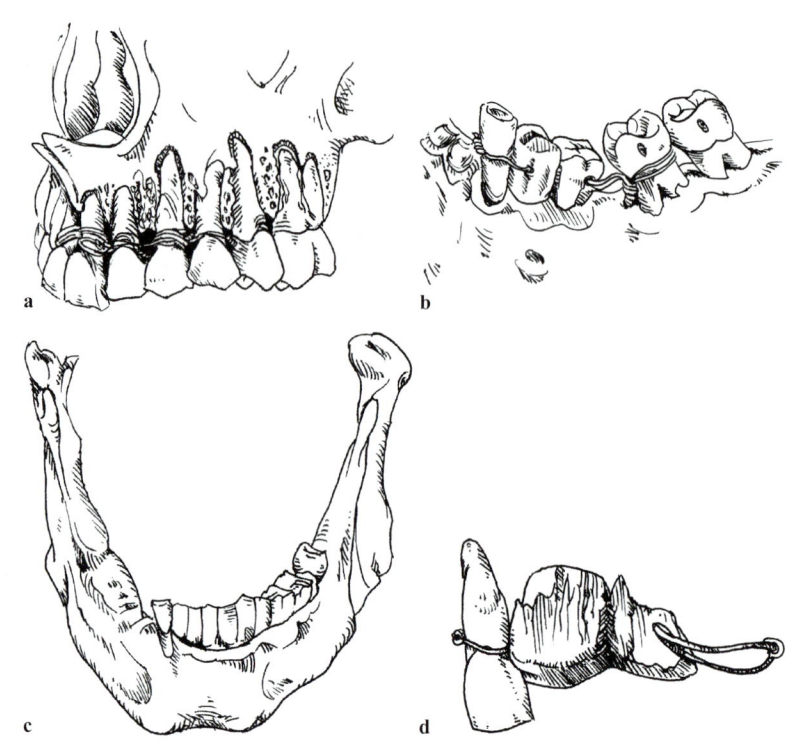

Abb. 1-13 Fund aus Grand-Saconnex, Genf, aus der Mitte des 18. Jahrhunderts (*Alt* 1993): **a** Schienung mehrerer Frontzähne im Oberkiefer mit Golddraht; **b** Geschnitzter Brückenersatz aus Tierzahnmaterial zum Ersatz der Zähne 34, 35 und 36; mit Golddraht an den Pfeilerzähnen 33 und 37 befestigt; **c** Prothese aus Elfenbein zum Ersatz von 9 Zähnen; mit Golddraht an den Pfeilerzähnen 43 und 38 befestigt; **d** Elfenbeinbrücke für den linken Frontzahnbogen im Oberkiefer.

dato noch immer Anwendung fand (*Alt* 1993). Im Einzelnen finden sich Drahtligaturen zum Schienen parodontal insuffizienter Frontzähne, primitiver, aus Tierzähnen geschnitzter Brückenersatz, der mit Golddraht an Nachbarzähnen befestigt war, sowie eine große, aus einem Stück geschnitzte Prothese, die ebenfalls an den Nachbarzähnen mit Golddraht befestigt wurde. Diese Beispiele für Zahnersatz, zur Zeit des Wirkens eines P. Fauchard in Paris angefertigt, verdeutlichen, dass sich Neuerungen vermutlich nicht so rasch durchsetzen konnten (Abb. 1-13a bis d).

Einen ausgezeichneten Einblick in jene Zeit, als sich in den großen Städten Europas die ersten „Zahnärzte" niederließen und um „Patienten" wetteiferten, liefern von D. Cubitt (1992, 3f) veröffentlichte Zeitungsanzeigen, mit denen „Zahnärzte" aus Norwich, England, für ihre Arbeit werben. *„This is to inform the public that Mr. William Turner, Whitesmith, in St. Margaret's Parish in Norwich, makes all sorts of surgeon's instruments, as well as in London, and much cheaper [sic], viz. cauteries of all kinds, and all instruments for the teeth. Also makes artificial teeth, either single or doubles; and fixes them in so nicely, that they are not to be distinguished from the real (as several persons will attest, if called upon) either for sight or service: those* *who have made trail are able to eat, and perform with them that natural teeth can inable them to do. N.B. He makes trusses of all sorts, and to any pattern."* (Norwich Gazette, Samstag 1. Juni, 1745).

Und von einem weiteren Zahnheilkundigen heißt es: *„Agabus Molden, operator for the teeth, in St. Mary's in Norwich, cleans teeth so as to cause the gums to grow up; which used in time, it a means to preventing their aching and decay. He taketh out stumps be they ever so decayed, or broken in unskilful pretenders. He also displaces teeth, after the best and most easie method. N.B. His wife also cuts hair for women, better than any one in town."* (Norwich Gazette, 13. und 27 Februar, 1731).

Es hat den Anschein, dass sich im frühen 18. Jahrhundert in den Städten die Keimzelle der heute niedergelassenen Zahnärzte etabliert. Es gelingt ihr, sich gegen die Konkurrenz der Bader, Barbiere und Zahnbrecher durchzusetzen, allerdings war es im Unterschied zur Gegenwart damals noch erlaubt, für seine Fertigkeiten und Dienstleistungen öffentlich zu werben, was in der schwierigen Anfangszeit sicher auch notwendig war. Trotz anders lautender Beteuerungen befand man sich zahnprothetisch jedoch immer noch auf dem technischen Stand der Antike, da sich bei den meisten historischen Fundstücken kein wesentlicher technischer Fortschritt erkennen lässt (*Czarnetzki* und *Alt* 1991; *Alt* 1994a; *Valentin* und *Granat* 1997). Dass fast alle Funde bei Ausgrabungen in Kirchen zutage kamen ist ein Beleg dafür, dass sich nur die dort bestattete soziale Oberschicht derartigen Luxus leisten konnte. Bei 987 Bestattungen des Spitalfields in London fanden Whittaker und Hargreaves (1991) nur in 9 Fällen Zahnersatz, der teils aus Elfenbein, teils aus Gold besteht. Gelegentlich lässt sich sogar die Identität der Bestatteten anhand von Grabinschriften und Schriftquellen klären (*Alt* 1993; *Whittaker* und *Hargreaves* 1991).

Die allmählich einsetzende, allgemeine staatliche Anerkennung der Zahnheilkundigen und die Möglichkeit, als Stadtzahnarzt zu praktizieren, trugen in Mitteleuropa nicht unwesentlich zum Wechsel vom „Zahnkünstler" zum Zahnarzt bei. Ein weiterer wichtiger Schritt in Richtung einer wissenschaftlichen Fachdisziplin bedeutet die Ausgrenzung der zahnärztlichen Prothetik aus dem Handwerk. Damit verlagert sich im 19. Jahrhundert die Herstellung von Zahnersatz aus dem handwerklich-künstlerischen Gewerbe in einen speziellen, zahntechnischen Bereich, der bis Mitte des 20. Jahrhunderts von den Zahnärzten zum Teil selbst abgedeckt wird, sich heute aber, zumindest in den Industrieländern, berufsmäßig von der Zahnmedizin getrennt hat. Wenngleich die Konstruktionsprinzipien für Zahnersatz seit Beginn des 20. Jahrhunderts im Wesentlichen feststehen, nimmt, wie in den Jahrhunderten zuvor, auch in der unmittelbaren Gegenwart die Entwicklung neuer Materialien und innovativer Behandlungskonzepte immer wieder wesentlichen Einfluss auf die Weiterentwicklung der zahnärztlichen Prothetik.

Eine entscheidende Erfindung war Ende des 18. und zu Beginn des 19. Jahrhunderts die Entdeckung und Weiterentwicklung eines anorganischen Grundstoffs, der sich als Basismaterial für Zahnersatz eignete. 1774 ließ sich der Pariser Apotheker F. T. Duchateau (1751–1829) für sich selbst ein Gebiss aus Porzellan brennen. Nach diesem Rezept brachte der Pariser Zahnarzt N. D. de Chémant (1753–1824) 1788 die erste Mineralpaste für Zahnersatz auf den Markt. Aufgrund der bei der Herstellung auftretenden Schrumpfungen, die die Passgenauigkeit stark beeinträchtigten,

Kapitel 1

führten die in einem Stück gebrannten Porzellangebisse zu massiven Druckstellen, waren bruchanfällig und klapperten. Trotz dieser Mängel scheint die Popularität der Gebisse, für die mit den Schlagworten „geruchlos und unverweslich" geworben wurde, groß gewesen zu sein, wie plakative Karikaturen von Porzellangebissträgern vermuten lassen. Die in einem Stück gebrannten Porzellanprothesen ließen sich durch die Verwendung von Metalloxiden in verschiedenen Farben tönen.

Dem Italiener G. Fonzi (1768–1840) gelang 1808 die Entwicklung einer Methode zur Herstellung von Einzelzähnen mit eingebrannten Platinstiften (sog. Crampons). Damit war der entscheidende Schritt zum neuzeitlichen Zahnersatz getan, denn nunmehr konnte man Basis und Zähne getrennt herstellen. Die industrielle Produktion von Mineralzähnen begann 1825 in Amerika durch S. W. Stockton (1800–1872), ab 1844 auch durch die noch heute bestehende Firma S. S. White Corporation. Obwohl nun verschiedene Varianten von Industriezähnen zur Verfügung standen, wie die Röhrenzähne des Engländers C. Ash (1815–1892), die einen zentralen Kanal zur Verankerung eines Stifts hatten, oder die so genannten Blockzähne („continuous gums") von J. Allen (1810–1892), drei zusammengefasste Frontzähne mit angrenzendem Zahnfleisch, wurden noch bis weit über die Jahrhundertmitte hinaus weiterhin menschliche Zähne und Zahnbein von Tieren für Zahnersatz verwendet.

Ohne die Entwicklung der Bohrmaschine zum Aufbohren von Kavitäten und zum Beschleifen von Zähnen wären die technischen Möglichkeiten für Zahnersatz und zum Füllen von Zähnen jedoch wenig erfolgreich geblieben. Zwar ist die Verwendung von Fiedel- oder Drillbohrern schon aus der jüngeren Steinzeit bekannt, wo bereits Zähne mit Feuersteinbohrern trepaniert wurden (vgl. *Alt* 1989; *Bennike* 1985; *White* et al. 1997), im Bereich der Zahnmedizin dauerte es jedoch nach bescheidenen Vorläufern bis 1871, bevor mit der Tretbohrmaschine von J.B. Morrison (1829–1917) das erste voll funktionstüchtige Gerät zur Verfügung stand. Ebenso wichtig wie der Gebrauch der Bohrmaschine waren neue Abformmaterialien für den Fortschritt in der Prothetik. Auf diesem Gebiet zählen die Entwicklung eines Verfahrens mit hydrokolloidalen Agar-Stoffen durch A. Poller (1927), die Benutzung von elastischen Gelatinemassen seit 1938 und ab 1940 die Verwendung des Naturprodukts Alginat als Abformmaterial zu den wesentlichen Neuerungen.

War die Zahnersatzkunst über Jahrtausende allein durch den Wunsch von Patienten nach Ästhetik bestimmt, so wurde im 19. und 20. Jahrhundert der Wiederherstellung der Funktion eine immer größere Bedeutung zugemessen, was durch die Tendenz zu einer funktionellen Betrachtung des stomatognathen Systems zum Ausdruck kommt. Davon beeinflusst, und bedingt durch technische Innovationen, kam es und kommt es in den einzelnen prothetischen Teilgebieten wie Kronen-Brücken-Ersatz, kombiniert festsitzend-herausnehmbarer Zahnersatz und Totalprothetik zu entscheidenden Fortentwicklungen. In jüngster Zeit wurden mit der Adhäsivprothetik und dem implantatgestützten Zahnersatz wichtige Ergänzungen zum bestehenden Behandlungsspektrum geschaffen. Die Darstellung dieser Entwicklungen ist den jeweiligen Spezialkapiteln dieses Buches vorbehalten.

Literatur

Albucasis: De Chirurgia, arabice et latine. Cura Johannis Channing, Oxonii 1778.

Alt K.W.: Odontologische Befunde aus Archäologie und Anthropologie. Zahnärztl Mitt 1989;79:785-796.

Alt K.W., Parsche F., Pahl W.M., Ziegelmayer G.: Gebißdeformation als „Körperschmuck". Verbreitung, Motive und Hintergründe. Zahnärztl Mitt 1990;80:2448-2456.

Alt K.W.: Praktische Zahnmedizin im 18. Jahrhundert. Historische Funde aus Saint Hippolyte du Grand-Saconnex, Genf. Schweiz Monatsschr Zahnmed 1993;103:1147-1154.

Alt K.W.: Prosthetics, periodontal therapy, and conservative dentistry in the eighteenth century – Archeological findings from Grand-Saconnex, Geneva, Switzerland. Bull Hist Dent 1994;42:39-43.

Alt K.W., Pichler S. L.: Artificial modifications on human teeth. In: Alt K. W., Rösing F. W., Teschler-Nicola M. (Hrsg.): Dental Anthropology. Fundamentals, Limits, and Prospects. Springer, Wien 1998, pp. 387-415.

Alt K.W., Rösing F. W., Teschler-Nicola M. (Hrsg.): Dental Anthropology. Fundamentals, Limits, and Prospects. Springer, Wien 1998.

Baggieri B.: Appointment With An Etruscan Dentist. In: Etruscan Studies Vol 4. The Berkeley Electonic Press. Rome 1999;33-42.

Becker M.J.: Etruscan gold dental appliances: Origins and functions as indicated by an example from Orvieto, Italy, in the Danish national Museum. Dental Anthropology Newsletter 1994;8(3):2-8.

Becker M.J.: An Unusual Etruscan Gold Dental Appliance From Poggio Gaiella, Italy: Fourth In A Series. Dental Anthropology Newsletter 1996;10(3):10-16.

Becker M.J.: Etruscan Gold Dental Appliances: Three Newly "Discovered" Examples. American Journal of Archaeology 1999;103(1):103-111.

Bennike P.: Paleopathology of Danish skeletons. Akademisk Forlag, Kopenhagen 1985.

Berdmore T.: Abhandlung von den Krankheiten der Zähne und des Zahnfleisches. Altenburg 1771.

Bourdet E.: Recherches et observations sur toutes les parties de l'art du dentiste. 2 Bde. Paris 1786.

Capasso L., Di Totta G.: Etruscan teeth and odontology. Dent Anthropol Newsl 1993;8(1):4-7.

Coppa A., Bondioli L., Cucina A., Frayer D.W., Jarrige C., Jarrige J.-F., Quivron G., Rossi M., Vidale M., Machiarelli R.: Early Neolithic tradition of dentistry. Nature 2006;440:755-756.

Cubitt D.: Two early eighteenth century dental advertisements from Norwich. Dental History 1992;23:3-7.

Czarnetzki A., Alt K.W.: Eine Frontzahnbrücke aus Flußpferdzahn – Deutschlands älteste Prothese? Zahnärztl Mitt 1991;81:216-219.

de Chémant N.D.: Dissertation sur les dents artificielles en general. Paris 1797.

Fauchard P.: Le chirurgien dentiste ou traité des dents. 2 Bde. Paris 1728.

Fotshaw R.J.: The practice of dentistry in ancient Egypt. British Dental Journal 2009;206(9):481-486.

Harris J.E., Iskander Z.: A skull with silver bridge to replace a central incisor. Annales du Service d'Antiquités de l'Egypte. T. LXII, Kairo 1975.

Harris J.E., Iskander Z., Farid S.: Restorative dentistry in ancient Egypt: An archaeological fact! J Michigan Dent Ass 1975;57:401-404.

Heister L.: Kleine Chirurgie oder Handbuch der Wundartzney. Nürnberg 1755.

Hoffmann-Axthelm W.: Die Geschichte der Zahnheilkunde. 2. Aufl. Quintessenz, Berlin 1985.

Hoffmann-Axthelm W., Neumann H.J., Pfeifer G., Stiebitz R.: Die Geschichte der Mund-, Kiefer- und Gesichtschirurgie. Quintessenz, Berlin 1995.

Kapitel 1

Hunter J.: The natural history of the human teeth. London 1771.

Irish J.D.: A 5,500-year-old artificial human tooth from Egypt: a historical note. Int J Oral Maxillofac Implants 2004;19(5):645-647.

Irish J.D., Bobrowski P., Kobusiewicz M., Kabaciski J., and Schild R.: An artificial human tooth from the Neolithic cemetery at Gebel Ramlah, Egypt. Dent Anthropol 2004;17(1):28-31.

Junker H.: Giza I. Die Mastabas der IV. Dynastie auf dem Westfriedhof. Denkschriften der Akademie der Wissenschaften, Phil.-hist. Klasse. 69. Band, 1. Abhandlung. Wien, Leipzig 1929.

Kornemann K.: Literaturstudien über die problematische Existenz eines Zahnärztestandes im Alten Reich Ägyptens. Med Diss, Berlin 1989.

Lécluse L.: Nouveaux éléments d'odontologie. Paris 1754.

Lunt D.A.: Evidence of tooth extraction in a Cypriot mandible of the Hellenistic or early Roman period, c. 150 BC to 100 AD. Br Dent J 1992;173:242-243.

Minozzi S., Fornaciari G., Musco S., and Catalano P.: A Gold Dental Prosthesis of Roman Imperial Age. The American Journal of Medicine 2007;120:e1-e2.

Monau P.: De dentibus affectibus. Med Diss, Basel 1578.

Mouton C.: Essay d'Odontotechnique ou dissertation sur les dents artificielles. Paris 1746.

Nerlich A.G., Zink A., Szeimies U., Hagedorn H.G.: Ancient Egyptian prothesis on the big toe. Lancet 2000;356:2176-2179.

Nuck A.: Operationes et experimenta chirurgica. Lugduni Batavorum, 1692.

Paré A.: Dix livres de la chirurgie. Paris 1564.

Paulson G.: Erinnerungen eines alten Zahnarztes. Dtsch Monatsschr. Zahnmed 1908;26:369-392.

Pfaff P.: Abhandlung von den Zähnen des menschlichen Körpers und deren Krankheiten. Berlin 1756.

Purmann M.G.: Grosser und gantz neu-gewundener Lorbeer-Krantz, oder Wund Artzney. Frankfurt-Leipzig 1684.

Renan E.: Mission de Phénicie et la campagne de Sidon. Paris 1864.

Ring M.E.: Geschichte der Zahnmedizin. Könemann, Köln 1997.

Rümelin J.: Medica de dentium statu et naturali et preternaturali. Med Diss, Tübingen 1606.

Schultze L.: Popol Vuh, das heilige Buch der Quiché-Indianer von Guatemala. Quellenwerke zur alten Geschichte Amerikas. Stuttgart-Berlin 1944.

Sigron G.: Betrachtungen zur Zahnextraktion im Mittelalter. Schweiz Monatsschr. Zahnmed 1985;95:587-594.

Tabanelli M.: La medicina nel mondo degli Etruschi. Florenz 1958.

Tayanin G., Bratthall D.: Black teeth: beauty or prevention? Practice and believes of the Kammu people. Community Dentistry and OralEpidemiology. 2006;34:81-86

Terzioglu A., Uzel I.: Die Goldbandprothese in etruskischer Technik. Ein neuer Fund aus Westanatolien. Phillip J 1987,4:107-112.

Teschler-Nicola M., Kneissel M., Brandstätter F., Prossinger H.: A recently discovered Etruscan dental bridgework. In: Alt K.W., Rösing F.W., Teschler-Nicola M. (Hrsg.): Dental Anthropology. Fundamentals, Limits, and Propects. Springer, Wien 1998, pp. 57-68.

Thierfelder C., Hesse H., Schott L., Sommer K.: Zahnersatz im alten Berlin. Med. aktuell. 1987;13,585.

Ullrich H.: Behandlung von Krankheiten in frühgeschichtlicher Zeit. In: Berichte über den II. Int. Kongreß für Slaw. Archäologie, Bd. 1973; 3: 475-481, Taf. 16, Berlin.

Valentin F., Granat J.: Anthropologie, pathologie et soins dentaires au XVIII siècle: Découverte exceptionnelle à Saint-Martin-des Camps de Paris. Bull et Mém de la Société d'Anthropologie de Paris 1997;9:305-318.

White T.D., Degusta D., Richards G. D., Baker S.G.: Brief communication: Prehistoric dentistry in the American southwest: a drilled canine from Sky Aerie, Colorado. Am J Phys Anthropol 1997;103:409-414.

Weiterführende Literatur

Bennion E.: Alte zahnärztliche Instrumente. Deutscher Ärzte Verlag, Köln 1988.

Eckart W.: Geschichte der Medizin. Springer, Berlin 1990.

Hammer H.: Die Zahnheilkunde. Ihre Entwicklung vom Handwerk zur Wissenschaft. Hirt, Kiel 1956.

Lässig H., Müller R.: Die Zahnheilkunde in Kunst- und Kulturgeschichte. DuMont, Köln 1983.

Proskauer C., Witt F.H.: Bildgeschichte der Zahnheilkunde. DuMont, Köln 1962.

Strübig W.: Geschichte der Zahnheilkunde. Deutscher Ärzte Verlag, Köln 1989.

Woodforde J.: Die merkwürdige Geschichte der falschen Zähne. Moos, München 1968.

2 Einführende anatomisch-prothetische Grundlagen

Kapitel 2

2.1 Terminologie, Zahnschemata und Zahnmerkmale

2.1.1 Terminologie

Zum Zwecke genauer Richtungsangaben werden in der allgemeinen Anatomie bestimmte, aus dem Lateinischen abgeleitete Bezeichnungen verwendet. Dazu zählen unter anderem (Abb. 2-1 bis 2-3):
medial: zur Mitte (medius) hin
lateral: zur Seite (latus) hin
ventral: zum Bauch (Venter) hin
dorsal: zum Rücken (Dorsum) hin
kranial: zum Kopf/Schädel (Cranium) hin
kaudal: zum Steiß/Schwanz (Cauda) hin
anterior: nach vorne hin
posterior: nach hinten hin

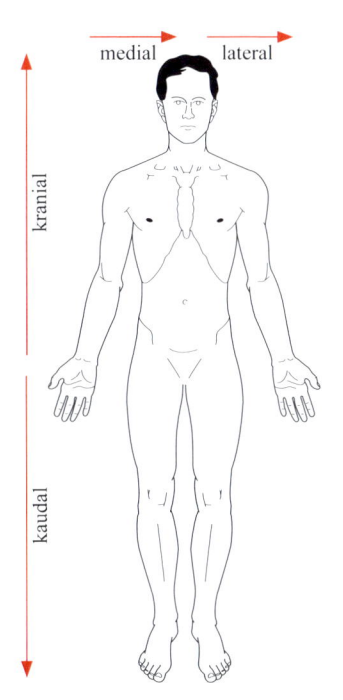

Abb. 2-1 Anatomische Richtungsbezeichnungen; Ansicht von frontal.

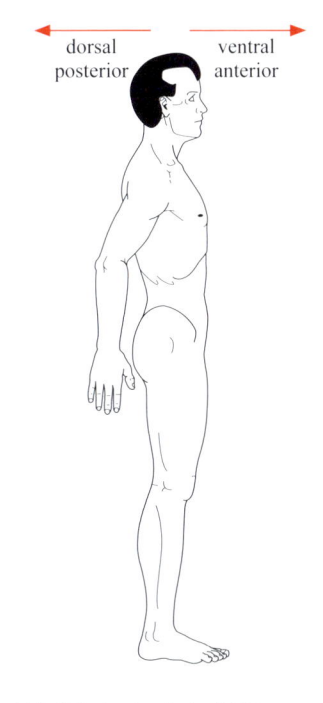

Abb. 2-2 Anatomische Richtungsbezeichnungen; Ansicht von rechts-lateral.

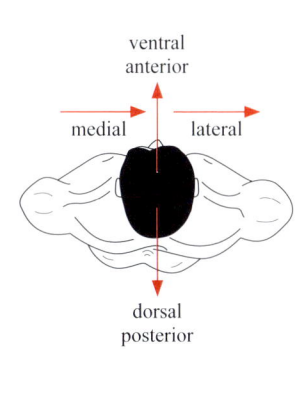

Abb. 2-3 Anatomische Richtungsbezeichnungen; Ansicht von kranial.

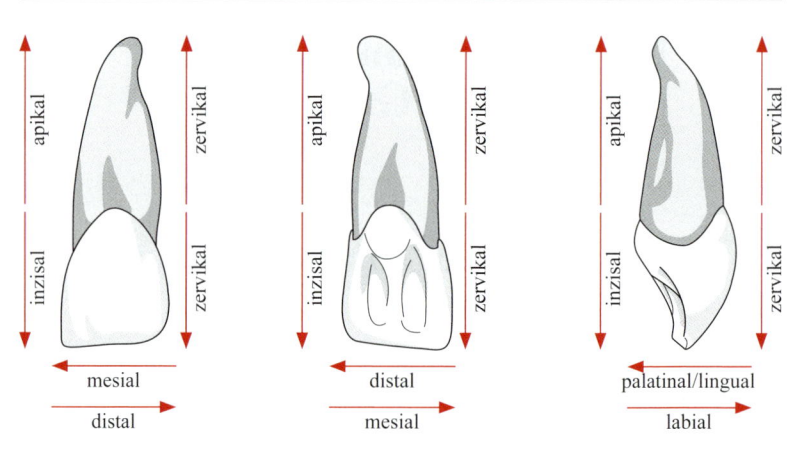

Abb. 2-4 Anatomische Bezeichnungen am Beispiel des Zahnes 21.

Vor allem in der Zahnmedizin sind darüber hinaus spezielle Termini verbreitet. So unterscheidet man an einem Einzelzahn (Abb. 2-4 und 2-5):
koronal: zur Zahnkrone (Corona dentis) hin (im Kronenbereich)
zervikal: zum Zahnhals (Cervix dentis) hin (im Kronen- und Wurzelbereich)
apikal: zur Wurzelspitze (Apex radicis dentis) hin (im Wurzelbereich)
okklusal: zur Kaufläche hin [Seitenzähne]
inzisal: zur Schneidekante hin [Frontzähne]
approximal: zum Nachbarzahn hin
mesial: zur Zahnbogenmitte hin
distal: von der Zahnbogenmitte weg

Die Zähne selbst befinden sich in der Mundhöhle (Cavum oris).

Außerhalb dieser intraoralen Region liegt der extraorale Bereich (Gesicht). In ihrer Gesamtheit bilden die Zähne in Ober- und Unterkiefer jeweils einen Zahnbogen. Der Zahnbogen des Oberkiefers ähnelt in seinem Verlauf einer halben Ellipse, der des Unterkiefers einer Parabel (*Mühlreiter* 1870; s. Abb. 2-73).

Durch die Zahnbögen (Zahnreihen) wird die Mundhöhle in einen zungenwärtigen oralen Abschnitt, der zur eigentlichen Mundhöhle (Cavum oris proprium) hin gerichtet ist, und einen vestibulären, d. h. im Mundvorhof (Vestibulum oris) befindlichen Bereich unterteilt (Abb. 2-5).

Anstelle der Bezeichnung „oral" kann in beiden Kiefern auch der Begriff lingual verwendet werden. Im Oberkiefer wird die orale (linguale) Seite aber häufiger als palatinal (zum Gaumen hin) bezeichnet. Der vestibuläre Abschnitt der Mundhöhle kann nach der topographischen Lokalisation innerhalb des Kiefers weiter differenziert werden. Anterior, im Bereich der Frontzähne, liegt der labiale (zur Lippe hin gerichtete), posterior, im Bereich der Seitenzähne, der bukkale (zur Wange hin gerichtete) Teil.

Bei den Zähnen unterscheidet man das Milchgebiss von dem bleibenden Gebiss. Das Milchgebiss besteht aus 20 Zähnen. In jeder Kieferhälfte kommen fünf Zähne vor, nämlich zwei Schneidezähne (Incisivi), ein Eckzahn (Caninus) und zwei Molaren. Das bleibende Gebiss weist mit den

Terminologie, Zahnschemata und Zahnmerkmale

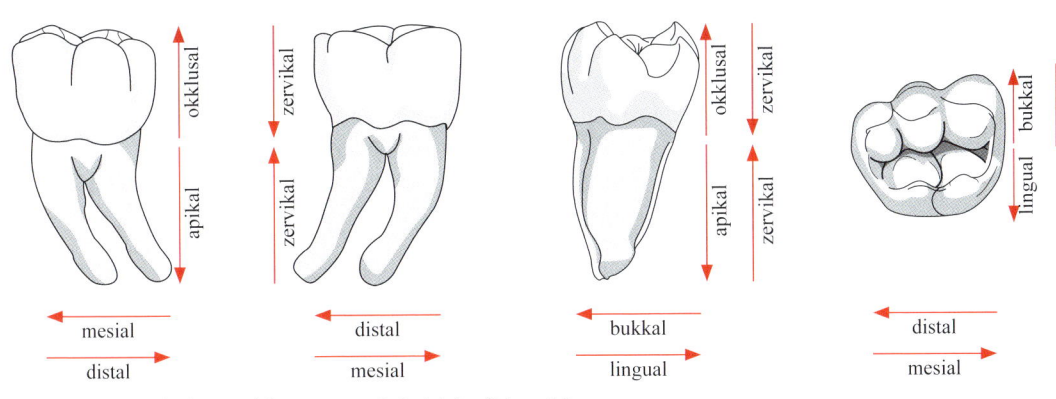

Abb. 2-5 Anatomische Bezeichnungen am Beispiel des Zahnes 36.

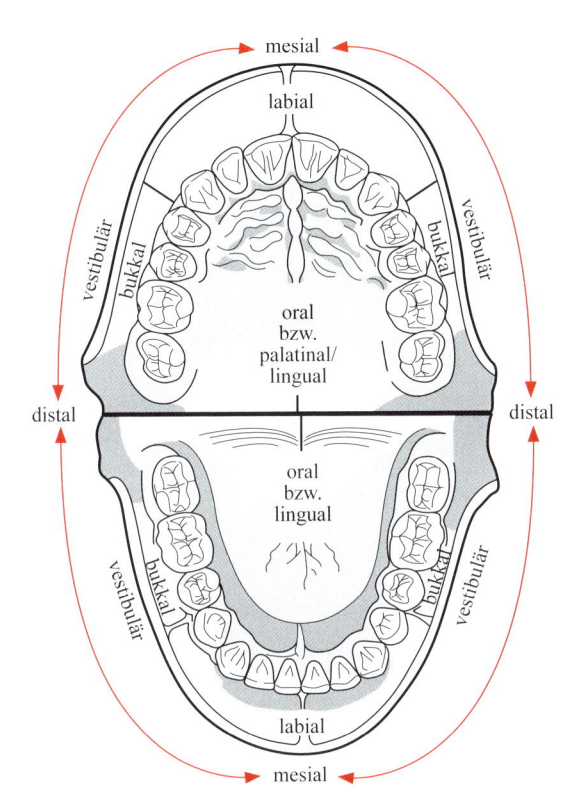

Abb. 2-6 Richtungsbezeichnungen in der Mundhöhle.

Weisheitszähnen 32 Zähne auf. Jeder Quadrant besitzt i. d. R. acht Zähne, nämlich zwei Schneidezähne, einen Eckzahn, zwei Prämolaren und drei (häufig auch nur zwei) Molaren. Schneide- und Eckzähne bilden zusammen die Frontzähne, Prämolaren und Molaren die Seitenzähne.

2.1.2 Zahnschemata

Im Laufe der Geschichte wurden in der Zoologie, Anthropologie und Zahnmedizin diverse Zahnschemata vorgestellt. Sie alle hatten bzw. haben das Ziel, bestimmte Zähne eindeutig zu kennzeichnen. Große Verbreitung in der Zahnmedizin fanden vor allem die Einteilungen nach *Zsigmondy* (1861) und *Palmer* (1870), nach *Haderup* (1887) sowie das amerikanische und das internationale Zahnschema der Fédération Dentaire Internationale (FDI) aus dem Jahre 1970 (*FDI* 1971).

Die Zahnschemata nach *Zsigmondy* und *Palmer*, nach *Haderup* und nach der FDI weisen folgende Gemeinsamkeiten auf:
- Das Gebiss wird mittels eines Achsenkreuzes in vier Quadranten (Kieferhälften) eingeteilt.
- Wenn man vor dem Patienten steht, entsprechen die auf der rechten Seite der Zahnschemata befindlichen Quadranten (I, IV) der linken Seite des Behandlers.

OK I II

$$R \; \frac{8\;7\;6\;5\;4\;3\;2\;1 \;|\; 1\;2\;3\;4\;5\;6\;7\;8}{8\;7\;6\;5\;4\;3\;2\;1 \;|\; 1\;2\;3\;4\;5\;6\;7\;8} \; L$$

UK IV III

Quadranteneinteilung der bleibenden Zähne

- Die Milchzähne werden gesondert gekennzeichnet.

2.1.2.1 Zahnschema nach Zsigmondy und Palmer

Charakteristisch für dieses Zahnschema ist, dass die Quadranten durch Platzierung eines Winkelzeichens gekennzeichnet und die Zähne von mesial nach distal gezählt werden. Das bleibende Gebiss wird mit arabischen Ziffern, das Milchgebiss mit römischen Ziffern angegeben. Beispiel:

Bleibender linker oberer Eckzahn: $\lfloor 3$

Rechter unterer zweiter Milchmolar: $\overline{V \rfloor}$

2.1.2.2 Zahnschema nach Haderup

Die Quadrantenkennzeichnung erfolgt durch Gebrauch von Plus- (Oberkiefer) und Minuszeichen (Unterkiefer). Auch hier verläuft die Zahnkennzeichnung von mesial nach distal. Milchzähne werden zusätzlich mit einer „Null"(0) vor der Zahl des jeweiligen Zahns gekennzeichnet.

Bleibendes Gebiss:

$$R \; \frac{8+\;7+\;6+\;5+\;4+\;3+\;2+\;1+ \;|\; +1\;+2\;+3\;+4\;+5\;+6\;+7\;+8}{8-\;7-\;6-\;5-\;4-\;3-\;2-\;1- \;|\; -1\;-2\;-3\;-4\;-5\;-6\;-7\;-8} \; L$$

Milchgebiss:

$$R \; \frac{05+\;04+\;03+\;02+\;01+ \;|\; +01\;+02\;+03\;+04\;+05}{05-\;04-\;03-\;02-\;01- \;|\; -01\;-02\;-03\;-04\;-05} \; L$$

Beispiel:
Bleibender linker oberer Eckzahn: +3
Rechter unterer zweiter Milchmolar: 05–

2.1.2.3 Amerikanisches Zahnschema (Universalzahnschema nach Parreidt)

Die Nummerierung im Universalzahnschema beginnt mit dem oberen rechten Weisheitszahn. Die bleibenden Zähne werden fortlaufend im Uhrzeigersinn mit arabischen Zahlen, die Milchzähne mit großen lateinischen Buchstaben gekennzeichnet. In Nordamerika ist dieses Zahnschema heute noch stark verbreitet.

Bleibendes Gebiss:

$$R \; \frac{1 \;\; 2 \;\; 3 \;\; 4 \;\; 5 \;\; 6 \;\; 7 \;\; 8 \;\; | \;\; 9 \;\; 10 \;\; 11 \;\; 12 \;\; 13 \;\; 14 \;\; 15 \;\; 16}{32 \;\; 31 \;\; 30 \;\; 29 \;\; 28 \;\; 27 \;\; 26 \;\; 25 \;\; | \;\; 24 \;\; 23 \;\; 22 \;\; 21 \;\; 20 \;\; 19 \;\; 18 \;\; 17} \; L$$

Milchgebiss:

$$R \; \frac{A \;\; B \;\; C \;\; D \;\; E \;\; | \;\; F \;\; G \;\; H \;\; I \;\; J}{T \;\; S \;\; R \;\; Q \;\; P \;\; | \;\; O \;\; N \;\; M \;\; L \;\; K} \; L$$

Beispiel:
Bleibender linker oberer Eckzahn: 11
Rechter unterer zweiter Milchmolar: T

2.1.2.4 Internationales Zahnschema der FDI

Das Internationale Zahnschema ist ein zweiziffriges Schema. Es ist heute international am weitesten verbreitet. In einigen Ländern, darunter den USA, hat es allerdings leider immer noch keine weite Verbreitung gefunden (*Türp* und *Alt* 1995). Die Quadranten werden im bleibenden Gebiss mit 1 bis 4, im Milchgebiss mit 5 bis 8 bezeichnet. Die Zahnkennzeichnung erfolgt in jedem Quadranten von mesial nach distal, beginnend mit dem mittleren Schneidezahn und endend mit dem dritten Molaren.

Die bleibenden Zähne werden demnach wie folgt gekennzeichnet:

$$R \; \frac{18 \;\; 17 \;\; 16 \;\; 15 \;\; 14 \;\; 13 \;\; 12 \;\; 11 \;\; | \;\; 21 \;\; 22 \;\; 23 \;\; 24 \;\; 25 \;\; 26 \;\; 27 \;\; 28}{48 \;\; 47 \;\; 46 \;\; 45 \;\; 44 \;\; 43 \;\; 42 \;\; 41 \;\; | \;\; 31 \;\; 32 \;\; 33 \;\; 34 \;\; 35 \;\; 36 \;\; 37 \;\; 38} \; L$$

Kennzeichnung der Milchzähne nach dem FDI-System:

$$R \; \frac{55 \;\; 54 \;\; 53 \;\; 52 \;\; 51 \;\; | \;\; 61 \;\; 62 \;\; 63 \;\; 64 \;\; 65}{85 \;\; 84 \;\; 83 \;\; 72 \;\; 81 \;\; | \;\; 71 \;\; 72 \;\; 73 \;\; 74 \;\; 75} \; L$$

Beispiel:
Bleibender linker oberer Eckzahn: 23
Rechter unterer zweiter Milchmolar: 85

Im deutschsprachigen Raum ist im klinischen Sprachgebrauch neben der Bezeichnung der Zähne nach dem FDI-Zahnschema auch eine informelle Benennung verbreitet, indem beispielsweise vom „linken oberen Dreier" oder vom „rechten unteren Milch-Fünfer" gesprochen wird.

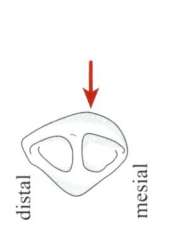

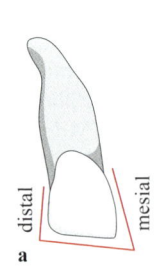

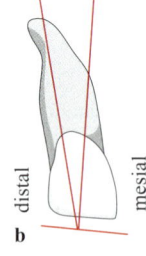

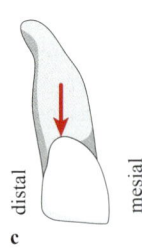

Abb. 2-7 Krümmungsmerkmal am Beispiel des Zahnes 11.

Abb. 2-8 a–c Winkel-, Wurzel- und Zahnhalsmerkmal am Beispiel des Zahnes 11.

2.1.3 Zahnmerkmale

An jedem Zahn lassen sich topographisch-anatomisch verschiedene Abschnitte voneinander unterscheiden. Im Bereich der Schmelz-Zement-Grenze (Zahnhals, Cervix dentis) geht die von Zahnschmelz überzogene Zahnkrone (Corona dentis) in die zementbedeckte Zahnwurzel (Radix dentis) über, die an der Wurzelspitze (Apex radicis dentis) endet.

Jeder Zahn weist bestimmte Merkmale auf, die es erlauben, gleiche Zähne der rechten und linken Seite voneinander zu unterscheiden. Es sind dies das Krümmungs-, das Winkel- und das Wurzelmerkmal (*Mühlreiter* 1870).

2.1.3.1 Krümmungsmerkmal (Abb. 2-7)

Die Beurteilung des Krümmungsmerkmals erfolgt von inzisal bzw. okklusal. Aus dieser Sicht ist der Wölbungsgipfel der Vestibulärfläche nach mesial verschoben, d. h., der Zahn ist im mesialen Bereich massiger.

2.1.3.2 Winkelmerkmal (Abb. 2-8a)

Das Winkelmerkmal wird von vestibulär beurteilt. Bei Beurteilung des Winkels, der zwischen der Schneidekante und den Seitenflächen der Zahnkrone entsteht, erkennt man, dass dieser mesial spitzer als distal ausfällt. Das Winkelmerkmal ist bei den Oberkiefer-Schneidezähnen am ausgeprägtesten vorhanden.

2.1.3.3 Wurzelmerkmal (Abb. 2-8b)

Das Wurzelmerkmal wird bei Betrachtung des Zahns von vestibulär beurteilt. Man erkennt, dass die Zahnwurzeln nach distal gekrümmt sind. Außer bei den mittleren unteren Schneidezähnen kommt dieses Merkmal in der Regel bei allen Zähnen vor. In einzelnen Fällen kann es jedoch schwach ausgeprägt oder gar nicht wahrnehmbar sein.

2.1.3.4 Weitere Unterscheidungshilfen

Zahnhalsmerkmal. Das Zahnhalsmerkmal (Abb. 2-8c) wird von vestibulär beurteilt. Hierbei ist der apikalste Punkt des labialen Zahnhalses nach distal verschoben. Dieses Merkmal tritt bei den Frontzähnen auf und ist bei oberen mittleren Schneidezähnen besonders ausgeprägt.

Furchenmerkmal. Im Wurzelbereich weisen untere Frontzähne distal oftmals eine Eindellung auf. Durch diese Konkavität lassen sich die in der Regel sehr symmetrisch gebauten unteren Schneidezähne gut der jeweiligen Seite zuordnen.

Kapitel 2

2.2 Phylogenese der Zähne

Die heutigen Zähne des Menschen sind das Ergebnis einer langen stammesgeschichtlichen (phylogenetischen) Entwicklung, die bei den Fischen begann und sich über Amphibien und Reptilien zu den Säugetieren fortsetzte. Vorläufer der „echten" Zähne waren sog. „unechte" Zähne. Diese zeigen zwar noch nicht den typischen Aufbau echter Zähne, nehmen aber zahntypische Aufgaben wahr. Unechte Zähne können z. B. epitheliale Hornbildungen („Hornzähne") sein, wie sie etwa im und um den Saugmund von Zyklostomen (= Rundmäuler) (z. B. Neunauge *Petromyzon marinus*), am Lippenrand von Amphibienlarven oder in Mundhöhle, Schlund und Speiseröhre der Lederschildkröte vorkommen. Auch Knochenzacken, wie beispielsweise bei Plakodermen (Panzerfischen), können die zahntypischen Funktionen erfüllen.

Im Gegensatz zu „unechten" Zähnen bestehen „echte" Zähne neben einer Zahnpulpa aus Zahnhartsubstanzen (Dentin, Schmelz, Zement). Mindestens Dentin muss vorhanden sein, weshalb „echte" Zähne nach Waldeyer auch als „Dentinzähne" bezeichnet werden (*Peyer* 1963). Dentinzähne traten in der Stammesgeschichte erstmals vor rund 300 Millionen Jahren bei den Fischen auf.

Bei Fischzähnen handelt es sich um einfache spitze Fangzähne, die alle dieselbe Form aufweisen (Homodontie, Isodontie) und in sehr großer Zahl vorkommen. Ein Zahnwechsel findet unbegrenzt häufig statt (Polyphyodontie). Die Befestigung der Zähne erfolgt entweder über Bindegewebsfasern bzw. Bänder oder durch Verwachsung mit dem Kieferknochen (*Keil* 1966). Dies bedingt, dass die Zähne relativ leicht ausfallen, ein Umstand, der durch die vorhandene Polyphyodontie ausgeglichen wird. Am Beispiel des Hais (Klasse: Knorpelfische) lassen sich typische Charakteristika der Fischzähne besonders deutlich zeigen. Bei den heute lebenden Haien sind der gesamte Körper und die Mundschleimhaut mit Tausenden sog. Plakoidschuppen bedeckt. Diese tragen jeweils einen kleinen Zahn. Im Mundbereich, genauer gesagt auf den Kieferrändern, haben sich im Laufe der Stammesgeschichte die typischen größeren Gebisszähne differenziert. Diese auf einer knöchernen Basalplatte aufsitzenden Zähne bestehen aus einer kegelförmigen Dentinkrone, die mit einem schmelzartigen Überzug bedeckt ist und eine Bindegewebspapille mit Blutgefäßen, Nerven und Odontoblasten, die Zahnpulpa, einschließt. Es lassen sich Funktionszähne von Ersatzzähnen unterscheiden. Der Zahnwechsel beim Hai läuft unbeschränkt häufig ab und erfolgt von lingual nach vestibulär (sog. „Revolvergebiss"). Je nach Haiart wechseln jeweils nur einzelne Zähne oder ganze Zahnreihen im Block. Eine Resorption der knöchernen Basalplatte findet nicht statt. Aufgrund der Zahn- und Kieferform ist nur ein Schnappen bzw. Abbeißen sowie ein unzerteiltes

Verschlucken der Beute möglich, d. h., ein Kauen und Zermahlen der Beute im Mund kann nicht erfolgen.

Die nächste Stufe der Evolution sind die Amphibien. Sofern diese bezahnt sind, weisen die Zähne noch typische Charakteristika von Fischzähnen auf: Sie sind homodont, kegelförmig (haplodont) und polyphyodont. Erstmals in der Phylogenese kommt echter Zahnschmelz vor, der dem Dentin in einer dünnen Schicht aufliegt, aber noch prismenlos ist.

Die in der Regel polyphyodonten und homodonten Reptilienzähne zeigen eine haplodonte oder eine dreihöckerige Form. Die Befestigung im Kiefer erfolgt, wie beim Leguan, in einer Knochenrinne (Pleurodontie) oder, wie beim Chamäleon, auf dem Kieferkamm (Akrodontie). Dabei sind die Zähne über sog. Befestigungsknochen mit dem Kiefer ankylosiert (*Peyer* 1963). Bei Krokodilen sind demgegenüber erstmals in der Stammesgeschichte die mit einer Zementschicht überdeckten Wurzeln über einen Zahnhalteapparat in einem knöchernen Zahnfach (Alveole) federnd-elastisch aufgehängt. Diese auch für den Menschen typische Verankerungsform bezeichnet man als Thekodontie.

Die heutigen Vögel sind im Gegensatz zu ihren fossilen Vorläufern (z. B. Archaeopteryx [im Jura]) nicht mehr bezahnt. Stattdessen besitzen sie einen Hornschnabel zur Aufnahme und einen Kaumagen (darin Sand, Kieselsteine) zur Zerkleinerung der Nahrung.

Die typischen Säugetierzähne sind unter anderem dadurch gekennzeichnet, dass sie verschiedene Zahnformen aufweisen (Heterodontie, Heteromorphie). Als weiteres Charakteristikum kommen bei den Säugern im Gegensatz zu ihren phylogenetischen Vorläufern nur zwei Zahngenerationen vor (Diphyodontie). Da bei einigen Säugern, darunter auch beim Menschen, nicht alle bleibende Zähne Milchzahnvorläufer besitzen, kommt bei ihnen keine reine Diphyodontie vor. So entstehen beim Menschen die bleibenden Molaren odontogenetisch aus einer distalen Aussprossung der Milchzahnleiste, der Zuwachszahnleiste, und nicht, wie die anderen bleibenden Zähne, aus der Ersatzzahnleiste. Daher sind die Molaren der zweiten Dentition monophyodont (nur eine Zahngeneration vorhanden), weshalb das menschliche Gebiss im Gesamten auch als semiphyodont bezeichnet werden kann.

Säugetierzähne sind in Alveolen verankert (Thekodontie). Der Schmelz besitzt eine Prismenstruktur.

Die Urzahnformel der Säugetiere (bleibende Zähne) lautet für die bleibende Zahngeneration 3 – 1 – 4 – 3, d. h. pro Quadrant kommen drei Schneidezähne, ein Eckzahn, vier Prämolaren und drei Molaren vor (Abb. 2-9). Diese Zahnformel kann auch auf andere Arten ausgedrückt werden, z. B.

$$\left. \frac{3\ 1\ 4\ 3}{3\ 1\ 4\ 3} \right. \triangleq \frac{22}{22} \triangleq 44$$

oder

$$I\ \frac{3}{3}\ C\ \frac{1}{1}\ P\ \frac{4}{4}\ M\ \frac{3}{3}$$

oder

	1. 2. 3.	1.	1. 2. 3. 4.	1. 2. 3.
	1. 2. 3.	1.	1. 2. 3. 4.	1. 2. 3.
	I	C	P	M

Phylogenese der Zähne 35

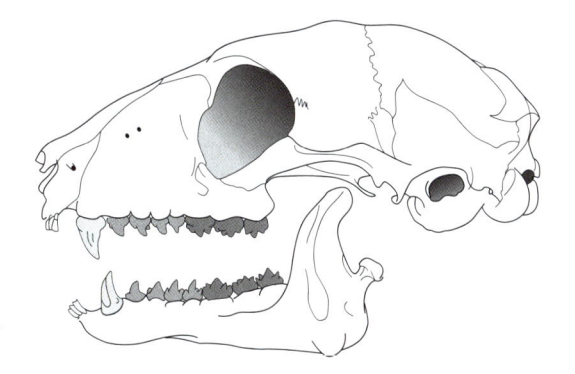

Abb. 2-9 Hypothetischer plazentaler Säuger mit der Urzahnformel 3-1-4-3.

Kapitel 2

Bei vielen Säugern, so auch den schmalnasigen Altweltaffen (*Catarrhini*), zu denen auch der Mensch gerechnet wird, fand eine sog. phylogenetische Gebissreduktion statt: Die beiden ersten Prämolaren und wahrscheinlich der dritte (eventuell stattdessen der zweite) Schneidezahn der Ursäuger gingen in der Evolution verloren. Die Zahnformel lautet dementsprechend

$$\left|\begin{array}{ccccccc} 1.\ 2.\ 0. & 1. & 0.\ 0.\ 3.\ 4. & 1.\ 2.\ 3. \\ 1.\ 2.\ 0. & 1. & 0.\ 0.\ 3.\ 4. & 1.\ 2.\ 3. \\ I & C & P & M \end{array}\right.$$

oder

$$2 - 1 - 2 - 3$$

Die Zähne der verschiedenen Säugetierarten unterscheiden sich bezüglich der Zahnzahl und der Zahnform zum Teil deutlich voneinander (vgl. *Hillson* 1986). Diese feststellbaren Unterschiede sind in engem Zusammenhang mit der jeweils verzehrten Nahrung zu sehen.

Herbivore (pflanzenfressende) Säuger erzielen mit ihren Zähnen eine Erhöhung der Kaueffizienz, indem die Kaufläche der Seitenzähne verbreitert und der Schmelz in anterior-posterior Richtung zu sog. Schmelzrippen gefaltet ist („Schmelzfaltigkeit"). Da die Zahnwurzeln permanent offen bleiben, findet ein langes oder dauerndes Wurzelwachstum statt. Zu den herbivoren Säugern zählen die Paarhufer. Die Wiederkäuer unter den Paarhufern – darunter fallen zum Beispiel Schaf und Hausrind – weisen für das bleibende Gebiss folgende Zahnformel auf (*Keil* 1966):

$$\left|\begin{array}{cccc} 0(1) & 0(1) & 3 & 3 \\ 3 & 1 & 4 & 3 \end{array}\right. \triangleq \frac{12(16)}{20} \triangleq 32\ (36)$$

Die schweineartigen Nichtwiederkäuer sind im Vergleich zu den Wiederkäuern durch eine erhöhte Zahnzahl gekennzeichnet (*Keil* 1966):

$$\left|\begin{array}{cccc} 2-3 & 1 & 4 & 3 \\ 1-3 & 1 & 4 & 3 \end{array}\right. \triangleq \frac{20-22}{18-22} \triangleq 38-44$$

Dabei bezeichnet man das Phänomen, dass an Höckern von Prämolaren und Molaren halbmondförmige Leisten vorkommen, als Selenodontie.

Pferde als typische Unpaarhufer besitzen demgegenüber noch die Zahnformel der Ursäuger:

$$\frac{3\ 1\ 4\ 3}{3\ 1\ 4\ 3} \triangleq \frac{22}{22} \triangleq 44$$

Nagetiere sind durch eine stark reduzierte Zahnzahl gekennzeichnet. So weist die Maus folgende bleibende Zahnformel auf (*Keil* 1966):

$$\frac{1\ 0\ 0\ 2}{1\ 0\ 0\ 2} \triangleq \frac{6}{6} \triangleq 12$$

Ratten besitzen in jeder Kieferhälfte einen Molaren mehr. Die mittleren Schneidezähne der Nagetiere sind zu Nagezähnen umgewandelt, die ein permanentes Längenwachstum zeigen. Auf diese Weise ist ein Ausgleich der verschleißbedingten Abnutzung der Nagezähne möglich. Da laterale Schneidezähne nicht vorkommen, werden Nagetiere auch als Simplizidentaten bezeichnet.

Hasentiere weisen ebenfalls zwei zentrale Nagezähne auf. Da sie darüber hinaus auch seitliche Schneidezähne besitzen, bezeichnet man sie als Duplizidentaten. Die Zahnformel eines typischen Vertreters der Hasentiere, der Kaninchen, lautet (*Berkovitz* et al. 1980):

$$\frac{2\ 0\ 3\ 3}{1\ 0\ 2\ 3} \triangleq \frac{16}{12} \triangleq 28$$

Bei den Elefanten ist der mittlere Schneidezahn zu einem Stoßzahn (Dentinzahn) umgewandelt. Auch sie sind Simplizidentaten. Sie haben in der Summe die Zahnformel (*Keil* 1966):

$$\frac{1\ 0\ 6}{1\ 0\ 6} \triangleq \frac{14}{14} \triangleq 28$$

Die sechs Seitenzähne sind nicht alle zugleich, sondern nacheinander vorhanden. Die zeitlich als erste drei Seitenzähne durchbrechenden Molaren werden als Milchmolaren, die letzten drei als bleibende Molaren eingestuft. Beim Elefanten steht pro Kieferhälfte immer nur ein Zahn in Funktion. Der Zahnwechsel erfolgt in horizontaler Richtung: Der von distal durchbrechende Zahn bewegt sich mesialwärts und ersetzt den vorhergehenden, abgenutzten Zahn (*Keil* 1966).

Fleischfresser (Carnivoren) sind vor allem durch lange und zugespitzte Eckzähne gekennzeichnet, die zu Reiß- oder Fangzähnen umgewandelt sind. Das Auftreten scharfkantiger, spitzer Prämolaren bezeichnet man auch als Sekodontie (Sekonodontie). Die Carnivoren werden in verschiedene Familien untergliedert. Beispielhaft sei die Zahnformel der katzenartigen Raubtiere (Feliden) genannt, zu denen u. a. Löwe, Tiger und Hauskatze zählen (*Hillson* 1986):

$$\frac{3\ 1\ 3\ 1}{3\ 1\ 2\ 1} \triangleq \frac{16}{14} \triangleq 30$$

Hunde besitzen die Zahnformel

$$\frac{3\ 1\ 4\ 2}{3\ 1\ 4\text{2--3}} \triangleq \frac{20}{20\text{--}22} \triangleq 40\text{--}42$$

Bären die Zahnformel

$$\left| \frac{3\ 1\ 4\ 2}{3\ 1\ 4\ 3} \right. \triangleq \frac{20}{22} \triangleq 42$$

Wale heben sich, bezogen auf das Zahnsystem, von den anderen Säugern dadurch ab, dass sie in der Regel nur eine Zahngeneration aufweisen (Monophyodontie) und eine zunehmende Tendenz zur Homodontie zeigen. Hatte der Urwal (*Protocetus*) noch 44 heterodonte Zähne (Incisivi, Canini, Prämolaren, Molaren) (Ursäugerformel!), so ist der rezente weibliche Narwal zahnlos, während die männliche Form nur *einen* durchgebrochenen Zahn besitzt, nämlich in der Regel den linken oberen Caninus (Stoßzahn, Dentinzahn) (*Peyer* 1963). Delphine können demgegenüber je nach Art in beiden Kiefern zusammen bis über 200 haplodonte Zähne aufweisen (*Keil* 1966).

Die rezenten Primaten werden in die Unterordnungen der Halbaffen (*Prosimii*) und der echten Affen (*Simii*) eingeteilt (*Henke* und *Rothe* 1994). Bei den echten Affen unterscheidet man die Zwischenordnung der breitnasigen Neuweltaffen (*Platyrrhini*) und die der schmalhalsigen Altweltaffen (*Catarrhini*).

Die Platyrrhinen weisen zwei Familien auf: Die Cebidae mit der Zahnformel

$$\left| \frac{2\ 1\ 3\ 3}{2\ 1\ 3\ 3} \right. \triangleq \frac{18}{18} \triangleq 36$$

und die Callitrichiden (Krallenaffen) mit der Zahnformel

$$\left| \frac{2\ 1\ 2\ 3}{2\ 1\ 2\ 3} \right. \triangleq \frac{16}{16} \triangleq 32$$

Die Catarrhinen setzen sich aus zwei Überfamilien zusammen: den Cercopithecoidea und den Hominoidea. Während die Cercopithecoidea, zu denen beispielsweise die Gattungen Macaca und Papio (Pavian) zählen, die Zahnformel

$$\left| \frac{2\ 1\ 3\ 3}{2\ 1\ 3\ 3} \right. \triangleq \frac{18}{18} \triangleq 36$$

aufweisen, sind die Hominoidea mit ihren drei Unterfamilien Hylobatidae (Gibbons), Pongidae (Menschenaffen, mit den Gattungen Orang-Utan, Schimpanse und Gorilla) und Hominidae (mit der Gattung Homo) durch die Formel

$$\left| \frac{2\ 1\ 2\ 3}{2\ 1\ 2\ 3} \right. \triangleq \frac{16}{16} \triangleq 32$$

gekennzeichnet.

Vergleicht man die Kiefer und Zähne der Familien der Pongiden und der Hominiden miteinander, so kann man folgende charakteristische Unterschiede ausmachen:

	Pongiden	Hominiden
Kiefer	lang	schmaler
Zahnbögen	U-förmig	verkürzt, parabelförmig
Zähne	breit, sehr große Canini	schmaler, in der Größe reduzierte Canini
Besonderheiten	„Affenlücken" (= „Primatenlücken") im bleibenden Gebiss Ok: zwischen 2 u. 3 Uk: zwischen 3 u. 4	„Affenlücken" (= „Primatenlücken") im Milchgebiss Ok: zwischen II u. III Uk: zwischen III u. IV

(Für weitere Einzelheiten zur Phylogenese der Zähne siehe *Alt* und *Türp* 1997).

2.3 Odontogenese, Zahndurchbruch und Milchzähne, Durchbruchszeiten der bleibenden Zähne

2.3.1 Odontogenese (vgl. *Radlanski* 2010)

Die Zahnentwicklung kann verkürzt wie folgt zusammengefasst werden: In der 5. Embryonalwoche beginnt im Epithel der Mundschleimhaut die Bildung der (generellen) Zahnleiste. Aus ihr sprossen in jedem Kiefer zehn epitheliale Zahnknospen aus (Knospenstadium der Zahnentwicklung), die sich weiter zu Zahnkappen (Kappenstadium) und Zahnglocken (Glockenstadium) differenzieren (Abb. 2-10a bis c). Letztere bleiben über die laterale Zahnleiste zunächst noch mit der generellen Zahnleiste verbunden.

In der Zahnglocke (Schmelzorgan) kann man drei Strukturen, nämlich das äußere Schmelzepithel, die Schmelzpulpa (= epitheliales Schmelzretikulum) sowie das innere Schmelzepithel, voneinander unterscheiden. In der Konkavität der Zahnglocke befindet sich die Zahnpapille. Sie besteht aus Mesenchym (embryonales Bindegewebe); aus ihr entwickeln sich später Dentin und Pulpa. Zahnglocke und Zahnpapille werden vom ebenfalls mesenchymalen Zahnsäckchen umgeben, aus dem sich Zement und Desmodontalfasern differenzieren. Alle drei Strukturen, also Zahnglocke, Zahnpapille und Zahnsäckchen, bilden zusammen den Zahnkeim. Der Alveolarknochen entsteht demgegenüber aus dem „freien Mesenchym". Eine Aussprossung der generellen Zahnleiste nach distal (ab ca. der 14. Embryonalwoche) wird als Zuwachszahnleiste bezeichnet. Aus ihr werden sich die Zuwachszähne, d. h. die bleibenden Molaren, entwickeln. Da diese keine Milchzahnvorläufer haben, gilt für sie das Prinzip

Odontogenese

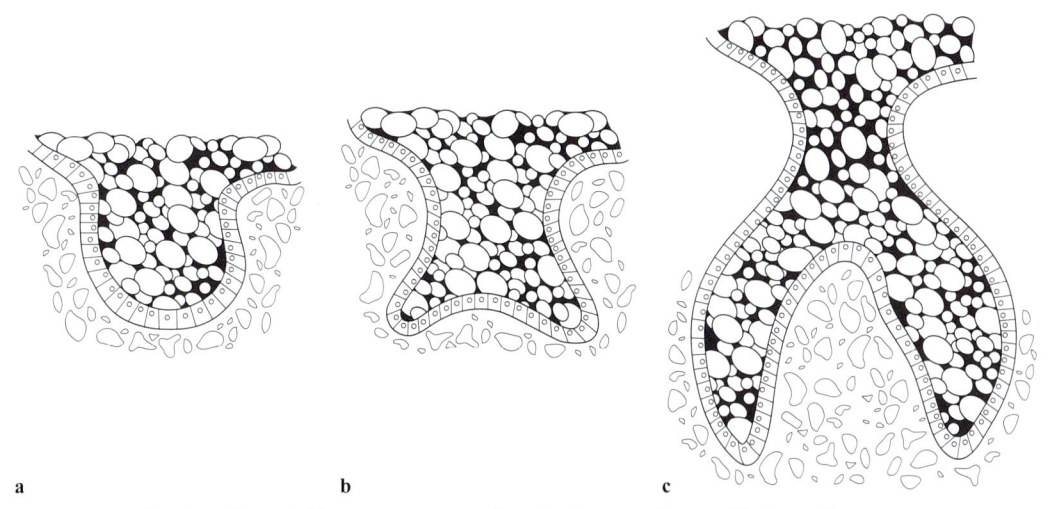

Abb. 2-10 Stadien der Zahnentwicklung: **a** Knospenstadium; **b** Kappenstadium; **c** Glockenstadium.

der Monophyodontie. (Beachte: Die Nachfolger der Milchmolaren sind die Prämolaren des bleibenden Gebisses.) Lingual der Milchzahnanlagen bildet sich die Ersatzzahnleiste für die Ersatzzähne, d. h. für die bleibenden Frontzähne und die Prämolaren (Diphyodontie). Mit der Differenzierung der Ersatzzahnleiste beginnt die Auflösung der lateralen Zahnleiste.

Wenn Milch- und Ersatzzähne mit der Schmelz- und Dentinbildung beginnen, lösen sich auch die generelle und die Ersatzzahnleiste auf. Reste können als (harmlose) Serres'sche Epithelkörperchen erhalten bleiben (Abb. 2-11 bis 2-13). Die Schmelz- und Dentinbildung nimmt durch die Umwandlung des inneren Schmelzepithels in Präameloblasten und schließlich Ameloblasten (= Adamantoblasten) sowie die Differenzierung der an das innere Schmelzepithel angrenzenden Zellen der Zahnpapille in Präodontoblasten und schließlich in Odontoblasten ihren Anfang. Zunächst wird von den Ameloblasten eine Schmelzmatrix abgeschieden, die allmählich zu prismenförmig aufgebautem Zahnschmelz mineralisiert (Amelogenese). Dabei bewegen sich die Ameloblasten immer näher an das äußere Schmelzepithel heran. Odontoblasten sind für die Bildung von Prädentin verantwortlich, das zu Dentin mineralisiert (Dentinogenese). Die Odontoblasten rücken immer mehr nach innen Richtung entstehender Pulpa (Abb. 2-14).

Als Abschluss der Schmelzbildung wird der Zahnschmelz von dem sog. reduzierten Schmelzepithel überdeckt. Kurz vor Zahndurchbruch beginnt die Wurzelbildung: Die Ränder der Zahnglocke, d. h. das aneinander liegende äußere und innere Schmelzepithel, wachsen, ohne dass sie zwischen sich Schmelzpulpa einschließen, als Doppellamelle apikalwärts (Hertwig'sche Epithelscheide oder Wurzelscheide). Im Bereich der sich bildenden Wurzelspitze knickt das Ende der Scheide nach zentral. Auf diese Weise entsteht ein Diaphragma mit einer Öffnung, die den Übergang der Zahnpapille zur Umgebung markiert. Wurzeldentin wird dadurch gebildet, dass sich der Epithelscheide benachbarte Mesenchymzellen der

Kapitel 2

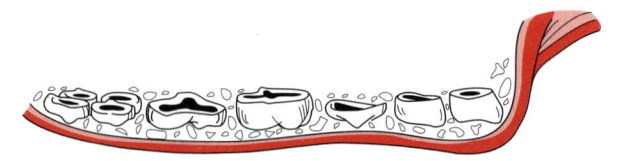

Abb. 2-11 Zahnentwicklung (24. bis 26. Schwangerschaftswoche).

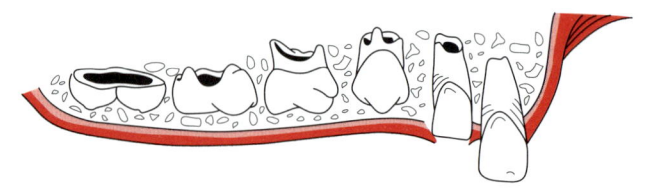

Abb. 2-12 Zahnentwicklung (8. bis 10. Lebensmonat).

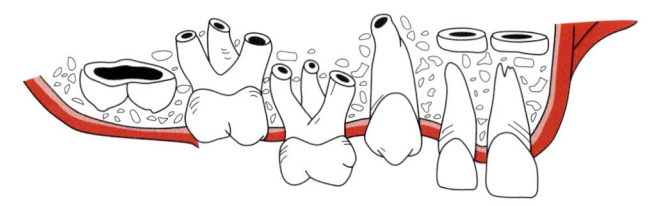

Abb. 2-13 Zahnentwicklung (2. Lebensjahr).

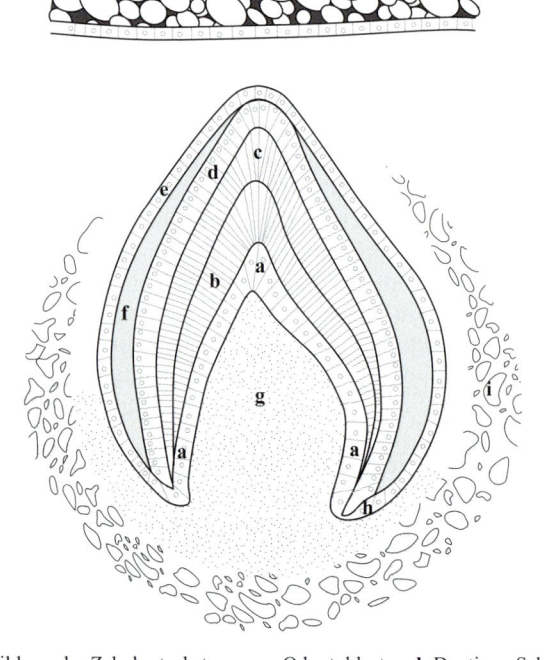

Abb. 2-14 Bildung der Zahnhartsubstanzen. **a** Odontoblasten; **b** Dentin; **c** Schmelz; **d** Ameloblasten: hochprismatisch, mit basalen Kernen und pyramidenartigen Fortsätzen; **e** Äußere Schmelzepithelzellen: flach; **f** Schmelzpulpa; **g** Zahnpapille; **h** Hertwig'sche Epithelscheide; **i** Alveolarknochen; **j** Mundhöhlenepithel.

Zahnpapille zu Odontoblasten umwandeln, die dann mit der Bildung von Prädentin beginnen.

Reste der sich auflösenden Epithelscheide können im Desmodont als sog. Malassez'sche Epithelreste erhalten bleiben. Die dem Wurzeldentin zugewandten Mesenchymzellen des Zahnsäckchens (Lamina cementoblastica) differenzieren sich zu Zementoblasten, welche sich an die Dentinoberfläche der sich bildenden Wurzel anlagern und mit der Produktion von Zement beginnen (Zementogenese). Die äußeren Zellen des Zahnsäckchens (Lamina osteoblastica) wandeln sich in Osteoblasten um. Sie bilden die Alveolarfortsätze von Ober-und Unterkiefer. Die Bildung der kollagenen Faserbündel des Parodonts erfolgt durch die Zellen der mittleren Zone des Zahnsäckchens (Lamina periodontoblastica).

2.3.2 Zahndurchbruch und Milchzähne

Der Zahndurchbruch (Eruption) beginnt nach Vollendung der Kronenbildung, wenn die Wurzelbildung eingesetzt hat. Die Wurzelbildung ist in der Regel erst mit vollständigem Zahndurchbruch, d. h. nach Erreichen der Okklusionsebene, beendet.

Die Durchbruchszeiten der Milchzähne (Dentes decidui, Dentes lactales) sind durchschnittlich wie folgt:

1.	Mittlerer Incisivus	6. bis 8. Lebensmonat
2.	Seitlicher Incisivus	8. bis 12. Lebensmonat
3.	1. Molar	12. bis 16. Lebensmonat
4.	Eckzahn	16. bis 20. Lebensmonat
5.	2. Molar	20. bis 30. Lebensmonat

Die Durchbruchsreihenfolge lautet demnach 1 – 2 – 4 – 3 – 5. Die Abbildungen 2-15 bis 2-24 zeigen die typische Anatomie der Milchzähne in den Ansichten von vestibulär, oral und mesial.

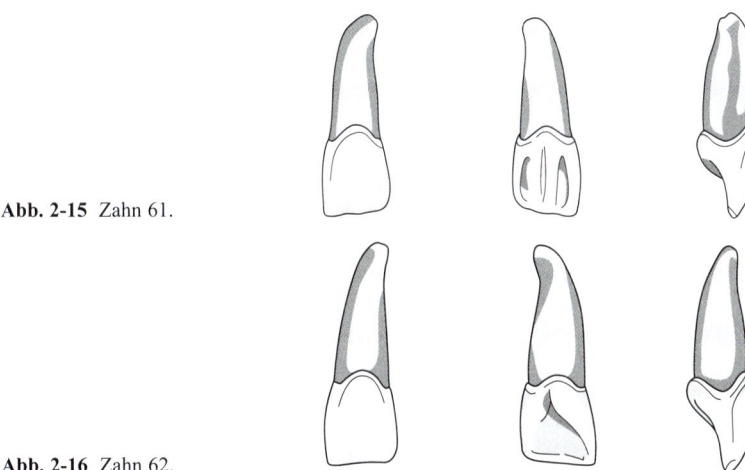

Abb. 2-15 Zahn 61.

Abb. 2-16 Zahn 62.

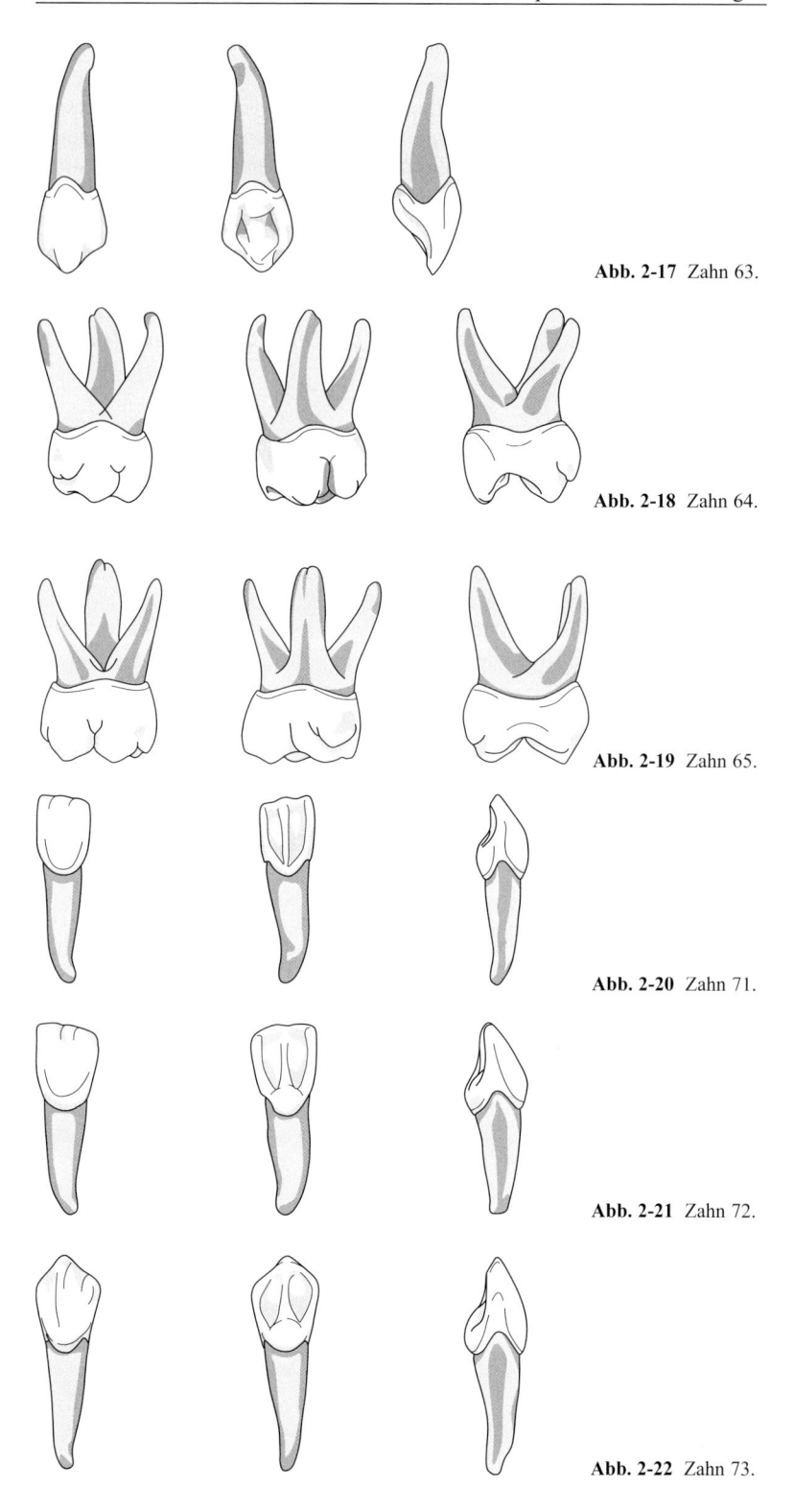

Kapitel 2

Abb. 2-17 Zahn 63.

Abb. 2-18 Zahn 64.

Abb. 2-19 Zahn 65.

Abb. 2-20 Zahn 71.

Abb. 2-21 Zahn 72.

Abb. 2-22 Zahn 73.

Zahndurchbruch und Milchzähne   43

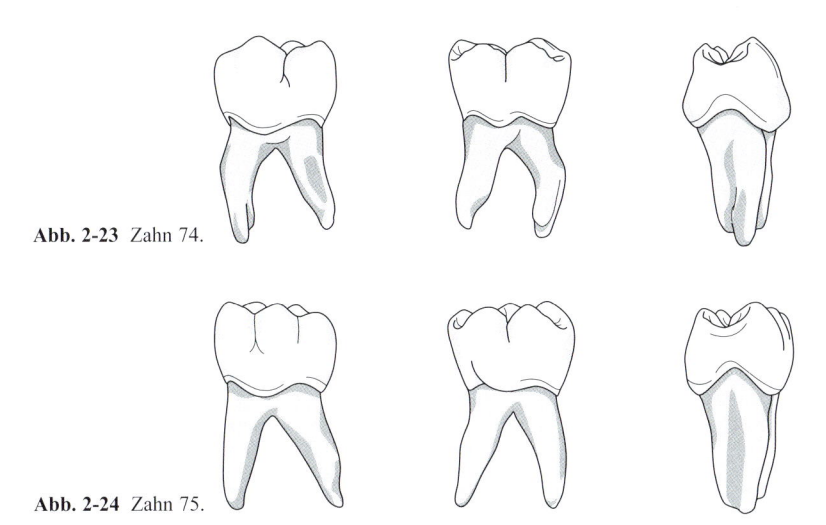

Abb. 2-23 Zahn 74.

Abb. 2-24 Zahn 75.

Milchzähne weisen folgende Charakteristika auf:

Sie sind kleiner, gedrungener und rundlicher als bleibende Zähne. Ihre Pulpakammer ist relativ groß, ihr Hartsubstanzmantel ist dünner als derjenige bleibender Zähne. Milchzähne besitzen zum Teil einen ausgeprägten zervikalen Schmelzwulst (Cingulum basale). Ihre Farbe ist bläulich-weißlich; von daher rührt auch der Name „Milchzähne" (= Dentes lactales).

Milchzähne haben ein nur schwach ausgeprägtes Wurzelmerkmal. Die Incisivi weisen eine Wurzel auf, die unteren Molaren zwei, die oberen Molaren drei. Die Wurzeln der Milchmolaren sind gespreizt, die der Milchfrontzähne sind nach vestibulär abgebogen. Milchzähne unterliegen einer schnelleren Abnutzung (Abrasion) als bleibende Zähne. Die Krone des ersten Milchmolaren stellt eine Zwischenform der typischen Prämolaren- und Molarenkrone dar. Der zweite Milchmolar ähnelt stark dem ersten bleibenden Molar.

Den Milchzahnwurzeln können folgende Funktionen zugeschrieben werden:
- Verankerungsfunktion des betreffenden Zahns
- Schutzfunktion für die Anlage des Ersatzzahns (aufgrund der starken Wurzelspreizung)
- Platzhalterfunktion für den Ersatzzahn
- Steuerungsfunktion für den Durchbruch des jeweiligen Ersatzzahns (Resorption der Milchzahnwurzel)

Kapitel 2

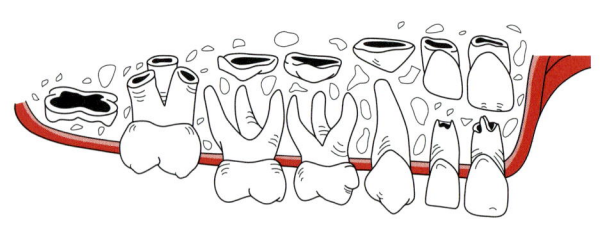

Abb. 2-25 Zahnentwicklung (5. bis 6. Lebensjahr).

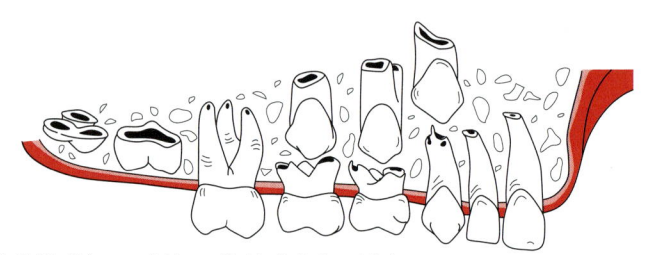

Abb. 2-26 Zahnentwicklung (8. bis 9. Lebensjahr).

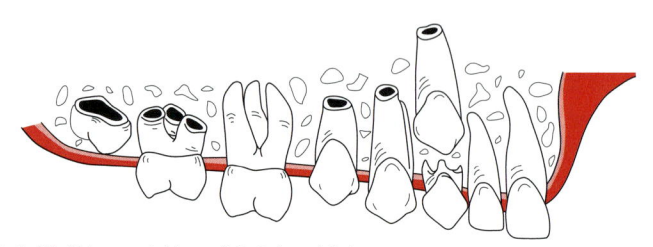

Abb. 2-27 Zahnentwicklung (12. Lebensjahr).

2.3.3 Durchbruchszeiten der bleibenden Zähne

Die bleibenden Zähne brechen im Durchschnitt zu folgenden Zeiten durch (Abb. 2-25 bis 2-27):

1.	1. Molar	5. bis 8. Lebensjahr
2.	Mittlerer Incisivus	6. bis 9. Lebensjahr
3.	Seitlicher Incisivus	7. bis 10. Lebensjahr
	1. Prämolar	9. bis 12. Lebensjahr
	Eckzahn	9. bis 12. Lebensjahr
	2. Prämolar	10. bis 12. Lebensjahr
7.	2. Molar	12. bis 14. Lebensjahr
8.	3. Molar	ab 16. (oder nie)

Typische Durchbruchsreihenfolge:

Oberkiefer:	6–1–2	—	4–5–3–7	— 8
Unterkiefer:	6–1–2	—	3–4–5–7	— 8
	Frühes Wechselgebiss (6.–9. Jahr)	Ruhepause (9.–10. Jahr)	spätes Wechselgebiss (11.–13. Jahr)	

Aufbau der Zähne und des Zahnhalteapparats

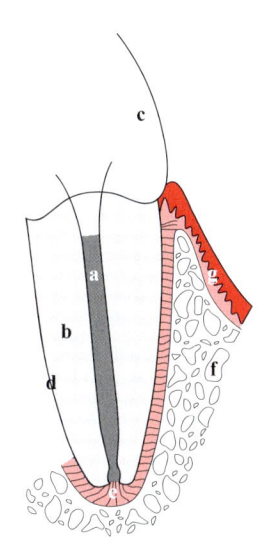

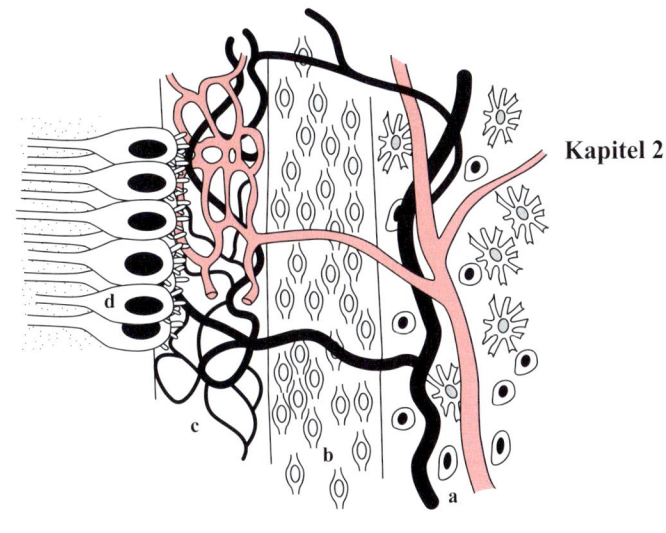

Abb. 2-28 Längsschnitt durch Zahn und Zahnhalteapparat. **a** Pulpa; **b** Dentin; **c** Schmelz; **d** Zement; **e** Desmodont (hier: apikaler Bereich); **f** Alveolarknochen; **g** Gingiva.

Abb. 2-29 Pulpa-Gewebezonen. **a** Pulpakernzone; **b** zellkernreiche Zone; **c** zellkernarme, subodontoblastisch gelegene Zone; **d** Odontoblastenreihe.

Variationen in der Durchbruchsreihenfolge kommen vor. So bricht bei vielen Kindern der mittlere Inzisivus vor dem 1. Molaren durch.

2.4 Aufbau der Zähne und des Zahnhalteapparats

Zähne sind aus der Pulpa und den Hartsubstanzen Dentin, Schmelz und Zement aufgebaut. Das Zement ist integraler Bestandteil des Zahnhalteapparats (Abb. 2-28).

2.4.1 Aufbau der Zähne (vgl. *Radlanski* et al. 2010)

2.4.1.1 Pulpa (Inhalt der Cavitas dentis)

Die Pulpa (Zahnmark) besteht aus einer inneren Pulpakernzone und drei peripher gelegenen Randzonen. Bei den peripheren Randzonen handelt es sich von innen nach außen um eine zellkernreiche Gewebszone (bipolare Zone mit Fibroblasten und undifferenzierten Mesenchymzellen), eine zellkernarme Weil-Zone (Zellfortsätze) und die Odontoblastenreihe, die die Auskleidung der Pulpahöhle bildet (Abb. 2-29). In der Weil-Zone liegen u. a. der Raschkow-Nervenplexus und große Teile des subodontoblastischen Kapillarplexus.

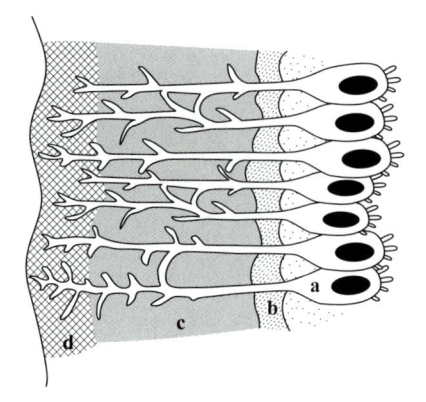

Abb. 2-30 Längsschnitt durch das Dentin. **a** Odontoblasten; **b** Prädentin; **c** zirkumpulpales Dentin; **d** Manteldentin.

2.4.1.2 Dentin

Eines der typischsten Strukturmerkmale des Dentins (Zahnbein) sind die in ihm gelegenen Dentinkanälchen (Dentintubuli). Dichte und Durchmesser der Kanäle nehmen mit zunehmender Entfernung von der Pulpa ab. Als typische Durchschnittswerte für die bleibenden Zähne eines jungen Erwachsenen können für pulpanahe (0,1 bis 0,5 mm von der Pulpa-Dentin-Grenze entfernt) und pulpaferne Bezirke (3,1 bis 3,5 mm entfernt) angesehen werden (nach *Garberoglio* und *Brännström* 1976):

	pulpanah	pulpafern
Kanaldichte [Anzahl/mm^2]	43.000	19.000
Kanaldurchmesser [µm]	1,9	0,8

In den Dentinkanälchen liegen die Tomes-Fasern, d. h. die Fortsätze der Odontoblasten. Der um die Fortsätze befindliche periodontoblastische Raum ist mit Gewebsflüssigkeit (Dentinliquor) ausgefüllt.

Chemisch ist das Dentin wie folgt zusammengesetzt (Gewichtsprozent):

Mineralien	70 % (v. a. Kalzium und Phosphat in Hydroxylapatitkristallen)
organische Matrix	20 % (v. a. Kollagen)
Wasser	10 %

Im Längsschnitt durch einen Zahn erkennt man pulpanah eine relativ schmale Schicht unverkalkten Prädentins, an die sich die Hauptmasse des Dentins anschließt, das zirkumpulpale Dentin. Schmelznah liegt als äußerste Dentinschicht das Manteldentin; es besteht aus stark verzweigten Odontoblastenfortsätzen, weist viele kollagene Fasern (von-Korff-Fasern) auf und ist weniger dicht mineralisiert als das zirkumpulpale Dentin (Abb. 2-30).

Im Querschnitt lässt sich das um die Kanälchen befindliche stark mineralisierte und faserlose peritubuläre Dentin von dem weniger mineralisierten, dafür kollagenfaserreichen intertubulären Dentin unterscheiden. Strukturelle Besonderheiten im Dentin stellen die schwächer mineralisierten (hypomineralisierten) Wachstumslinien (von Ebner-Linien) dar, die, wenn sie besonders deutlich ausgebildet sind, als Owen'sche Konturlinien bezeichnet werden. Die am stärksten ausgeprägte Linie ist die bei der Geburt (Umstellung des Stoffwechsels) entstehende Neonatallinie.

Bestimmte Dentinbezirke sind weniger dicht mineralisiert als normal üblich. Im peripheren Bereich des zirkumpulpalen Dentins der Zahnkrone befindet sich in den sog. Interglobularräumen (Czermak-Räume) das Interglobulardentin. Im Manteldentin der Zahnwurzel liegt die hypomineralisierte Tomes'sche Körnerschicht.

Im Allgemeinen werden drei Dentinarten unterschieden:
- Primärdentin ist regulär strukturiertes Dentin (Orthodentin), das während der Entwicklung des Zahns entsteht.
- Sekundärdentin wird nach der Bildung der Zahnwurzel gebildet. Es kann regulär oder irregulär strukturiert sein.
- Tertiärdentin ist demgegenüber immer irregulär aufgebaut; es wird nach Irritation, Läsion oder Infektion eines durchgebrochenen Zahns abgeschieden.

2.4.1.3 Zahnschmelz

Zahnschmelz besteht chemisch aus folgender Zusammensetzung (Angaben in Gewichtsprozent):

Mineralien	95 %
organische Matrix	1 %
Wasser	4 %

Da Schmelz weder Zellen noch Zellfortsätze enthält, wird er nicht als Hartgewebe, sondern als kristallines Gefüge angesehen (*Schroeder* 1997); gleichwohl wurde er von Zellen gebildet, den Ameloblasten.

Menschlicher Zahnschmelz besteht aus Schmelzprismen (Dichte: 20.000 bis 30.000/mm^2 Schmelzfläche; durchschnittlicher Durchmesser: 5 µm), die aus Kristalliten (Apatitkristalle [Hydroxylapatit: $Ca_{10}(PO_4)_6(OH)_2$]) aufgebaut sind. Die oberflächliche Schmelzschicht ist bei allen Milchzähnen und bei ca. 70 % der bleibenden Zähne prismenlos. Die Schmelzfläche ist an der Kronenoberfläche größer als an der Schmelz-Dentin-Grenze. Da die Schmelzprismen auf ihrem Weg von der Schmelz-Dentin-Grenze zur Schmelzoberfläche in ihrer Dicke jedoch konstant bleiben (mittlerer Durchmesser der Prismen bleibender Zähne: 5,5 µm) und zudem keine Hinweise für eine „interprismatische Kittsubstanz" vorhanden sind, gilt es heute als wahrscheinlich, dass die Prismen nach peripher zur Schmelzoberfläche hin immer gewundener verlaufen. Dabei nimmt ihre Schräglage zu, so dass in einem Schliff tangential zur Schmelzoberfläche eine immer breitere Schicht von einem Schmelzprisma sichtbar wird.

Auch der Zahnschmelz weist strukturelle Besonderheiten auf. Dazu zählen Hunter-Schreger-Streifen. Dabei handelt es sich um eine Hell-Dunkel-Streifung, die aufgrund des geschwungenen Verlaufs der Schmelzprismen zustande kommt. Quer getroffene Schmelzprismenbündel ergeben im auffallenden Licht dunkle Streifen und werden als Diazonien bezeichnet. Parazonien sind längsgetroffene Prismenbündel; sie imponieren im auffallenden Licht als helle Streifen. Die Wachstumslinien im Schmelz werden Retzius-Streifen genannt. Wie im Dentin, so kommt auch hier eine deutliche Neonatallinie vor. An der Schmelzoberfläche vorhandene wellenförmige Linien mit Erhebungen und Einsenkungen werden als Perikymatien bzw. Imbrikationslinien bezeichnet. Schmelzbüschel, die von der Schmelz-Dentin-Grenze ins innere Drittel des Schmelzmantels verlaufen, sowie Schmelzlamellen, die den gesamten Schmelz durchziehen, stellen schwächer mineralisierte Bezirke dar. In Zahnschmelz übertretende Dentinkanälchen werden Schmelzspindeln oder Schmelzkolben genannt.

2.4.2 Aufbau des Zahnhalteapparats
(vgl. *Rateitschak* et al. 2004; *Radlanski* et al. 2010)

Der Zahnhalteapparat (Parodontium, Periodontium) besteht aus Wurzelzement, Desmodont (Wurzelhaut), Gingiva und Alveolarknochen (Abb. 2-31).

2.4.2.1 Wurzelzement

Das Wurzelzement gehört anatomisch zum Zahn, funktionell zum Zahnhalteapparat. Es ist chemisch wie folgt zusammengesetzt (Gewichtsprozent):

Mineralien	61 %
organische Matrix	27 %
Wasser	12 %

Es gibt drei Möglichkeiten, wie das Zement im Zahnhalsbereich, d. h. an der Schmelz-Zement-Grenze, in den Schmelz übergehen kann:
- Zement und Schmelz treffen scharf aufeinander. Diese Situation trifft man in rund 30 % aller Fälle an (Abb. 2-32a).
- Das Zement überragt den zervikalen Schmelzrand („supraalveolärer Zementkragen"). Dies kommt in rund 60 % der Fälle vor. In einem Längsschnitt durch den Zahn erkennt man im Zahnhalsbereich von innen nach außen folgende Schichten: Pulpa, Dentin, Schmelz, Zement (Abb. 2-32b).
- Das Zement endet apikal vom Schmelz (10 %). In diesem Fall liegt das dazwischen befindliche Dentin frei (Abb. 2-32c).

Generell wird die Zementschicht von koronal (50 bis 150 µm) nach apikal (200 bis 600 µm) dicker (*Rateitschak* et al. 2004).
Während der koronale Zementbereich zellfrei ist, kommen im apikalen Abschnitt Zellen (Zementozyten) vor.
Zement enthält in der Regel kollagene Fasern. Zwei Fasersysteme können unterschieden werden.
- Um die Zahnwurzel verlaufende, nur auf das Zement beschränkte Bündel kollagener Fibrillen (Fäserchen) („intrinsische Fasern"), die sog. von-Ebner-Fibrillen. Solche Fasern sind immer vorhanden, wenn das Zement zellhaltig ist.
- Von außen aus dem Desmodont einstrahlende Bündel kollagener Fibrillen („extrinsische Fasern"), die sog. Sharpey-Fasern.

Aufbau der Zähne und des Zahnhalteapparats

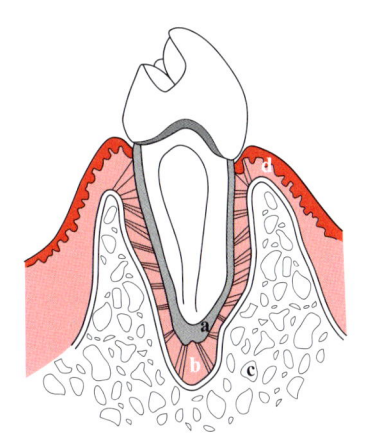

Abb. 2-31 Parodontium. **a** Wurzelzement; **b** Desmodont (der besseren Anschaulichkeit wegen breiter gezeichnet als in Wirklichkeit); **c** Alveolarknochen; **d** Gingiva.

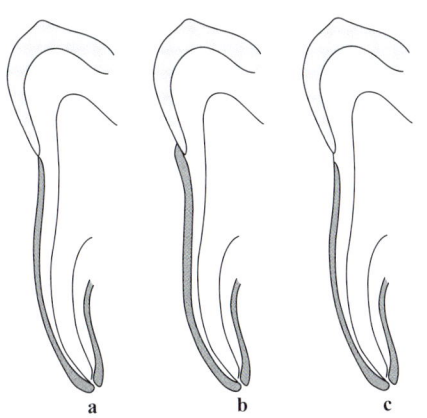

Abb. 2-32 Übergangsmöglichkeiten Schmelz-Zement: **a** Schmelz und Zement treffen scharf aufeinander. **b** Das Zement überragt den zervikalen Schmelzrand. **c** Das Zement endet apikal vom Schmelzrand.

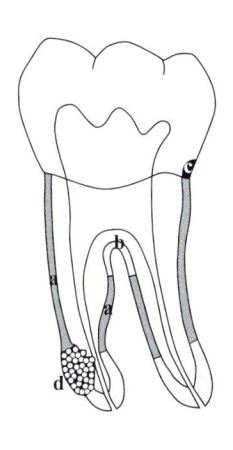

Abb. 2-33 Lokalisation der verschiedenen Zementarten. **a** azelluläres Fremdfaserzement; **b** zelluläres Gemischtfaserzement; **c** azellulär-afibrilläres Zement; **d** zelluläres Eigenfaserzement.

Es lassen sich vier Zementarten unterscheiden (Abb. 2-33):
- **Azelluläres Fremdfaserzement.** In diese zellfreie Zementart strahlen von außen Fremdfasern (Sharpey-Fasern) ein. Es kommt in den zervikalen und mittleren Wurzelabschnitten vor.
- **Zelluläres Gemischtfaserzement.** Diese zellhaltige Zementart enthält Zementozyten und damit die von diesen Zellen gebildeten von-Ebner-Fibrillen (Eigenfasern). Darüber hinaus inserieren Sharpey'sche Fasern (Fremdfasern). Zelluläres Gemischtfaserzement ist im apikalen Wurzeldrittel und im Bereich von Bi- und Trifurkationen lokalisiert.
- **Azellulär-afibrilläres Zement.** Diese Zementart liegt dem zervikalen Bereich des Schmelzes in Form von Zementzungen und Zementinseln auf.
- **Zelluläres Eigenfaserzement.** Es besteht aus Zementozyten und von-Ebner-Fibrillen. Es wird bei Reparationsprozessen (Wurzelresorptionen, Wurzelfrakturen, Zahntraumata) gebildet.

2.4.2.2 Desmodont und Gingiva

An jedem gesunden Zahn können bindegewebige und epitheliale Befestigungsstrukturen unterschieden werden. Sie werden vom Desmodont bzw. von der Gingiva gebildet.

a) Bindegewebige Befestigungsstrukturen des Zahnes

Desmodont (Wurzelhaut). Synonyme für den Begriff Desmodont sind Ligamentum periodontale, dentoalveolärer Faserapparat, Desmodontalfasern, Sharpey-Fasern, Fibrae dentoalveolares und Fibrae cementoalveolares. Das Desmodont besteht aus untereinander dreidimensional verflochtenen kollagenen Faserbündeln, die in dem zwischen Alveolarknochen und Wurzelzement gelegenen (dentoalveolären) Desmodontalspalt (Par-

Abb. 2-34 Desmodontale Faserbündel. **a** krestale Fasern; **b** horizontale Fasern; **c** schräge Fasern; **d** apikale Fasern; **e** interradikuläre Fasern.

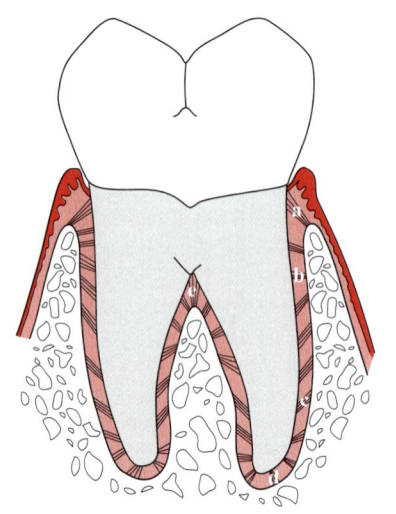

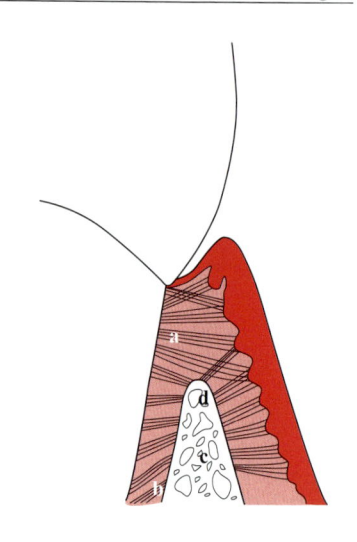

Abb. 2-35 Gingivale Faserbündel. **a** gingivale Fasern; **b** Alveolenwand; **c** Spongiosa; **d** Kompakta.

odontalspalt) verlaufen. Der Desmodontalspalt ist beim Erwachsenen normalerweise zwischen 150 und 200 µm (0,15 bis 0,2 mm) breit. Auf einer 1 mm² großen Zementoberfläche setzen durchschnittlich 28.000 Faserbündel an (*Rateitschak* et al. 2004). Je nach Verlauf und Topographie der Bündel lassen sich krestale, horizontale, schräge, apikale und interradikuläre Fasern unterscheiden (Abb. 2-34). Über die Sharpey'schen Fasern hinaus enthält der Desmodontalspalt Zellen (v. a. Fibroblasten, ferner Osteoblasten, Osteoklasten, Zementoblasten, Leukozyten und Epithelzellen), dichte Gefäßnetze (Blut-, Lymphgefäße), Nervengeflechte, Schmerz- und Mechanorezeptoren (Druck) und Gewebsflüssigkeit.

Gingivale Faserbündel (supraalveolärer Faserapparat). Bei der zweiten bindegewebigen Befestigungsstruktur handelt es sich um kollagene Faserbündel, die sich koronal der Desmodontalfasern zwischen Gingiva und Wurzelzement erstrecken. Die wichtigsten Vertreter sind die Fibrae dentogingivales (dentogingivale Fasern), die die Gingiva (apikal des Saumepithels) auf der Zahnoberfläche fixieren (Abb. 2-35a). Andere, nicht am Zahn ansetzende gingivale Faserbündel verlaufen innerhalb der Gingiva, um oder zwischen den Zähnen und/oder zur Kompakta des Alveolarfortsatzes. Diese Faserbündel stabilisieren die Zähne, gewährleisten die Formfestigkeit der Gingiva und bewirken die Befestigung der Gingiva am Alveolarfortsatz.

b) Epitheliale Haftstruktur der marginalen Gingiva an der Zahnoberfläche

(d. h. an Schmelz, Zement oder nicht von Schmelz oder Zement bedecktem Dentin) (dentogingivale Verbindung): Saumepithel.

Das Saumepithel umschließt ringförmig den Zahnhalsbereich. Seine Höhe beträgt durchschnittlich 1 mm.

Die (marginale) Gingiva ist auf der Zahnoberfläche durch den vom Saumepithel gebildeten Epithelansatz fixiert (sog. epitheliale Verhaftung), der seinerseits aus einer internen Basallamina und Hemidesmosomen besteht. Die koronalsten Zellen des Saumepithels bilden den Boden des Sulcus gingivae (Sulkusboden). Auf der Höhe des Sulkusbodens geht das Saumepithel in das orale Sulkusepithel über. Letzteres stellt die laterale Begrenzung des Sulcus gingivae dar. Vestibulärwärts schließt sich an das Saumepithel das subepitheliale Bindegewebe (Lamina propria) an. Es enthält kollagene (gingivale) Faserbündel, Zellen (v. a. Fibroblasten), Blut- und Lymphgefäße, Nerven, Schmerz- und Mechanorezeptoren (Druck) und Gewebsflüssigkeit. Die äußere Schicht der Gingiva wird vom oralen Gingivaepithel gebildet. Subepitheliales Bindegewebe und orales Epithel bilden zusammen die sog. mastikatorische Schleimhaut der Gingiva.

c) Alveolarknochen

Der Alveolarknochen ist ein Teil der (zahnabhängigen) Alveolarfortsätze. Die Alveolarfortsätze bestehen aus drei Strukturen: Innen befindet sich die Alveolenwand (= Alveolarknochen, Os alveolare, Lamina cribriformis, Lamina dura [da sie im Röntgenbild als röntgendichte Struktur erscheint]). Die Alveolenwand weist Perforationen auf, durch die Blut-, Lymphgefäße und Nerven in den Desmodontalspalt gelangen. In der Mitte des Alveolarfortsatzes liegt die mit Fettmark gefüllte Spongiosa. Die Kompakta bildet den äußeren Anteil des Alveolarfortsatzes. An ihr setzt ein Teil der gingivalen Faserbündel an.

2.5 Makroskopische Anatomie der Perioralregion und der Mundhöhle

Extra- bzw. perioral sind für den Zahnarzt verschiedene oberflächlich gelegene anatomische Strukturen von Bedeutung. Die wichtigsten Muskeln der mimischen Muskulatur sind der die Wangen (Buccae) bildende M. buccinator sowie der die Lippen (Labia oris) bildende M. orbicularis oris. Vom Nasenseptum verläuft in der Medianen eine seichte Rinne nach kaudal in Richtung Oberlippe (Labium superius), das Philtrum. Dieses endet an der Oberlippe mit einem kleinen Höcker, dem Tuberculum labii superioris (Abb. 2-36).

Die Grenze zwischen Lippenweiß und Lippenrot wird als Limbus cutaneus oris bezeichnet. Die Commissura labiorum markiert im Bereich des Mundwinkels (Angulus oris) den Übergang der Ober- in die Unterlippe (Labium inferius). Bei geschlossenem Mund bildet die Berührungslinie beider Lippen die Mundspalte (Rima oris). Sie liegt in der Regel auf Höhe der Inzisalkanten der unteren Schneidezähne und reicht in etwa bis zu den Eckzähnen. Vom Ansatz des äußeren Nasenflügels zum Mundwinkel verläuft der Sulcus nasolabialis (Nasolabialfalte). Er trennt Oberlippen und Wangen voneinander.

Kapitel 2

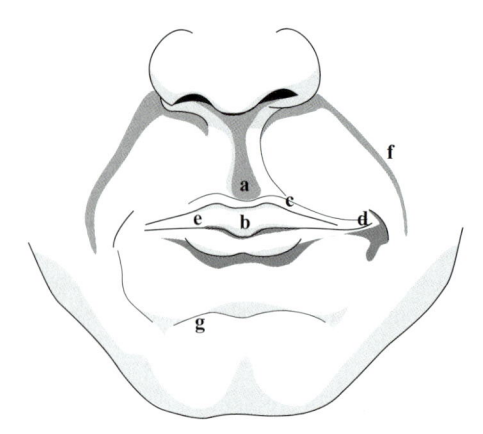

Abb. 2-36 Periorale Strukturen. **a** Philtrum; **b** Tuberculum labii superioris; **c** Limbus cutaneus oris; **d** Angulus oris; **e** Rima oris; **f** Sulcus nasolabialis; **g** Sulcus mentolabialis.

Die Unterlippe wird vom Kinn (Mentum) – einer typisch menschlichen Bildung – durch eine quer verlaufende Falte, den Sulcus mentolabialis (Sulcus transversus menti, Supramentalfalte, Kinnlippenfurche), abgegrenzt. Bei vielen Personen ist im Kinnbereich ein Kinngrübchen (Fovea mentalis) ausgebildet.

Über die durch die Lippen gebildete Mundöffnung gelangt man von extraoral nach intraoral in die Mundhöhle. Die Gesamtoberfläche der Mundhöhle wird zu rund einem Fünftel von den Zähnen, und zu vier Fünftel von der Schleimhaut gebildet. Durchschnittlich kommen in der Mundhöhle fünfzig Billionen (5×10^{13}) anaerobe und aerobe Mikroorganismen vor. Von den Speicheldrüsen werden pro Tag 1 bis 1,5 l Speichel produziert. Alle Oberflächen der Mundhöhle sind von einem ca. 1 μm dicken Film überzogen, der vor allem aus dem Speichel stammende Glykoproteine enthält (sog. Speichelmuzine).

Begrenzt wird die Mundhöhle kaudal vom Mundboden (M. mylohyoideus), ventral von den Lippen (Rima oris), lateral von den Wangen, kranial vom harten und weichen Gaumen und dorsal von der Rachenenge (Isthmus faucium) [hier geht die Mundschleimhaut in die Rachenhöhle (Mesopharynx = Oropharynx) über] mit vorderem Gaumenbogen (Arcus palatoglossus), Gaumenmandel (Tonsilla palatina) und hinterem Gaumenbogen (Arcus palatopharyngeus).

Die Mundhöhle hat verschiedene Funktionen. Sie nimmt die Nahrung auf, zerkleinert sie, leitet die Vorverdauung der Kohlenhydrate ein und befördert den Speisebolus schließlich Richtung Speiseröhre (mastikatorische Funktion). Dabei wird aufgenommene Nahrung entsprechend ihrer Geschmacksqualität beurteilt (sensorische Funktion, Geschmacksfunktion).

Darüber hinaus hat die Mundhöhle aufgrund ihrer reichen Innervation und ihrer Ausstattung mit Rezeptoren für z. B. Druck und Geschmack eine Tast- und Warnfunktion (sensitive Funktion).

Die Mundhöhle ist im Zusammenwirken vor allem mit dem Kehlkopf maßgeblich an der Lautbildung beteiligt (phonetische Funktion). Des Weiteren erfüllt sie Aufgaben bei der Mundatmung und erwärmt die Luft beim Einatmen (respiratorische Funktion).

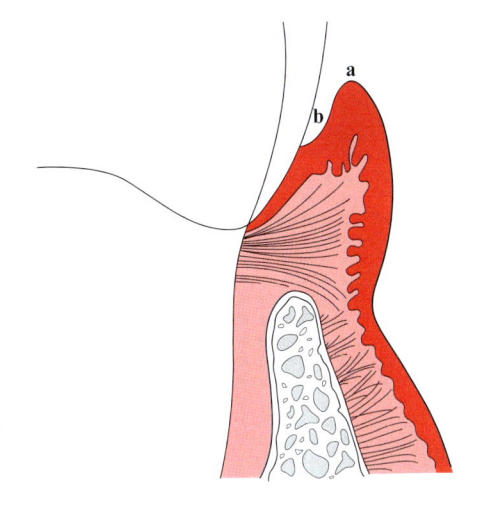

Abb. 2-37 Schnitt durch den zervikalen Bereich des Zahnhalteapparats. **a** Limbus gingivae; **b** Sulcus gingivae.

Letztendlich kommt der Mundhöhle mit den nach extraoral angrenzenden Strukturen (Lippen, periorale mimische Muskulatur) eine wichtige ästhetisch-physiognomische Rolle zu.

Durch Zahnreihen und Alveolarfortsatz wird die Mundhöhle in zwei Abschnitte unterteilt, nämlich in das Vestibulum oris (Mundvorhof) und das Cavum oris proprium (Cavitas oris propria), die eigentliche Mundhöhle.

a) Vestibulum oris
Verfolgt man den Mundvorhof von der Außenfläche der Zähne Richtung Umschlagfalte und Lippen bzw. Wangen, so trifft man auf folgende anatomische Strukturen: An die Vestibulärfläche der Zähne (Facies vestibularis) schließt sich in kaudaler Richtung am Limbus gingivae (Margo gingivalis, Zahnfleischrand) die Gingiva an. Zahnwärts befindet sich der unter physiologischen Verhältnissen 0,5 bis 1 mm tiefe und von außen nicht einsehbare Sulcus gingivalis (= gingivaler Sulkus) (Abb. 2-37). Der Limbus gingivae ist die koronale Begrenzung der „freien", marginalen Gingiva (Gingiva marginalis). Diese ist wie die Schleimhaut des harten Gaumens verhornt (keratinisiert) und wird mit dem Überbegriff „mastikatorische Schleimhaut" bezeichnet.

Zwischen zwei Zähnen befindet sich (vestibulär und lingual) je eine Interdentalpapille (Papilla interdentalis, Papilla gingivalis). Dazwischen liegt interdental eine sattelförmige Einsenkung, der „Col".

Begrenzt durch die inkonstant vorkommende gingivale Furche geht die freie Gingiva in die ebenfalls keratinisierte befestigte Gingiva („mastikatorische Schleimhaut") über. Letztere wird auch als angewachsene Gingiva, unverschiebliche Gingiva, „attached" Gingiva, Gingiva propria oder Gingiva fixa bezeichnet (Abb. 2-38).

An die mukogingivale Grenzlinie (Linea girlandiformis) schließt sich die bewegliche Alveolarschleimhaut (Alveolarmukosa, Mucosa alveolaris) an (Abb. 2-38). Sie ist im Gegensatz zur Gingiva nicht verhornt und wird als „auskleidende Schleimhaut" bezeichnet. Im Bereich der Alveolarmukosa inserieren Lippen- und Wangenbändchen zum Teil bis in die befestigte Gingiva hinein. Median liegen das Frenulum labii superioris

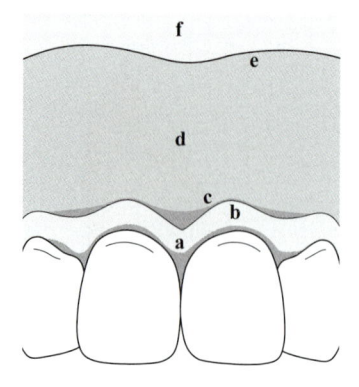

Abb. 2-38 Vestibuläre Gingiva. **a** vestibuläre Interdentalpapille; **b** „freie", marginale Gingiva; **c** (gingivale Furche); **d** befestigte Gingiva; **e** mukogingivale Grenzlinie; **f** bewegliche Alveolarmukosa.

und das Frenulum labii inferioris, lateral die Frenula buccae superioris und die Frenula buccae inferioris.

Im Bereich der Umschlagfalte (Fornix vestibuli) geht die Alveolarmukosa in die ebenfalls nicht-verhornte Lippen-und Wangenschleimhaut über. In ihr liegen verschiedene kleine Speicheldrüsen (Glandulae labiales; Glandulae buccales, Glandulae molares). Auf Höhe der zweiten Oberkiefermolaren befindet sich an der Innenseite der Wange eine Vorwölbung, die Papilla parotidea, an der der Ausführungsgang (Ductus parotideus) der Glandula parotis in die Mundhöhle mündet. Die Glandula parotis sorgt für rund 25 % der Gesamtspeichelmenge.

b) Cavum oris proprium

Im Oberkiefer wird das Cavum oris proprium kranial vom Gaumen begrenzt. Im Bereich des harten Gaumens erkennt man eine median verlaufende Schleimhautleiste (Raphe palatini), an deren anterioren Ende sich oberhalb des Foramen incisivum eine Schleimhauterhebung, die Papilla incisiva, befindet. Im vorderen Bereich des Palatum durum verlaufen, weitgehend rechtwinklig zur Raphe palati angeordnet, quere Schleimhautfalten (Plicae palatinae transversae). Nicht selten kommt im hinteren Abschnitt des harten Gaumens in der Medianen eine längsförmige Knochenverdickung vor, die als Torus palatinus bezeichnet wird. Seitlich davon liegen die Gaumenspeicheldrüsen (Glandulae palatinae).

An der Ah-Linie geht der harte Gaumen in den weichen Gaumen (Palatum molle) über, der das Gaumensegel (Velum palatinum) bildet. Das Gaumensegel endet dorsal median mit dem Gaumenzäpfchen (Uvula palatina) (Abb. 2-39).

Im Unterkiefer verläuft im Bereich der lingualen Schleimhaut oberhalb der Glandula sublingualis ein Schleimhautwulst, die Plica sublingualis, der dorsal der mittleren Unterkiefer-Frontzähne jeweils seitlich des Frenulum linguae mit einem kleinen Schleimhauthöcker (Caruncula sublingualis) endet. Dort münden zwei Ausführungsgänge von Speicheldrüsen in die Mundhöhle: zum einen der Ductus submandibularis, also der Ausführungsgang der Glandula submandibularis (Unterkieferdrüse), die rund 70 % der Gesamtspeichelmenge liefert; zum anderen der Ductus sublingualis major, der Ausführungsgang der Glandula sublingualis (Unterzungendrüse), die zusammen mit den kleinen Speicheldrüsen rund

Makroskopische anatomie der Perioralregion und der Mundhöhle 55

Abb. 2-39 Gaumen von oral. **a** harter Gaumen; **b** Ah-Linie; **c** weicher Gaumen; **d** Uvula ; **e** Raphe palati; **f** Papilla incisiva; **g** Plicae palatinae transversae.

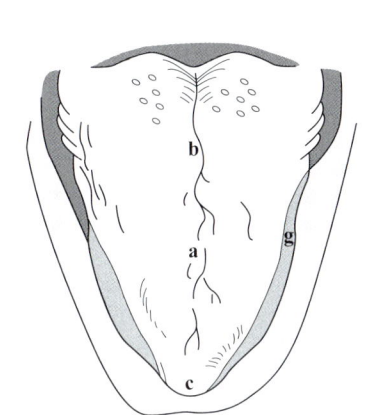

Abb. 2-40 Zungenrücken. **a** Dorsum linguae; **b** Corpus linguae; **c** Apex linguae; **d** Margo linguae.

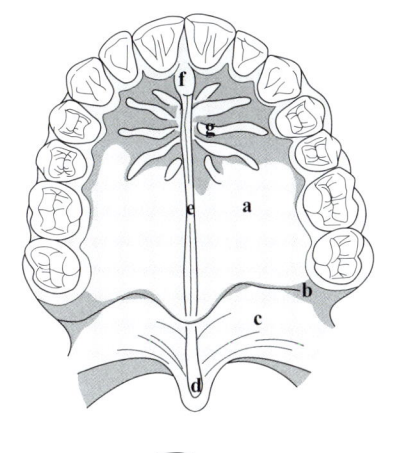

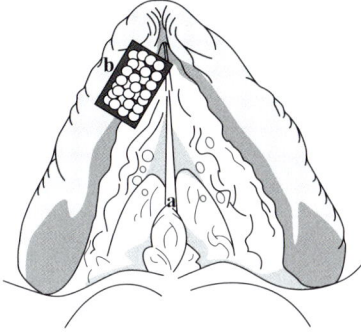

Abb. 2-41 Zunge, angehoben. **a** Frenulum linguae; **b** Glandula lingualis anterior.

5 % zur Gesamtspeichelmenge beiträgt. Auf der Plica sublingualis und der Caruncula sublingualis münden in jeder Unterkieferhälfte rund vierzig kleine Ausführungsgänge in das Cavum oris proprium.

Die Hauptmasse der Zunge wird vom Zungenkörper (Corpus linguae) gebildet. Er geht ventral in die Zungenspitze (Apex linguae) und dorsal in die Zungenwurzel (Radix linguae) über. Die dem harten Gaumen gegenüberliegende Oberfläche des Zungenkörpers ist der Zungenrücken (Dorsum linguae) (Abb. 2-40). Der seitliche, mit den Zähnen in Kontakt stehende Zungenrand wird als Margo linguae bezeichnet. Zwischen Mundboden und Zungenunterfläche (Facies inferior linguae) verläuft in der Medianen das Zungenbändchen (Frenulum linguae) (Abb. 2-41).

Topographisch lassen sich zwei Arten von Zungendrüsen unterscheiden, nämlich die im Bereich der Zungenspitze lokalisierte paarige Glandula lingualis anterior (= Glandula apicis linguae = Nuhn-Drüse) (Abb. 2-41) sowie die seitlich und dorsal anzutreffenden Glandulae linguales (posteriores).

Verschiedenen auf der Zunge befindlichen Schleimhautpapillen (Papillae filiformes, fungiformes, vallatae, foliatae) kommen Geschmacks- und Tastfunktionen zu („spezialisierte Schleimhaut").

2.6 Morphologie der bleibenden Zähne

Im Folgenden werden die wichtigsten Charakteristika der bleibenden Zähne dargestellt.

2.6.1 Wurzeln, Wurzelkanäle und Höckerzahl

Angaben über die Anzahl der Wurzeln, Wurzelkanäle und Höcker der jeweiligen Zähne sind der Tabelle 2-1 zu entnehmen.

Tab. 2-1 Anzahl der Wurzeln, Wurzelkanäle und Höcker der bleibenden Zähne des Ober- und Unterkiefers. [Die Angaben bezüglich der Anzahl der Wurzelkanäle stammen von *Ingle* und *Bakland* (2003). Die Angaben hinsichtlich Wurzel- und Höckerzahl beruhen auf *Schumacher* (1991).]

Oberkiefer	Wurzeln	Wurzelkanäle	Höcker
11/21	1	1	–
12/22	1	1	–
13/23	1	1	–
14/24	2 (> 60 %) 1 (3)	1 (9 %) 2 (85 %) 3 (6 %)	2
15/25	1(> 85 %) 2	1 (75 %) 2 (24 %) 3 (1 %)	2
16/26	3	3 (41,1 %) 4 (56,5 %) 5 (2,4 %)	4 (ohne Tuberculum Carabelli als akzessorischer Zusatzhöcker am mesiopalatinalen Höcker)
17/27	3	3,4	4
Unterkiefer	**Wurzeln**	**Wurzelkanäle**	**Höcker**
31/41	1	1 (70,1 %) 2 (29,9 %) 3 (0,5 %)	–
32/42	1	1 (56,9 %) 2 (43,1 %)	–
33/43	1	1 (94 %) 2 (6 %)	–
34/44	1 (74 %) 2 (26 %)	1 (73,5 %) 2 (26,0 %) 3 (0,5 %)	2 (75 %) 3 (25 %)
35/45	1 (85 %) 2 (15 %)	1 (85,5 %) 2 (13,0 %) 3 (0,5 %)	3
36/46	2	2 (6,7 %) 3 (64,4 %) 4 (28,9 %)	5
37/47	2	2, 3, 4	4

2.6.2 Zahnlängen und Zahndurchmesser

In Tabelle 2-2 ist die Spannbreite der Gesamt- sowie der Kronenlänge der bleibenden Zähne bis einschließlich der ersten Molaren aufgeführt.

Tab. 2-2 Kronen- und Wurzellänge der bleibenden Zähne in mm (*Ash* und *Nelson* 2003).

Zähne	Kronenlänge	Wurzellänge
11+21	10,5	13,0
12+22	9,0	13,0
13+23	10,0	17,0
14+24	8,5	14,0
15+25	8,5	14,0
16+26	7,5	13,5
17+27	7,0	13,5
18+28	6,5	11,0
31+41	9,0	12,5
32+42	9,0	14,0
33+43	11,0	16,0
34+44	8,5	14,0
35+45	8,0	14,5
36+46	7,5	14,0
37+47	7,0	13,0
38+48	7,0	11,0

Tab. 2-3 Kronen- und Zahnhalsdurchmesser der bleibenden Zähne in mm (*Ash* und *Nelson* 2003).

Zähne	Kronendurchmesser		Zahnhalsdurchmesser	
	mesio-distal	labio-lingual/ bukko-lingual	mesio-distal	labio-lingual/ bukko-lingual
11+21	8,5	7,0	7,0	6,0
12+22	6,5	6,0	5,0	5,0
13+23	7,5	8,0	5,5	7,0
14+24	7,0	9,0	5,0	8,0
15+25	7,0	9,0	5,0	8,0
16+26	10,0	11,0	8,0	10,0
17+27	9,0	11,0	7,0	10,0
18+28	8,5	10,0	6,5	9,5
31+41	5,0	6,0	3,5	5,3
32+42	5,5	6,5	4,0	5,8
33+43	7,0	7,5	5,5	7,0
34+44	7,0	7,5	5,0	6,5
35+45	7,0	8,0	5,0	7,0
36+46	11,0	10,5	9,0	9,0
37+47	10,5	10,0	8,0	9,0
38+48	10,0	9,5	7,5	9,0

2.6.3 Frontzähne

Zu den Frontzähnen rechnet man die Schneidezähne (Incisivi) und die Eckzähne (Canini). Bei ihnen lassen sich fünf Zahnflächen voneinander unterscheiden, nämlich eine Labial-, eine Lingual-, eine Mesial-, eine Distal- und eine Inzisalfläche. Entsprechend ihrer Schneidefunktion haben die Schneidezähne eine spatel- bzw. meißelartige Form. Die Eckzähne sind demgegenüber dafür ausgelegt, Nahrung bzw. Beute festzuhalten und abzureißen; sie weisen daher eine spitz zulaufende Form auf. Bei Raubtieren sind die Eckzähne zu Greif- oder Reißzähnen ausgebildet; ihre Funktion als Waffe wird besonders beim Wildschwein und Gorilla deutlich. Beim Gorilla hat der Eckzahn darüber hinaus eine wichtige Aufgabe für das innerartliche Drohen und Imponieren. Frontzähne weisen in der Regel immer nur eine Wurzel auf.

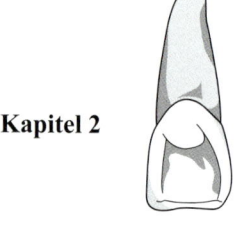

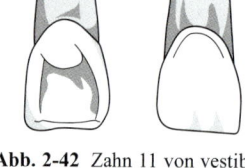

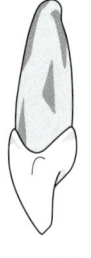

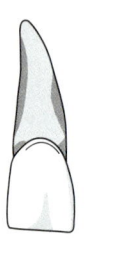

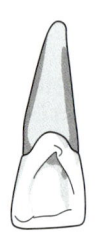

Abb. 2-42 Zahn 11 von vestibulär und palatinal.

Abb. 2-43 Zahn 11 von mesial und inzisal.

Abb. 2-44 Zahn 12 von vestibulär und palatinal.

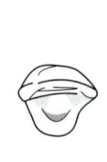

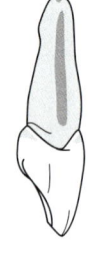

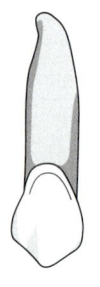

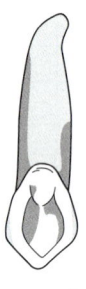

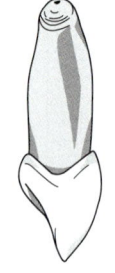

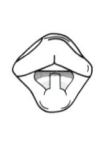

Abb. 2-45 Zahn 12 von distal und inzisal.

Abb. 2-46 Zahn 13 von vestibulär und palatinal.

Abb. 2-47 Zahn 13 von distal und inzisal.

2.6.1.1 Oberkiefer-Frontzähne

Mittlere Schneidezähne (Abb. 2-42 und 2-43)

Die oberen mittleren Schneidezähne sind die größten aller Incisivi. Sie weisen ein Krümmungsmerkmal, ein Winkelmerkmal und ein Wurzelmerkmal auf. Von labial betrachtet, ist der höchste Punkt des Zahnhalses nach distal verschoben (= Zahnhalsmerkmal). Palatinal befinden sich ein Tuberculum (Höckerchen) und zwei Randleisten. Der Wurzelquerschnitt ist rundlich.

Seitliche Schneidezähne (Abb. 2-44 und 2-45)

Die oberen seitlichen Schneidezähne sind schmaler und kleiner als ihre mesialen Nachbarn. Winkel- und Zahnhalsmerkmal sind vorhanden, während das Krümmungsmerkmal weniger deutlich ausgeprägt ist. Der Zahn weist palatinal eine V-förmige Fissur auf. Häufig ist palatinal ein Foramen caecum vorhanden, d. h. eine blind endende Einsenkung. Der Wurzelquerschnitt ist mehr oval. Formvariationen des Zahns kommen relativ häufig vor.

Eckzähne (Abb. 2-46 und 2-47)

Die oberen Eckzähne sind die längsten Zähne des Menschen. Da ihre Wurzelspitze erst kurz vor der Augenhöhle endet bzw. direkt dorthin zeigt, werden die oberen Eckzähne auch als „Augenzähne" bezeichnet. Der Eckzahn weist eine Kauspitze auf. Die von dieser abfallende mesiale Kante ist kürzer und flacher als die distale Kante. Am Übergang der distalen Kante zur distalen Approximalfläche weitet sich der Zahn etwas aus („Ohr"). Palatinal kommen meist Randleisten vor. Winkel-, Wurzel-, Krümmungs-

Morphologie der bleibenden Zähne 59

Abb. 2-48 Zahn 41 von vestibulär und lingual.

Abb. 2-49 Zahn 41 von distal und inzisal.

Abb. 2-50 Zahn 42 von vestibulär und lingual.

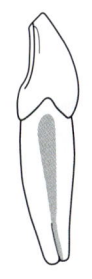

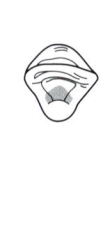

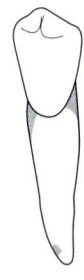

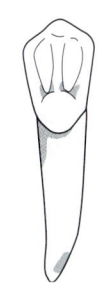

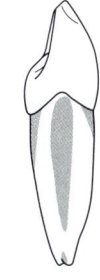

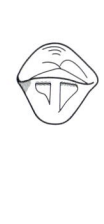

Abb. 2-51 Zahn 42 von distal und inzisal.

Abb. 2-52 Zahn 43 von vestibulär und lingual.

Abb. 2-53 Zahn 43 von distal und inzisal.

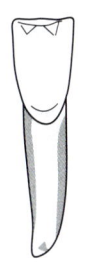

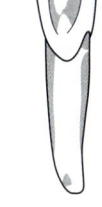

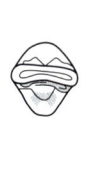

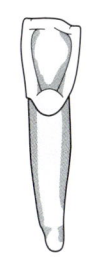

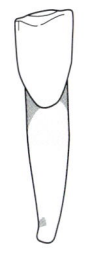

Kapitel 2

und Zahnhalsmerkmal sind vorhanden. Der Wurzelquerschnitt ist mehr birnenförmig.

2.6.1.2 Unterkiefer-Frontzähne
Mittlere Schneidezähne (Abb. 2-48 und 2-49)

Die unteren mittleren Schneidezähne sind die kleinsten Incisivi des Menschen. Sie besitzen in der Regel kein Wurzel-, Winkel- und Zahnhalsmerkmal. Ein Krümmungsmerkmal kann vorhanden sein. Die Zähne weisen eine sehr symmetrische Form auf. Tuberculum dentis, Randleisten und Furchen sind nur schwach ausgebildet. Der Wurzelquerschnitt ist nierenförmig-oval.

Seitliche Schneidezähne (Abb. 2-50 und 2-51)

Die unteren lateralen Schneidezähne sind (im Gegensatz zu den Verhältnissen im Oberkiefer) etwas breiter als ihre mesialen Nachbarn. Die Zähne zeigen ein leichtes Winkel- und ein leichtes Wurzelmerkmal. Der Wurzelquerschnitt entspricht dem der unteren mittleren Schneidezähne.

Eckzähne (Abb. 2-52 und 2-53)

Die unteren Eckzähne sind schmaler als die oberen. Es ist ein fast glatter Übergang von der Wurzel zur Krone festzustellen. Lingual sind schwache Randleisten und ein kleines Tuberculum vorhanden. Wie die Unterkiefer-Seitenzähne zeigen die unteren Eckzähne bereits eine leichte Kronenflucht. Krümmungs- und Wurzelmerkmal ist deutlich ausgeprägt.

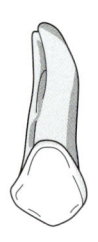

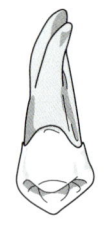

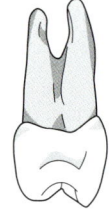

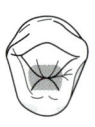

Abb. 2-54 Zahn 14 von vestibulär und palatinal.

Abb. 2-55 Zahn 14 von distal und okklusal.

2.6.4 Seitenzähne

Die Seitenzähne (Prämolaren und Molaren) besitzen wie die Frontzähne fünf Flächen. Anstelle des Margo incisalis ist bei Seitenzähnen eine Okklusalfläche vorhanden. Die weiteren Flächen sind die Bukkal-, die Lingual-, die Mesial- und die Distalfläche.

Die Aufgabe der Prämolaren (Dentes praemolares) besteht darin, Nahrung zu zerkleinern. In ihrer typischen Form bestehen sie aus zwei Höckern (bikuspid). Bei vielen Primaten kann die Form des mesial(st)en Prämolaren Richtung Eckzahn (Caninisierung), die des distal(st)en Prämolaren Richtung Molar (Molarisation) gehen. Auch die Molaren (Dentes molares) haben die Aufgabe, Nahrung zu zerkleinern und zu zermalmen. Sie weisen beim Menschen vier Höcker auf; als Ausnahme besitzt der erste Unterkiefermolar fünf Höcker.

2.6.2.1 Oberkiefer-Seitenzähne
Erste Prämolaren (Abb. 2-54 und 2-55)

Die oberen ersten Prämolaren zeigen in der Regel ein umgekehrtes Krümmungsmerkmal, d. h. von okklusal betrachtet ist der Wölbungsgipfel nach distal verschoben. Die Grundform des Zahns bildet ein Trapez; wenn eine mesiale Eindellung vorhanden ist, hat der Zahn ein mehr nierenförmiges Aussehen. Der bukkale Höcker ist etwas höher und größer als der palatinale. Die bukkale Höckerspitze ist gegenüber der palatinalen nach distal versetzt, so dass die palatinale Höckerspitze weiter mesial liegt als die bukkale. Die Krone verjüngt sich stark nach zervikal. Die okklusale Hauptfissur verläuft schräg von mesio-palatinal nach disto-palatinal und weist, wie allgemein bei Seitenzähnen üblich, ein Gefälle nach distal auf.

Zweite Prämolaren (Abb. 2-56 und 2-57)

Die oberen zweiten Prämolaren sind etwas kleiner als ihre mesialen Nachbarzähne. Bezüglich der Kronenform unterscheiden sie sich nur geringfügig von ihnen. Das Krümmungsmerkmal ist schwach ausgeprägt. Beide Höcker sind in etwa gleich hoch und gleich groß.

Erste Molaren (Abb. 2-58 und 2-59)

Ein Rhombus bildet die Grundform der oberen ersten Molaren. Die Zähne besitzen vier Höcker. Die mesialen Höcker sind größer und höher als die distalen: Der mesio-palatinale Höcker ist der größte, dann folgen der mesio-bukkale, der disto-bukkale und der disto-palatinale. Nicht selten kommt

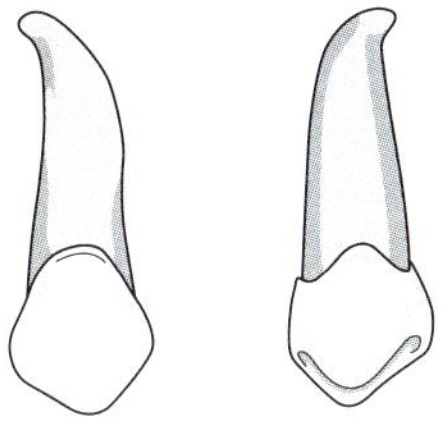

Morphologie der bleibenden Zähne

Abb. 2-56 Zahn 15 von vestibulär und palatinal.

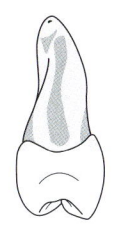

Abb. 2-57 Zahn 15 von distal und okklusal.

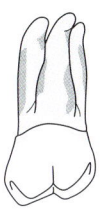

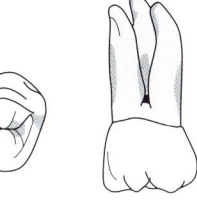

Abb. 2-58 Zahn 16 von bukkal und palatinal.

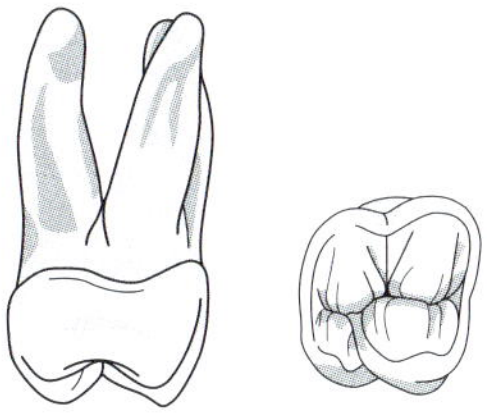

Abb. 2-59 Zahn 16 von distal und okklusal.

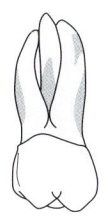

Abb. 2-60 Zahn 17 von bukkal und palatinal.

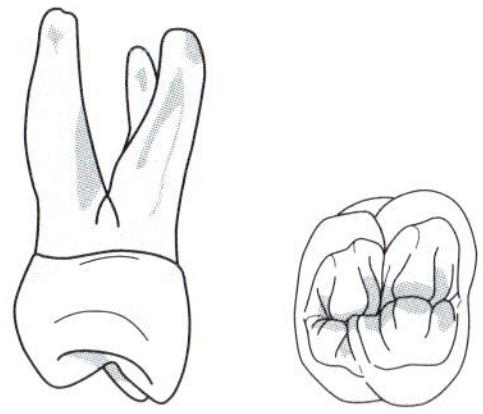

Abb. 2-61 Zahn 17 von mesial und okklusal.

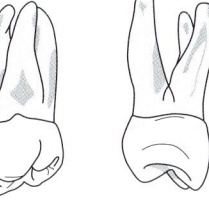

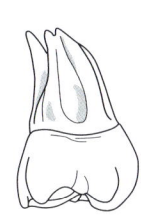

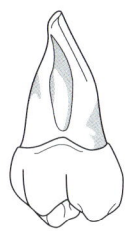

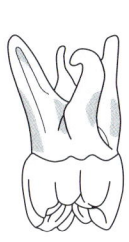

Abb. 2-62 Obere Weisheitszähne (verschiedene Varianten).

Kapitel 2

am mesio-palatinalen Höcker noch ein zusätzliches Tuberculum Carabelli vor. Obere erste Molaren weisen ein Winkel-, ein Krümmungs- und ein Wurzelmerkmal auf. Von den drei Wurzeln sind die ovale mesio-bukkale und die rundlich-ovale disto-bukkale Wurzel nach distal abgespreizt, während die runde palatinale Wurzel in palatinaler Richtung abgebogen ist.

Zweite Molaren (Abb. 2-60 und 2-61)
Die Grundform der oberen zweiten Molaren entspricht der der ersten. Gleichwohl sind zweite Molaren etwas kleiner, und sie zeigen eine größere Variationsbreite.

Dritte Molaren (Abb. 2-62)
Weisheitszähne haben eine sehr unregelmäßige Form. Die Wurzelspitzen sind häufig stark abgebogen und häufig miteinander verschmolzen.

2.6.2.2 Unterkiefer–Seitenzähne
Erste Prämolaren (Abb. 2-63 und 2-64)
Untere erste Prämolaren sind die kleinsten der vier Prämolaren. Sie zeigen eine deutliche Kronenflucht, d. h., die Kronen sind gegenüber der Wurzel nach lingual abgeknickt, so dass sich die bukkale Höckerspitze in

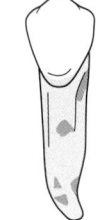

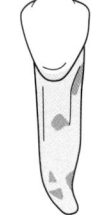

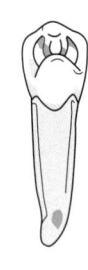

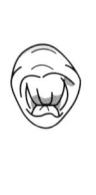

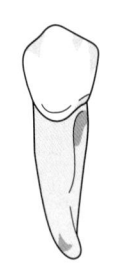

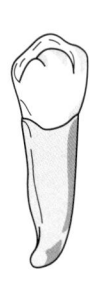

Abb. 2-63 Zahn 34 von bukkal und lingual.

Abb. 2-64 Zahn 34 von mesial und okklusal.

Abb. 2-65 Zahn 35 von bukkal und lingual.

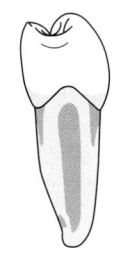

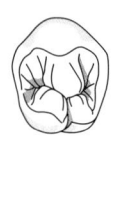

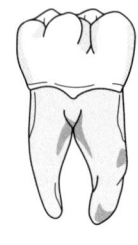

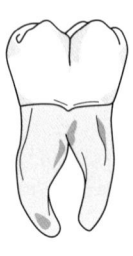

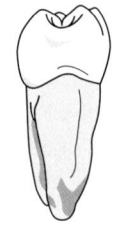

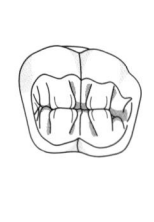

Abb. 2-66 Zahn 35 von mesial und okklusal.

Abb. 2-67 Zahn 46 von bukkal und lingual.

Abb. 2-68 Zahn 46 von mesial und okklusal.

vertikaler Verlängerung der Wurzelachse befindet. Der bukkale Höcker ist deutlich höher als der oder die lingualen, die die Kauebene nicht erreichen. Die Hauptfissur fällt nach distal ab. Die Grundform eines unteren ersten Prämolaren beschreibt fast einen Kreis (Glockenform). Krümmungs- und Wurzelmerkmal sind vorhanden. Der Wurzelquerschnitt ist rundlich-oval.

Zweite Prämolaren (Abb. 2-65 und 2-66)
Untere zweite Prämolaren besitzen fast immer drei Höcker: einen bukkalen und zwei linguale.

Wie untere ersten Prämolaren weisen zweite Prämolaren Kronenflucht, Winkelmerkmal und Krümmungsmerkmal auf. Die Grundform eines unteren zweiten Prämolaren bildet einen Kreis (Glockenform). Die Y-förmige Hauptfissur sinkt nach distal ab. Der Zahn hat in den meisten Fällen eine Wurzel, deren Querschnitt eine dreieckig-runde Form aufweist.

Erste Molaren (Abb. 2-67 und 2-68)
Die Grundform von unteren ersten Molaren ist ein Rechteck (Trapezform). Kronenflucht, Krümmungsmerkmal und Winkelmerkmal sind vorhanden. Typischerweise kommen fünf Höcker vor: drei bukkale und zwei linguale. Die bukkalen Höcker zeigen ein Höhengefälle von mesial nach distal, während die lingualen Höcker fast gleich hoch sind.

Zweite Molaren (Abb. 2-69 und 2-70)
Untere zweite Molaren weisen Kronenflucht, Krümmungsmerkmal sowie ein leichtes Winkelmerkmal auf. Die Grundform entspricht der ersten

Gebiss als Ganzes

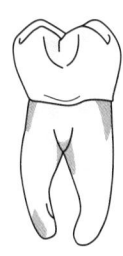

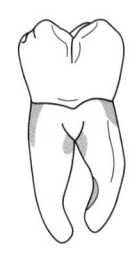

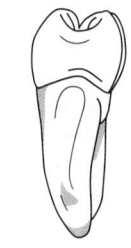

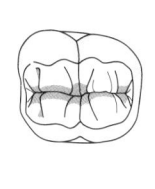

Abb. 2-69 Zahn 47 von bukkal und lingual.

Abb. 2-70 Zahn 47 von mesial und okklusal.

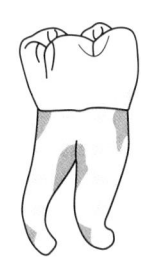

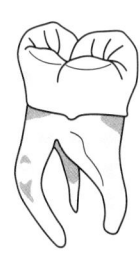

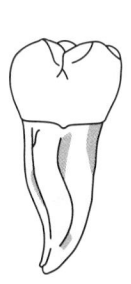

Abb. 2-71 Untere Weisheitszähne (Varianten).

Molaren, aber zweite Molaren sind kleiner. Die vier Höcker sind sehr regelmäßig gebaut.

Dritte Molaren (Abb. 2-71)
Untere Weisheitszähne sind wie obere sehr unregelmäßig gebaut. Ihre Wurzelspitzen sind oft stark abgebogen und häufig verschmolzen.

2.7 Gebiss als Ganzes

2.7.1 Zahnbogen und Bezugsebenen – Definitionen

Der Zahnbogen ist definiert als die Verbindungslinie der Schneidekanten der Frontzähne und der bukkalen Höckerspitzen der Seitenzähne. Der Oberkiefer-Zahnbogen (Arcus dentalis superior) beschreibt eine halbe Ellipse, der Unterkiefer-Zahnbogen (Arcus dentalis inferior) eine Parabel (Abb. 2-72 und 2-73).

Die den Zahnbogen bildenden Zähne berühren sich an den sog. Approximalkontakten. Diese liegen gewöhnlich im oberen Kronendrittel und sind punkt- bzw. linienförmig (Abb. 2-74 und 2-75). Durch Abrasion/Attrition wandeln sie sich im Laufe der Zeit in mehr flächenhafte Kontakte um.

Abb. 2-72 Zahnbögen, Milchgebiss.

Abb. 2-73 Zahnbögen, bleibendes Gebiss.

Abb. 2-74 Approximalkontakte im Oberkiefer.

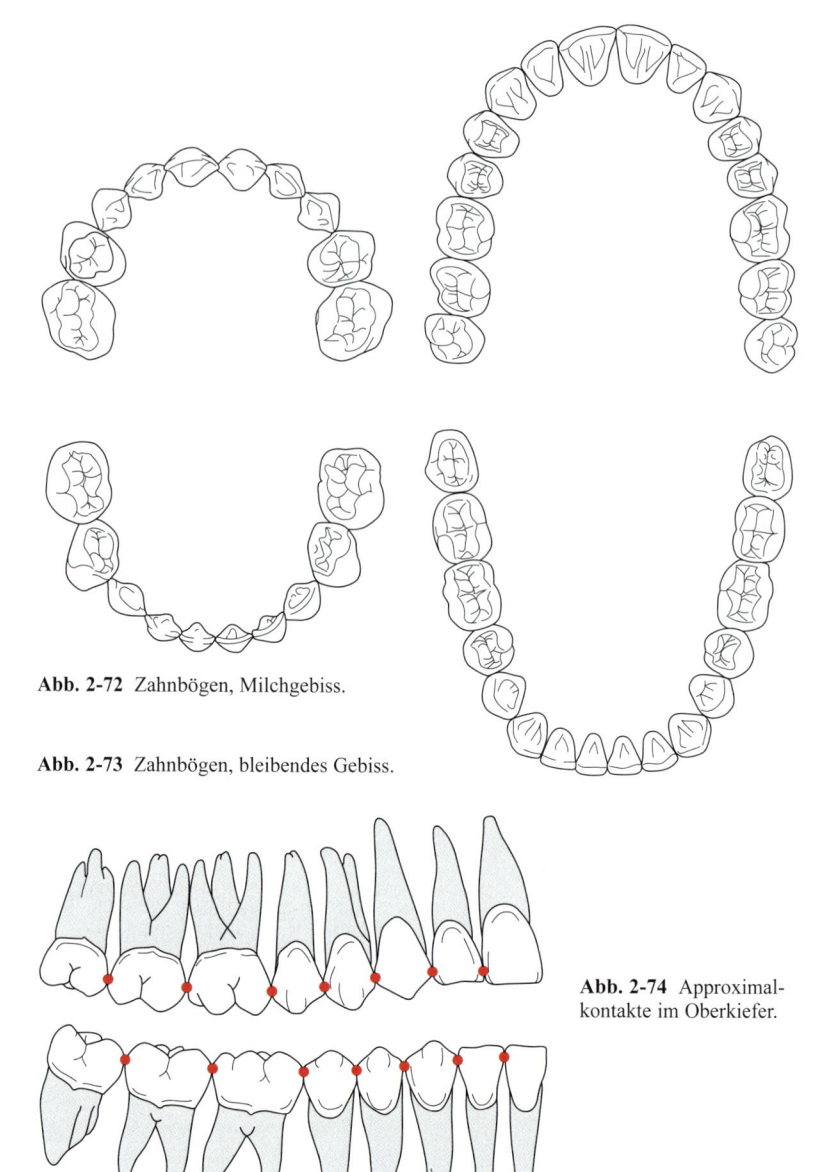

Abb. 2-75 Approximalkontakte im Unterkiefer.

2.7.1.1 Okklusionsebene

Unter dem Begriff Okklusionsebene (= Kauebene) versteht man eine gedachte Ebene, die durch den approximalen Berührungspunkt der unteren mittleren Schneidezähne (unterer Inzisalpunkt) und die Spitze der distobukkalen Höcker der zweiten unteren Molaren gebildet wird (Abb. 2-76).

2.7.1.2 Camper-Ebene

Die Camper-Ebene ist eine gedachte Ebene, die durch die Spina nasalis anterior und den oberen Rand des Porus acusticus externus rechts und links

Abb. 2-76 Kauebene.

Abb. 2-77 FH = Frankfurter Horizontale, CE = Camper-Ebene.

Abb. 2-78 Bipupillarlinie.

Abb. 2-79 Bonwill-Dreieck.

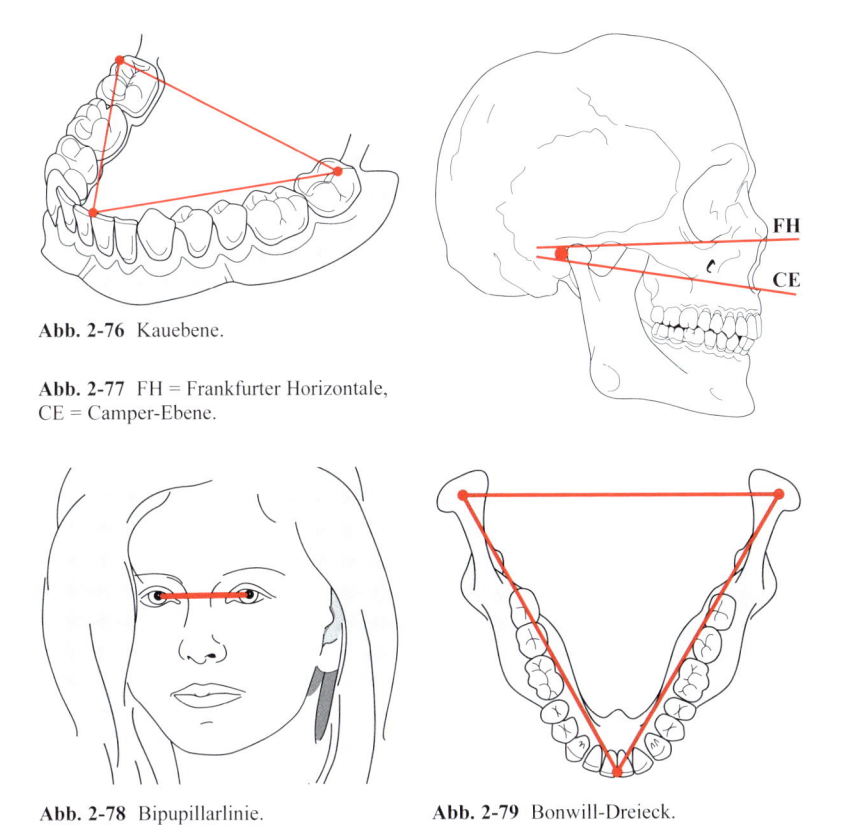

(Traguspunkt) verläuft (vgl. *Kobes* 1983). Sie liegt parallel zur Kauebene (Abb. 2-77).

2.7.1.3 Frankfurter Horizontale

Die Frankfurter Horizontale ist eine gedachte, durch den untersten Punkt des knöchernen Orbitarandes und den oberen Rand des Porus acusticus externus verlaufende Ebene. Zur Camper'schen Ebene bildet sie einen Winkel von 10 bis 15° (Abb. 2-77).

2.7.1.4 Bipupillarlinie

Die Bipupillarlinie ist eine gedachte, durch die Mitten beider Pupillen verlaufende Gerade (Abb. 2-78).

2.7.1.5 Bonwill-Dreieck

Unter Bonwill-Dreieck versteht man ein gleichschenkliges Dreieck, das als Eckpunkte den Inzisalpunkt und den Mittelpunkt der Kondylen aufweist (Abb. 2-79). Die Schenkellänge beträgt durchschnittlich rund 10 cm. Zur Kauebene bildet das Bonwill-Dreieck einen Winkel von 20–25° (sog. Balkwill-Winkel).

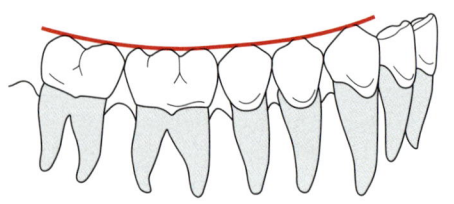

Abb. 2-80 Sagittale Kompensationskurve (Spee-Kurve).

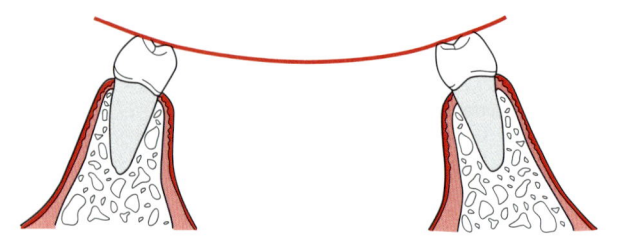

Abb. 2-81 Transversale Kompensationskurve (Wilson-Kurve).

2.7.1.6 Sagittale Kompensationskurve

Die sagittale Kompensationskurve (= sagittale Okklusionskurve, sagittale Verwindungskurve, Spee'sche Kurve) ist eine in mesio-distaler Richtung verlaufende Kurve, die von der Verbindungslinie der Höckerspitzen bzw. Kauflächen der Unterkiefer-Seitenzähne gebildet wird (Abb. 2-80). Nach *Spee* (1890) berührt diese Kurve die vordere Fläche des Kiefergelenkköpfchens; das Zentrum der Kurve liegt nach Spees Beschreibung etwa in der Mitte der Augenhöhle. Die sagittale Kompensationskurve ist bei der Aufstellung von künstlichen Zähnen von Bedeutung.

2.7.1.7 Transversale Kompensationskurve

Die transversale Kompensationskurve (Wilson-Kurve) ist eine in transversaler Richtung verlaufende Kurve, die von der Verbindungslinie der Höckerspitzen bzw. Kauflächen der Unterkiefer-Seitenzähne gebildet wird und aufgrund der Lingualneigung der Unterkiefer- sowie der Bukkalneigung der Oberkiefer-Seitenzähne zustande kommt (Abb. 2-81). Die transversale Kompensationskurve ist bei der Aufstellung künstlicher Zähne bedeutungsvoll.

2.7.2 Okklusion der Zahnreihen

[Vorbemerkung: Alle folgenden Definitionen entsprechen der von der Nomenklaturkommission der Arbeitsgemeinschaft für Funktionsdiagnostik innerhalb der Deutschen Gesellschaft für Zahn-, Mund- und Kieferheilkunde festgelegten Terminologie (Stand: November 1991). In eckigen Klammern werden weiterführende Erläuterungen sowie weit verbreitete, „inoffizielle" Bezeichnungen erwähnt.]

Unter Okklusion versteht man jeglichen Kontakt zwischen den Zähnen des Ober- und Unterkiefers. Dabei differenziert man Zahnkontakte, die ohne Bewegung des Unterkiefers zustande kommen (statische Okklusion), von Kontakten bei Unterkieferbewegungen (dynamische Okklusion). [Die dynamische Okklusion wurde früher auch „Artikulation" genannt.] Die statische Okklusion mit maximal erreichbarem Vielpunktkontakt zwischen Ober- und Unterkieferzähnen wird als maximale Interkuspidation bezeichnet. Die gewohnheitsmäßig eingenommene statische Okklusion nennt man habituelle Okklusion oder habituelle Interkuspidation [frühere Bezeichnung: „Schlussbiss"]. Sie kann, muss aber nicht mit der maximalen Interkuspidation zusammenfallen.

Diejenige Unterkieferposition, bei der sich die nicht-seitenverschobenen Kondylen bei physiologischer Kondylus-Diskus-Relation und physiologischer Belastung der beteiligten Gewebe in Bezug zur Fossa mandibularis kranio-ventral, also gegenüber dem Abhang des Tuberculum articulare, befinden [sog. „Gelenkzentrik"], wird als zentrische Kondylenposition bezeichnet. [Diese allein durch die Lage der Kondylen relativ zur Fossa mandibularis bestimmte Unterkieferposition – zum Teil „zentrische Kontaktposition" (ZKP) genannt – wird unabhängig von Zahnkontakten definiert.]

In der überwiegenden Zahl der Fälle (> 90 %) entspricht die zentrische Kondylenposition nicht der Position der Kondylen, die bei habitueller Interkuspidation auftritt. Bei letzterer Unterkieferposition, der sog. Interkuspidationsposition (IKP), liegen bei den meisten Personen die Kondylen weiter anterior, teilweise aber auch mehr retral.

Stimmen ZKP und IKP überein, so liegt eine Punkt-Zentrik („point centric") vor. In vielen Fällen sind die Kondylen aber weiter nach retral führ- bzw. bewegbar, als es der zentrischen Kondylenposition entspricht. Die dabei auftretende Kondylenlage („RUM-Position": „rearmost, upmost, midmost") ist unphysiologisch, weil das retrodiskale Gewebe komprimiert wird, und sollte daher für therapeutische Zwecke nicht angestrebt werden.

„Freiheit in der Zentrik" („freedom in centric") ist ein therapeutisches Okklusionskonzept. Hierunter versteht man die Möglichkeit, den Unterkiefer ohne Veränderung der Vertikaldistanz zwischen Ober- und Unterkiefer und unter Beibehaltung der Okklusionskontakte ca. 1 mm nach anterior zu schieben, bevor es zu einer Disklusion im Seitenzahnbereich kommt. Dieses Konzept wird bei der Herstellung von Stabilisierungsschienen (Michigan-Schienen) verwirklicht (Kap. 12.5.1).

2.7.3 Zahn-zu-Zahn-Beziehungen

Im Frontzahnbereich unterscheidet man in der habituellen Interkuspidation den vertikalen Überbiss („Overbite") der oberen über die unteren Inzisivi von der sagittalen Frontzahnstufe („Overjet"). Unter letzterer ist die Distanz zwischen dem labialen Teil der Schneidekante der oberen ersten Inzisivi und der Labialfläche der unteren ersten Schneidezähne definiert (Abb. 2-82).

Da der Unterkieferzahnbogen in der Regel kleiner als der Oberkieferbogen ist und die unteren Frontzähne schmaler sind als die oberen, haben bei nicht-unterbrochener Zahnreihe die Zähne im Seitenzahngebiet nicht mit nur einem, sondern mit zwei Zähnen des Gegenkiefers Kontakt (sog. Zahn-zu-zwei-Zahn-Okklusion) (Ausnahme: der am weitesten distal stehende

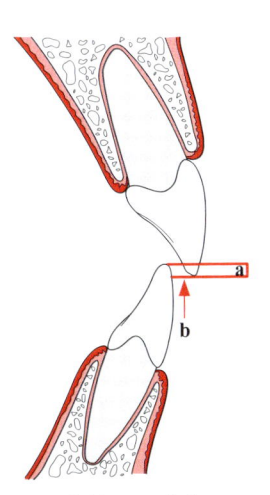

Abb. 2-82 a vertikaler Überbiss; **b** sagittale Frontzahnstufe.

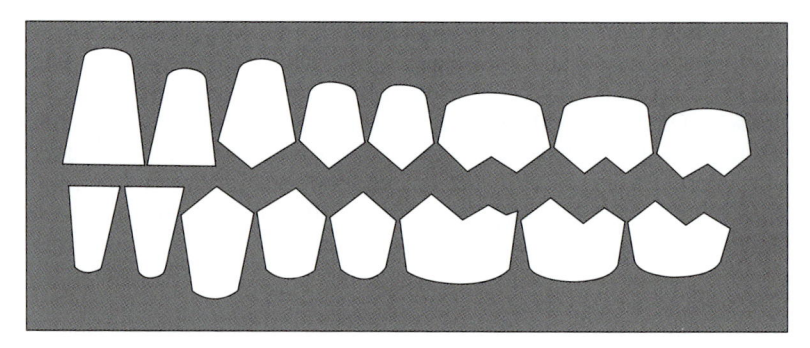

Abb. 2-83 Schematische Darstellung der Beziehung der Zähne in Ober- und Unterkiefer in maximaler Interkuspidation (nach *Schumacher* 1991).

obere Seitenzahn hat nur einen Antagonisten). Entsprechend unterscheidet man einen Hauptantagonist von einem Nebenantagonisten (Beispiel: Der untere zweite Prämolar hat als Hauptantagonist den oberen zweiten Prämolaren und als Nebenantagonist den oberen ersten Prämolaren) (Abb. 2-83, 2-86; vgl. Tab. 2-4).

Bezüglich der Zahnkontakte, die in habitueller bzw. maximaler Interkuspidation zwischen den Haupt- und Nebenantagonisten auftreten, unterscheidet man Höcker-Fossa- von Höcker-Randleisten-Kontakten. Das Prinzip des Höcker-Fossa-Kontakts ist in Abbildung 2-84 wiedergegeben. Im Bereich der Oberkiefer-Seitenzähne sind die tragenden Höcker (funktionelle Höcker, zentrische Höcker, Stampfhöcker) die palatinalen Höcker; im Bereich der Unterkiefer-Seitenzähne sind es die bukkalen Höcker. Die bukkalen Höcker im Ober- und die lingualen Höcker im Unterkiefer werden demgegenüber als nichttragende Höcker (nichtzentrische Höcker, Scherhöcker) bezeichnet. Die in bukkolingualer Richtung zwischen den Höckern des Ober- und Unterkiefers auftretenden Kontakte werden als A-, B- und C-Kontakte bezeichnet. A-Kontakte liegen zwischen den bukkalen Höckern der antagonistischen Zähne, B-Kontakte zwischen den tragenden Höckern und C-Kontakte zwischen den lingualen Höckern (Abb. 2-85).

Unter „Neutralbissstellung" versteht man eine Regelverzahnung der Seitenzähne in sagittaler Richtung. Dabei beißt der obere Eckzahn zwischen den unteren Eckzahn und den unteren ersten Prämolaren, während der obere erste Molar mit seinem mesiobukkalen Höcker in die zwischen mesio- und mediobukkalem Höcker liegende erste bukkale Hauptquerfissur (auch als mesiobukkale Interlobularfurche bezeichnet) des unteren ersten Molaren greift (Abb. 2-86). Stehen die Unterkiefer-Seitenzähne weiter mesial als normal, so liegt eine Mesialbissstellung vor (Abb. 2-87); im umgekehrten Fall ist eine Distalbissstellung vorhanden (Abb. 2-88 und 2-89). Veränderungen der Bissstellung im Sinne einer Mesial- oder Distalbissstellung werden in Prämolarenbreiten bzw. deren Bruchteilen angegeben. So spricht man zum Beispiel im Bereich der ersten Molaren von einer halben Prämolarenbreite Distalbissstellung, wenn dort eine Kopfbissrelation besteht. Eine Angabe in Millimetern ist nicht sinnvoll, weil dadurch Unterschiede der Zahngröße, die zwischen Individuen auftritt, nicht berücksichtigt würden.

Gebiss als Ganzes

Tab. 2-4 Okklusale Beziehungen der Arbeitshöcker bei Normokklusion.

Okklusionskontakte der *palatinalen* Höcker der *Oberkiefer*-Seitenzähne

1. oberer Prämolar	(4)	palatinaler Höcker	→	1. unterer Prämolar	(4)	distale Randleiste
				2. unterer Prämolar	(5)	mesiale Randleiste
2. oberer Prämolar	(5)	palatinaler Höcker	→	2. unterer Prämolar	(5)	distale Randleiste
				1. unterer Molar	(6)	mesiale Randleiste
1. oberer Molar	(6)	mesio-palatinaler Höcker	→	1. unterer Molar	(6)	zentrale Grube
		disto-palatinaler Höcker	→	1. unterer Molar	(6)	distale Randleiste
				2. unterer Molar	(7)	mesiale Randleiste
2. oberer Molar	(7)	mesio-palatinaler Höcker	→	2. unterer Molar	(7)	zentrale Grube
		disto-palatinaler Höcker	→	2. unterer Molar	(7)	distale Randleiste
				3. unterer Molar	(8)	mesiale Randleiste

Merke: Im Oberkiefer haben die Arbeitshöcker Randleisten-Kontakte (Ausnahme: die mesio-palatinalen Höcker des ersten und zweiten Molaren, hier haben die genannten Höcker Fossa-Kontakte).

Okklusionskontakte der *bukkalen* Höcker der *Unterkiefer*-Seitenzähne

1. unterer Prämolar	(4)	bukkaler Höcker	→	1. oberer Prämolar	(4)	mesiale Randleiste
2. unterer Prämolar	(5)	bukkaler Höcker	→	1. oberer Prämolar	(4)	distale Randleiste
				2. oberer Prämolar	(5)	mesiale Randleiste
1. unterer Molar	(6)	mesio-bukkaler Höcker	→	2. oberer Prämolar	(5)	distale Randleiste
				1. oberer Molar	(6)	mesiale Randleiste
		medio-bukkaler Höcker	→	1. oberer Molar	(6)	zentrale Grube
		disto-bukkaler Höcker	→	1. oberer Molar	(6)	distale
2. unterer Molar	(7)	mesio-bukkaler Höcker	→	1. oberer Molar	(6)	distale Randleiste
				2. oberer Molar	(7)	mesiale Randleiste
		disto-bukkaler Höcker	→	2. oberer Molar	(7)	zentrale Grube

Merke: Im Unterkiefer haben die Arbeitshöcker Randleisten-Kontakte (Ausnahme: der medio-bukkale Höcker des ersten Molaren und die disto-bukkalen Höcker des ersten und zweiten Molaren haben Fossa-Kontakte).

Kapitel 2

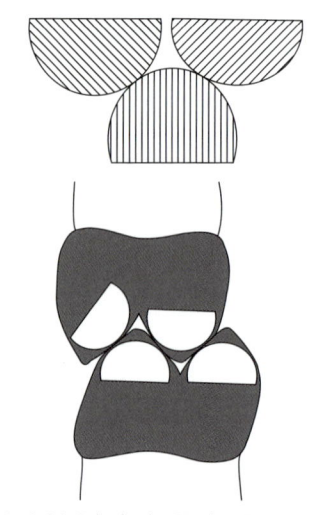

Abb. 2-84 Prinzip des Höcker-Fossa-Kontakts.

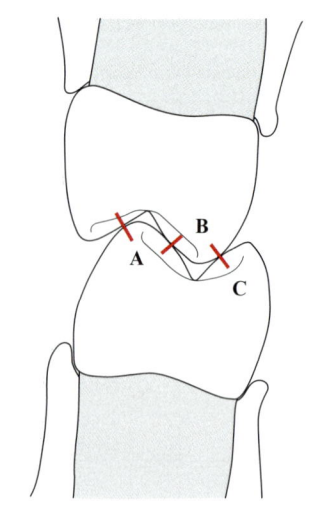

Abb. 2-85 A-, B- und C-Kontakte.

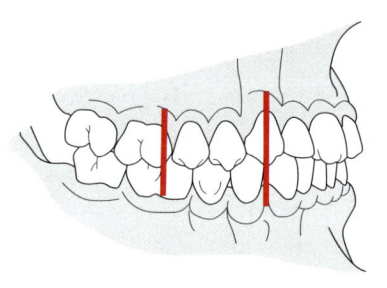

Abb. 2-86 Neutralbissstellung (Angle-Klasse I).

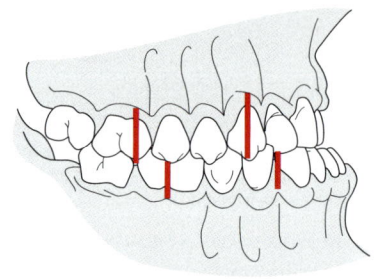

Abb. 2-87 Mesialbissstellung (Angle-Klasse III).

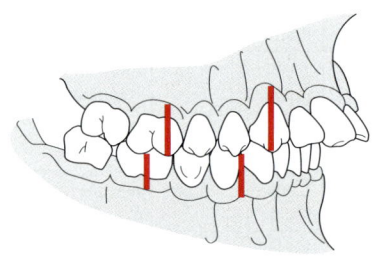

Abb. 2-88 Distalbissstellung mit protrudierter Oberkiefer-Front (Angle-Klasse II$_1$).

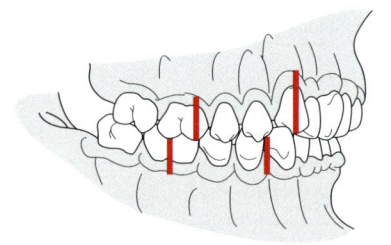

Abb. 2-89 Distalbissstellung mit retrudierter Oberkiefer-Front (Angle-Klasse II$_2$)

Von dem Begriff der Bissstellung ist der Begriff „Bisslage" zu unterscheiden, worunter man, unabhängig von der vorhandenen Bissstellung, die Lagebeziehung zwischen Ober- und Unterkiefer in habitueller Interkuspidation versteht. In transversaler Richtung stehen die oberen Seitenzähne im Regelfall weiter vestibulär als die unteren (Normalbiss). Sind die unteren Zähne hingegen weiter vestibulär als die oberen, so liegen umgekehrte Bissverhältnisse vor (Kreuzbiss); stehen sie sich genau gegenüber, so ist ein Kopfbiss vorhanden.

Gebiss als Ganzes 71

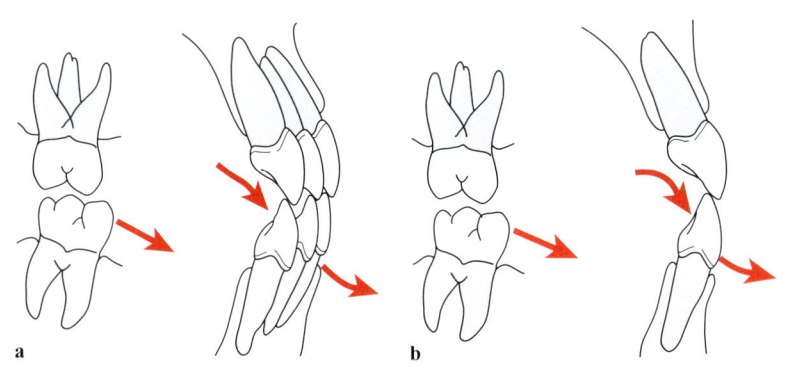

Abb. 2-90a Frontzahngeschützte Okklusion.

Abb. 2-90b Eckzahngeschützte Okklusion.

2.7.4 Okklusionskonzepte der dynamischen Okklusion

Generell werden vier Formen der dynamischen Okklusion unterschieden: frontzahngeschützte, eckzahngeschützte, unilateral balancierte und bilateral balancierte Okklusion.

2.7.4.1 Frontzahngeschützte Okklusion
[Frontzahn-Führung; Front-Eckzahn-Führung]
  Bei Bewegung des Unterkiefers nach ventral (Protrusion) sowie bei Bewegung einer Unterkieferseite von der Medianebene weg (Seitschub) kommt es nur an Ober- und Unterkiefer-Frontzähnen zu dynamischen Okklusionskontakten. Alle übrigen Zähne diskludieren sofort und sind daher vor nicht-axialen Schubkräften weitgehend geschützt (Abb. 2-90a).
  [Dieses Konzept wird, wenn immer möglich, beim festsitzenden Zahnersatz angestrebt.]

2.7.4.2 Eckzahngeschützte Okklusion [Eckzahn-Führung]
Bei Protrusion und Laterotrusion kommt es nur an den Ober- und Unterkiefer-Eckzähnen zu dynamischen Okklusionskontakten. Alle übrigen Zähne diskludieren sofort und sind daher vor nicht-axialen Schubkräften weitgehend geschützt (Abb. 2-90b).

2.7.4.3 Unilateral balancierte Okklusion [Gruppenführung]
Beim Seitschub führen alle Zähne auf der Arbeitsseite (Laterotrusionsseite), d. h., an allen Antagonistenpaaren (Eckzähne, Prämolaren, Molaren) der Laterotrusionsseite treten dynamische Okklusionskontakte – sog. Gruppenkontakt – auf (Abb. 2-91), während alle übrigen Zähne (Schneidezähne der Arbeitsseite, sämtliche Zähne der Nichtarbeitsseite) diskludieren. Auf dieses Okklusionskonzept wird häufig bei Teilprothesen zurückgegriffen, wenn eine frontzahngeschützte Okklusion nicht möglich ist.

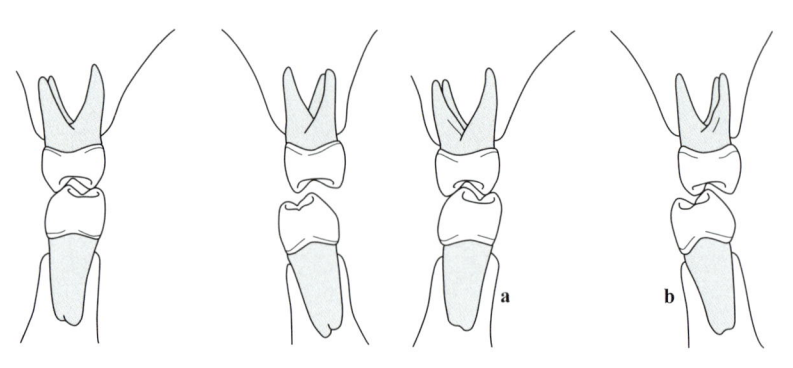

Abb. 2-91 Unilateral balancierte Okklusion.

Abb. 2-92 Bilateral balancierte Okklusion. **a** Mediotrusionsseite; **b** Laterotrusionsseite.

2.7.4.4 Bilateral balancierte Okklusion

Bei Unterkieferbewegungen treten sowohl auf der Arbeits- als auch auf der Balanceseite (Nichtarbeitsseite) dynamische Okklusionskontakte auf (Abb. 2-92). Dieses Okklusionskonzept wird typischerweise für Hybrid- und Totalprothesen gewählt, weil dadurch die Prothesen bei exzentrischen Bewegungen zusätzlich okklusal stabilisiert werden.

2.8 Anatomie: Stomatognathes System, Unterkiefer, Kaumuskulatur, Zungenbeinmuskulatur, Kiefergelenke

2.8.1 Stomatognathes System

Funktionell gesehen sind Zähne, Zahnhalteapparat, Kiefer, Kiefermuskulatur (Kaumuskulatur plus die am Unterkiefer ansetzende obere Zungenbeinmuskulatur) und Kiefergelenke nicht isoliert, sondern als eine Einheit zu sehen. Aus diesem Grund werden sie zusammen mit dem diese Strukturen steuernden zentralen Nervensystem unter dem Begriff „stomatognathes System" zusammengefasst. Für diesen Ausdruck werden zahlreiche Synonyme verwendet, wie zum Beispiel „Kauorgan", „Kausystem", „mastikatorisches System" oder „orofaziales System". Um die enge funktionelle Verbindung zur Halswirbelsäule hervorzuheben, spricht man bisweilen auch von einem kraniozervikalen System. Die Funktion des stomatognathen Systems, zu dem in seiner gesamten Breite auch die benachbarten bzw. mit ihnen in Zusammenhang stehenden anatomischen Strukturen (z. B. Schädelknochen, mimische Muskulatur, Zunge, infrahyale Muskulatur, intraorale Schleimhaut, Speicheldrüsen, Nerven, Blutgefäße, Lymphgefäße, Geschmacksrezeptoren) gezählt werden müssen, beschränkt sich nicht al-

Anatomie

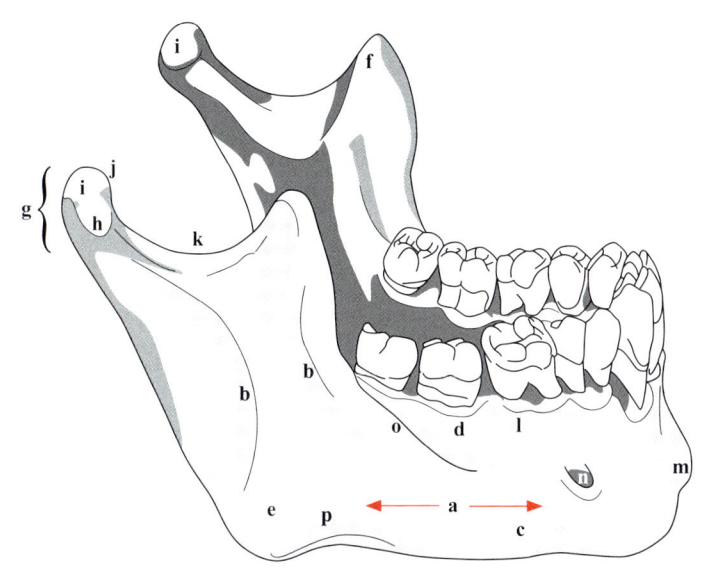

Abb. 2-93 Unterkiefer von lateral. **a** Corpus mandibulae ; ; **b** Ramus mandibulae ; **c** Basis mandibulae ; **d** Pars alveolaris; **e** Angulus mandibulae; **f** Processus coronoideus; **g** Processus condylaris; **h** Collum mandibulae; **i** Caput mandibulae; **j** Fovea pterygoidea; **k** Incisura mandibulae; **l** Juga alveolaria; **m** Protuberantia mentalis; **n** Foramen mentale; **o** Linea obliqua; **p** Tuberositas masseterica.

lein auf den Kauvorgang, sondern hat weitere wichtige Aufgaben zu erfüllen, so z. B. bei der Lautbildung, beim Atmen und bei der Wahrnehmung verschiedener Reize (z. B. Geschmack, Temperatur, Druck).

2.8.2 Unterkiefer

Der Unterkiefer ist der einzige bewegliche Knochen des Gesichtsschädels. Er besteht aus einem Unterkieferkörper und zwei aufsteigenden Ästen (Abb. 2-93), welche nicht absolut symmetrisch zueinander sind (*Türp* et al. 1998). Der Körper (Corpus mandibulae) setzt sich aus der Unterkieferbasis (Basis mandibulae) und dem Alveolarfortsatz (Pars alveolaris) zusammen. Letzterer ist von dem Vorhandensein von Zähnen abhängig; bei Zahnlosen ist er weitestgehend resorbiert. Am Kieferwinkel (Angulus mandibulae) geht der Unterkieferkörper jeweils rechts und links in den aufsteigenden Unterkieferast (Ramus mandibulae) über. Dieser endet kranial mit zwei Fortsätzen, dem Processus coronoideus (hier setzt der M. temporalis an) und dem Processus condylaris. Der Processus condylaris besteht aus einem Halsteil (Collum mandibulae) und einem Kopfteil (Caput mandibulae, Kondylus). An der ventralen Fläche des Processus condylaris befindet sich unterhalb des Caput mandibulae eine Vertiefung, die Fovea pterygoidea, in der beide Bäuche des M. pterygoideus lateralis inserieren. Zwischen Processus condylaris und Processus coronoideus verläuft eine nach kaudal gewölbte Knochenkante, die Incisura mandibulae (Abb. 2-93).

Kapitel 2

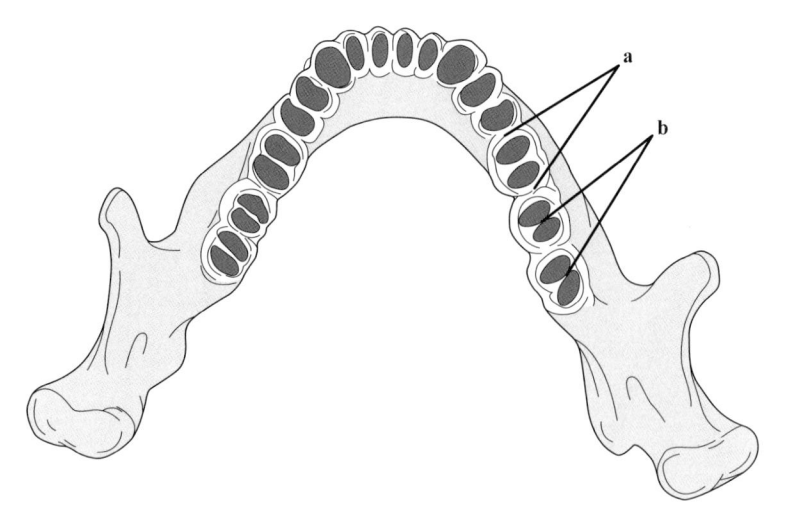

Abb. 2-94 Unterkiefer von kranial (Zähne frisch entfernt, daher Alveoleneingänge gut sichtbar). **a** Septa interalveolaria ; **b** Septa interradicularia.

In der Ansicht von vestibulär erkennt man, dass sich aufgrund des Platzbedarfs der Zahnwurzeln die Alveolen nach vestibulär vorwölben. Diese leichten Erhebungen an der Außenfläche der Alveolarfortsätze werden als Juga alveolaria bezeichnet. Im anterioren Teil des Unterkieferkörpers befindet sich vestibulär im Bereich der Basis mandibulae der Kinnvorsprung (Protuberantia mentalis), der rechts und links jeweils einen kleinen Höcker (Tuberculum mentale) bildet. Kaudal des zweiten Prämolaren liegt das Foramen mentale. Hier tritt der N. alveolaris inferior, ein wichtiger Ast des N. mandibularis, als N. mentalis aus. Im Bereich der Molaren erstreckt sich vestibulär eine Linea obliqua schräg nach dorsokranial Richtung Unterkieferast (Abb. 2-93). Im Kieferwinkelbereich liegt vestibulär die Tuberositas masseterica (Abb. 2-93). An dieser Rauigkeit setzt der M. masseter an. Betrachtet man die Pars alveolaris des Corpus mandibulae in der Aufsicht, so erkennt man, dass die Knochenfächer für die Aufnahme der Zähne (Alveoli dentales) einen Bogen bilden. Dieser wird als Arcus alveolaris bezeichnet. Die einzelnen Alveolen werden durch Knochenleisten (Septa interalveolaria) voneinander getrennt. Auch zwischen den Wurzeln mehrwurzeliger Zähne befinden sich Knochensepten (Septa interradicularia) (Abb. 2-94).

Lingual kann man im anterioren Bereich des Unterkiefers medial einen Knochenvorsprung erkennen, die Spina mentalis (Abb. 2-95). Hier haben der M. geniohyoideus und der M. genioglossus ihren Ursprung. Kaudal und lateral der Spina mentalis liegt die Fossa digastrica. In dieser Grube setzt der vordere Bauch (Venter anterior) des M. digastricus an. An der Linea mylohyoidea, die an der Innenseite des Unterkieferkörpers schräg nach oben Richtung Unterkieferast zieht, hat der M. mylohyoideus seinen Ursprung.

Gegenüber der Tuberositas masseterica befindet sich auf der lingualen Seite die Tuberositas pterygoidea (Abb. 2-95), an der der M. pterygoideus medialis inseriert. Durch das fast zentral an der Innenseite des

Anatomie

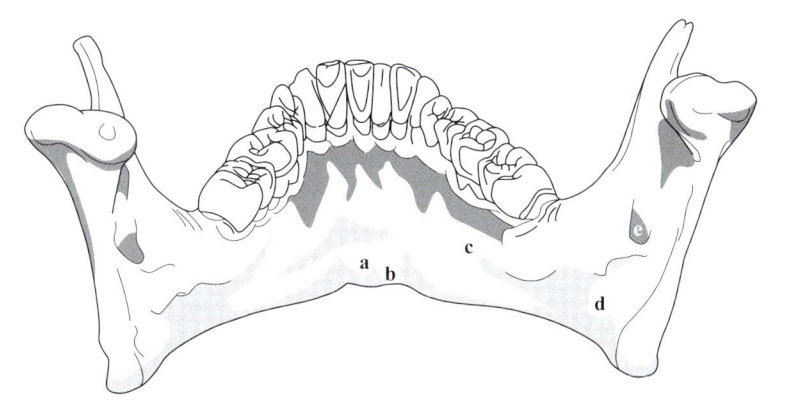

Abb. 2-95 Unterkiefer von dorsal; **a** Spina mentalis; **b** Fossa digastrica; **c** Linea mylohyloidea; **d** Tuberositas pterygoidea; **e** Foramen mandibulae.

Unterkieferastes lokalisierte Foramen mandibulae zieht der N. alveolaris inferior in den Canalis mandibulae des Unterkiefers. Diese Öffnung wird zum Teil von einer kleinen knöchernen Platte, der Lingula mandibulae, überdeckt.

2.8.3 Kaumuskulatur

Zur Kaumuskulatur werden vier paarige Muskeln gerechnet: M. temporalis, M. masseter, M. pterygoideus medialis und M. pterygoideus lateralis. Sie setzen alle am Unterkiefer an und sind daher – wie auch der Großteil der oberen Zungenbeinmuskulatur – direkt an den Bewegungen des Unterkiefers beteiligt. Die durch diese Muskeln hervorgerufenen Bewegungen lassen sich relativ leicht nachvollziehen, wenn man den topographischen Verlauf der Muskeln in allen drei Ebenen des Raumes kennt und wenn man weiß, wo Punctum fixum und Punctum mobile liegen: Prinzipiell führt ein sich zwischen zwei knöchernen Elementen erstreckender Muskel nur dann zu einer Lageveränderung dieser Elemente zueinander und damit zu einer Bewegung, wenn während der Kontraktion ein Knochenelement fixiert bleibt (Punctum fixum) und das andere die Möglichkeit hat, sich in seiner Position zu verändern (Punctum mobile). Im Falle der Kaumuskulatur liegt das Punctum fixum in den meisten Fällen jeweils an Knochenelementen des unbeweglichen Gesichtsschädels (Ursprung des Muskels), während sich das Punctum mobile am Unterkiefer befindet (Muskelansatz). Durch Kontraktion der Muskeln wird entsprechend der Verlaufsrichtung der Muskelfasern das Punctum mobile an das Punctum fixum angenähert, wodurch eine Bewegung des Unterkiefers ausgelöst wird. Das Zungenbein kann sowohl als Punctum fixum als auch als Punctum mobile wirken.

2.8.3.1 M. temporalis (Schläfenmuskel)

Der M. temporalis entspringt an der Fossa temporalis (Schläfengrube), die sich zwischen Linea temporalis und Jochbogen (Arcus zygomaticus) erstreckt. Ein weiterer Ursprung ist die innere Oberfläche der den Muskel

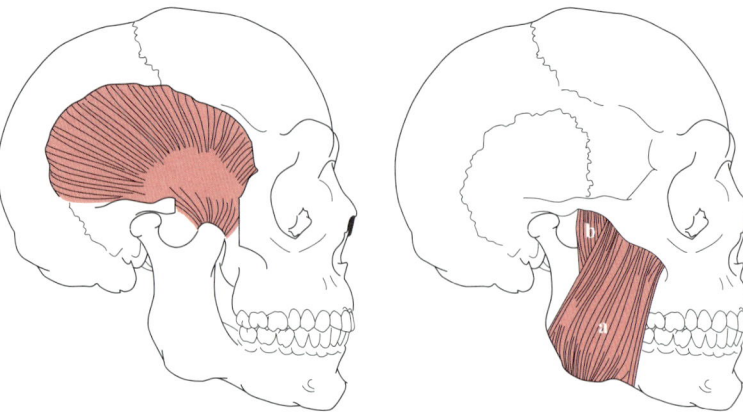

Abb. 2-96 M. temporalis.

Abb. 2-97 M. masseter. **a** Pars superficialis; **b** Pars profunda.

bedeckenden Fascia temporalis. Abhängig von der Verlaufsrichtung der Faserbündel des M. temporalis lassen sich nahezu horizontal verlaufende hintere Fasern von schräg angeordneten mittleren und vertikal verlaufenden vorderen Faseranteilen unterscheiden. Der Hauptteil des M. temporalis inseriert am Processus coronoideus des Unterkiefers (Abb. 2-96) und reicht bis in das Trigonum retromolare. Die hinteren Fasern setzen auch weiter dorsal bis abwärts zur tiefsten Stelle der Incisura mandibulae an. Die vorderen Faseranteile, die die Hauptmasse des Muskels ausmachen, inserieren demgegenüber zum Teil an der Vorderfläche des Processus coronoideus und des Ramus mandibulae.

Der M. temporalis bewirkt aufgrund des unterschiedlichen Verlaufs seiner Anteile verschiedene Bewegungen des Unterkiefers:
- Adduktion[1]/Elevation[2] (Kieferschluss)
- Retrusion (Bewegung nach dorsal)
- Laterotrusion
- Stabilisierung der Kiefergelenke bei Leer- und Mastikationsbewegungen (Abb. 2-100)

Der M. temporalis wird von den Nn. temporales profundi (aus N. mandibularis [N. V]) versorgt.

2.8.3.2 M. masseter (Kaumuskel)

Der M. masseter besteht aus einem nahezu senkrecht verlaufenden tiefen Anteil (Pars profunda) und einer größeren, schräg verlaufenden oberflächlichen Portion (Pars superficialis) (Abb. 2-97).

Die Pars superficialis entspringt von den vorderen zwei Dritteln des Jochbogens (Arcus zygomaticus) und setzt an der Außenfläche des Ramus

---

[1] Der Begriff „Adduktion" ist eine Ableitung von dem lateinischen Verb „adducere" – „heranführen". „Adduktion" bedeutet demnach „das Heranführen", in diesem Fall des Unterkiefers an den Oberkiefer.

[2] Der Begriff „Elevation" ist eine Ableitung von dem lateinischen Verb „elevare" – „emporheben". „Elevation" bedeutet demnach „das Emporheben", in diesem Fall des Unterkiefers in kraniale Richtung.

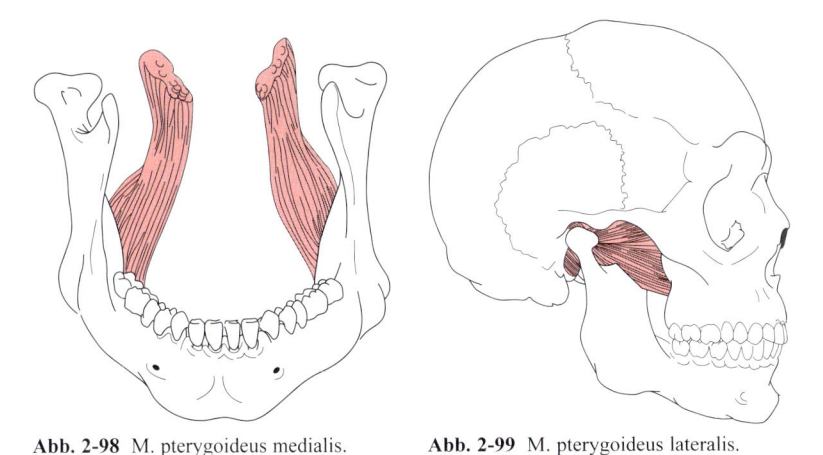

Anatomie

Abb. 2-98 M. pterygoideus medialis.   **Abb. 2-99** M. pterygoideus lateralis.

mandibulae im Bereich des Kieferwinkels (Angulus mandibulae) an (selten vorhanden: eine Tuberositas masseterica). Dabei verläuft dieser Muskelanteil schräg von ventral, kranial und lateral medialwärts nach kaudal und dorsal. Die hinteren zwei Drittel des Jochbogens sind der Ursprung der Pars profunda des M. masseter. Diese bei verschiedenen Individuen sehr unterschiedlich stark ausgebildete Portion setzt kranial des oberflächlichen Muskelanteils am Ramus mandibulae an, wobei die Fasern senkrecht oder leicht schräg nach kaudal und ventral sowie in medialer Richtung verlaufen. Der zwischen beiden Anteilen des M. masseter gebildete Winkel beträgt durchschnittlich 30 bis 40 Grad. Der M. masseter ist ein typischer Kieferschließer. Aufgrund seines Verlaufs bewirkt er bei beidseitiger Kontraktion außerdem einen Vorschub des Unterkiefers. Eine unilaterale Kontraktion führt demgegenüber zu einer geringen Laterotrusion der entsprechenden Unterkieferseite (vgl. Abb. 2-100). Innerviert wird der Muskel vom N. massetericus (aus N. mandibularis).

2.8.3.3   M. pterygoideus medialis (innerer Flügelmuskel)
Der mächtige M. pterygoideus – in älteren deutschsprachigen Lehrbüchern und im englischsprachigen Schrifttum auch als M. pterygoideus internus bezeichnet – entspringt in der Fossa pterygoidea, die zwischen dem medialen und lateralen Blatt des Flügelfortsatzes (Processus pterygoideus) des Keilbeins (Os sphenoidale) gelegen ist. Er setzt an der Innenseite des Unterkieferwinkels (Tuberositas pterygoidea) an und beschreibt einen schrägen Verlauf: von ventral, kranial und medial lateralwärts nach kaudal und dorsal (Abb. 2-98). Der Muskel bildet mit dem M. masseter eine funktionelle Muskelschlinge. Entsprechend seinem Verlauf ist er an der Adduktion und an der Protrusion des Unterkiefers beteiligt. Einseitige Kontraktion des M. pterygoideus medialis führt zu einer Mediotrusion der entsprechenden Unterkieferseite (Abb. 2-100). Innerviert wird der innere Flügelmuskel vom N. pterygoideus medialis (aus N. mandibularis).

2.8.3.4   M. pterygoideus lateralis (äußerer Flügelmuskel)
Der M. pterygoideus lateralis (M. pterygoideus externus) besteht aus einem

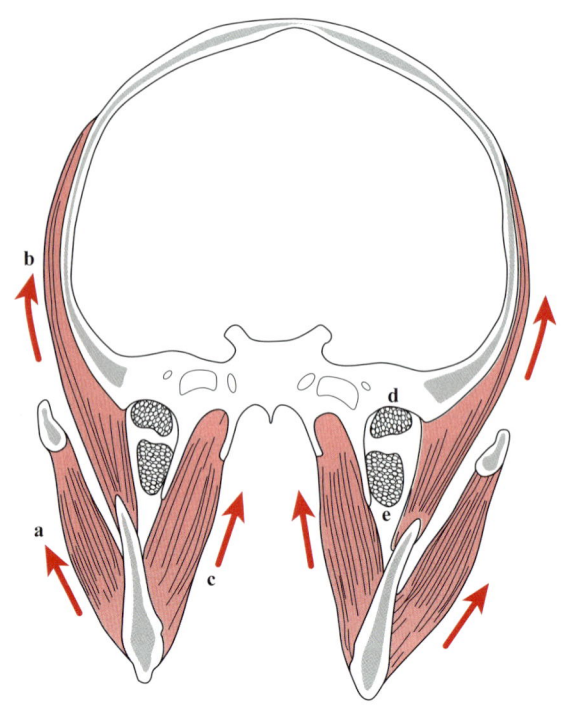

Abb. 2-100 Kaumuskeln im Frontalschnitt. **a** M. masseter; **b** M. temporalis; **c** M. pterygoideus medialis; **d** M. pterygoideus lateralis, Pars superior; **e** M. pterygoideus lateralis, Pars inferior.

oberen und einem unteren Kopf. Beide entspringen vom Keilbein (Os sphenoidale) (Abb. 2-99 und 2-100).

Der Ursprung des aus zwei Anteilen bestehenden oberen Kopfes ist die Unterfläche des großen Keilbeinflügels (Ala major ossis sphenoidalis). Der ungefähr dreimal größere untere Kopf hat seinen Ursprung am seitlichen Blatt (Lamina lateralis) des Flügelfortsatzes (Processus pterygoideus) des Keilbeins. Beide Köpfe ziehen in der zwischen Flügelfortsatz des Os sphenoidale und Unterkieferast gelegenen Fossa infratemporalis (Unterschläfengrube) nach dorsal und lateral und setzen in der Fovea pterygoidea des Processus condylaris des Unterkiefers an. Die obere Portion inseriert darüber hinaus auch (aber nicht ausschließlich) am Discus articularis. Der untere Bauch verläuft in dorso-lateraler Richtung im Gegensatz zum annähernd horizontal angeordneten oberen Bauch leicht kranialwärts. Die beiden Anteile des M. pterygoideus lateralis wirken funktionell unterschiedlich: Der stärkere untere Kopf leitet die Kieferöffnung ein, indem er den Kondylus nach ventral und kaudal zieht. Er ist auch an der Protrusion und, bei einseitiger Kontraktion, an der Mediotrusion der entsprechenden Unterkieferseite beteiligt. Der obere Kopf, der den Kondylus (und den Diskus) in ventrale Richtung bewegt, ist auch während des Mundschlusses aktiv. Während des Kauvorgangs soll ihm eine Stabilisierung des Kondylus und Diskus gegen das Tuberculum articulare bzw. die Eminentia articularis zukommen. Beim Kieferschluss soll er dem Zug der elastischen Fasern der

Lamina superior der bilaminären Zone des Diskus entgegenwirken und dadurch verhindern, dass der Diskus zu weit posterior zu liegen kommt.

Nicht selten lassen sich die Muskelfasern der beiden Pterygoideus-Lateralis-Köpfe im Bereich ihrer Ansätze nicht mehr unterscheiden, weil sie sich stark durchflechten (*Dauber* 1987).

Die Innervation des äußeren Flügelmuskels erfolgt durch den N. pterygoideus lateralis (aus N. mandibularis).

Zusätzlich zu den vier genannten Kaumuskeln sind beim Kauen, aber auch bei Leerbewegungen des Unterkiefers, die sog. akzessorischen Kaumuskeln aktiv. Dazu zählen zum einen Muskeln der (vom N. facialis innervierten) mimischen Muskulatur, vor allem der M. buccinator und der den Mund öffnende und schließende M. orbicularis oris, und zum anderen die Zunge (Lingua). Bei dieser kann man innere, für die Formveränderung zuständige Muskeln von äußeren Muskeln unterscheiden, welche eine Lageveränderung der Zunge bewirken. Die motorische Innervation der Zungenmuskulatur erfolgt durch den N. hypoglossus (N. XII).

2.8.4 Zungenbeinmuskulatur

Getrennt durch das Zungenbein (Os hyoideum), unterscheidet man die kranial dieses Knochens befindliche suprahyale Muskulatur von der kaudal angeordneten unteren Zungenbeinmuskulatur (infrahyale Muskulatur). Der oberen Zungenbeinmuskulatur kommt eine wichtige Rolle bei den Bewegungen des Unterkiefers, vor allem der Kieferöffnung (Abduktion), zu. Zur Gruppe der suprahyalen Muskeln zählen der M. mylohyoideus, der M. geniohyoideus, der M. digastricus und der M. stylohyoideus. An der Abduktion des Unterkiefers beteiligen sich vornehmlich der M. digastricus mit seinem vorderen Bauch, der M. geniohyoideus und der M. mylohyoideus.

Die infrahyale Muskulatur besteht aus dem M. omohyoideus, dem M. sternohyoideus sowie den tiefer gelegenen Muskeln M. thyreohyoideus und M. sternothyreoideus. Diese Muskeln (mit Ausnahme des M. sternothyreoideus) haben eine direkte Wirkung auf die Position des Zungenbeins.

2.8.4.1   M. mylohyoideus

Der M. mylohyoideus (Mundbodenmuskel), der in dorsaler Richtung leicht nach kaudal abfällt, bildet den Mundboden (Diaphragma oris). Sein Ursprung ist die Innenseite des Unterkiefers (Linea mylohyoidea). In einem von der Spina mentalis zum Zungenbeinkörper verlaufenden Bindegewebsstreifen, der Raphe mylohyoidea, laufen die Muskelfasern der rechten und linken Seite zusammen. Die dorsalen Fasern inserieren am Zungenbeinkörper. Innerviert wird der Muskel vom N. mylohyoideus (ein Ast des N. mandibularis). Die Funktion des M. mylohyoideus hängt davon ab, ob Unterkiefer oder Os hyoideum als Punctum fixum fungieren. In ersterem Fall, z. B. bei Fixierung (Stabilisierung) des Unterkiefers in habitueller Okklusion, wird bei Kontraktion des Muskels das Os hyoideum nach anterior und leicht nach kranial gezogen. Gleichzeitig werden Mundboden und Zunge leicht emporgehoben. Dies ist beispielsweise während des Schluckakts der Fall.

Wird demgegenüber das Os hyoideum durch Wirkung der infrahyalen Muskulatur in einer kaudalen bzw. posterioren Stellung fixiert, so wird der Unterkiefer, der in diesem Fall das Punctum mobile darstellt, bei Kontraktion des M. mylohyoideus nach kaudal und dorsal bewegt.

2.8.4.2 M. geniohyoideus (Kinnzungenbeinmuskel)

Der M. geniohyoideus entspringt an der Spina mentalis des Unterkiefers und setzt am Zungenbeinkörper an. Er liegt über dem M. mylohyoideus. Die Innervation erfolgt durch den N. hypoglossus (N. XII). Der M. geniohyoideus hat auf Unterkiefer und Zungenbein dieselbe Wirkung wie der M. mylohyoideus: Bei fixiertem Unterkiefer führt seine Kontraktion zu einer Verlagerung des Os hyoideum nach ventral (und kranial), bei fixiertem Zungenbein zu einer Bewegung vor allem des frontalen Unterkieferbereichs nach kaudal und dorsal.

2.8.4.3 M. digastricus (zweibäuchiger Muskel)

Der M. digastricus besteht aus zwei Bäuchen, einem vorderen (Venter anterior) und einem hinteren (Venter posterior). Der Muskel entspringt mit seinem hinteren Bauch in der Incisura mastoidea. Diese Rinne ist an der Unterseite des Schläfenbeins (Os temporale), medial vom Warzenfortsatz (Processus mastoideus), gelegen. Mit seinem kürzeren vorderen Bauch setzt er an der Fossa digastrica des Unterkiefers an. Zwischen beiden Muskelbäuchen befindet sich eine Sehne, die mit einer Faszienschlinge am kleinen Horn (Cornu minus) des Zungenbeins befestigt ist. Der hintere Bauch verläuft von seinem Ursprung in kaudale und leicht ventrale, der vordere in ventrale und leicht kraniale Richtung. Die Innervation des Venter anterior erfolgt durch den N. mylohyoideus (Ast des N. mandibularis), die des Venter posterior durch den N. facialis (VII. Hirnnerv). Bei fixiertem Zungenbein wird durch die Wirkung des vorderen Bauchs die Unterkieferfront nach kaudal und dorsal gezogen.

In habitueller Interkuspidation bewirkt der hintere Bauch, dass das Os hyoideum (in diesem Fall Punctum mobile) kranialwärts (und leicht nach dorsal) bewegt wird.

2.8.4.4 M. stylohyoideus (Griffelfortsatzzungenbeinmuskel)

Der M. stylohyoideus entspringt vom Processus styloideus (Griffelfortsatz) des Os temporale und zieht quasi als hintere Ergänzung des Venter posterior des M. digastricus nach kaudal und leicht nach ventral zum großen Horn (Cornu majus) des Zungenbeins. Der Muskel wird vom N. facialis (N. VII) innerviert. Aufgrund seines Verlaufs kann er das Zungenbein nach kranial (und dorsal) ziehen. Seine Hauptaufgabe scheint in einer Stabilisierung der Position des Os hyoideum zu bestehen.

2.8.4.5 Infrahyale Muskulatur

Die infrahyalen Muskeln können das Zungenbein nach kaudal ziehen und dieses stabilisieren. Zugleich limitieren sie den durch die suprahyalen Muskeln bewirkten Zug des Os hyoideum nach kranial.

2.8.5 Kiefergelenke

Die Kiefergelenke befinden sich vor dem äußeren Gehörgang (Meatus acusticus externus) und hinter der Wurzel des Jochbogens. Sie setzen sich aus Anteilen des Schläfenbeins (Fossa mandibularis und Tuberculum articulare bzw. Eminentia articularis) und des Unterkiefers (Kondylus), dem dazwischenliegenden Discus articularis, einer Gelenkkapsel und verschiedenen Bändern zusammen.

Beim Kiefergelenk (Articulatio temporomandibularis) handelt es sich um ein „echtes" Gelenk, eine Diarthrose (Spaltgelenk, Synovialgelenk). Generell sind Diarthrosen dadurch gekennzeichnet, dass knorpelbedeckte Gelenkflächen vorhanden sind, die durch einen Spalt voneinander getrennt sind. Die Gelenke werden durch eine Kapsel von der Umgebung abgetrennt. Auf diese Weise wird eine Gelenkhöhle gebildet, die mit Gelenkschmiere (Synovialflüssigkeit) gefüllt ist, welcher, neben ihrer Funktion als „Schmierflüssigkeit", Ernährungs- und Reinigungsaufgaben zukommen. Bei einigen Spaltgelenken sind darüber hinaus intraartikuläre Strukturen vorhanden, wie z. B. ein Meniskus oder ein Diskus (*Tillmann* 2003).

Auch wenn die Kiefergelenke in die Gruppe der Spaltgelenke eingereiht werden, weisen sie einige Besonderheiten auf, die ihre Einzigartigkeit unter den Gelenken des menschlichen Organismus unterstreichen. Dazu zählt beispielsweise, dass die Zähne Einfluss auf die räumliche Lage der Gelenkkomponenten und die Bewegungsmöglichkeiten der Gelenke ausüben. Auf weitere Besonderheiten wird im Folgenden hingewiesen.

Die Gelenkgrube wird durch die Fossa mandibularis (Fossa articularis, Fossa glenoidalis) gebildet. Sie ist an der Unterfläche der Pars squamosa (Schläfenbeinschuppe) des Os temporale gelegen. Die Knochenstruktur der Fossa mandibularis ist sehr dünn. Der dorsal der Hinterwand der Kiefergelenkgrube unmittelbar vor dem Meatus acusticus externus gelegene und sich nach kaudal erstreckende Knochengrat verbreitert sich in der Regel nach lateral und wird in diesem Bereich in der englischsprachigen Literatur als Tuberculum postglenoidale oder Processus postglenoidalis bezeichnet.

Betrachtet man das Schläfenbein von kaudal, so erkennt man, dass die Gelenkgrube in ihrem dorsalen Bereich lateral von der [nicht immer vorhandenen] Fissura tympanosquamosa (sie trennt die Pars squamosa von der Pars tympanica des Os temporale) und medial durch die Fissura petrosquamosa (sie trennt die Pars squamosa von der Pars petrosa [Felsenbein] des Os temporale) und die Fissura petrotympanica (Glaser-Spalte), die dorsal und in etwa parallel zur Fissura petrosquamosa verläuft, durchzogen wird (Abb. 2-101). Diese Fissuren teilen die Gelenkgrube in einen anterioren und einen posterioren Bereich. Der vordere, bis zum Tuberculum articulare (bzw. der Eminentia articularis) reichende Anteil bildet die

Gelenkfläche (Facies articularis) für den Gelenkkopf, den Processus condylaris. Der hintere Bereich ist zwar noch ein Teil des Gelenks, aber keine Artikulationsfläche; er gibt dem Weichgewebe des sog. retroartikulären Polsters, bestehend aus lockerem Bindegewebe, Fett, Venen und Nerven, eine Anlagefläche (*Dauber* 1988). Ventral schließt sich an die Fossa mandibularis das Tuberculum articulare (Gelenkhöckerchen) bzw.

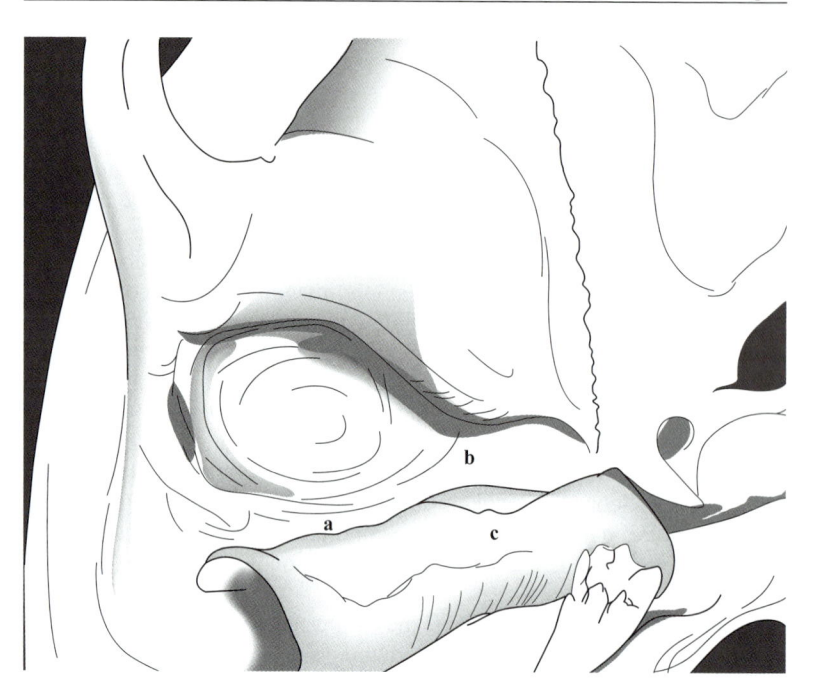

Abb. 2-101 Dorsaler Bereich der Fossa mandibularis von kaudal. **a** Fissura tympanosquamosa; **b** Fissura petrosquamosa; **c** Fissura petrotympanica.

die Eminentia articularis an. Im englischsprachigen Schrifttum wird die vordere Wand der Fossa mandibularis, die die eigentliche Gelenkfläche (Facies articularis) bildet, als Eminentia articularis bezeichnet und dem kleinen, lateral der Eminentia gelegenen knöchernen Höcker (Tuberculum articulare), der keine artikulierende Fläche darstellt, entgegengesetzt.

In der sagittalen Betrachtung erkennt man, dass Fossa mandibularis und Tuberculum articulare (bzw. Eminentia articularis) ein S-förmiges Profil bilden. Nach anterior geht die Eminentia articularis über ihren höchsten Punkt hinweg in das sog. Planum praeglenoidale über, auf das sich bei sehr weiter Kieferöffnung Kondylus und Diskus bewegen können (Abb. 2-102).

Der Gelenkkopf wird durch das Caput mandibulae (Kondylus, Kieferköpfchen) des Processus condylaris mandibulae gebildet. Der vordere Anteil und der Scheitelbereich des Caput mandibulae bilden dabei die eigentliche Gelenkfläche.

Im Unterschied zu den üblicherweise nur mit hyalinem Knorpel überdeckten Gelenkflächen von Spaltgelenken befindet sich in den Kiefergelenken über der Knorpelschicht eine dünne, zellreiche Proliferationsschicht, die wiederum von avaskulärem, kollagenfaserreichem Bindegewebe bedeckt ist. (Eine mit fibrösem Bindegewebe überzogene Gelenkfläche findet sich bei Spaltgelenken sonst nur noch im Sternoclavicular sowie im Akromioklavikulargelenk.) Im Bereich der artikulierenden Oberflächen des Kiefergelenks weisen diese Schichten einen größeren Durchmesser als in völlig unbelasteten Bezirken auf.

Zwischen den oben genannten Kiefergelenkanteilen des Os temporale und der Mandibula liegt eine Gelenkzwischenscheibe (Discus articularis).

Anatomie 83

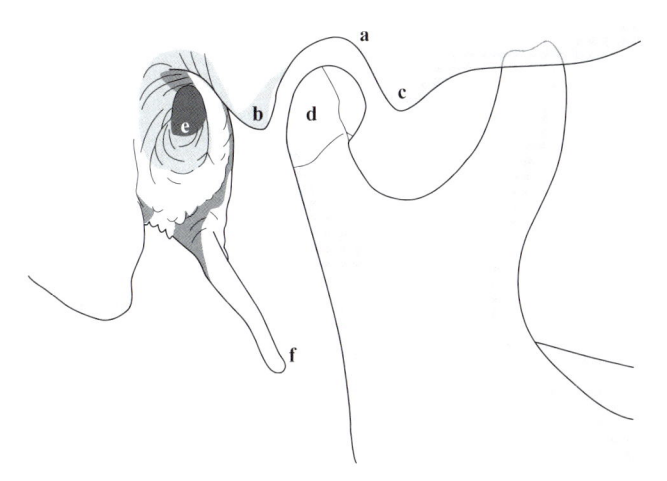

Abb. 2-102 Elemente eines Kiefergelenks und benachbarter Strukturen. **a** Fossa mandibularis ; **b** Processus postglenoidalis; **c** Eminentia articularis; **d** Caput mandibulae; **e** Meatus acusticus externus; **f** Processus styloideus.

Kapitel 2

Ein Discus articularis kommt im Körper sonst nur im Sternoclavikulargelenk und – unvollständig – im proximalen Handgelenk vor. Durch den Diskus wird das Kiefergelenk unter physiologischen Verhältnissen in zwei vollständig voneinander getrennte Gelenkkammern geteilt: Kranial der Gelenkzwischenscheibe befindet sich die diskotemporale, kaudal die diskomandibuläre Gelenkkammer (Abb. 2-103), die mit Gelenkschmiere (Synovialflüssigkeit) gefüllt sind. In der diskomandibulären Kammer findet eine Rotation des Kondylus gegenüber dem Diskus, in der diskotemporalen Kammer eine Translation des Kondylus-Diskus-Komplexes gegenüber der Eminentia articularis statt. Aufgrund dieser zwei Bewegungsarten (Rotationsbewegung, Translationsbewegung) kann ein Kiefergelenk als Doppelgelenk angesehen werden.

Beim Discus articularis unterscheidet man einen avaskulären, kollagenfaserreichen anterioren Teil von einem vaskularisierten posterioren Abschnitt (Abb. 2-103). Der anteriore Teil des Diskus besteht aus einem anterioren Band (ca. 2 mm dick), einer dünneren intermediären Zone (rund 1 mm dick) und einem posterioren Band (knapp 3 mm dick) und weist in seiner Gesamtheit eine bikonkave Form auf. Der posteriore Abschnitt ist reichhaltig vaskularisiert und innerviert und teilt sich dorsalwärts in zwei Blätter auf (bilaminäre Zone): Das obere, elastische Fasern enthaltende Blatt (Lamina superior oder Stratum superior) inseriert in der Fissura petrosquamosa und, sofern diese nicht verschlossen ist, in der Fissura tympanosquamosa (*Dauber* 1987), während das untere kollagenfaserreiche Blatt (Lamina inferior oder Stratum inferior) straff am Unterkieferhals (Collum mandibulae) befestigt ist. Zwischen den Blättern liegt das retroartikuläre Polster. Medial und lateral ist der Diskus über Diskusligamente („Kollateralbänder") an den medialen und lateralen Seiten (Polen) des Kondylus angeheftet; anterior steht er mit der Kiefergelenkkapsel und in vielen Fällen mit dem oberen Bauch des M. pterygoideus lateralis in Verbindung.

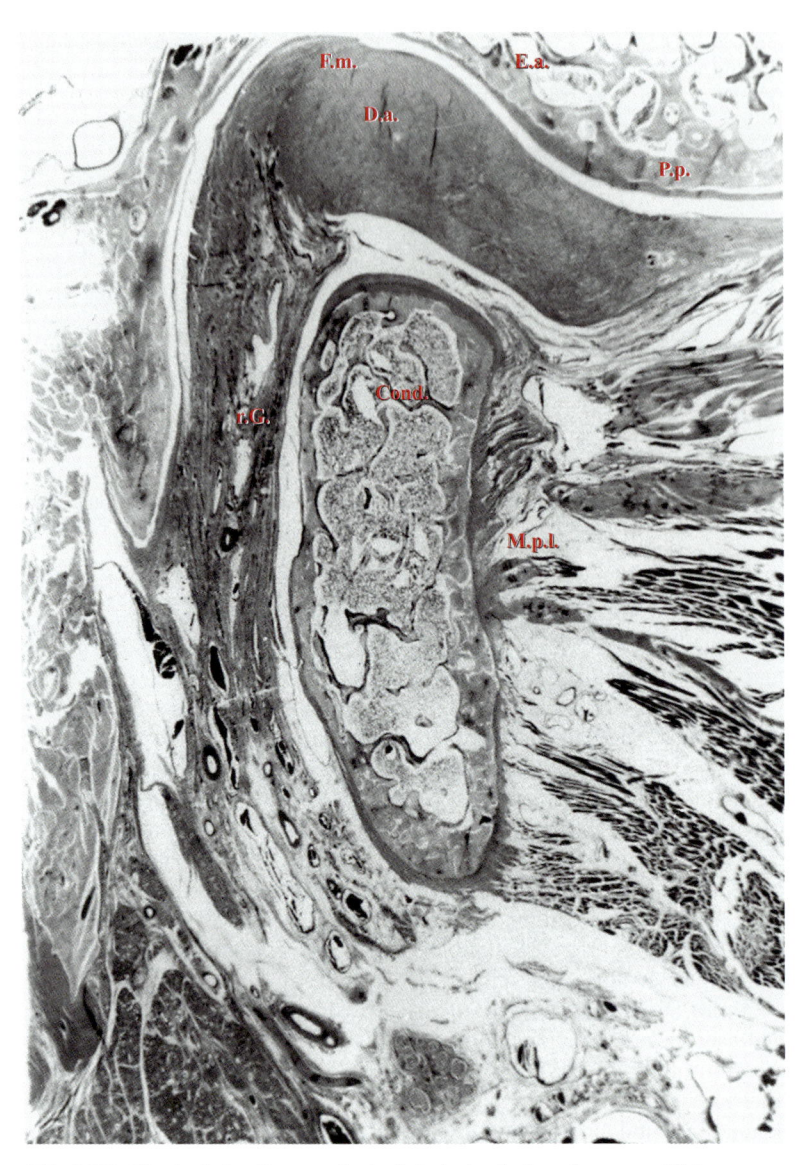

Abb. 2-103 Histologisches Präparat: Sagittalschnitt durch ein rechtes menschliches Kiefergelenk. Ansicht von lateral. Färbung: Goldner, Schnittdicke 12 µm. Cond.: Condylus mandibulae; F.m.: Fossa mandibularis; E.a.: Eminentia articularis; P.p.: Planum praegle- noidale; D.a.: Discus articularis; r.G.: retrodiskales Gewebe; M.p.l.: Fasern des M. pterygoideus lateralis (Präparat: Prof. Dr. *Alexander Puff*, Freiburg i. Br.). Aus *Türp J. C., Obrez A., Radlanski R. J.*: Anatomie und Ontogenese des menschlichen Kiefergelenks. In: *Alt K. W., Türp J. C.* (Hrsg.): Die Evolution der Zähne – Phylogenie, Ontogenie, Variation. Quintessenz, Berlin 1997.

Bei den meisten Menschen liegt in habitueller Interkuspidation der Discus articularis mit seiner intermediären Zone dem Kondylus wie eine Kappe auf. In der Betrachtung eines rechten Kiefergelenks von lateral schmiegt sich die Facies articularis des Kondylus in ihrer 12-Uhr-Position der posterioren Bande, in der 1-Uhr-Position der intermediären Bande an. Diese Angaben sind aber lediglich als Anhaltspunkte zu sehen, da häufig Variationen vorkommen, bei denen der Diskus z. B. weiter anterior liegt. Beim Öffnen und Schließen des Kiefers bewegen sich Kondylus und Diskus gemeinsam nach vorne. Dabei schiebt sich der Kondylus etwas weiter nach vorn als der Diskus.

In nicht wenigen Fällen kommen Variationen in der Kiefergelenk-Anatomie vor, ohne dass bei der betreffenden Person irgendwelche Symptome (Schmerzen, Funktionseinschränkungen) nachzuweisen sind oder ein Behandlungsbedarf besteht.

Umgeben wird das Gelenk von einer relativ weiten und mit Blutgefäßen und Nervenfasern reichlich versorgten Gelenkkapsel (Capsula articularis). Die Kapsel setzt am Schläfenbein und am Übergang des Caput zum Collum mandibulae des Unterkiefers an. Innen wird die Gelenkkapsel von einer Synovialmembran ausgekleidet. Die Kapsel erfährt durch zwei Bänder eine seitliche Verstärkung. Lateral zieht das relativ starke Lig. temporomandibulare (Lig. laterale) vom seitlichen Bereich des Tuberculum articulare in kaudaler und zum Teil leicht dorsaler Richtung zur lateralen Seite des Collum mandibulae. Das Lig. laterale ist nicht in allen Fällen vorhanden. Im medialen Bereich der Kapselwand befindet sich das schwächere Lig. mediale. Die Bänder werden aufgrund ihres Verlaufs bei leichter Kieferöffnung (Rotation) des Kondylus gespannt, bei weiterer Kieferöffnung (zusätzliche Translation des Kondylus) entspannt.

Weitere Bänder stehen nur indirekt mit dem Kiefergelenk in Zusammenhang. Sie werden im Gegensatz zu den vorher genannten intrinsischen Bändern teilweise auch als extrinsische Bänder bezeichnet: Das Lig. stylomandibulare, das sich vom Vorderrand des Processus styloideus des Os temporale nach kaudo-ventral zum hinteren Rand des Ramus mandibulae erstreckt, wird bei Protrusion gespannt und wirkt dadurch dieser Unterkieferbewegung entgegen. Das Lig. sphenomandibulare zieht von der Spina der Ala major des Os sphenoidale zur Lingula mandibulae. Es verläuft ebenfalls in kaudaler und ventraler Richtung und wird bei weiter Kieferöffnung gespannt. Es soll die in den Canalis mandibulae ziehenden Nerven und Blutgefäße bei der Kieferöffnung vor Kompression schützen. Zu den extrinsischen Bändern des Kiefergelenks wird in der Regel auch die Raphe pterygomandibularis gerechnet. Dabei handelt es sich um einen Sehnenstreifen, der sich zwischen dem Hamulus pterygoideus, einem am Ende der Lamina medialis des Processus pterygoideus (Flügelfortsatz) des Keilbeins gelegenen hakenförmigen Fortsatz, und der Unterkieferinnenseite erstreckt. Durch die Raphe wird der M. buccinator vom M. constrictor pharyngis superior getrennt. Die Bänder wirken demnach limitierend bei Extrembewegungen des Unterkiefers; eine Führung des Gelenks können sie aber nicht bewirken.

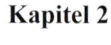

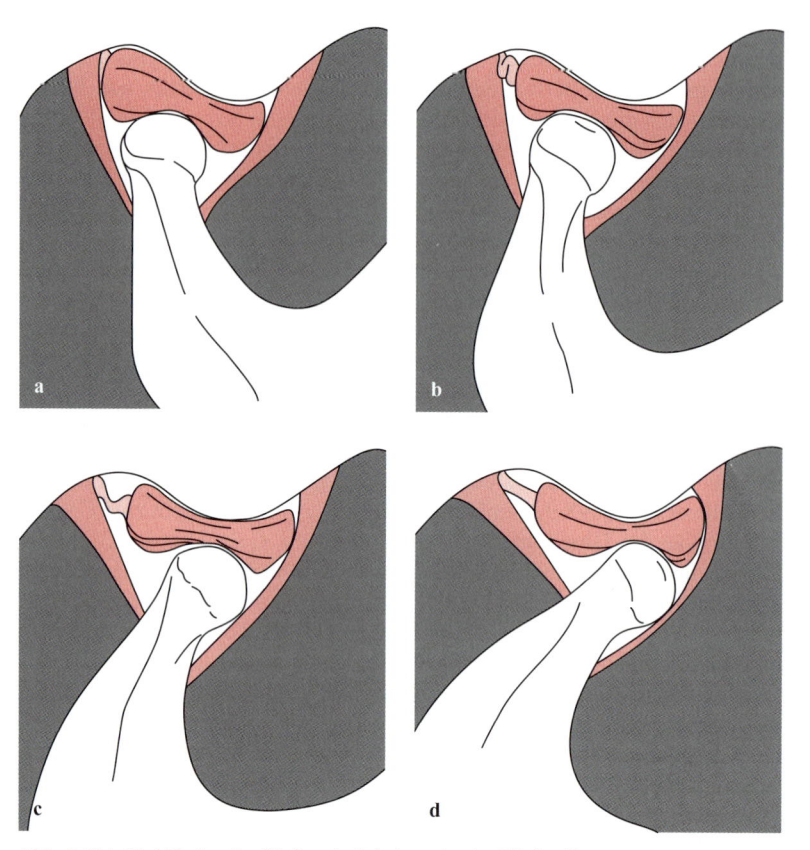

Abb. 2-104 Verhältnisse im Kiefergelenk bei maximaler Kieferöffnung. **a** Ausgangssituation; **b** initiale Öffnungsphase; **c** beginnende Rotation/Translation; **d** maximale Rotation/Translation (maximale Kieferöffnung).

2.8.6 Kieferbewegungen

2.8.6.1 Kieferöffnung und -schluss

Bei den Bewegungen des Unterkiefers unterscheidet man Leerlauf von Mastikationsbewegungen. Bei der initialen Kieferöffnung (15 bis 20 mm) steht die Dreh- bzw. Scharnierbewegung des Kondylus im Vordergrund, obwohl zugleich auch immer eine Translation stattfindet. Die Rotation findet in der unteren Gelenkkammer statt (diskomandibuläres Scharniergelenk). Die gedachte transversale Achse, um die sich die beiden Kondylen bei ihrer Rotation drehen, wird auch als Scharnierachse bezeichnet. Bei weiterer Kieferöffnung (ungefähr > 20 mm) kommt der körperlichen Bewegung (Translation) des Kondylus zusammen mit dem auf ihm befindlichen Discus articularis in anteriore Richtung eine immer größere Bedeutung zu (Gleit- oder Schlittenbewegung). Diese Bewegung vollzieht sich in der oberen Gelenkkammer (diskotemporales Gleitgelenk) (Abb. 2-104a bis d).

2.8.6.2 Asymmetrische Bewegungen

Neben Öffnungs- und Schließbewegungen (Abduktion; Adduktion) und Bewegungen in ventraler und dorsaler Richtung (Protrusion; Retrusion)

Anatomie

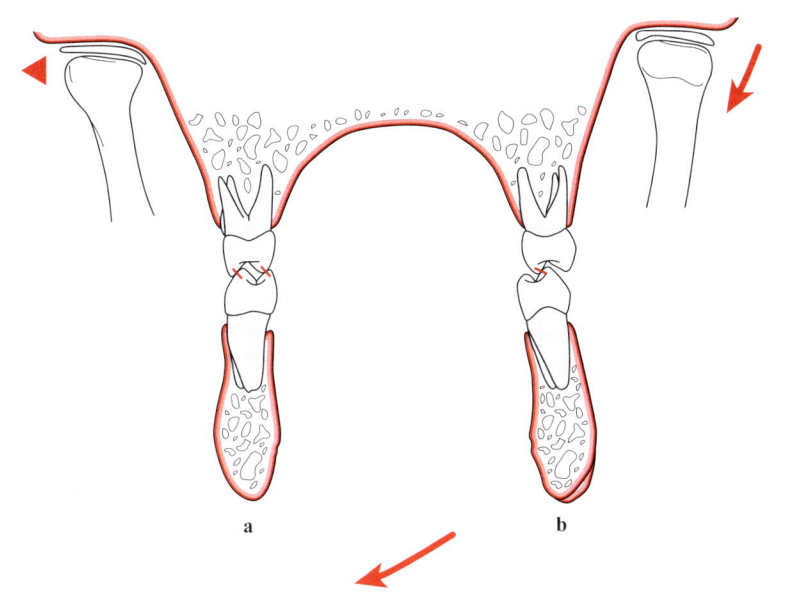

Abb. 2-105 Arbeits- und Nichtarbeitsseite. **a** Arbeitsseite; **b** Nichtarbeitsseite.

(symmetrische Bewegungen) kann der Unterkiefer auch Seitwärts- sowie kombinerte Bewegungen (asymmetrische Bewegungen) ausführen. Letztere Bewegungsmöglichkeiten treten typischerweise beim Kauen von Nahrung, aber auch bei exzentrischen Bewegungen im Zuge von Parafunktionen (z. B. Knirschen oder Pressen) auf. Diejenige Seite, in deren Richtung sich der Unterkiefer von der Medianebene weg nach lateral bewegt, wird als Arbeitsseite (Laterotrusionsseite, Kauseite) bezeichnet (Abb. 2-105).

Die der Arbeitsseite gegenüberliegende Seite, d. h. die Seite, die sich bei einer Seitwärtsbewegung zur Medianebene hinbewegt, ist die Nichtarbeitsseite (Mediotrusionsseite, Balanceseite, Leerlaufseite).

2.8.6.3 Grenzbewegungen des Unterkiefers

Aufgrund anatomischer Gegebenheiten (knöcherne und knorpelige Begrenzungen, Gelenkkapsel, Bänder) sind die Bewegungen des Unterkiefers limitiert.

Die Unterkiefer-Bewegungen erfolgen innerhalb bzw. entlang von Bewegungsgrenzen. Bewegungen, die die Bewegungsgrenzen darstellen, d. h. die maximalen Exkursionsbewegungen des Unterkiefers, werden als Grenzbewegungen bezeichnet. Im Zuge von Grenzbewegungen können Grenzpositionen (z. B. maximale Protrusion) eingenommen werden, die, sofern das Kiefergelenk und die Kaumuskulatur des Patienten keine Funktionsstörung aufweisen, durch eine relativ gute Reproduzierbarkeit gekennzeichnet sind. Die maximale Kieferöffnung beträgt durchschnittlich 40–60 mm, die maximale Protrusion 7–11 mm, der maximale Seitschub nach rechts und links jeweils 7–12 mm und die maximale Retrusion (sofern eine solche möglich ist) 0,5–1,5 mm. Das individuelle Ausmaß der Grenzbewegungen hängt, wie das aller Kieferbewegungen, von ver-

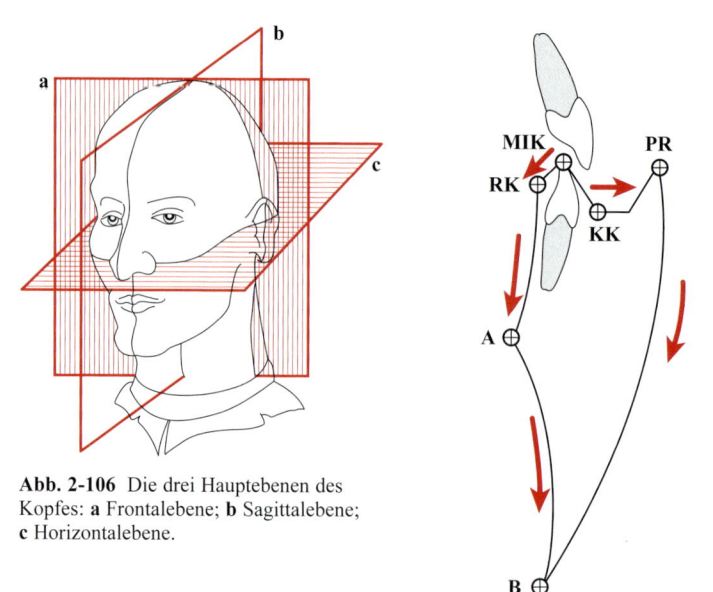

Abb. 2-106 Die drei Hauptebenen des Kopfes: **a** Frontalebene; **b** Sagittalebene; **c** Horizontalebene.

Abb. 2-107 Grenzbewegungen des Unterkiefer-Inzisalpunkts in der Sagittalebene (Posselt-Diagramm). **MIK**: Interkuspidationsposition und maximale Interkuspidation (maximaler Vielpunktkontakt); **RK**: maximal retrudierter Unterkiefer; **A**: maximale Kieferöffnung bei überwiegender Dreh-/Scharnierbewegung der Kondylen. Dies erfolgt bei gleichzeitigem (bewusstem) Rückschub des Unterkiefers; **B**: maximale Kieferöffnung bei kombinierter Dreh- und Gleitbewegung der Kiefergelenke; **KK**: Beginn des Kante-Kante-Kontakts der Frontzähne; **PR**: maximale Protrusion.

schiedenen Faktoren ab. Dazu zählen u. a. die Ausprägung der sagittalen Gelenkbahn, die Ausprägung der orofazialen Muskulatur und die Form und Stellung der Zähne. Bei bestimmten pathologischen Zuständen im Kiefergelenk und/oder der Kaumuskulatur ist die Bewegungskapazität des Kiefergelenks häufig eingeschränkt (s. Kap. 10).

Die Grenzbewegungen des Unterkiefers können in allen drei Ebenen des Kopfes (Abb. 2-106) dargestellt werden. In der Sagittalebene (Protrusion, Retrusion, Kieferöffnung, Kieferschluss) geschieht dies anschaulich mit Hilfe des sog. Posselt-Diagramms (Abb. 2-107). Dabei handelt es sich um die Bewegungsbahn, die vom Unterkiefer-Inzisalpunkt beschrieben wird.

Die Grenzbewegungen des Unterkiefers in der Horizontalebene (Protrusion, Retrusion, Seitschub) lassen sich in Form des sog. gotischen Bogens darstellen (Abb. 2-108). Darunter versteht man die vom Unterkiefer beschriebene Bewegungsbahn bei Vor-, Rück- und Seitschub.

Klassischerweise wird sie durch eine intraorale Stützstiftregistrierung bestimmt. Für diesen Zweck befindet sich (traditionell) im Oberkiefer in der Medianen eine Schreibspitze, im Unterkiefer eine Schreibplatte. Nach Aufzeichnung der maximalen Protrusion und Retrusion sowie der Laterotrusion nach rechts und links aus der retrudierten Position heraus entsteht ein Pfeilwinkel, dessen Spitze die muskulär bestimmte retrudierte Unterkieferposition darstellt. Die habituelle Unterkieferposition liegt in der Regel leicht hinter der Pfeilspitze (0,5–1,5 mm).

Die Grenzbewegungen des Unterkiefer-Inzisalpunkts in der Frontalebene sind in Abbildung 2-109 dargestellt.

Anatomie

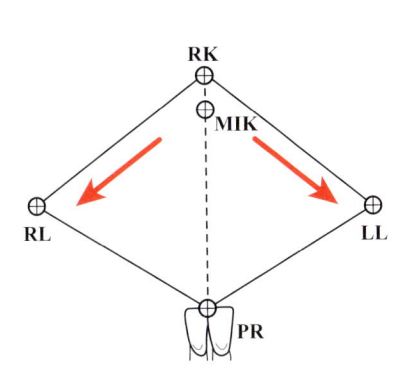

Abb. 2-108 Grenzbewegungen des Unterkiefers in der Horizontalebene. **MIK** maximale Interkuspidation (maximaler Vielpunktkontakt); **RK** maximal retrudierter Unterkiefer; **PR** maximaler Vorschub; **RL** maximale Lateralbewegung nach rechts; **LL** maximale Lateralbewegung nach links.

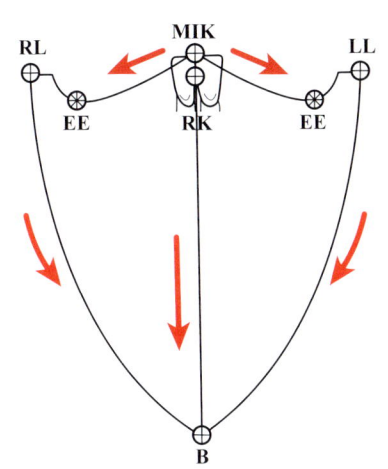

Abb. 2-109 Grenzbewegungen des Unterkiefer-Inzisalpunkts in der Frontalebene. **MIK** maximale Interkuspidation (maximaler Vielpunktkontakt); **RK** maximal retrudierter Unterkiefer; **B** maximale Kieferöffnung bei kombinierter Dreh- und Gleitbewegung der Kiefergelenke; **EE** Kontakt Eckzahnspitze-Eckzahnspitze; **RL** maximale Lateralbewegung nach rechts; **LL** maximale Lateralbewegung nach links.

Kapitel 2

Im Zusammenhang mit den Bewegungen des Unterkiefers können bestimmte Bahnen und Winkel beschrieben werden.

2.8.6.4 Sagittaler Gelenkbahnwinkel
Unter sagittaler Gelenkbahn bzw. sagittaler Kondylenbahn versteht man die vom Kondylus in der Sagittalebene beschriebene Gelenkbahn bei Protrusion. Der Winkel, der zwischen der sagittalen Kondylenbahnneigung und der Camper-Ebene gebildet wird, wird als Gelenkbahn- oder Kondylenbahnwinkel bezeichnet. Er beträgt durchschnittlich 33° (30 bis 35°). Wird der Winkel auf eine andere Schädelbezugsebene bezogen (z. B. auf die Frankfurter Horizontale), muss der Winkel zwischen dieser Bezugsebene und der Camper-Ebene bei Bestimmung des Gelenkbahnwinkels berücksichtigt werden.

2.8.6.5 Fischer-Winkel
Der in der Sagittalebene gemessene Winkel zwischen der sagittalen Gelenkbahn, die bei Protrusion entsteht, und der (steileren) Bewegungsbahn („Mediotrusionsbahn") des Kondylus der Nichtarbeitsseite (Nichtarbeitskondylus) bei Seitschubbewegungen wird als Fischer-Winkel bezeichnet (Abb. 2-110). Er beträgt durchschnittlich 5–10°.

2.8.6.6 Bennett-Winkel
Der in der Horizontalebene zu messende Winkel zwischen der Sagittalebene und der Verbindungslinie zwischen dem Anfangs- und einem Endpunkt auf

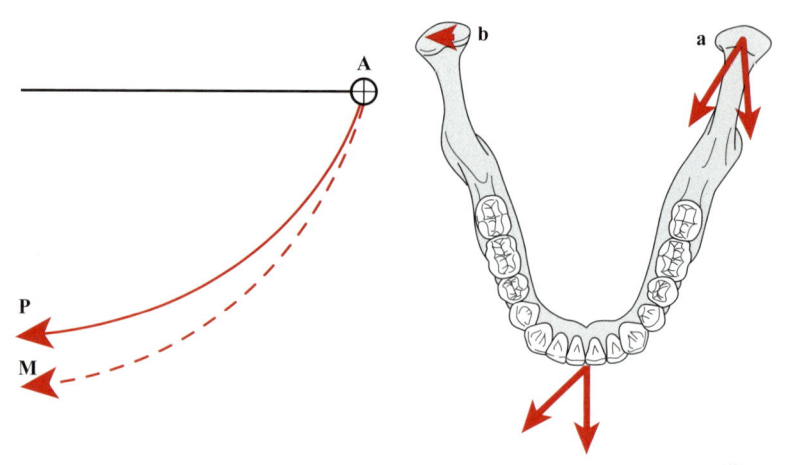

Abb. 2-110 Fischer-Winkel. **A** Ausgangsposition des Kondylus der Nichtarbeitsseite; **P** Endposition bei Protrusion; **M** Endposition bei Mediotrusion.

Abb. 2-111 Bennettwinkel. Bei einer Seitwärtsbewegung (nach rechts): **a** Kondylus der Balanceseite; **b** Kondylus der Arbeitsseite.

der Mediotrusionsbahn des Balancekondylus ist der Bennettwinkel (Abb. 2-111). Er beträgt durchschnittlich 15 – 20°.

2.8.6.7 Bennett-Bewegung

Das im Zuge einer Seitwärtsbewegung (z. B. beim Kauen) auftretende seitliche Versetzen des Unterkiefers Richtung Arbeitsseite wird als Bennett-Bewegung bezeichnet. Dabei beschreibt der Kondylus der Balanceseite (Nichtarbeitsseite, Mediotrusionsseite) eine deutlich größere Bewegungsbahn als der der Arbeitsseite. Vom Kondylus der Balanceseite („schwingender Kondylus", „Balancekondylus") wird vor der eigentlichen Unterkiefer-Seitwärtsbewegung häufig zunächst eine kleine initiale Medialverschiebung („immediate side shift") ausgeführt, woran sich eine nach anterior, medial und kaudal gerichtete kontinuierliche, synchron zur Unterkiefer-Lateralbewegung verlaufende Bewegung des Kondylus anschließt („progressive side shift"). Eine initiale Medialverschiebung ist jedoch nicht immer vorhanden.

Der Kondylus der Arbeitsseite führt demgegenüber neben einer Rotation eine in erster Linie nach lateral gerichtete Bewegung geringen Ausmaßes aus, die Bennett-Lateralbewegung (durchschnittlich ca. 0,75 mm). Sie entspricht dem „immediate side shift" der Balanceseite. Eine besondere Bedeutung erhalten die angegebenen Bewegungsbahnen und ihre Beziehungen untereinander, wenn Unterkieferbewegungen im Artikulator simuliert werden sollen. Je genauer sich die individuellen Verhältnisse in einem Artikulator berücksichtigen lassen (Einstellmöglichkeiten, Austausch bestimmter Teile), desto eher ist es möglich, okklusionsnahe Unterkieferbewegungen patientenähnlich zu simulieren (vgl. Kap. 15). Dies ist sowohl in der Diagnostik als auch in der restaurativen Behandlung von großem Vorteil.

Literatur

Alt K.W., Türp J.C.: Die Evolution der Zähne – Phylogenie, Ontogenie, Variation. Quintessenz, Berlin 1997

Ash M.M., Nelson S.: Wheeler's Dental Anatomy, Physiology, and Occlusion. 8. Aufl. Saunders, Philadelphia 2003.

Carlsson G.E., Haraldson T., Mohl N.D.: The dentition. In: Mohl N.D., Zarb G.A., Carlsson G.E., Rugh J.D.: A Textbook of Occlusion. Quintessence, Chicago 1988.

Dauber W.: Die Nachbarschaftsbeziehungen des Discus articularis des Kiefergelenks und ihre funktionelle Deutung. Schweiz Monatsschr Zahnmed 1987; 97: 427-437.

Fédération Dentaire Internationale (FDI): Two-digit system of designating teeth. Int Dent J 1971; 21: 104-106.

Garberoglio R., Brännström M.: Scanning electron microscopic investigation of human dentinal tubules. Arch Oral Biol 1976; 21: 355-362.

Henke W., Rothe H.: Paläoanthropologie. Springer, Berlin 1994.

Hillson S.: Teeth. Cambridge Manuals in Archaeology. Cambridge University Press, Cambridge 1986.

Ingle J.I., Bakland L.K.: Endodontics. 5. Aufl. Lea & Febiger, Philadelphia 2003.

Keil A.: Grundzüge der Odontologie. Borntraeger, Berlin 1966.

Kobes L.W.R.: Quellenstudie zu Petrus Camper und der nach ihm benannten Schädelebene. Dtsch Zahnärztl Z 1983; 38: 268-270.

Mühlreiter E.: Anatomie des menschlichen Gebisses. Arthur Felix, Leipzig 1870.

Peyer B.: Die Zähne. Ihr Ursprung, ihre Geschichte und ihre Aufgabe. Springer, Berlin 1963.

Puff A.: Zur funktionellen Anatomie des Kiefergelenkes. Dtsch Zahnärztl Z 1963; 18: 1385-1392.

Radlanski R.J.: Curriculum Orale Struktur- und Entwicklungsbiologie. Quintessenz, Berlin 2010.

Rateitschak K.H., Wolf H.F., Rateitschak E.M.: Parodontologie. 3. Auflage. Farbatlanten der Zahnmedizin. Band 1. Thieme, Stuttgart 2004.

Salaorni C., Palla S.: Condylar rotation and anterior translation in healthy human temporomandibular joints. Schweiz Monatsschr Zahnmed 1994; 104: 415-422.

Schroeder H.E.: Pathobiologie oraler Strukturen. 3. Aufl. Karger, Freiburg i. Br. 1997.

Schumacher G.-H.: Anatomie: Lehrbuch und Atlas. 2. Auflage. Barth, Leipzig-Heidelberg 1991.

Spee F. Graf: Die Verschiebungsbahn des Unterkiefers am Schädel. Arch Anat Entwicklungsgesch 1890; [ohne Bandnummer] 285-294.

Tillmann B. (Hrsg.): Rauber/Kopsch – Anatomie des Menschen. Band I. Bewegungsapparat. 3. Aufl. Thieme, Stuttgart 2003.

Türp J.C., Alt K.W.: Designating teeth: the advantages of the FDI's two-digit system. Quintessence Int 1995; 26: 501-504.

Türp J.C., Alt K.W.: Grundwissen der Odontologie: Topographie, Terminologie und Klassifikation. In: Alt K.W. und Türp J.C. (Hrsg.): Die Evolution der Zähne – Phylogenie, Ontogenie, Variation. Quintessenz, Berlin 1997, S. 451-470.

Türp J.C., Alt K.W., Vach W., Strub J.R., Harbich K.: Mandibular condyles and rami are asymmetric structures. Cranio 1998; 16: 51-56.

Zenker W.: Das retroartikuläre plastische Polster des Kiefergelenkes und seine mechanische Bedeutung. Z Anat Entwicklungsgesch 1956; 119: 375-388.

Weiterführende Literatur

Carlsen O.: Morphologie der Zähne. Deutscher Ärzte-Verlag, Köln 1990.
Lotzmann U.: Die Prinzipien der Okklusion. 2. Auflage. Neuer Merkur, München 1985.

3 Synoptisches Behandlungskonzept

3.1 Einleitung

Ziel eines modernen prothetischen Behandlungskonzepts sollte es sein, dem Zahnarzt einen Leitfaden an die Hand zu geben, welcher ihm ermöglicht, bei prothetisch zu rehabilitierenden Patienten zu einem optimalen Therapieresultat zu gelangen. Neben der rein prothetischen Vorgehensweise kommt dabei einer gewissenhaften präprothetischen Vorbehandlung sowie regelmäßigen Nachsorgen ein hoher Stellenwert zu, damit ein auf den Patienten und dessen Belange angepasstes individuelles Behandlungsoptimum zustande kommen kann.

Im Folgenden soll das Behandlungskonzept vorgestellt werden, das bei der prothetischen Versorgung des Lückengebisses (festsitzender, kombiniert festsitzend-abnehmbarer Zahnersatz) verfolgt wird. Das Vorgehen beim abnehmbaren (Hybrid- und Totalprothesen) und bedingt abnehmbaren Zahnersatz (implantatgetragene Brücken) wird in späteren Kapiteln erläutert.

3.2 Behandlungskonzept

(Behandlungsschritte je nach individuellen Erfordernissen des Patientenfalls)

A) Schmerzbehandlung

B) Anamnese
1. allgemeinmedizinisch
2. zahnärztlich

C) Befundaufnahme
1. extraorale Besonderheiten
   a) Sensibilität und Lymphknoten
   b) Asymmetrien
   c) Lachlinie und Zahnfarbe
   d) Sonstiges
2. intraorale Besonderheiten
   a) Mundschleimhaut
   b) Tonsillen und Speichel
3. dental/röntgenologisch
4. parodontal/röntgenologisch
5. funktioneller Kurzbefund

6. prothetisch (alter Zahnersatz)
7. instrumentell
   a) indirekte Okklusionsanalyse (Artikulator)
   b) diagnostisches Aufwachsen und
   c) diagnostisches Umstellen der Zähne

D) Diagnose
1. extraoral
2. intraoral
3. dental
4. parodontal
5. funktionell
6. prothetisch
7. röntgenologisch.

E) Prognose der Zähne
Alle Zähne werden nach „sicher", „zweifelhaft" und „hoffnungslos/nicht erhaltungswürdig" beurteilt, was entsprechende Konsequenzen für die Therapie hat (vgl. Kap. 5.5.2).

F) Weiterführende diagnostische und Behandlungsmaßnahmen, Behandlungsplanung

G) Behandlungsablauf
Die im Folgenden genannten Behandlungsschritte werden nicht bei jedem Patienten durchgeführt. Sie bilden lediglich eine Richtschnur für einen systematischen Behandlungsablauf.
1. **Systemische Phase** (Ziele: Schutz des Patienten und Behandlers)
   a) Erfassen der Risikopatienten
   b) Unterstützende Abschirmung mit Antibiotika
2. **Hygienephase** (Ziele: Herstellung hygienischer Mundverhältnisse, Evaluation der Mitarbeit des Patienten)
   a) Behandlung akuter Probleme
   b) Aufklärung (Ursachen und Wechselwirkungen bei Erkrankungen des stomatognathen Systems)
   c) Mundhygienemotivation
   d) Mundhygieneinstruktion
   e) Ernährungsberatung
   f) Zahnsteinentfernung/Zahnreinigung
   g) Beeinflussung der Plaque durch chemische Agentien
   h) Rekonturieren insuffizienter Füllungen, Entfernen abstehender Kronenränder und Korrektur von falsch gestalteten Brückenzwischengliedern
   i) Elimination grober Vorkontakte
   j) Provisorische Versorgung kariöser Läsionen und apikaler Aufhellungen
   k) Reparatur und provisorische Unterfütterung von abnehmbarem Zahnersatz
   l) Reevaluation der Hygienephase

3. **Präprothetische Vorbehandlung, Phase I** (Ziele: konservierende Vorbehandlung erhaltungswürdiger Zähne, Erarbeiten individuell optimaler Okklusionsverhältnisse)
   a) oralchirurgische Vorbehandlung
   b) Extraktion nicht-erhaltungswürdiger Zähne und strategische Extraktionen
   c) provisorische Versorgung, Schienung gelockerter Zähne
   d) Scaling und Root Planing
   e) endodontische Vorbehandlung
   f) konservierende Vorbehandlung, plastische und gegossene Aufbauten
   g) funktionstherapeutische Maßnahmen (Eingliederung von Aufbissschienen, Physiotherapie etc.)
   h) Kieferorthopädie
   i) orthognathe Kieferchirurgie
4. **Reevaluation der Vorbehandlung, Phase I**
   Nach 2 – 12 Monaten: Sind die Ziele der präprothetischen Vorbehandlung, Phase I, erreicht?
5. **Präprothetische Vorbehandlung, Phase II** (Ziele: Verbesserung der parodontalen Verhältnisse, Austesten der prothetischen Versorgung, Pfeilerzahnvermehrung)
   a) Gingivektomie, Gingivoplastik
   b) geführte Gewebsregeneration
   c) mukogingivale Chirurgie (z. B. freies Schleimhauttransplantat)
   d) modifizierte Widman-Lappenoperation
   e) apikaler Verschiebelappen (Kronenverlängerung)
   f) Tunnelierung, Hemisektion/Trisektion/Prämolarisierung, Wurzelamputation
   g) Wurzelspitzenresektion
   h) Kieferkammaufbau
   i) enossale Implantate
   j) Präparation und provisorische Versorgung der Pfeilerzähne, evtl. Langzeitprovisorium
   k) provisorische Versorgung zahnloser Kieferabschnitte
6. **Reevaluation der gesamten Vorbehandlung nach 2 – 12 Monaten**
   Folgende Ziele sollten vor der definitiven prothetischen Phase erfüllt sein:
   - Zähne: Karies saniert, avitale Zähne behandelt, apikale Läsionen saniert
   - Parodontium und periimplantäres Gewebe: Entzündungsfreiheit (kein Bluten auf Sondierung), 2 mm breite angewachsene Gingiva bei Pfeilerzähnen mit geplanten subgingivalen Kronenrändern
   - Kieferkamm: für Aufnahme des Zahnersatzes optimiert
   - Muskulatur und Kiefergelenk: beschwerdefrei
   - skelettale Verhältnisse: individuelles Optimum erreicht
7. **Prothetische Phase** (Ziel: definitive Versorgung)
   a) definitive Präparation und Provisorienherstellung
   b) Abformung
   c) extra- und intraorale Registrierung

Kapitel 3

d) Modellmontage im Artikulator
   e) Gerüstanprobe, Farbwahl
   f) Remontageabformung
   g) extra- und intraorale Registrierung
   h) Rohbrandanprobe
   i) Unterfütterungsabformung
   j) Remontageabformung
   k) extra- und intraorale Registrierung
   l) evtl. Probetragen
   m) definitives Eingliedern
8. **Plastische Chirurgie** (Ziel: Optimierung der Ästhetik)
   Korrekturen am Hart- und Weichgewebe im Kiefer-Gesichts-Bereich
9. **Nachsorge** (siehe Nachsorgebefundbogen)
   (Intervall 3-6 Monate)
   (Ziel: Aufrechterhaltung der oralen Gesundheit und der Funktionsfähigkeit des Zahnersatzes)
   a) Reevaluation der oralen Gesundheit (Berücksichtigung der Punkte B, C und D des Behandlungskonzepts)
   b) Remotivation
   c) Reinstruktion
   d) Zahnsteinentfernung
   e) Zahnreinigung
   f) Scaling und Root Planing
   g) Unterfütterung von abnehmbarem Zahnersatz
   h) Einschleifen der Okklusion

3.3 Diskussion

Die Umsetzung eines solchen Behandlungskonzepts in der zahnärztlichen Praxis wird im Wesentlichen durch drei Faktoren begrenzt:
1. Mitarbeit des Patienten
2. fachliches Können des Behandlers
3. wirtschaftliche Rahmenbedingungen.

ad 1. Mitarbeit des Patienten („Compliance")
Ohne entsprechende Motivation bzw. Motivierbarkeit des Patienten ist eine prothetische Sanierung des Lückengebisses mit Langzeiterfolg nicht möglich. Der Anteil von nicht-motivierbaren Patienten („Non-Compliance") lag in amerikanischen Studien der 1980er Jahre zwischen 11 bis 45 % (Übersicht bei *Wilson* 1987). In einer neueren internationalen Übersicht schwankte der Anteil von nicht-motivierbaren Patienten sogar zwischen 15 und 74 % (*Renvert* und *Persson* 2004), wobei niedriger sozialer Status und Angst vor der zahnärztlichen Behandlung die Compliance zu mindern scheinen. Nicht-motivierbare Patienten sollten mit einfacheren prothetischen Therapiemitteln versorgt werden, da auch ein erhöhter technischer Aufwand die Lebenserwartung des Zahnersatzes nicht verlängern kann (*Vermeulen* 1984).

Der motivierte und zahnbewusste Patient hingegen sollte mit den für seinen Fall bestmöglichen Mitteln behandelt werden, da es das Ziel ist, eine lebenslange Sanierung des Patienten zu erreichen. Die angestrebte Dauerhaftigkeit des Zahnersatzes rechtfertigt einen einmalig erhöhten Aufwand bei der Vorbehandlung und den Behandlungsmitteln. Auf lange Sicht betrachtet könnte ein solches Sanierungskonzept in Kombination mit einer regelmäßigen Nachsorge kostengünstiger sein als immer wiederkehrende Erneuerungen des Zahnersatzes.

ad 2. Fachliches Können des Behandlers
Der Zahnarzt muss in der Lage sein, seinen Patienten allein oder unter Beteiligung von Spezialisten (Parodontologe, Endodontologe, Kieferorthopäde, Kieferchirurg etc.) ein Gesamtsanierungskonzept anzubieten. Leider ist dies gegenwärtig noch längst nicht in allen zahnärztlichen Praxen der Fall. So standen in Deutschland im Jahre 2008 bei den in den gesetzlichen Krankenkassen versicherten Patienten etwa 0,92 Millionen abgerechnete Parodontalbehandlungen gut 11 Millionen durchgeführten Versorgungen mit Zahnersatz gegenüber (*Kassenzahnärztliche Bundesvereinigung* 2009).

Gegenüber den 1980er Jahren hat sich damit die Häufigkeit von Parodontalbehandlungen zwar mehr als verdoppelt, während Zahnersatzbehandlungen nahezu konstant geblieben sind. Dennoch beweist diese Diskrepanz, dass Zahnersatz immer noch häufig ohne parodontale Vorbehandlung eingegliedert wird.

Limitationen bestehen auch im Bereich der prothetischen Behandlungsplanung, wenn Patienten zum Beispiel mögliche adhäsiv- oder implantatprothetische Versorgungen nicht angeboten werden, weil sie nicht zum Behandlungsspektrum der Praxis gehören und eine Überweisung nicht erwogen wird.

ad 3. Wirtschaftliche Rahmenbedingungen
Es ist den Autoren bewusst, dass sowohl die geltenden Kassenverträge und Richtlinien als auch die Gebührenordnung für Zahnärzte der Verwirklichung des vorgestellten Behandlungskonzepts in der täglichen Praxis teilweise entgegenstehen. Dies betrifft zum einen die Ausklammerung oder Begrenzung wissenschaftlich anerkannter zahnärztlicher Behandlungsmethoden und -mittel (z. B. Prophylaxe- und Parodontalbehandlungen, funktionsdiagnostische Maßnahmen, Adhäsivbrücken, enossale Implantate etc.) und zum anderen auch die festgelegten Vergütungen, die vor allem im Rahmen der gesetzlichen Krankenversicherung keine individuelle Berücksichtigung des jeweiligen Patientenfalls zulassen. Unter diesen Rahmenbedingungen, zu denen sich noch der zeitliche Druck gesellt („Praxisstress"), können viele Arbeiten nur dann mit der zu fordernden Präzision und Sorgfalt ausgeführt werden, wenn deutliche Mindereinnahmen in Kauf genommen werden. Die Rahmenbedingungen sollten daher langfristig so verändert werden, dass das vorgestellte Behandlungskonzept auch in der täglichen Praxis verwirklicht werden kann. Anzustreben ist eine Verlagerung der therapeutischen Tätigkeit von Schmerzbehandlung, Teilbehandlung und Reparatur hin zu Prophylaxe, Gesamtsanierung und Nachsorge. Die in Deutschland zum 1. Januar 2005 eingeführten befundorientierten

Festkostenzuschüsse für Versorgungen mit Zahnersatz im Bereich des gesetzlichen Krankenversicherungssystems sind ein Schritt in die richtige Richtung, da Patienten nun auch andersartige und hochwertigere Versorgungsformen unter Einschluss von implantatgetragenen Zahnersatz wählen können, ohne die Festkostenzuschüsse der Krankenkasse zu verlieren. Leider grenzen die konkreten Festkostenzuschussregeln bestimmte Therapiemittel aus, obwohl sie wissenschaftlich anerkannt sind (*Gemeinsamer Bundesausschuss* 2009). Beispielhaft erwähnt seien einflügelige Adhäsivbrücken im Frontzahnbereich oder generell Adhäsivbrücken im Seitenzahnbereich (*Kern* und *Kerschbaum* 2007).

Unserer Meinung nach ist es aber gerade im Rahmen des Ausbildungsbetriebs an der Universität notwendig, ein synoptisches Behandlungskonzept zu vermitteln, das nicht vor allem auf den zum Teil kurzfristigen, oft budgetorientierten Richtlinien des gesetzlichen Krankenversicherungssystems basiert, sondern das es erlaubt, die Patienten nach einem individuell und medizinisch optimalen Therapiekonzept zu sanieren.

Literatur

Gemeinsamer Bundesausschuss: Richtlinie des Gemeinsamen Bundesausschusses zur Bestimmung der Befunde und der Regelversorgungsleistungen, für die Festzuschüsse nach §§ 55, 56 SGB V zu gewähren sind (Festzuschuss-Richtlinie). Siegburg 2009. Aktuelle Version abrufbar unter: http://www.kzbv.de.

Kassenzahnärztliche Bundesvereinigung (KZBV) (Hrsg.): Jahrbuch 2009. Statistische Basisdaten zur vertragszahnärztlichen Versorgung. Köln, Ausgabe 2009.

Kern M., Kerschbaum T.: Adhäsivbrücken. Gemeinsame Stellungnahme der DGZPW und DGZMK. Dtsch Zahnärztl Z 2007;62:621-623.

Vermeulen, A.H.: Een decennium evaluatie van partiële prothesen. Med Habil, Nijmegen 1984.

Wilson, Th.G.: Compliance. A review of the literature with possible applications to periodontics. J Periodontol 1987;58:706-714.

Renvert S., Persson G.R.: Supportive periodontal therapy. Periodontol 2000 2004;36: 179-195.

4 Anamnese

4.1 Einleitung

Ziele der medizinischen Anamnese sind:
- Erkennen von bestehenden und durchgemachten Erkrankungen des Patienten;
- Auskunft über die Heilungsbereitschaft des Organismus;
- Erfassen von Risikopatienten und von vor, während und nach der Behandlung möglicherweise auftretenden Komplikationen;
- Bereithalten von Notfallmedikamenten bei der Behandlung der entsprechenden Patienten;
- Beurteilung einer familiären Disposition;
- wenn möglich, Beurteilung des sozialen Umfelds des Patienten.

Neben unabhängig von in einem bestimmten Lebensalter auftretenden Erkrankungen oder gegen bestimmte Medikamente oder Materialien gerichtete Allergien gilt dabei ein besonderes Augenmerk dem alten Patienten. Drei Hauptgründe sind dafür zu nennen:
- Der Anteil der alten Menschen wird in Zukunft in der Gesamtbevölkerung weiter zunehmen.
- Mit einer erhöhten individuellen Lebenserwartung steigt das Auftreten von Allgemeinerkrankungen.
- Häufig sind mehrere Krankheiten gleichzeitig festzustellen (Multimorbidität), wobei die Wahrscheinlichkeit einer Interaktion der verschiedenen zur Behandlung eingesetzten Medikamente steigt.

Aufgrund der steigenden Lebenserwartung und des verbesserten Erhaltes von Zähnen auch im fortgeschrittenen Lebensalter werden alte Patienten künftig einen zunehmenden Anteil des Patientenklientels von Zahnärzten ausmachen. Damit erhöhen sich aber auch die Anzahl der Risikopatienten und die Möglichkeit des Auftretens von Komplikationen während der zahnärztlichen Behandlung. Vor diesem Hintergrund kommt der Erhebung einer ausführlichen Anamnese eine große Bedeutung zu; sie hilft, mögliche Komplikationen frühzeitig zu erkennen und möglichst zu vermeiden.

In dem hier vorgestellten Anamnesebogen (S. 101–104), der sich an den von *Rotgans* und *Duinkerke* (1982) vorgestellten Erhebungsbogen anlehnt, werden Angaben zur Allgemeinanamnese, zu Medikamenten (MED), Bluterkrankungen (BLU), Allergien (ALL), Herz-Kreislauf-Problemen (KRL), hormonellen Erkrankungen (HOR), Erkrankungen in Magen-Darm-Trakt, Leber und Nieren (VTr), rheumatischen Erkrankungen (RH), nervalen Erkrankungen (NS), seelischen Erkrankungen (SE), Erkrankungen des Respirationstrakts (RTr), Mundschleimhauterkrankungen (MSH) und infektiösen Erkrankungen (INF) gemacht. Alle vom Patienten angegebenen Informationen unterliegen der ärztlichen Schweigepflicht. Durch seine Unterschrift bestätigt der Patient die wahrheitsgetreue Beantwortung der Fragen.

Kapitel 4

Der Anamnesefragebogen dient nicht zuletzt auch dazu, auf eventuelle Zwischenfälle vorbereitet zu sein. Im Falle auftretender Komplikationen ist die Behandlung abzubrechen, und die entsprechenden Notfallmaßnahmen sind augenblicklich einzuleiten. Je nach Art und Schwere des Zwischenfalls ist gegebenenfalls ein Notarzt zu verständigen.

Eine zahnärztliche Behandlung ist nur bei akutem Behandlungsbedarf (Schmerzen, Unfall, etc.) Pflichtleistung. In allen anderen Fällen stellt die Zahnarztbehandlung eine Wahlleistung dar, die einen mental und körperlich kooperativen Patienten voraussetzt. Dies wiederum hat einen kalkulierbaren Gesundheitszustand zur Bedingung, der, wenn er zum Anamnesezeitpunkt nicht gegeben ist, zuvor im Rahmen der sog. systemischen Phase durch allgemeinmedizinische Maßnahmen geschaffen werden muss. Bei allen Patienten, die an einer Erkrankung leiden bzw. sich in medizinischer Behandlung befinden, kann eine Konsultation des behandelnden Arztes sinnvoll sein. Bei schweren Erkrankungen sollte dies obligat geschehen.

4.2 Erläuterungen zum Gesundheitsfragebogen

ALLGEMEINANAMNESE
Ist im Verlauf des letzten Jahres eine Änderung Ihrer Gesundheit aufgetreten?
Wann wurden Sie das letzte Mal von einem Arzt untersucht?
Werden Sie zurzeit allgemeinmedizinisch behandelt?
Wenn ja, weshalb?

Mit diesen einleitenden Fragen verschafft sich der Behandler einen Überblick über den allgemeinen Gesundheitszustand des Patienten. Name, Adresse und Telefonnummer des Hausarztes und weiterer behandelnder Fachärzte sollten zum Zwecke eventueller Rückfragen notiert werden, sofern dies im Rahmen der Aufnahme der Personalien noch nicht geschehen ist.

Waren Sie jemals schwer krank?
Waren Sie jemals in Krankenhausbehandlung?
Wurden Sie jemals operiert?
Ist Ihre Wundheilung normal?

Diese Fragen beziehen sich in erster Linie auf früher durchgemachte schwerere Erkrankungen, die für die aktuelle zahnärztliche Behandlung unter Umständen wichtig sein können. Durch gezieltes Nachfragen über Diagnose(n), Therapie(n) und aufgetretene Komplikationen (z. B. in Zusammenhang mit Anästhesie oder in Form von starken postoperativen Blutungen oder Infektionen) lassen sich weitere wichtige Informationen gewinnen. Wurde der Patient wegen eines bösartigen Tumors operiert, so muss dies unbedingt notiert werden (Gefahr der Bildung von Metastasen!).

Erläuterungen zum Gesundheitsfragebogen

Kapitel 4

Gesundheitsfragebogen

– Alle Angaben unterstehen der ärztlichen Schweigepflicht –

Bitte Zutreffendes ankreuzen!
Ja/Nein

ALLGEMEINANAMNESE

Ist im Verlauf des letzten Jahres eine Änderung in Ihrer
Gesundheit aufgetreten? _____ ☐ ☐
Wann wurden Sie das letzte Mal von einem Arzt untersucht? _____
Werden Sie zur Zeit allgemeinmedizinisch behandelt? _____ ☐ ☐
Wenn ja, weshalb? _____
_____

Waren Sie jemals schwer krank? _____ ☐ ☐
Waren Sie jemals in Krankenhausbehandlung? _____ ☐ ☐
Wurden Sie jemals operiert? _____ ☐ ☐
Ist Ihre Wundheilung normal? _____ ☐ ☐
Nur Frauen: Sind Sie schwanger? _____ ☐ ☐
Wenn ja, im wievielten Monat? _____

MED

Nehmen Sie gegenwärtig Medikamente? _____ ☐ ☐
Wenn ja, bitte ankreuzen:
Antibiotika (Penicillin, Sulfonamide) _____ ☐
Präparat/Dosierung: _____
Antigerinnungsmittel (Blutverdünner) _____ ☐
Präparat/Dosierung: _____
Medikamente gegen Bluthochdruck _____ ☐
Präparat/Dosierung: _____
Cortison oder Prednisonpräparate (Kortikoide) _____ ☐
Präparat/Dosierung: _____
Rheumamedikamente _____ ☐
Präparat/Dosierung: _____
Bisphosphonate _____ ☐
Präparat/Dosierung: _____
Beruhigungsmittel _____ ☐
Präparat/Dosierung: _____

Kapitel 4

Bitte Zutreffendes ankreuzen!
Ja/Nein

Schmerzmittel _____	☐
Präparat/Dosierung: _____	
Herzmedikamente _____	☐
Präparat/Dosierung: _____	
Nitroglycerinpräparate _____	☐
Präparat/Dosierung: _____	
Antidepressiva _____	☐
Präparat/Dosierung: _____	
Insulin/orale Antidiabetika _____	☐
Methadon _____	☐
Andere? _____	☐

BLU

Haben Sie irgendeine Bluterkrankung? (z. B. Anämie) _____	☐	☐
Bluten Sie lange bei Verletzungen? (Blutungsneigung) _____	☐	☐

ALL

Haben Sie eine Allergie? _____	☐	☐
Haben Sie je Hautjucken oder Hautausschläge bekommen? (z. B. auf Kosmetika) _____	☐	☐
Litten oder leiden Sie unter Heuschnupfen oder Asthma? _____	☐	☐
Hatten Sie je eine ungewöhnliche Reaktion auf Spritzen oder Medikamente? _____	☐	☐

Haben Sie je eine ungewöhnliche Reaktion mit folgenden Medikamenten und Materialien erlebt?

Penicillin _____	☐	☐
Schmerzmittel _____	☐	☐
Jod _____	☐	☐
Barbiturate _____	☐	☐
Metalle (Chrom, Nickel etc.) _____	☐	☐
Andere Substanzen _____	☐	☐

KRL

Hatten Sie jemals akutes Rheuma oder eine rheumatische Herzerkrankung? _____	☐	☐
Haben Sie einen angeborenen Herz- oder Herzklappenfehler? _____	☐	☐

Erläuterungen zum Gesundheitsfragebogen

Bitte Zutreffendes ankreuzen!
Ja/Nein

Haben Sie abnorme Herzgeräusche? _____ ☐ ☐
Haben Sie künstliche Herzklappen? _____ ☐ ☐
Tragen Sie einen Herzschrittmacher? _____ ☐ ☐
Hatten Sie jemals eine der folgenden Krankheiten oder Beschwerden?
Zu hoher Blutdruck? _____ ☐ ☐
Zu niedriger Blutdruck? _____ ☐ ☐
Endokarditis _____ ☐ ☐
Herzinfarkt (Wann?) _____ ☐ ☐
Angina pectoris _____ ☐ ☐
Herzschwäche (-insuffizienz) (z. B. Wasser in den Beinen) ____ ☐ ☐
Haben Sie Schmerzen in der Brust, wenn Sie sich anstrengen? ___ ☐ ☐
Sind Sie kurzatmig bei kleineren Anstrengungen? (z. B. Treppensteigen) ☐ ☐

HOR
Sind Sie zuckerkrank? (Diabetes mellitus) _____ ☐ ☐
Haben Sie eine Schilddrüsenerkrankung? _____ ☐ ☐
Nehmen Sie Hormonpräparate? (z. B. die „Pille") _____ ☐ ☐

VTr
Haben Sie in letzter Zeit ohne Diät an Gewicht abgenommen? ____ ☐ ☐
Haben Sie Magen-, Verdauungsbeschwerden, Verstopfung
oder Durchfall? _____ ☐ ☐
Haben (hatten) Sie ein Leberleiden (Hepatitis, Zirrhose),
eine Gallenerkrankung oder Gelbsucht? _____ ☐ ☐
Haben Sie eine Nierenkrankheit, ein Nierenleiden oder
einen krankhaften Harnbefund? _____ ☐ ☐
Hatten Sie eine Organtransplantation? _____ ☐ ☐

RH
Leiden Sie an rheumatischen Beschwerden? (Gelenkerkrankungen)? _ ☐ ☐
Sind Ihre Gelenke des Öfteren geschwollen? _____ ☐ ☐
Leiden Sie an Muskelschmerzen? _____ ☐ ☐

NS
Haben Sie je epileptische Anfälle gehabt? _____ ☐ ☐
Hatten Sie jemals Schwindel- oder Ohnmachtsanfälle? _____ ☐ ☐
Hatten Sie jemals einen Schlaganfall? _____ ☐ ☐

Kapitel 4

Bitte Zutreffendes ankreuzen!
Ja/Nein

SE

Haben Sie eine Angsterkrankung (z. B. Angst vor dem Zahnarztbesuch, engen Räumen oder Menschenansammlungen?) _____ ☐ ☐

Haben Sie eine Depression oder eine andere seelische Erkrankungen? ☐ ☐

Befinden oder befanden sie sich in psychologischer bzw. psychotherapeutischer Behandlung? _____ ☐ ☐

RTr

Husten Sie oft? _____ ☐ ☐

   Kommt dabei Schleim oder Blut hoch? _____ ☐ ☐

Haben Sie Bronchialasthma? _____ ☐ ☐

Hatten Sie je eine Stirn- oder Kieferhöhlenentzündung? _____ ☐ ☐

MSH

Leiden Sie oft unter Mundtrockenheit? _____ ☐ ☐

Leiden Sie unter Zungen- oder Wangenbrennen? _____ ☐ ☐

Leiden Sie an Aphthen, Herpes oder offenen Mundwinkeln? _____ ☐ ☐

INF

Leiden oder litten Sie an einer der folgenden Infektionskrankheiten? ☐ ☐
Wenn ja, bitte ankreuzen:

Hepatitis _____ ☐ ☐

Welche? _____

Wann? _____

HIV-Infektion oder AIDS _____ ☐ ☐

Seit wann? _____

Tuberkulose _____ ☐ ☐

Wann? _____

Geschlechtskrankheiten _____ ☐ ☐

Welche? _____

Wann? _____

Datum / Unterschrift des Patienten _____

© Abteilung für Zahnärztliche Prothetik, Albert-Ludwigs-Universität Freiburg, Freiburg 1993, 2004, 2010

Des Weiteren sind diese Patienten in jedem Fall nach einer durchgeführten oder geplanten Bestrahlung im Kopf-Hals-Bereich zu fragen. Weitere Informationen zu diesem Thema finden sich in der wissenschaftlichen Stellungnahme der DGZMK zur zahnärztlichen Betreuung von Patienten mit tumortherapeutischer Kopf-Hals-Bestrahlung (*Grötz* 2002).

Nur Frauen: Sind Sie schwanger?
Wenn ja, im wievielten Monat?

Während der Schwangerschaft ist die Aufrechterhaltung einer guten Mundhygiene wichtig („Schwangerschaftsgingivitis"). Ausgedehnte präprothetische Eingriffe und prothetische Behandlungen sollten auf die Zeit des zweiten Trimenon oder besser bis nach Beendigung der Schwangerschaft bzw. der Stillzeit verschoben werden. Medikamente sollten während der Schwangerschaft nur mit größter Vorsicht verabreicht werden. Ist eine Behandlung während der Schwangerschaft angezeigt, so ist eine Konsultation des Frauenarztes sinnvoll. Als Analgetikum ist Paracetamol zu empfehlen, als Antibiotika kommen Penicilline, Cephalosporine und Erythromycin in Frage.

Allerdings sind nicht nur bei den Penicillinen präparatabhängig unterschiedliche Indikationen bzw. Kontraindikationen in der Schwangerschaft vorhanden. So ist Sultamicillin (Unacid® PD oral) nur bei vitaler Indikation freigegeben, während Amoxicillin keine Einschränkungen aufweist. Im speziellen Fall ist die Freigabe bei Schwangeren durch Konsultation der entsprechenden Fachinformation zu prüfen. Das in der Zahnmedizin als Ausweichantibiotikum verwendete Clindamycin darf in der Schwangerschaft nicht verwendet werden.

Lokalanästhetika können bei Schwangeren wie gewohnt verwendet werden. Von der Anfertigung von Röntgenbildern ist im ersten Trimenon möglichst Abstand zu nehmen. Auch nach diesem Zeitraum sollten Röntgenaufnahmen bis zum Zeitpunkt der Entbindung nur äußerst zurückhaltend angefertigt werden. Sind Röntgenbilder bei Schwangeren notwendig, so ist das Anlegen eines doppelten Bleischutzes bei der Schwangeren empfehlenswert, um die Strahlenexposition des Embryos bzw. des Feten auf ein Minimum herabzusetzen.

MED
Nehmen Sie gegenwärtig Medikamente?

Beantwortet der Patient diese Frage mit „Ja", so wird er gebeten, das oder die aufgelisteten Medikamente anzukreuzen bzw. zu benennen. Die (regelmäßige) Einnahme von Medikamenten kann oftmals der einzige Hinweis für eine bestehende Allgemeinerkrankung sein. Unabhängig davon ist zu beachten, dass Medikamente Nebenwirkungen auf den Organismus ausüben oder aber in Kombination mit anderen Pharmaka zu Interaktionen (Verstärkung, Abschwächung oder Aufhebung der Wirkung, Auftreten unerwünschter Wechselwirkungen) führen können. In Zweifelsfällen ist es ratsam, den oder die Beipackzettel, die von *BZÄK* und *KZBV* (*Bundeszahnärztekammer* und *Kassenzahnärztliche Bundesvereinigung* 2006) herausgegebenen „Informationen über zahnärztliche Arzneimittel" oder die jährlich neu herausgebrachte Rote Liste zu Rate zu ziehen. Die Rote Liste existiert derzeit in einer kostenfreien Online-Version („http://www.rote-liste.de/Online"). Für einen entsprechenden Zugang muss zuvor jedoch ein sogenanntes „DocCheck"-Passwort beantragt werden, das den Benutzer als Angehörigen oder Studierenden eines der in Deutschland anerkannten Gesundheitsberufe ausweist („http://www.doccheck.com/de/").

Antibiotika

Eine längere Anwendung von Antibiotika kann in der Mundhöhle zu einer Störung der Flora und damit zu einer Vermehrung von Pilzen und zu einer Pilzinfektion (z. B. Candida-albicans-Infektion) führen. Eine massive Antibiotikatherapie kann u. a. zum Auftreten eines dicken braunen Zungenbelags bzw. einer „schwarzen Haarzunge" führen.

Antigerinnungsmittel (Blutverdünner)

Antikoagulantien, wie z. B. Marcumar® (Hoffmann-La Roche, D-Grenzach-Wyhlen), bewirken eine Gerinnungshemmung des Blutes. Sie werden beispielsweise nach einem Herzinfarkt, nach Herzklappenersatz, Herztransplantationen oder nach einem Schlaganfall (Apoplexie) therapeutisch zur Verhinderung einer unerwünschten Thrombenbildung verabreicht. Die Wirkung dieser Gerinnungshemmer wird regelmäßig durch die Bestimmung des Quickwertes oder des INR-Wertes (INR = International Normalisierte Ratio) überwacht. Der INR-Wert wird durch eine Umrechnungsformel mit Kalibrierung des verwendeten Thromboplastins am WHO-Referenz-Thromboplastin aus dem Quick-Wert ermittelt und ist der derzeit gebräuchlichere Wert zur Beschreibung der Gerinnungsfähigkeit. Der dimensionslose Normalwert liegt hierbei zwischen 0,9 und 1,2. Therapeutisch wird die INR abhängig von der individuellen Indikation zwischen 2,0 und 3,5 eingestellt. Höhere INR-Werte kommen also einer geringeren Gerinnungsfähigkeit des Blutes gleich. Die entsprechende fachliche Kompetenz des behandelnden Zahnarztes vorausgesetzt, sollten einfache zahnärztliche Eingriffe wie Zahnextraktionen oder unkomplizierte Osteotomien auch innerhalb des vorgenannten therapeutischen Bereiches durchgeführt werden. Vom Absetzen der antikoagulatorischen Therapie sollte der Behandler angesichts drohender potenziell tödlicher embolischer Komplikationen absehen.

Bei ausgedehnteren operativen Eingriffen mit erhöhter Blutungsgefahr kann der behandelnde Arzt um eine temporäre Absenkung des INR auf Werte von 1,6-1,9 gebeten werden. Eine eventuell notwendige zusätzliche Heparintherapie sollte dann ebenfalls durch diesen Arzt verordnet werden. Bei ausgedehnteren Eingriffen ohne Möglichkeit einer ausreichenden Blutstillung sollte eine stationäre Behandlung in Betracht gezogen werden. Das chirurgische Vorgehen sollte in allen Fällen möglichst atraumatisch erfolgen und der lokale Gerinnungsvorgang durch geeignete Methoden unterstützt werden (Einlage von Kollagenkegeln, Adaptation der Wundränder mit resorbierbarem Material, Verwendung eines Aufbissstupfers für eine Stunde, Verschluss von kleinen Blutungen mit Fibrinkleber, Eingliederung einer präoperativ hergestellten Tiefziehschiene als Verbandplatte o. ä.).

Bei der Verwendung von gefäßkontrahierenden Zusätzen in zahnärztlich verwendeten Lokalanästhetika ist zu beachten, dass eventuelle Blutungen mit einer Verzögerung auftreten können (*Schmelzeisen* 2002). Die zusätzliche Gabe von acetylsalicylsäurehaltigen Präparaten muss bei Patienten, die unter Antikoagulantientherapie stehen, wegen der erhöhten Blutungsgefahr vermieden werden, da die Gefahr lebensbedrohlicher Blutungen durch die zusätzliche Hemmung der Thrombozytenaggregation unkontrolliert ansteigen würde. Interaktionen von oralen Antikoagulantien mit zahnärztlichen Arzneimitteln sind möglich. So können Antiphlogistika bzw. Analgetika oder peroral zugeführte Antibiotika (Tetrazykline, Sulfonamide) eine Verstärkung der gerinnungshemmenden Wirkung bewirken (erhöhte Blutungsgefahr!), während Barbiturate nach mehrtägiger Anwendung den gerinnungshemmenden Effekt vermindern. Auch bei gleichzeitiger Verabreichung von Glukokortikoiden wird die Wirkung oraler Antikoagulantien abgeschwächt, wodurch die Gefahr der Entstehung von Thrombosen zunimmt.

Medikamente gegen Bluthochdruck

Auch viele Antihypertensiva weisen Nebenwirkungen, und in Kombination mit zahnärztlichen Medikamenten unerwünschte Wechselwirkungen auf. So kann es bei gleichzeitiger Zufuhr von Vasokonstringentien (Sympathomimetika) sowohl zu Abschwächungen als auch zu Verstärkungen der Wirkung kommen (Beipackzettel beachten!). Adrenalin zur lokalen Blutstillung am Zahnfleischsaum oder mit Adrenalin getränkte Retraktionsfäden sind daher bei Patienten mit Bluthochdruck kontraindiziert; als Alternative kommen mit Aluminiumsalzen imprägnierte Fäden in Betracht. Bei Patienten mit stark erhöhtem Blutdruck empfehlen sich Lokalanästhetika ohne gefäßverengenden Zusatz, z. B. Meaverin® 3 % (Rorer, D-Köln) oder Scandicain® 3 % (Astra Chemicals, D-Wedel). Alternativ, und generell bei Patienten, die mit Monoaminoxidase-(MAO-)Hemmern zur Behandlung eines Bluthochdrucks behandelt werden, kann auch Felypressin (Octapressin in Xylonest® 3 % [Astra Chemicals, D-Wedel]) verwendet werden.

Cortison oder Prednisonpräparate (Kortikoide)

Durch Glukokortikoide wie Cortison, Prednisolon und Prednison wird die körpereigene Abwehr gehemmt (Immunsuppression); Entzündungsreaktionen werden unterdrückt. Dies bewirkt eine Maskierung der typischen Zeichen einer Infektion. Kortikosteroide kommen vor allem zur Behandlung von Allergien (Asthma) und Gelenkrheuma häufig zur Anwendung. Auch chemotherapeutisch behandelte Tumor- und Transplantations-Patienten stehen zum Zwecke einer Immunsuppression in der Regel unter einer Kortikosteroid-Dauermedikation.

Schon nach relativ kurzer Zeit kann die Einnahme dieser Medikamente eine Atrophie und damit eine (sekundäre) Insuffizienz der Nebennierenrinde verursachen. Dadurch sind die entsprechenden Patienten kaum in der Lage, Stressbelastungen zu tolerieren. Bei psychischen Belastungen (Angst, Aufregung) kann es in solchen Fällen aufgrund des Mangels an endogen gebildeten Glukokortikoiden zu einem plötzlichen lebensbedrohlichen

Kapitel 4

Schock kommen. Durch Erhöhung der exogenen Kortikosteroidzufuhr kann eine in der Regel wirksame Vorbeugung erzielt werden. Zu beachten ist allerdings, dass nach einer solchen Medikation die Heilung verzögert ist. Größere (kieferchirurgische) Eingriffe sollten daher immer stationär durchgeführt werden. Wegen der vergrößerten Infektionsgefahr (Unterdrückung der körpereigenen Abwehr) sind bei „blutigen Eingriffen" in der Regel Antibiotika indiziert. Aufgrund der lokal immunsuppressiven Wirkung von kortikoidhaltigen Asthmasprays (z. B. Budesonid) kann es in der primär mit diesen Wirkstoffen exponierten Mundhöhle zu einem lokalen Candida-Befall (Soor) kommen. Patienten mit dieser Medikation sind dementsprechend engmaschig auf einen entsprechenden Befall hin zu untersuchen und gegebenenfalls mit Antimykotika zu therapieren (z. B. Nystatin oder Amphotericin-B).

Rheumamedikamente

Die Gabe von Antirheumatika wie Indometacin kann als unerwünschte Nebenwirkung u. a. zu Ulzera im Gastrointestinaltrakt sowie im Bereich der Mundschleimhaut zu einer verringerten Wundheilung führen, was an Schleimhautstellen, die Kontakt mit einer Prothese haben, Ulzerationen hervorrufen kann.

Bisphosphonate

Diese Wirkstoffgruppe (z. B. Pamidronat, Zoledronat) wird für die Therapie sowohl von Knochentumoren bzw. Knochenmetastasen als auch der Osteoporose verwendet. Eine bekannte Nebenwirkung dieser Substanzen sind jedoch Nekrosen des Kieferknochens (ONJ = osteonecrosis of the jaw) insbesondere bei solchen Patienten, die aufgrund einer malignen Grunderkrankung über einen längeren Zeitraum in hoher Dosis intravenös mit Bisphosphonaten behandelt werden bzw. worden sind. Das spezifische Risiko steigt bei diesen Patienten noch einmal zusätzlich durch eine oft begleitende Strahlen- und/oder Chemotherapie und die häufig begleitende Kortikoidgabe deutlich an. Die Nekrosen können spontan oder auch im Anschluss an chirurgische Interventionen auftreten. Es können sowohl zahnlose als auch zahntragende Kieferanteile betroffen sein. Wichtige Kofaktoren für die Entstehung einer ONJ sind unter anderem dentogene enossale Infektionen und Weichteil-Knochen-Wunden (z. B. Extraktionen, Mikrotraumen und Prothesendruckstellen), weshalb der Entstehung solcher Herde durch entsprechend geeignete Maßnahmen (z. B. regelmäßige Kontrolle des Prothesensitzes mit Fließsilikonen und gegebenenfalls Ausschleifen von Störstellen, Planung von Extraktionen und Verheilung vor Beginn einer Bisphosphonat-Therapie, rechtzeitige endodontische Therapie, etc.) zuvorgekommen werden muss. Die ONJ äußert sich klinisch in langfristig freiliegendem Knochen ohne Tendenz zur Sekundärheilung oder auch progredienter Zahnlockerung. Häufig ist aufgrund der in der Regel eintretenden Superinfektion freiliegender Knochenflächen ein ausgeprägter Foetor ex ore vorhanden. Röntgenologische Veränderungen können vollständig fehlen. Besteht der Verdacht einer ONJ, so ist der Patient zur weiteren Diagnostik und Therapie umgehend in eine kieferchirurgisch tätige Klinik zu überweisen.

Eine Implantation unter einer laufenden (intravenösen) Bisphosphonat-Therapie ist in Abhängigkeit von dem bestehenden Risiko individuell abzuwägen. Wenn suffiziente alternative prothetische Versorgungsmöglichkeiten bestehen, sollte derzeit bei Hochrisiko-Patienten mit intravenöser Bisphosphonat-Therapie auf Implantate verzichtet werden. Weitergehende Informationen insbesondere zur Prävention und Früherkennung finden sich in der wissenschaftlichen Stellungnahme der DGZMK zur zahnärztlichen Betreuung von Patienten unter/nach Bisphosphonat-Medikation (*Grötz* und *Kreusch* 2006).

Beruhigungsmittel

Vor Behandlungsbeginn muss geklärt werden, aus welchem Grunde Beruhigungsmittel (Sedativa) verschrieben werden und ob eine Übererregbarkeit des Patienten, die sich unter anderem auch in Form von Bruxismus äußern kann, vorliegt. Im Falle der Einnahme von Neuroleptika sollte eine weitere Adrenalinzufuhr (z. B. in Form von adrenalingetränkten Retraktionsfäden) unterbleiben.

Schmerzmittel

Salicylate wie Aspirin® (Bayer, D-Leverkusen) hemmen die Thrombozytenaggregation irreversibel und verursachen daher Blutgerinnungsstörungen (verlängerte Blutungszeiten). Patienten, die an Magenbeschwerden leiden oder unter Kortikosteroid-Medikation stehen, dürfen wegen der Gefahr des Auftretens von Magenblutungen und Ulzera keine Salicylate verschrieben bekommen. Auch für Hämophilie-Patienten sind Salicylate kontraindiziert. In Kombination mit oralen Antikoagulantien ist die Gerinnungshemmung nochmals verstärkt, so dass auch Spontanblutungen auftreten können.

Herzmedikamente

Folgen einer Einnahme von Herzmedikamenten, wie z. B. Digitalis-Glykoside oder Chinidin (Antiarrythmika), können u. a. gastrointestinale Störungen (z. B. Übelkeit und Erbrechen) sein. Daher sollte der Zahnarzt während der Behandlung darauf achten, dass es nicht zur Auslösung des Würgereflexes kommt. Patienten unter Digitalis-Medikation sollten so wenig Stress wie möglich ausgesetzt werden, weil ein durch Belastungssituationen bedingter Adrenalinanstieg im Blut im Zusammenspiel mit dem Medikament Arrhythmien und unter Umständen Kammerflimmern hervorrufen kann. Bei Digitalispatienten dürfen keine kalziumhaltigen Medikamente verabreicht werden.

Antiarrhythmika und Lokalanästhetika können ihre Wirkungen gegenseitig verstärken.

Nitroglycerinpräparate

Bei Patienten, die Angina-Pectoris-Präparate einnehmen, sollte geklärt werden, ob in dem jeweiligen Fall ein Adrenalinzusatz im Lokalanästhetikum (1:100.000; z. B. Ultracain® D-S forte, Hoechst, D-Frankfurt/Main) zu befürworten ist. Drei Ampullen Lokalanästhetikum sollten auf keinen Fall überschritten werden; eine besonders langsame Aspiration und eine langsame Injektion sind angezeigt. Während der Behandlung sollten Nitroglycerinkapseln oder -spray zur Therapie von akuten Angina-pectoris-Anfällen bereitliegen.

Antidepressiva

Durch trizyklische Antidepressiva (z. B. Imipramin, Amitriptylin, Desipramin, Nortriptylin) und Monoaminoxidase-Hemmer (MAO-Hemmer) wird die vasokonstriktorische Wirkung der Katecholamine verstärkt, was eine gefährliche Blutdrucksteigerung bewirken kann. Durch MAO-Hemmer wird die Wirkung von Sedativa, Hypnotika, Analgetika und Antihistaminika verstärkt. Vor Gabe bzw. Rezeptierung solcher Pharmaka ist die Konsultation des behandelnden Facharzts sinnvoll. Um möglichen Komplikationen aus dem Weg zu gehen, sollte bei der Verwendung von Lokalanästhetika das Octapeptid Felypressin (Octapressin in Xylonest®) den Katecholaminen vorgezogen werden.

Insulin/orale Antidiabetika

Durch die Gabe von Insulin und oralen Antidiabetika wird u. a. die Glukosekonzentration im Blut gesenkt. Glukokortikoide, Sympathomimetika und andere Substanzen erhöhen den Blutglukosespiegel. Demgegenüber können Analgetika (Salizylate, Pyrazolderivate) und Sulfonamide die Insulinwirkung steigern. Bei Patienten, die insulinpflichtig sind, ist darauf zu achten, dass die Mahlzeiten regelmäßig eingenommen werden und dass längerdauernde Behandlungen zwecks Nahrungsaufnahme bzw. Medikamenteneinnahme unterbrochen werden müssen.

Methadon

Die Ersatzdroge Methadon wird in der Suchttherapie eingesetzt. Ihre Einnahme weist auf eine bestehende Drogenproblematik hin. Entsprechende Patienten gehören in die HIV-Risikogruppe.

Andere?

Bislang in diesem Gesundheitsbogen nicht aufgeführte, aber vom Patienten eingenommene Medikamente können in dieser Spalte eingetragen werden.

BLU
Haben Sie irgendeine Bluterkrankung? (z. B. Anämie)

Patienten mit einer schweren Anämie weisen eine geringere Toleranz gegenüber schmerzhaften und/oder langwierigen Behandlungen auf. Daher sind kürzere (dafür häufigere) Behandlungssitzungen vorzuziehen; eine gute Anästhesie ist anzustreben. Eine abnormal starke Neigung zu blauen Flecken kann ein Hinweis auf eine Thrombozytopenie, Leukämie oder Hämophilie, auf starken Vitamin-C-Mangel oder auf abnormal fragile Gefäße sein.

Bluten Sie lange bei Verletzungen? (Blutungsneigung)

In Zweifelsfällen ist – unbedingt vor der Behandlung – der Internist des Patienten zu konsultieren. Eine Reihe von Ursachen kann für Blutungsneigungen (hämorrhagische Diathesen) in Frage kommen, so z. B. Therapie mit Antikoagulantien, Lebererkrankungen, Vitamin-K-Mangel oder – nur bei männlichen Personen – Hämophilie. Salicylate dürfen bei diesen Patienten nicht verwendet werden. Bei Hämophiliepatienten besteht ein erhöhtes Risiko für Hepatitis- und HIV-Infektionen.

ALL
Haben Sie eine Allergie?
Haben Sie je Hautjucken oder Hautausschläge bekommen? (z. B. auf Kosmetika)

Kapitel 4

Dieses stellt ein Hinweis auf eine Allergie dar, könnte aber auch auf anderen Ursachen beruhen (z. B. endogenes Exzem). Durch Nachfragen lassen sich genauere Details ermitteln.

Litten Sie je unter Heuschnupfen oder Asthma?

Bei Bejahung ist nachzufragen, welche Faktoren den Heuschnupfen bzw. einen Asthmaanfall auslösen, wie häufig die Anfälle vorkommen und wie stark sie sich manifestieren. Vom Patienten verwendete Medikamente (v. a. Dosieraerosole) sollten auf jeden Fall immer zur Behandlung mitgebracht werden, um eventuell auftretende Anfälle sofort adäquat therapieren zu können (gleiches gilt für Patienten, die an Heuschnupfen leiden).
 Auf eine möglichst stressfreie Behandlung sollte geachtet werden, da Stress einen Asthmaanfall hervorrufen kann. Ein Lokalanästhetikum ohne Adrenalin (wie Xylonest® mit Octapressin) ist zu bevorzugen.

Hatten Sie je eine ungewöhnliche Reaktion auf Spritzen oder Medikamente?

Allergien auf bestimmte Lokalanästhetika oder Medikamente müssen in der Anamnese erfasst werden. Bei einer vorhandenen Paragruppen-Allergie ist mit allergischen Reaktionen auf Lokalanästhetika vom Ester-Typ (z. B. Procain, Tetracain) sowie auf konservierungsmittelhaltige (z. B. Methylparaben) Lokalanästhetika vom Amid-Typ (z. B. Lidocain, Articain) zu rechnen. In diesem Fall können Lokalanästhetika vom Amid-Typ ohne Konservierungsstoffe angewendet werden.
 Nach bestimmten Medikamenten und Materialien wird im Folgenden gezielt nachgefragt:

Haben Sie je eine ungewöhnliche Reaktion mit folgenden Medikamenten und Materialien erlebt?
Penicillin
Schmerzmittel
Jod

Barbiturate
Metalle (Chrom, Nickel etc.)
Andere Substanzen

Bei Bejahung empfiehlt es sich dringend, die genannten Substanzen zu vermeiden bzw. bei einem Facharzt einen Allergietest durchführen zu lassen. Nachgewiesene Allergien sollten in einen Allergie-Pass eingetragen und durch Unterschrift des zuständigen Facharzts bestätigt werden.

KRL
Hatten Sie jemals akutes Rheuma oder eine rheumatische Herzerkrankung?

Es ist zu beachten, dass nach akutem Rheuma infolge einer aufgetretenen Bakteriämie oft Herzklappenschäden (Endokarditis) festgestellt werden. Vor einem geplanten zahnärztlichen Eingriff mit Bakteriämiegefahr (das sind alle Eingriffe mit Verletzung der Weichgewebe oder des Knochens wie z. B. bei Zahnsteinentfernung, Zahnextraktion) ist in der Regel eine antibiotische Abschirmung angezeigt (Facharzt konsultieren) (siehe Schema unter „Endokarditis").

Haben Sie einen angeborenen Herz-oder Herzklappenfehler?

Auch in diesem Fall muss bei einem zahnärztlichen Eingriff mit der möglichen Gefahr einer Bakterienstreuung eine Antibiotika-Prophylaxe durchgeführt werden (siehe Schema unter „Endokarditis"). Lang andauernde Behandlungen sind aufgrund der Belastung des Patienten zu vermeiden. Alle möglichen Infektionsquellen (periapikale Herde, tiefe Zahnfleischtaschen, stark zerstörte Zähne, Wurzelreste) sollten eliminiert werden. Im Zweifelsfall ist die Extraktion eines beherdeten Zahnes vorzuziehen. Der Patient muss auf die Notwendigkeit einer halbjährlichen Kontrolle und die Wichtigkeit einer rechtzeitigen Entfernung eventuell vorhandener Infektionsherde hingewiesen werden.

Haben Sie abnorme Herzgeräusche?

Es muss abgeklärt werden, ob die Herzgeräusche organischer, nichtfunktioneller Natur sind. Falls dies so ist, muss geklärt werden, ob Zahnsteinentfernung, Scaling, Root Planing und Extraktionen usw. unter Antibiotika-Schutz vorgenommen werden, um der Gefahr einer durch Bakteriämie verursachten Endokarditis vorzubeugen.

Haben Sie künstliche Herzklappen?

Patienten mit Herzklappenersatz tragen ein hohes Risiko, eine schwer und möglicherweise letal verlaufende Endokarditis zu erleiden. Daher ist für jeden zahnärztlichen Eingriff mit Bakteriämie-Risiko eine antibiotische Abschirmung unbedingt notwendig (siehe Schema unter „Endokarditis").

Patienten mit prothetischem Herzklappenersatz stehen in der Regel unter Antikoagulantientherapie.

Tragen Sie einen Herzschrittmacher?

Hat der Patient einen Herzschrittmacher, so sollten elektrisch betriebene zahnärztliche Geräte (Ultraschallgeräte, Geräte zur elektrischen Sensibilitätsprüfung, Elektrotome) aufgrund einer möglichen Interferenz mit der Schrittmacherfunktion am besten nicht verwendet werden, weil ältere und defekte zahnärztliche Geräte Herzschrittmacher der älteren Generation unter Umständen inhibieren können.

Hatten Sie jemals eine der folgenden Krankheiten oder Beschwerden?
Zu hoher Blutdruck

Die aktuellen Blutdruckwerte, eventuelle weitere mit der Hypertonie einhergehende Symptome sowie die regelmäßig einzunehmenden Medikamente gegen den Bluthochdruck sollten notiert werden. Generell gilt: Bei vorhandener Dauermedikation mit Antihypertonika darf diese vor der zahnärztlichen Behandlung nicht abgesetzt werden. Die Behandlung sollte in einer stressfreien Atmosphäre erfolgen. Kurze Termine sind vorteilhaft. Auf eine möglichst schmerzfreie Behandlung ist bei Hypertonikern zu achten. Eine Prämedikation mit einem geeignetem Benzodiazepin (z. B. Valium®; Hoffmann-La Roche, D-Grenzach-Wyhlen) kann angezeigt sein. Vasokonstringentien sind auf die Lokalanästhesie (höchstens 1:100.000) zu beschränken; drei Ampullen sollten nicht überschritten werden.

Zu niedriger Blutdruck

Eine Hypotonie bedarf in der Regel keiner besonderen präventiven Maßnahmen durch den Zahnarzt. Eine Behandlung am liegenden Patienten ist empfehlenswert. Bei Verdacht auf bestehende organische Ursachen einer Hypotonie ist Rücksprache mit dem behandelnden Facharzt zu halten.

Endokarditis

Eine bakterielle Endokarditis stellt in jedem Falle eine schwerwiegende und gefährliche Komplikation dar. Patienten mit einer überstandenen Endokarditis oder andere Hochrisiko-Patienten (Patienten mit Klappenersatz, mit angeborenen Herzfehlern u. a.) haben ein erhöhtes Risiko für das Auftreten einer schwer und möglicherweise letal verlaufenden Endokarditis. Hierbei besiedeln ins Blut übergetretene Bakterien (vor allem Streptokokken der Viridansgruppe) das eventuell vorgeschädigte endokardiale Gewebe und führen zu einer lokalen Entzündung. Durch eine Antibiotikagabe vor einem Eingriff sollen eben diese Bakterien schon beim Eintritt ins Blut bekämpft werden. Die Leitlinien zur Durchführung einer antibiotischen Endokarditisprophylaxe vor zahnärztlichen Eingriffen unterliegen aufgrund neuer Erkenntnisse einem ständigen Wandel. Während früher bei Hochrisiko-Patienten für jeden zahnärztlichen Eingriff eine antibiotische Abschirmung gefordert wurde, ist diese nach der aktuellen wissenschaftlichen Leitlinie zur Prophylaxe der infektiösen Endokarditis (*Naber* et al. 2007) der Deutschen Gesellschaft für Kardiologie (DGK) nur noch bei solchen Eingriffen indiziert, bei denen ein Bakteriämierisiko besteht. Zu dieser Kategorie gehören u. a. alle Eingriffe, die mit Manipulationen an der Gingiva, der periapikalen Zahnregion sowie mit Perforationen der oralen Mukosa einhergehen. Eine einfache Infiltrations- oder Leitungsanästhesie erfordert hingegen keine Endokarditisprophylaxe.

Nach der in 2010 aktuellen Version der Leitlinie zur Prophylaxe der infektiösen Endokarditis (*Naber* et al. 2007) wird empfohlen, bei Patienten mit überstandener Endokarditis oder bei anderen Hochrisiko-Patienten 30-60 Minuten vor einem Eingriff mit Bakteriämie-Risiko ein Antibiotikum nach folgender Tabelle zu verabreichen:

Penicillinallergie	Einnahmeart	Antibiotikum	Dosierung Erwachsene	Dosierung Kinder
Nein	oral	Amoxicillin	2 g	50 mg/kg
	parenteral	Ampicillin	2 g	50 mg/kg
Ja	oral	Clindamycin	600 mg	20 mg/kg
	parenteral	Clindamycin	600 mg	20 mg/kg

Herzinfarkt/Angina pectoris/Herzschwäche (-insuffizienz)

Anzuraten ist eine Abklärung des aktuellen Gesundheitszustands und der aktuellen Medikation. Bei Herzpatienten ist die Vorbeugung von Angstzuständen wichtig. Zudem empfehlen sich folgende Grundsätze: Möglichst stress- und schmerzfreie Behandlung (auf den Patienten eingehen), kurze Termine, fakultativ Prämedikation mit einem geeignetem Benzodiazepin (z. B. Valium® 5 bis 10 mg), maximal 3 Ampullen Lokalanästhetikum mit Adrenalinzusatz 1: 100.000. Vasokonstringentien sind auf die Lokalanästhesie zu beschränken; Adrenalin zur Blutstillung und adrenalingetränkte Retraktionsfäden zur Gingivalsaumverdrängung sollten nicht verwendet werden.

Bei Angina-pectoris-Patienten kann die prophylaktische Gabe von einer oder zwei Kapseln Nitroglycerin (z. B. Nitrolingual®; Pohl, D-Hohenlockstedt) à 0,8 mg vor der Behandlung angeraten sein (Kapseln zerbeißen, Flüssigkeit in Mundhöhle behalten, leere Kapseln aus dem Mund nehmen) (Cave Überdosierung: Blutdruckabfall, Benommenheit, reflektorische Tachykardie, Kopfschmerzen, Kollapszustände). In Fällen von grünem Star und starker Hypotonie ist die Gabe von Nitroglycerin kontraindiziert. Während der ersten sechs Monate nach einem Herzinfarkt sollte keine zahnmedizinische Behandlung durchgeführt werden (Ausnahme: Notfallbehandlung).

Haben Sie Schmerzen in der Brust, wenn Sie sich anstrengen?

Bei Bejahung sollte nach Art und Lokalisation der Schmerzen gefragt werden. Ein im Ruhezustand nicht auftretender drückender substernaler Schmerz bei körperlicher Belastung ist als Anzeichen einer Ischämie des Myokards zu werten (Angina pectoris).

Sind Sie kurzatmig bei kleineren Anstrengungen? (z. B. beim Treppensteigen)

Starke Kurzatmigkeit mit deutlicher Einschränkung der normalen Aktivität kann Hinweis auf ein Herzleiden, eine Anämie oder ein Lungenleiden (Bronchialasthma) sein.

HOR
Sind Sie zuckerkrank? (Diabetes mellitus)

Angaben über Art (Typ I: juveniler Diabetes, Typ II: Altersdiabetes) und Schweregrad der Erkrankung, Zeitpunkt der Erstdiagnose sowie die Therapie sollten aufgezeichnet werden. Bislang nicht ärztlich versorgte bzw. nicht eingestellte Diabetiker sind vor Beginn der zahnärztlichen Behandlung an einen Facharzt (Internisten) zu überweisen. Kontrollierte, unter Insulintherapie stehende Diabetiker neigen zur Hypoglykämie; daher sollen sie nicht nüchtern zur Zahnarztbehandlung erscheinen. Auch sollte eine normale Ernährung baldmöglichst nach dem zahnärztlichen Eingriff erfolgen. Ist dies nicht möglich, so ist der Internist in die Behandlungsplanung einzubeziehen. Die Behandlungen sollten nicht zu lange dauern und am besten vormittags (nach dem Frühstück) stattfinden. Glukose (in Form von Traubenzucker, Zuckerwürfel, Limonade, Glukose-Lösung 20 %ig o. ä.) sollte für den Fall einer Hypoglykämie (Symptome: Schwächegefühl, Heißhunger, Übelkeit, Erbrechen, Unruhe, Schwitzen, Tremor, Tachykardie, Hyperventilation, Angst) bereitliegen. Auf die Verwendung von lokal angewandtem Adrenalin sollte verzichtet werden (Erhöhung der Blutglukosekonzentration und des Risikos für das Entstehen von Thrombosen und lokalen Nekrosen). In bestimmten Fällen ist für „blutige Eingriffe" eine Antibiotikaprophylaxe notwendig (Facharzt konsultieren). Es ist zu beachten, dass für Diabetiker eine erhöhte Infektanfälligkeit und eine verlangsamte Wundheilung typisch sind. Aus diesem Grunde sind zahnärztliche Eingriffe möglichst atraumatisch durchzuführen.

Haben Sie eine Schilddrüsenerkrankung?

Nur bei nicht gut eingestellten oder unbehandelten Patienten mit Schilddrüsenüberfunktion (Hyperthyreose) ist mit Komplikationen zu rechnen. Daher sollten zahnärztlich-prothetische Eingriffe nur ausgeführt werden, wenn die Hyperthyreose gut eingestellt ist. Ansonsten besteht die Gefahr des Auftretens einer thyreotoxischen Krise (Symptome: Sinustachykardie, Anstieg der Körpertemperatur, Unruhe, Angst, Erbrechen, Somnolenz, Koma, Kreislaufversagen). Adrenalin und jodhaltige Medikamente (z. B. Betaisodona®) sollten nicht angewendet werden.

Nehmen Sie Hormonpräparate? (z. B. die „Pille")

Hier interessieren vor allem Antikonzeptiva, weil durch die in ihnen enthaltenen Hormone marginale Parodontopathien gefördert werden können.

VTr
Haben Sie in letzter Zeit ohne Diät an Gewicht abgenommen?

Hoher Gewichtsverlust tritt unter anderem bei Diabetes, Tuberkulose, malignen Tumoren und Bluterkrankungen auf. Einem nicht erklärbaren Gewichtsverlust größeren Ausmaßes (10 kg oder mehr) sollte fachärztlich nachgegangen werden.

Haben Sie Magen-, Verdauungsbeschwerden, Verstopfung oder Durchfall?

Solche Beschwerden können Ausdruck infektiöser Gastroenteritiden, peptischer Ulzera und/oder von Tumoren sein. Häufig nehmen diese Patienten Medikamente mit atropinartiger Wirkung ein (Nebenwirkung: Mundtrockenheit [Xerostomie]). Patienten mit Magengeschwüren dürfen wegen der Gefahr gastroduodenaler Blutungen weder acetylsalicylsäurehaltige Medikamente noch Kortikoide verschrieben werden.

Haben (hatten) Sie ein Leberleiden (Hepatitits, Zirrhose), eine Gallenerkrankung oder Gelbsucht?

Bei Bejahung der Frage müssen die Patienten labormedizinisch untersucht werden. Da bei infektiösen Patienten die Gefahr einer Ansteckung besteht, sind bei ihnen, unter Beachtung der üblichen Schutzmaßnahmen, nur Notfallbehandlungen angezeigt. Medikamente, die in der Leber metabolisiert werden (z. B. Lokalanästhetika vom Amid-Typ), sollten bei Lebererkrankungen wegen der Möglichkeit der Kumulation nur mit Vorsicht verabreicht werden. Bei bestehender Leberzirrhose (Alkoholabusus?) ist die Gefahr des Auftretens von Nachblutungen groß.

Haben Sie eine Nierenkrankheit, ein Nierenleiden oder einen krankhaften Harnbefund?

Alle möglichen Infektionsherde sollten bei Patienten mit Nierenerkrankungen aus dem Mund entfernt werden. Behandlungen, die eine Bakteriämiegefahr beinhalten (z. B. Zahnsteinentfernung, Extraktionen), dürfen bei Patienten mit transplantierten Nieren, dialysepflichtiger Niereninsuffizienz und akuter Glomerulonephritis nur unter Antibiotikaschutz durchgeführt werden. Nephrotoxische Medikamente sowie solche, die hauptsächlich über die Niere metabolisiert werden (darunter fallen auch die Lokalanästhetika), sind bei Nierenschädigungen zu vermeiden.

Hatten Sie eine Organtransplantation?

Patienten mit transplantierten Organen erhalten zwecks Vermeidung von Abstoßungsreaktionen Kortikoide als Dauermedikation verabreicht (Immunsuppression) (siehe MED: Cortison oder Prednisonpräparate).

RH
Leiden Sie an rheumatischen Beschwerden? (Gelenkerkrankungen)

Patienten mit Erkrankungen des rheumatischen Formenkreises (z. B. rheumatoide Arthritis; Arthrosis deformans) sind durch Schmerzen und Bewegungseinschränkungen im Stütz- und Bewegungsapparat gekennzeichnet. Angesichts der oftmals starken Schmerzen sind die Behandlungstermine möglichst kurz zu gestalten. Bei „blutigen Eingriffen" ist häufig eine antibiotische Abschirmung indiziert. Aufgrund der Einnahme von Medikamenten (z. B. Acetylsalicylsäure) muss man auf Nebenwirkungen (z. B. Blutungen) gefasst sein. Bei allen Patienten, die jemals an akutem Rheuma oder rheumatischem Fieber litten, ist bei „blutigen" zahnmedizinischen Eingriffen ein Antibiotikaschutz notwendig.

Sind Ihre Gelenke des Öfteren geschwollen?

Kurzatmigkeit im Liegen oder während des Schlafes kann bei einer Herzdekompensation und einer Attacke von Asthma bronchiale auftreten. Das gleichzeitige Vorliegen eines Ödems der Fußgelenke legt den Verdacht auf eine Herzdekompensation nahe. Angeschwollene Fußgelenke können auch im Verlauf einer Schwangerschaft, bei Nierenleiden (chronische Nephritis), bei Patienten mit Varizen (Krampfadern) sowie natürlich bei Verstauchung des Fußgelenks oder durch frühere Traumata in diesem Bereich auftreten.

Leiden Sie an Muskelschmerzen?

Bei den Erkrankungen des rheumatischen Formenkreises sind nicht nur Gelenke und Wirbelsäule, sondern häufig auch Muskeln, Sehnen und Bänder betroffen (sog. Weichteilrheumatismus, extraartikulärer Rheumatismus), z. B. in Form einer Fibromyalgie oder Tendomyopathie. Auch hierbei sind Schmerzen typisch (Muskelhartspann).

NS
Haben Sie je epileptische Anfälle gehabt?

Bei der Behandlung sollte auf eine stressfreie Atmosphäre geachtet werden; evtl. ist eine Prämedikation angezeigt. Die Patienten sollen ihre Medikamente (Antikonvulsiva) vor der zahnärztlichen Behandlung wie gewohnt einnehmen. Lokalanästhetika mit Adrenalinzusatz sollten nur sparsam eingesetzt werden.

Bei Epileptikern können medikamentenbedingte Gingivahyperplasien vorkommen. Bei Epileptikern ist festsitzender Zahnersatz eher angezeigt als herausnehmbarer (keine Gefahr der Aspiration oder des Verschluckens). Wenn ästhetisch möglich, sind vor allem im Seitenzahnbereich Vollgussrestaurationen metallkeramischen Arbeiten vorzuziehen.

Hatten Sie jemals Schwindel- oder Ohnmachtsanfälle?

Schwindelanfälle sind bei Hyper- oder Hypotonie, Anämie, nach Hirnblutungen oder -schädigungen oder bei schnellem Aufrichten aus gebückter Haltung möglich.

Ohnmachtsanfälle können auf neurologische Erkrankungen wie Epilepsie hindeuten, aber ebenso Ausdruck von Hypotonie, Hypoglykämie oder Arrhythmien sein.

Hatten Sie jemals einen Schlaganfall?

Empfehlenswert sind kurze, stressfreie Termine. Vasokonstringentien sollten auf die Lokalanästhesie beschränkt bleiben. Zu beachten ist, dass Patienten nach einem Hirnschlag häufig mit Antikoagulantien therapiert werden.

SE
Haben Sie eine Angsterkrankung (z.B. Angst vor dem Zahnarztbesuch, engen Räumen oder Menschenansammlungen)?

Hierbei gilt es, insbesondere im Falle der Zahnbehandlungsangst bzw. einer Zahnbehandlungsphobie, im weiteren Gespräch mit dem Patienten den genauen Charakter der Angst zu ermitteln. Ein wichtiges Unterscheidungskriterium zwischen der Zahnbehandlungsangst und der Zahnbehandlungsphobie ist das systematische und kurzfristig Erleichterung verschaffende Vermeiden des Zahnarztbesuches, welches als wichtiges Kriterium vor allem bei der Zahnbehandlungsphobie vorkommt.

Hat der Patient beispielsweise nur Angst vor Spritzen, vor der intraoralen Manipulation oder vor dem unvermittelten Auftreten von Schmerzen? Ein häufiger Auslöser für solche Ängste ist die Unkenntnis des Patienten über das, was gerade mit ihm geschieht bzw. geschehen wird und das daraus resultierende Gefühl des Ausgeliefertseins. Eine gewissenhafte und ehrliche sowie wirklichkeitsnahe Aufklärung verschafft hier häufig bereits das notwendige Vertrauen, um eine entsprechende Behandlung durchführen zu können.

Die eigentliche Behandlung sollte möglichst ruhig und ohne Störungen von außen ablaufen. Sollten trotzdem noch weitere Angstsymptome während der Behandlung auftreten (erkennbar z. B. an einer vermehrten Schweißproduktion, Muskelzittern, erhöhtem und verstärktem Pulsschlag, allgemeiner Unruhe, verstärkter Atmung, erweiterten Pupillen, etc.) so dass eine Behandlung gar nicht möglich ist, ist in Zusammenarbeit mit dem Patienten über weitergehende Therapiemaßnahmen nachzudenken. Neben der selbstverständlichen Schmerzausschaltung bzw. Schmerzreduzierung bieten sich hierbei im Rahmen einer Vorbehandlung primär anxiolytische Therapieverfahren, am besten in Zusammenarbeit mit einem Psychotherapeuten, an. Das Spektrum dieser Therapien ist mannigfaltig und umfasst Methoden wie das Modell-Lernen, die Desensibilisierung, Entspannungstechniken (z. B. progressive Muskelrelaxation nach Jacobson, autogenes Training) und andere. Eine medikamentöse Therapie (Anxiolyse,

Sedierung mit kurzwirksamen Benzodiazepinen etc.) sollte hingegen nur in Ausnahmefällen wie etwa einer Notfallbehandlung zur Anwendung kommen, da hierdurch keine kausale Bekämpfung der Angstsymptomatik erfolgt und darüber hinaus bei wiederholter Gabe die Gefahr der Bildung einer psychischen Abhängigkeit besteht.

Weitergehende Informationen zu diesem Thema sind in der wissenschaftlichen Stellungnahme der DGZMK zur Zahnbehandlungsangst und Zahnbehandlungsphobie bei Erwachsenen zu finden (*Jöhren* und *Margraf-Stiksrud* 2002).

Haben Sie eine Depression oder eine andere seelische Erkrankung?

Bei der klassischen Form der episodenhaft einzeln oder auch rezidivierend auftretenden Depression leidet der Patient nach ICD-10 (F32.x bzw. F33.x) unter mannigfaltigen Symptomen wie gedrückter Stimmung, Antriebsverlust, Störung von Konzentration, Schlaf und Appetit, dem daraus resultierendem Gewichtsverlust, vermindertem Selbstwertgefühl und weiteren, zunächst nicht dieser Erkrankung zuzuordnenden, Symptomen. Die Bedeutung dieser für den Zahnarzt zunächst vielleicht unwichtig erscheinenden Erkrankung wird ersichtlich, wenn man betrachtet, welche zahnmedizinisch relevanten Symptome im Zusammenhang mit einer depressiven Erkrankung oder auch einer anderen psychosomatischen Erkrankung assoziiert sein können.

Die leider immer noch vorherrschende Stigmatisierung seelischer Erkrankungen führt die betroffenen Patienten regelmäßig auf die Suche nach einer somatischen Ursache ihrer für sie häufig rätselhaften Beschwerden. Die daraus häufig resultierende und für den prothetisch tätigen Zahnarzt besonders bedeutsame Protheseintoleranz bzw. psychogene Prothesenunverträglichkeit führt hierbei nicht selten zu frustranen Einschleif- und Unterfütterungsmaßnahmen.

Weitere psychosomatisch assoziierte Symptome bzw. Erkrankungen sind das Burning-Mouth-Syndrom, chronische orofaziale Schmerzzustände und die Amalgamintoleranz. Auch die unter dem regional wechselnden Begriffen „Craniomandibuläre Dysfunktion" bzw. „Myoarthropathie" vorkommenden Symptomkomplexe sind nicht selten mit psychosomatischen Störungen assoziiert. Die Berücksichtigung der oben genannten Stigmatisierung bzw. der möglichen Unkenntnis des Patienten sollte den Behandler auch bei einem angekreuzten „Nein" im Verdacht an eine entsprechende Erkrankung des Patienten denken lassen. In einem sehr vorsichtig zu führenden Gespräch sollte mit dem Patienten dann der Verdacht erörtert und ein Besuch beim Hausarzt vereinbart werden.

Weitergehende wichtige Hinweise zum zahnärztlichen Umgang mit dieser Patientengruppe sind in den wissenschaftlichen Stellungnahmen der DGZMK zu psychosomatisch bedingter Prothesenunverträglichkeit und Beschwerden im Mund-Kiefer-Gesichtsbereich, der Psychosomatik in der Zahn-, Mund- und Kieferheilkunde und zur Therapie der funktionellen Erkrankungen des kraniomandibulären Systems enthalten (abrufbar unter: http://www.dgzmk.de). Eine Auflistung der indizierten seelischen Erkrankungen einschließlich der zuvor genannten Angsterkrankungen befindet sich in den Kapiteln F00 bis F99 der ICD-10-GM (z. B. auf http://www.dimdi.de).

Kapitel 4

> Befinden oder befanden Sie sich in psychologischer bzw. psychotherapeutischer Behandlung?

Die Beantwortung dieser Frage mit „Ja" kann wertvolle Hinweise auf eine entsprechende Disposition des Patienten für die oben genannten Erkrankungen bzw. Störungen geben und sollte in diesem Fall unter Berücksichtigung der individuellen Situation zumindest vorsichtig hinterfragt werden.

> **RTr**
> Husten Sie oft?
> Kommt dabei Schleim oder Blut hoch?

Ein hartnäckiger Husten kann beispielsweise durch Rauchen, durch ein Lungenkarzinom oder Tuberkulose oder durch ein Lungenemphysem bedingt sein. Chronischer Husten mit Schleimabsonderung ist ein Zeichen für einen entzündlichen Prozess mit Exsudatbildung. Hämoptysis (Bluthusten) kann bei Tuberkulose, Lungenembolie, Bronchiektasien und Lungenkarzinom auftreten.

> Haben Sie Bronchialasthma?

Da in Belastungssituationen ein Asthmaanfall ausgelöst werden kann, ist eine Prämedikation mit einem Benzodiazepin (z. B. Valium®) empfehlenswert. Acetylsalicylsäure und andere nichtsteroidale Antiphlogistika können einen Bronchospasmus und einen Asthmaanfall hervorrufen und sollte daher bei diesen Patienten vermieden werden.

> Hatten Sie je eine Stirn- oder Kieferhöhlenentzündung?

Der Behandler muss eruieren, ob es sich um ein primär-akutes (einmaliges Ereignis) oder ein chronisch-entzündliches Geschehen (in Intervallen wiederkehrend) oder um eine akute Exazerbation einer chronischen Sinusitis frontalis oder maxillaris handelt. Für den Zahnarzt ist in erster Linie die Sinusitis maxillaris von Bedeutung. Ein dentogenes Geschehen muss ausgeschlossen werden. Gibt es auf eine dentogene Genese keinen Hinweis, so muss an einen rhinogenen Ursprung gedacht werden.

> **MSH**
> Leiden Sie oft unter Mundtrockenheit?

Bei bestehender, durch reduzierte oder fehlende Speichelsekretion bedingter Mundtrockenheit (Xerostomie, Sialopenie) muss die dafür in Frage kommende Ursache eruiert werden. Xerostomie geht häufig mit einer erhöhten Kariesfrequenz und mit Schleimhautveränderungen wie Atrophien oder Ulzera einher, die ihrerseits die Entwicklung von Bakterien- oder Pilzinfektionen der Mundschleimhaut begünstigen können. In prothetischer Hinsicht kann eine Xerostomie zu Problemen im Halt von abnehmbarem Zahnersatz führen bzw. den Halt von Totalprothesen unmöglich machen. Der Patient selbst klagt neben dem Trockenheitsgefühl vor allem über Brennen und Schmerzen. Mundtrockenheit ist häufig eine Nebenwirkung von Medikamenten wie Antidepressiva, Antihistaminika oder Sedativa. Ist eine medikamentenbedingte Ursache auszuschließen, müssen spezielle diagnostische Maßnahmen wie beispielsweise eine Sialographie durchgeführt werden. Dieses Phänomen kann nicht selten auch bei Frauen in der Menopause beobachtet werden. Das Vorkommen einer Mundtrockenheit ist auch im Rahmen eines Sjögren-Syndroms (Sicca-Syndrom) möglich und steht unter den dort auftretenden Symptomen im Vordergrund.

Leiden Sie unter Zungen- oder Wangenbrennen?

Für Zungenbrennen (Glossodynie, Glossalgie) können viele Ursachen in Betracht kommen: Atrophie der Zungenschleimhaut (Glossitis Moeller-Hunter) bei perniziöser Anämie (Mangel an Vitamin B12 = Cobalamin), psychische Ursachen (z. B. in Zusammenhang mit Depressionen), Allergien, Stoffwechselerkrankungen (Diabetes, Gicht), Medikamente (z. B. Antibiotika), Xerostomie, Potentialunterschiede verschiedener Legierungen im Mund, Ausstrahlungsschmerzen von Muskeln, nervale Veränderungen (z. B. Neuralgie des N. glossopharyngeus), Karzinom. Die Therapie kann meist nur symptomatisch erfolgen.

Leiden Sie an Aphthen, Herpes oder offenen Mundwinkeln?

Die genauen Ursachen für das Auftreten von Aphten sind nicht geklärt. In Form der intraoral lokalisierten rezidivierenden benignen Aphtosis (RBA) kommen sie in Verbindung mit Traumen sowie mit Stress- und Konfliktsituationen vor. Daneben werden autoimmunologische Mechanismen diskutiert. Auch hormonelle Faktoren (gehäuftes Auftreten bei Frauen in der zweiten Zyklushälfte) scheinen eine Rolle zu spielen. Herpes labialis (Herpes simplex) tritt an Lippe oder Mundschleimhaut auf. Rezidive dieser Viruserkrankung kommen häufig bei einer (momentan) geschwächten Abwehr vor, beispielsweise im Zuge von körperlicher Überanstrengung, bei psychisch-emotionalem Stress (Disstress), bei gastrointestinalen Erkrankungen, Erkrankungen der Atemwege oder Erkrankungen mit hohem Fieber (Pneumonien). Auch während der Menstruation und Schwangerschaft, nach Traumen (z. B. zahnärztliche Behandlung), bei vorhandenen Allergien sowie Einwirkung von Sonnenlicht bzw. UV-Bestrahlung können sich Herpesrezidive bilden. Mundwinkelrhagaden (Perlèche, Cheilitis angularis, Faulecken) sind typischerweise bei zu tiefem Biss (Zahnprothesenträger) bzw. bei Zahnlosigkeit (dadurch starke Faltenbildung im Mundwinkelbereich) anzutreffen. Aufgrund der vorhandenen feuchten Kammer liegt bei Erwachsenen fast immer eine sekundäre Candidainfektion vor. In der Regel kann man auch Vitamin-B_2-Mangel (Riboflavin), Eisenmangel und/oder Achylie feststellen.

INF
Leiden oder litten Sie an einer der folgenden Infektionskrankheiten? Hepatitis/HIV-Infektion oder AIDS/Tuberkulose/ Geschlechtskrankheiten?

Bei Vorliegen von Infektionskrankheiten müssen spezielle Vorkehrungen getroffen werden (Handschuhe, Gesichtsmaske, Schutzbrille), um sicherzustellen, dass eine Übertragung der Infektion auf den Behandler und die zahnärztliche Assistenz verhindert wird. Ein erhebliches Gefährdungspotential besteht insbesondere durch infektiöse Hepatitis B bzw. C und durch HIV. Bei Vorliegen einer aktiven Tbc sollte der zahnärztliche Eingriff möglichst verschoben werden, bis eine Behandlung erfolgt ist. Zahnärztliche Notfallmaßnahmen erfolgen unter Erwägung aller Schutzmaßnahmen für Behandler und Patienten.

Literatur

BZÄK & KZBV (Bundeszahnärztekammer & Kassenzahnärztliche Bundesvereinigung) (Hrsg.): Informationen über zahnärztliche Arzneimittel. 11. Auflage, BZÄK und KZBV. Berlin 2006.

Grötz K.A.: Zahnärztliche Betreuung von Patienten mit tumortherapeutischer Kopf-Hals-Bestrahlung. Gemeinsame wissenschaftliche Stellungnahme der DGZMK und DEGRO. Dtsch Zahnärztl Z 2002;57:509-511.

Grötz K.A., Kreusch T.: Zahnärztliche Betreuung von Patienten unter/nach Bisphosphonat-Medikation. Gemeinsame wissenschaftliche Stellungnahme der DGZMK, AG Kieferchirurgie und DGMKG. Dtsch Zahnärztl Z 2006;61:510-517.

Jöhren P., Margraf-Stiksrud J.: Zahnbehandlungsangst und Zahnbehandlungsphobie bei Erwachsenen. Wissenschaftliche Stellungnahme der DGZMK. Dtsch Zahnärztl Z 2002;57:9-10.

Naber C.K., Al-Nawas B., Baumgartner H., Becker H.-J., Block M., Erbel R., Ertl G., Flückiger U., Franzen D. et al.: Prophylaxe der infektiösen Endokarditis. Positionspapier der DGK. Kardiol 2007;1:243-250.

Rote Liste 2010. Rote Liste Service GmbH, Frankfurt 2010. Kostenfreie Online-Version für Zahnärzte/Zahnmedizinstudenten abrufbar unter: http://www.rote-liste.de/Online

Schmelzeisen R.: Zahnärztliche Chirurgie bei Patienten mit Antikoagulantientherapie. Wissenschaftliche Stellungnahme der DGZMK. Dtsch Zahnärztl Z 2002;57:140-141.

Rotgans J., Duinkerke A.S.R.: Anleitung zur Interpretation eines zahnärztlichen Anamnesefragebogens. Quintessenz 1982;33:369-376, 589-595, 823-828, 1051-1061.

Empfohlene Literatur

Die im Text aufgeführten Stellungnahmen und Leitlinien können in ihrer jeweils aktuellen Version auf der Homepage der DGZMK abgerufen werden (http://www.dgzmk.de).

5 Befundaufnahme und Planung

5.1 Einleitung

Für die Befunderhebung und Planung steht an den prothetischen Abteilungen der Autoren ein achtseitiger Bogen zur Verfügung. Er ist wie folgt gegliedert:

I. Anamnese
A. Allgemeinmedizinische Anamnese
B. Zahnärztliche Anamnese

II. Befund
1. Extraorale Besonderheiten
2. Intraorale Besonderheiten
3. Dental/röntgenologisch
4. Parodontal/röntgenologisch
5. Funktioneller Kurzbefund
6. Prothetisch

III. Diagnose:
 extraoral
 intraoral
 dental
 parodontal
 funktionell
 prothetisch
 röntgenologisch

IV. Zahnbezogene Prognose

V. Weiterführende diagnostische Maßnahmen und Behandlungsplanung

VI. Terminplanung

BEFUND- UND PLANUNGSBOGEN

Name:	Vorname:	geb.:

BITTE Ankreuzen
Ja / Nein

A. ALLGEMEINMEDIZINISCHE ANAMNESE

1. Waren Sie während der letzten Jahre im Krankenhaus oder in ärztlicher Behandlung? ☐ ☐
Hausarzt: _____
2. Nehmen Sie zur Zeit regelmäßig Medikamente ein? Welche? _____ ☐ ☐
_____ ☐ ☐
3. Bluten Sie lange nach einer Verletzung?

Hatten Sie jemals:

4. Eine ungewöhnliche Reaktion auf Spritzen oder Medikamente? ☐ ☐
(z.B. Penicillin, Jod etc.) _____
5. Asthma, Heuschnupfen oder Allergien? ☐ ☐
6. Herzerkrankungen, Kreislaufstörungen (z. B. Hyper-, Hypotonie)? ☐ ☐
7. Rheumatisches Fieber, akutes Rheuma? ☐ ☐
8. Rheumatische Erkrankungen, Gelenkerkrankungen? ☐ ☐
9. Lebererkrankungen (Gelbsucht)? ☐ ☐
10. Diabetes (Zuckerkrankheit)? ☐ ☐
11. Atemwegserkrankungen? ☐ ☐
12. Nierenerkrankungen? ☐ ☐
13. Infektiöse Erkrankungen (TBC, Hepatitis, AIDS, Geschlechtserkrankung)? ☐ ☐
14. Leiden Sie unter Schlafapnoe und/oder Schnarchen? _____ ☐ ☐
15. Rauchen Sie? Wenn ja, wieviel? _____ ☐ ☐
16. Patientinnen: Besteht eine Schwangerschaft? Welche Woche? _____ ☐ ☐

B. ZAHNÄRZTLICHE ANAMNESE

1. Würden Sie sich als Angstpatient bezeichnen? ☐ ☐
2. Haben Sie Beschwerden an den Zähnen? Wo? _____ ☐ ☐
3. Haben Sie Beschwerden am Zahnfleisch? Wo? _____ ☐ ☐
4. Ist Ihre Kaufähigkeit beeinträchtigt? ☐ ☐
5. Empfinden Sie das Aussehen Ihrer Zähne als Problem? ☐ ☐
6. Haben Sie Schmerzen oder ein Spannungsgefühl im Kiefergelenk oder Gesichtsbereich? ☐ ☐
7. Leiden Sie unter chronischen Kopf-, Hals- oder Schulterschmerzen? ☐ ☐
8. Leiden Sie unter Mundgeruch? ☐ ☐
9. Benutzen Sie außer Zahnbürste und Zahnpasta noch andere Mundhygienemittel? ☐ ☐
Welche? _____
10. Waren Sie im vergangenen Jahr in zahnärztlicher Behandlung? ☐ ☐
Hauszahnarzt: _____
11. Kommen Sie: - zur Beratung oder Kontrolle? ☐ ☐
                - zur Notfallbehandlung oder Reparatur des Zahnersatzes? ☐ ☐
                - zur umfassenden zahnärztlichen Behandlung? ☐ ☐
                - durch Überweisung? ☐ ☐

Datum: _____   Unterschrift: _____

Befund- und Planungsbogen 125

2

Patientenaufkleber:

Datum:

Behandler:

I. ANAMNESE   (+ / -)

Besonderheiten:

Medikamente	☐	VNS	☐
Hämorrhag. Diathese	☐	ZNS	☐
Allergie	☐	Hormone	☐
Kreislauf	☐	Verdauungstrakt	☐
Rheuma	☐	Respirationstrakt	☐

II. BEFUND

1. Extraorale Besonderheiten (+ / -)

Sensibilität ☐ _____
Lymphknoten ☐ _____
Asymmetrien ☐ _____
Lachlinie ☐ _____

Lachlinie bitte einzeichnen!

Zahnfarbe ☐ _____
Sonstiges ☐ _____

2. Intraorale Besonderheiten (+ / -)

Lippen ☐ _____
Mukosa ☐ _____
Zunge ☐ _____
Mundboden ☐ _____
Gaumen ☐ _____
Alveolarfortsatz ☐ _____
Tonsillen ☐ _____
Speichel ☐ _____

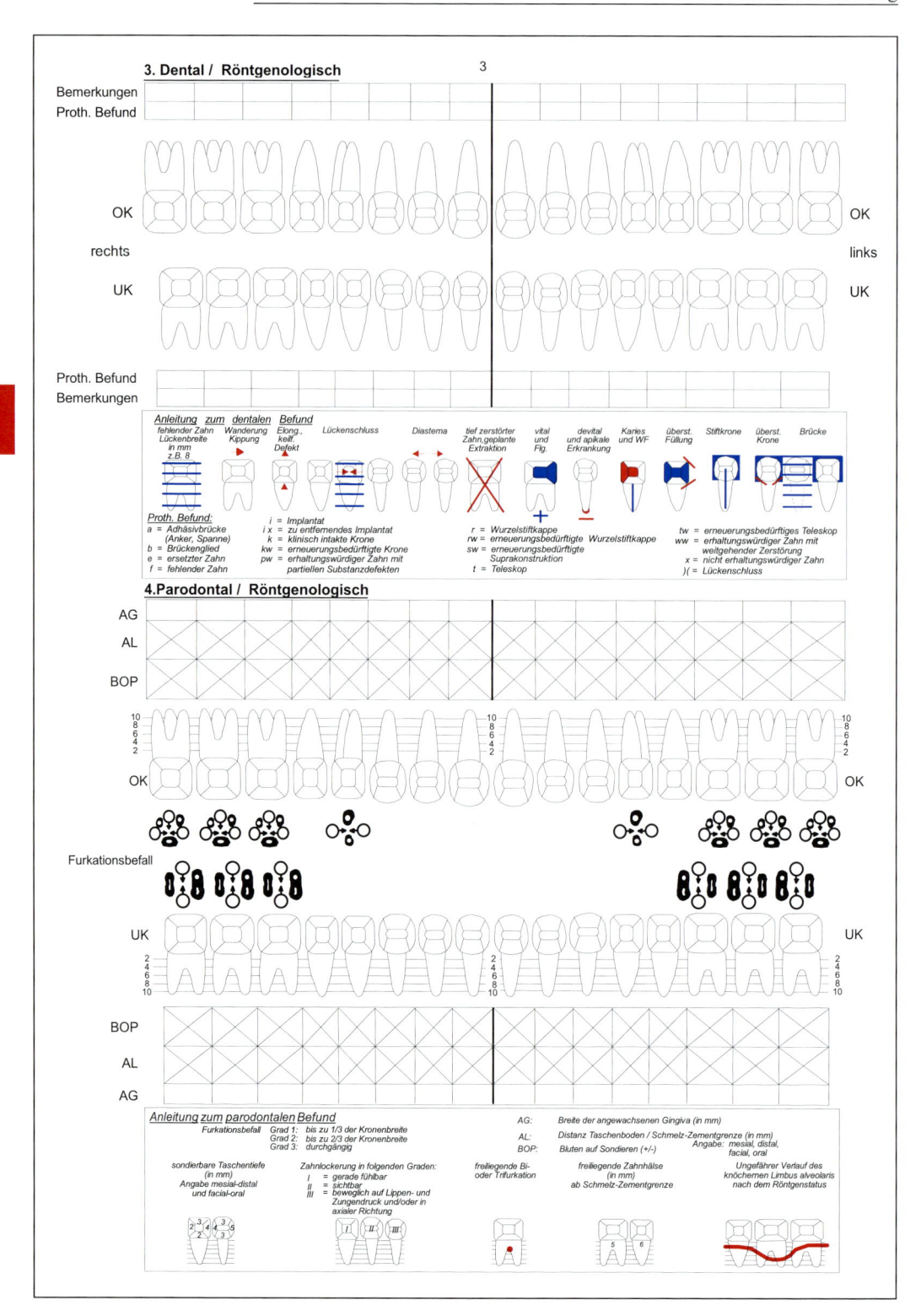

3. Dental / Röntgenologisch

Bemerkungen
Proth. Befund

OK rechts — OK links

UK — UK

Proth. Befund
Bemerkungen

Anleitung zum dentalen Befund

Symbol	Bedeutung
fehlender Zahn Lückenbreite in mm z.B. 8	
Wanderung Kippung	
Elong., keilf. Defekt	
Lückenschluss	
Diastema	
tief zerstörter Zahn, geplante Extraktion	
vital und Flg.	
devital und apikale Erkrankung	
Karies und WF	
überst. Füllung	
Stiftkrone	
überst. Krone	
Brücke	

Proth. Befund:
- a = Adhäsivbrücke (Anker, Spanne)
- b = Brückenglied
- e = ersetzter Zahn
- f = fehlender Zahn
- i = Implantat
- ix = zu entfernendes Implantat
- k = klinisch intakte Krone
- kw = erneuerungsbedürftige Krone
- pw = erhaltungswürdiger Zahn mit partiellen Substanzdefekten
- r = Wurzelstiftkappe
- rw = erneuerungsbedürftige Wurzelstiftkappe
- sw = erneuerungsbedürftige Suprakonstruktion
- t = Teleskop
- tw = erneuerungsbedürftiges Teleskop
- ww = erhaltungswürdiger Zahn mit weitgehender Zerstörung
- x = nicht erhaltungswürdiger Zahn
-)(= Lückenschluss

4. Parodontal / Röntgenologisch

AG
AL
BOP

10 8 6 4 2

OK — OK

Furkationsbefall

UK — UK

2 4 6 8 10

BOP
AL
AG

Anleitung zum parodontalen Befund

Furkationsbefall
- Grad 1: bis zu 1/3 der Kronenbreite
- Grad 2: bis zu 2/3 der Kronenbreite
- Grad 3: durchgängig

sondierbare Taschentiefe (in mm)
Angabe mesial-distal und facial-oral

Zahnlockerung in folgenden Graden:
- I = gerade fühlbar
- II = sichtbar
- III = beweglich auf Lippen- und Zungendruck und/oder in axialer Richtung

AG: Breite der angewachsenen Gingiva (in mm)
AL: Distanz Taschenboden / Schmelz-Zementgrenze (in mm)
BOP: Bluten auf Sondieren (+/-). Angabe: mesial, distal, facial, oral

freiliegende Bi- oder Trifurkation

freiliegende Zahnhälse (in mm) ab Schmelz-Zementgrenze

Ungefährer Verlauf des knöchernen Limbus alveolaris nach dem Röntgenstatus

5. Funktionell

a) Okklusion   (x = okklusale Kontakte)

- **Okklusionstyp:**   neutral ☐   distal ☐   mesial ☐   Kreuzbiss ☐   Kopfbiss ☐

    Überbiss: _____ mm
    sagittale Stufe: _____ mm
    Interokklusalraum: _____ mm

IKP-Kontakte:

18	17	16	15	14	13	12	11	21	22	23	24	25	26	27	28
48	47	46	45	44	43	42	41	31	32	33	34	35	36	37	38

- **lockere Führung:**   nicht möglich ☐   möglich ☐   erschwert ☐
- **ZKP-Vorkontakte:**

18	17	16	15	14	13	12	11	21	22	23	24	25	26	27	28
48	47	46	45	44	43	42	41	31	32	33	34	35	36	37	38

- **Abgleitbewegung**

    von ZKP in IKP: ☐ mm (vertikal)   ☐ mm (vorn)   ☐ mm (re)   ☐ mm (li)

- **Exkursionsbewegungen:**

Protrusion

18	17	16	15	14	13	12	11	21	22	23	24	25	26	27	28
48	47	46	45	44	43	42	41	31	32	33	34	35	36	37	38

Laterotrusion rechts

AS

18	17	16	15	14	13	12	11	21	22	23	24	25	26	27	28
48	47	46	45	44	43	42	41	31	32	33	34	35	36	37	38

BS

Laterotrusion links

18	17	16	15	14	13	12	11	21	22	23	24	25	26	27	28
48	47	46	45	44	43	42	41	31	32	33	34	35	36	37	38

AS

b) UK-Mobilität   (+ / -)

- Bewegungsschmerz
  - Kiefergelenk ☐
  - Muskulatur ☐
- Deviation ☐
- Deflexion ☐
- Limitation ☐
- Gelenkgeräusche ☐

6. Prothetisch   (+ / -)

	OK/UK		OK/UK		OK/UK
Passungenauigkeit	☐ ☐	Retentionsverlust	☐ ☐	Kauinstabilität	☐ ☐
Unbefried. Ästhetik	☐ ☐				

Sonstiges: _____

III. Diagnose

- **extraoral:**

- **intraoral:**

- **dental:**

- dental:	18	17	16	15	14	13	12	11	21	22	23	24	25	26	27	28
Karies/Zahndefekte																
Insuffiziente Restauration																
Pulpitis/Gangrän																
Unvollständige WF																
Unvollständige WF																
Pulpitis/Gangrän																
Insuffiziente Restauration																
Karies/Zahndefekte																
	48	47	46	45	44	43	42	41	31	32	33	34	35	36	37	38

- **weitere dentale Diagnosen:**

- parodontal:	18	17	16	15	14	13	12	11	21	22	23	24	25	26	27	28
Gingivitis/leichte PAR																
moderate PAR																
schwere PAR																
Interradikulare PAR																
Interradikulare PAR																
schwere PAR																
moderate PAR																
Gingivitis/leichte PAR																
	48	47	46	45	44	43	42	41	31	32	33	34	35	36	37	38

- **weitere parodontale Diagnosen:**

- **funktionell:**

- **prothetisch:**

- **röntgenologisch:**

IV. Zahnbezogene Prognose

	18	17	16	15	14	13	12	11	21	22	23	24	25	26	27	28
Hoffnungslos																
Zweifelhaft																
Sicher																
Sicher																
Zweifelhaft																
Hoffnungslos																
	48	47	46	45	44	43	42	41	31	32	33	34	35	36	37	38

6

V. WEITERFÜHRENDE DIAGNOSTISCHE MASSNAHMEN UND BEHANDLUNGSPLANUNG

Mundhygieneanleitung: ☐ _____

Medizinische Abklärung: ☐ _____

MKG-Chirurg./KFO-Vorbehandlung: ☐ _____

Modellanalyse: ☐ _____

Funktionsanalytische Maßnahmen: ☐ _____

Sonstiges: ☐ _____

konservierend/endodontisch:

	18	17	16	15	14	13	12	11	21	22	23	24	25	26	27	28
Endodontie																
definitive Füllung																
Aufbaufüllung																
Stiftaufbauten																
Stiftaufbauten																
Aufbaufüllung																
definitive Füllung																
Endodontie																
	48	47	46	45	44	43	42	41	31	32	33	34	35	36	37	38

oralchirurgisch/parodontologisch:

	18	17	16	15	14	13	12	11	21	22	23	24	25	26	27	28
Extraktion																
Scaling																
Lappenoperation																
mukogingivale Chirurgie																
WSR																
Hemisektion/Amputation																
Hemisektion/Amputation																
WSR																
mukogingivale Chirurgie																
Lappenoperation																
Scaling																
Extraktion																
	48	47	46	45	44	43	42	41	31	32	33	34	35	36	37	38

7 Prothetische Planung

TP = Therapieplanung   R = Regelversorgung   B = Befund

TP															
R															
B															
	18	17	16	15	14	13	12	11	21	22	23	24	25	26	27	28
	48	47	46	45	44	43	42	41	31	32	33	34	35	36	37	38
B															
R															
TP															

Befund
- a = Adhäsivbrücke (Anker, Spanne)
- b = Brückenglied
- e = ersetzter Zahn
- f = fehlender Zahn
- t = Teleskop
- i = Implantat
- ix = zu entfernendes Implantat zu ersetzender Zahn
- k = klinisch intakte Krone
- kw = erneuerungsbedürftige Krone
- pw = defekter, erhaltungswürdiger Zahn mit partiellen Substanzdefekten
- r = Wurzelstiftkappe
- rw = erneuerungsbedürftige Wurzelstiftkappe
- sw = erneuerungsbedürftige Suprakonstruktion
- tw = erneuerungsbedürftiges Teleskop
- ww = erhaltungswürdiger Zahn mit weitgehender Zerstörung
- x = nicht erhaltungswürdiger Zahn
-)(= Lückenschluss

Behandlungsplanung
- A = Adhäsivbrücke (Anker, Spanne)
- B = Brückenglied
- E = zu ersetzender Zahn
- H = kompl. Gegossene Halte- u. Stützvorrichtung
- K = Krone
- M = Vollkeramische oder keramisch voll verblendete Restauration
- O = Geschiebe, Steg etc
- PK = Teilkrone
- R = Wurzelstiftkappe
- S = implantatgetragene Suprakonstruktion
- T = Teleskopkrone
- V = vestibuläre Verblendung

sonstiges
- G = gegossener Stiftkernaufbau
- L = aufgebrannte Stufe
- IN₁₋₄ = Inlay (Flächen)
- Ü = Rückenschutzplatte

☐ Unbrauchbare Prothese/Brücke   Alter des OK-Zahnersatzes: ca. _____ Jahre
                                         UK-Zahnersatzes: ca. _____ Jahre

☐ Interimsversorgung   ☐ Immediatversorgung   ☐ Versorgungsleiden

☐ Unfall, Unfallfolgen oder Berufskrankheit

Zahntechn. Labor: _____

KV (Labor): _____

Zahnform/-farbe: _____

Keramik: _____

Legierung: _____

Implantate: _____

Sonst. Mat.: _____

Bemerkungen: _____
_____
_____

Stud.: _____   Ass.: _____   OA: _____   Ärztl. Direktor: _____
Datum: _____
HKP ausgestellt: _____   HKP genehmigt: _____   HKP läuft aus: _____

Befund- und Planungsbogen 131

8
Terminplanung:

Klinik   **Labor**

Behandlung abgeschlossen: _____
Nachsorgeintervall: Festlegung auf _____ Monate

© Klinik für Zahnärztliche Prothetik, Propädeutik und Werkstoffkunde der Christian-Albrechts-Universität zu Kiel 1998, 2003, 2010

5.2 Erhebungen anhand des Befundbogens

5.2.1 Anamnese

A. Allgemeinmedizinische Anamnese
Die auf Seite 1 des Bogens aufgeführten Fragen sind im Sinne einer Kurzanamnese zu sehen, wie sie unmittelbar vor einer Schmerz- bzw. Notfallbehandlung angezeigt wäre. In allen anderen Fällen ist das Ausfüllen des speziellen Gesundheitsfragebogens (vgl. Kap. 4) angezeigt. Dies kann vom Patienten zu Hause gemacht werden. Wurde in einer Sparte bei „Ja" angekreuzt, so ist dies auf der zweiten Seite des Befundbogens in dem betreffenden Kasten zu markieren und unter „Besonderheiten" zu erläutern.

B. Zahnärztliche Anamnese
Die spezielle zahnärztliche Anamnese verfolgt den Zweck, den Grund für die Vorstellung des Patienten zu erfahren (Motivationsgrund) und seine spezifischen Probleme im Kiefer-, Mund- und Gesichtsbereich zu erkennen. Dazu dienen orientierende Fragen zu möglichen Zahnarztängsten und eventuell vorhandenen Schmerzen an Zähnen und Gingiva oder im Bereich von Kiefergelenk, Kopf, Gesicht, Hals und Schultern. Daneben wird der Patient zu etwaigen funktionellen (mangelnde Kaufähigkeit) und ästhetischen Problemen befragt. Mundhygienegewohnheiten sowie der Zeitpunkt zurückliegender Zahnarztbehandlungen geben einen Hinweis auf die Bedeutung, die der Patient seiner oralen Gesundheit beimisst. Alle Angaben werden vom Behandler vertraulich behandelt und unterliegen der ärztlichen Schweigepflicht.

5.2.2 Befund

Auf Seite 2 des Bogens werden die Ergebnisse eingetragen, die aus der Befundung des Patienten gewonnen werden. Im Befund wird nur das festgehalten, was man sieht, palpiert, riecht oder hört. Es wird noch **keine** Diagnose gestellt. Für die Befundung werden folgende Instrumente benötigt:
- Mundspiegel
- zahnärztliche Sonde
- Häkchensonde
- Furkationssonde
- zahnärztliche Pinzette
- Watterollen
- CO_2-Schnee (oder elektrische Messgeräte) zur Sensibilitätstestung
- Bleistift
- roter, gelber und blauer Farbstift (zum Ausfüllen des Befundbogens)
- Okklusionsfolie
- Shimstock-Folie
- Zahnseide
- Tupfer.

5.2.2.1 Extraorale Besonderheiten
Extraoral werden folgende Parameter überprüft:
- Drucksensibilität der Austrittspunkte von Ästen des N. trigeminus (N. V): N. supraorbitalis (N.V_1), N. infraorbitalis (N.V_2) und N. mentalis (N.V_3):
  – Seitengleichheit?
  – Hyperästhesie? (z. B. Hinweis auf Entzündung)
  – Hypästhesie? Anästhesie? (z. B. Hinweis auf Verletzung oder Tumorinfiltration)
- Palpation der Lymphknoten:
  – Vergrößerung? (z. B. Hinweis auf Entzündung oder Tumore)
- Asymmetrien:
  – Fazialisparese?
  – unilaterale Masseter-Hypertrophie?
- Lachlinie:
  – Schnittstelle zwischen extra- und intraoralem Befund
  – Beurteilung der Lachlinie des Patienten und Einzeichnung in das Schema: Ist das Zahnfleisch beim Lachen stark sichtbar („Gummy Smile"), so liegt die Lachlinie hoch; ist es gerade sichtbar, ist die Lachlinie mittel ausgeprägt; ist das Zahnfleisch hingegen nicht sichtbar, so handelt es sich um eine tiefe Lachlinie. Der Verlauf der Linie spielt eine große Rolle bei der Planung von Restaurationen im sichtbaren Bereich.
- Zahnfarbe:
  – Die Zahnfarbe des Patienten wird anhand eines Farbschlüssels (vgl. Kap. 16) bestimmt.
  – Ist die Zahnfarbe auffällig dunkel (und der Patient damit unzufrieden)?
  – Wie groß sind die natürlichen Farbunterschiede zwischen den Zähnen im sichtbaren Bereich?
  – Sind auffällig verfärbte Zähne vorhanden?
- Sonstiges:
  – Tremor? (typisch bei Alkoholikern und Morbus Parkinson)
  – Zyanose? (Hinweis auf Herz- oder Lungeninsuffizienz)
  – Ikterus? (Hinweis auf Lebererkrankung)
  – Petechien?, Ekchymosen? (Hinweis auf hämorrhagische Diathesen)
  – Rhinophym (Knollennase)? (Hinweis auf Alkoholabusus)
  – Foetor ex ore (Hinweis auf kariöse Zähne, schlechte Mundhygiene, entzündete Mundschleimhaut) bzw.
  – Halitosis? (Hinweis auf Diabetes mellitus [acetonartiger Geruch], Niereninsuffizienz [ammoniakartiger Geruch], Lungeninfektion [putrider Geruch], Lebererkrankung [Alkoholgeruch] oder Probleme im Magen-Darm-Trakt). Sind intraoral keine Ursachen für den Mundgeruch festzustellen oder bleibt dieser nach erfolgter intraoraler Behandlung bestehen, dann ist eine Abklärung durch einen Facharzt sinnvoll.
  – Extraorale Narben?

Kapitel 5

5.2.2.2 Intraorale Besonderheiten

Die gesamte Mundschleimhaut wird auf Form- und Farbveränderungen (z. B. Erosionen, Ulzerationen, Schwellungen, Verfärbungen, prothesenbedingte Veränderungen) abgesucht. Optisch auffällige Besonderheiten im Bereich von Lippen, Wangenschleimhaut, Zunge (insbesondere Zungenrand und -grund; dazu Zungenspitze mit einem Tupfer fassen und leicht heraus- und seitwärts ziehen), Mundboden, Gaumen, Alveolarfortsatz und Tonsillen sind nicht zuletzt hinsichtlich einer Krebs-Früherkennung festzuhalten. Den möglichen Ursachen für solche Erscheinungen muss nachgegangen werden. Auch die Speichelqualität (zähfließend-viskös, dünnflüssig) und -quantität sind zu beurteilen. In diesem Zusammenhang ist besonders von Interesse, ob eine Oligosialie bzw. Asialie (Aptyalismus) mit starker Trockenheit der Mundhöhle (Xerostomie) vorliegt (Hinweis z. B. auf Sjögren-Syndrom, Strahlenschäden der Speicheldrüsen, Medikamenteneinnahme [z. B. Psychopharmaka], Aplasie der Speicheldrüsen, Mundatmung, Diabetes mellitus, Leberzirrhose oder Urämie).

5.2.2.3 Dental/röntgenologisch

Zur dentalen und röntgenologischen Befundung (Seite 3 des Befundbogens) müssen eine Panoramaschichtaufnahme und ein Röntgenstatus (Langtubusaufnahmen in Paralleltechnik: Rinn-Status) vorhanden sein. Gemäß der Anleitung zum dentalen Befund werden folgende Parameter mit einem *blauen* Farbstift markiert:
- fehlende Zähne
- intakte Füllungen
- suffiziente Wurzelfüllungen
- Stifte von Stiftkronen
- Kronen bzw. Brücken
- Sensibilität von Zähnen
- Implantate

Mit *rot* werden angegeben:
- Zahnwanderungen und -kippungen
- Elongationen
- Diastemata
- geschlossene Lücken
- keilförmige Defekte
- behandlungsbedürftige Karies (klinisch [Spiegel, Kuhhornsonde, Luftbläser] oder röntgenologisch diagnostiziert). Hingegen wird Initialkaries ohne Kavitation (z. B. röntgenlogisch diagnostizierte Schmelzkaries) *gelb* markiert, damit diesen Stellen später während der Nachsorge im sog. Kariesmonitoring eine besondere Aufmerksamkeit gewidmet werden kann.
- überstehende Füllungen und Randspalten (klinisch und/oder röntgenologisch diagnostiziert)
- überstehende Kronenränder (klinisch [Häkchensonde] oder röntgenologisch diagnostiziert)
- insuffiziente Wurzelfüllungen (*rot* gestrichelt)
- apikale Aufhellungen
- Wurzelresorptionen, Wurzelfrakturen

- avitale Zähne
- tief zerstörte, zur Extraktion vorgesehene Zähne
- nicht erhaltungswürdige Implantate

Bei Vorliegen von keilförmigen Defekten ist die vom Patienten ausgeübte Zahnputztechnik zu erfragen. Daneben besteht auch die Möglichkeit, dass keilförmige Defekte mit starkem Pressen oder Knirschen in Zusammenhang stehen. Bei vorhandenen Erosionen sind die Ernährungsgewohnheiten des Patienten abzuklären. Auch häufiges Erbrechen und Arbeiten in Säurefabriken können Ursache für solche Zahnsubstanzabtragungen sein. Der prothetische Befund wird mit kleinen Buchstaben in die entsprechenden Kästchen eingetragen. Unter „Bemerkungen" wird beispielsweise bei herausnehmbarem Zahnersatz angegeben, ob es sich um Keramik- oder Kunststoffzähne handelt; des weiteren werden hier retinierte oder impaktierte Zähne und vorhandene Wurzelreste eintragen. Bei Zahnlücken wird deren Breite in mm eintragen.

5.2.2.4 Parodontal/röntgenologisch

Anatomische Vorbemerkungen: An der vestibulären Seite der Gingiva bzw. Alveolarschleimhaut lassen sich, ausgehend vom Gingivalrand (Limbus gingivalis), in apikaler Richtung folgende Abschnitte unterscheiden (s. Kap. 2.5, Abb. 2-37 und 2-38):

- freie, marginale Gingiva
- gingivale Furche (inkonstantes Vorkommen) } keratinisierte Oberfläche
- befestigte Gingiva („attached gingiva")

- mukogingivale Grenzlinie
- Alveolarmukosa } nicht-keratinisierte Oberfläche

Mit Hilfe von Schiller-Jodlösung (Jod-Kalium-Jodid-Lösung) lässt sich die nicht-befestigte Alveolarschleimhaut braun anfärben. Dies ist bei der keratinisierten Gingiva nicht möglich. Durch eine solche Anfärbung lässt sich daher die Grenze zwischen verschieblicher Schleimhaut und angewachsener Gingiva sichtbar machen.

Im Längsschnitt erkennt man am Übergang Gingiva-Zahn den sog. Sulcus gingivalis (Tiefe: 0,5 – 1,0 mm; nur histologisch beurteilbar), der am Sulkusboden in die Zone der epithelialen Befestigung der Gingiva am Zahn (Epithelansatz des Saumepithels oder „epitheliales Attachment") übergeht. Die Breite des epithelialen Attachments beträgt ca. 1 mm. Nach apikal schließt sich die Zone der bindegewebigen Befestigung der Gingiva am Zahn an (gingivales Faserbündel oder „bindegewebiges Attachment"). Die Breite des bindegewebigen Attachments beträgt ebenfalls ca. 1 mm. Ab Beginn des Alveolarknochens (Limbus alveolaris) geht in apikaler Richtung der Faserapparat in denjenigen des Desmodonts über.

Der parodontale Befund darf erst nach Abschluss der Hygienephase erhoben werden, wenn nach Beseitigung supra- und epigingivaler harter und weicher Beläge reversible Entzündungen der marginalen Gingiva abgeklungen sind.

Kapitel 5

Bei gesetzlich krankenversicherten Patienten ist es erforderlich, vor Beantragung der Kostenübernahme für parodontologische Befund- und Therapiemaßnahmen den sog. PSI-Code [PSI = Parodontaler Screening-Index] zu erheben (*Lo Frisco* et al. 1993). Die Erhebung erfolgt mit der WHO-Sonde, die an der Spitze eine Kugel von 0,5 mm Durchmesser hat und im Bereich von 3,5 – 5,5 mm durch ein schwarzes Band markiert ist. Das Gebiss wird dazu in Sextanten unterteilt, die jeweils getrennt untersucht werden.

Die Zähne werden an sechs Stellen sondiert und der höchste Codewert (Tab. 5-1) eines Sextanten wird dokumentiert, z. B. anhand eines Befundaufklebers. Wird an einer Stelle der Codewert „4" erreicht, so geht man direkt zum nächsten Sextanten über. Ein Sextant wird zusätzlich mit einem Sternchen gekennzeichnet, wenn weitere klinische Abnormalitäten (Furkationsbefall, Lockerung etc.) vorliegen.

Die Codewerte „1" und „2" deuten auf eine Gingivitis, während die Codewerte „3" und „4" darauf hindeuten, dass in diesem Sextanten eine mittelschwere bis schwere Parodontitis vorliegt, die außer der Verbesserung der Mundhygiene ergänzende diagnostische und therapeutische Maßnahmen erfordert. Bei Codewerten „3" und „4" dürfen nach den Behandlungsrichtlinien für gesetzlich krankenversicherte Patienten parodontologische Befund- und Therapiemaßnahmen zu Lasten der gesetzlichen Krankenkassen beantragt und abgerechnet werden.

Für die ausführliche parodontale Befundung sind an jedem vorhandenen Zahn folgende Messungen durchzuführen (alle metrischen Messungen werden auf den vollen Millimeterwert gerundet):

- **Messen der Sondierungstiefe (in mm).** Die Sondenspitze der Parodontalsonde (PCP 12, Hu-Friedy, D-Leimen) wird mit einem Druck von 20 bis 25 p entlang des Zahns und parallel zur Zahnachse vorsichtig in den Sulcus gingivae nach apikal geschoben. Der Zahn wird zirkulär sondiert. Die jeweils tiefste Sondierung auf der distalen, bukkalen bzw. labialen, mesialen und lingualen Fläche wird als gerundeter Millimeterwert in das Zahnschema eingetragen. Alle Werte größer als 3 mm werden mit rotem Stift markiert. Bei der Messung muss die Messskala der Sonde parallel zur Längsachse des Zahns gehalten werden. Zu beachten ist, dass die Sonde auch bei dosierter Sondierung durch den Sulkusboden in das Saumepithel (epitheliales Attachment)

Tab. 5-1 PSI-Code. Er wird mit der WHO-Parodontalsonde erhoben.

Code 0	Das schwarze Band der Sonde bleibt an der tiefsten Stelle des Sulkus aller Zähne eines Sextanten vollständig sichtbar. Zahnstein oder defekte Restaurationsränder sind nicht festzustellen. Das Gewebe der Gingiva ist gesund, nach (vorsichtigem) Sondieren tritt keine Blutung auf.
Code 1	Das schwarze Band der Sonde bleibt an der tiefsten Stelle des Sulkus aller Zähne eines Sextanten vollständig sichtbar. Zahnstein oder defekte Restaurationsränder sind nicht festzustellen. Nach (vorsichtigem) Sondieren tritt eine Blutung auf.
Code 2	Das schwarze Band der Sonde bleibt an der tiefsten Stelle des Sulkus aller Zähne eines Sextanten vollständig sichtbar. Es lassen sich Zahnstein oder defekte Restaurationsränder feststellen.
Code 3	Das schwarze Band der Sonde bleibt an der tiefsten Stelle des Sulkus aller Zähne eines Sextanten nur teilweise sichtbar.
Code 4	Das schwarze Band der Sonde verschwindet vollständig in der Tasche. Hiermit wird eine Sondierungstiefe gekennzeichnet, die größer als 5,5 mm ist.

eindringt, wobei das Ausmaß vom Entzündungsgrad des Paradonts abhängt, so dass die erhaltenen Werte nicht der histologischen Sulkustiefe entsprechen (vgl. *Rateitschak* et al. 2004).
- **Bestimmen des BOP (Bleeding on probing) (Entzündungstest).** Rund 10 Sekunden nach dem Sondieren wird beurteilt, ob an einer (oder mehr) der gemessenen vier Seiten eine Blutung provoziert wurde oder nicht. Bei vorhandener Blutung wird das entsprechende Dreieck im Befundschema rot ausgefüllt.
- **Messen der Länge der freiliegenden Zahnhälse ab Schmelz-Zement-Grenze** (in mm). Die Werte dieser Messungen werden ebenfalls im Zahnschema eingetragen.
- **Messen der Gingivabreite** (= Abstand von der mukogingivalen Grenze zum Gingivarand) **bukkal bzw. labial** (in mm).
- **Eintragen der Breite der angewachsenen Gingiva** (AG = „attached gingiva") (in mm). Gingivabreite (4) minus Sondierungstiefe (1), nur vestibulär.
- **Eintragen des Ausmaßes des Verlustes an Attachment** (CAL = „clinical attachment loss") jeweils für die distale, bukkale, mesiale und linguale Seite. Unter dem Begriff „clinical attachment loss" versteht man die Distanz zwischen Sulkusboden und Schmelz-Zement-Grenze (Abb. 5-1). Der Attachment-Verlust wird errechnet aus der Sondierungstiefe (1) minus der Distanz von der Schmelz-Zement-Grenze zum Gingivarand, sofern letzterer die Schmelz-Zement-Grenze überragt. Falls eine Rezession und damit freiliegende Zahnhälse vorliegen, wird die Distanz von der Schmelz-Zement-Grenze zum Gingivarand (3) zu der Sondierungstiefe (1) addiert.
- **Bestimmen des Ausmaßes von Zahnlockerungen der unverblockten Zähne.** Dazu werden die Griffenden zweier zahnärztlicher Instrumente jeweils an die linguale und bukkale Fläche eines Zahns gehalten und mit ihrer Hilfe in oraler und vestibulärer Richtung gegen den Zahn gedrückt.
Grad I: gerade fühlbare Beweglichkeit.
Grad II: sichtbare Beweglichkeit.
Grad III: Beweglichkeit auf Lippen- und Zungendruck und/oder in axialer Richtung. Bei Zahnbeweglichkeit in vertikaler Richtung liegt immer Lockerungsgrad III vor.
- **Markieren und Bestimmen des Ausmaßes von freiliegenden Bi- oder Trifurkationen.** In diese Messungen werden alle zwei- oder dreiwurzeligen Zähne eingeschlossen, also die oberen ersten Prämolaren sowie alle Molaren im Ober- und Unterkiefer. Die Sondierung wird mit Hilfe der Furkationssonde ausgeführt. Drei Furkationsgrade werden unterschieden (vgl. *Lindhe* 1986):
Grad 1: Furkation bis ein Drittel der klinischen Kronenbreite eröffnet.
Grad 2: Furkation über ein Drittel der klinischen Kronenbreite eröffnet.
Grad 3: Furkation durchgängig.
Die oberen ersten Prämolaren können in der Regel am leichtesten von der mesialen Seite sondiert werden, wobei das Instrument von palatinal her eingeführt wird.
Günstigerweise wird bei oberen Molaren der mesiale Furkationseingang von mesio-palatinal ertastet, während der distale Furkationseingang

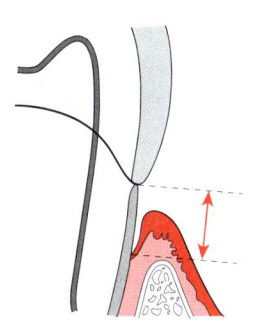

Abb. 5-1 „Clinical Attachment loss" als Distanz zwischen Schmelz-Zement-Grenze und Taschenboden.

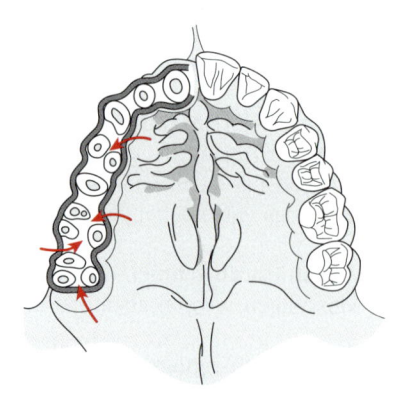

Abb. 5-2 Richtung der Furkationssondierung im Oberkiefer (nach *Lang* 1988).

sowohl von disto-palatinal als auch von disto-bukkal sondiert werden kann. Die bukkale Furkation oberer Molaren wird von bukkal beurteilt (Abb. 5-2). Die Sondierung der Unterkiefermolaren erfolgt von lingual und bukkal.

Die jeweils erhaltenen Werte werden mit einem roten Farbstift in das Schema eingetragen, zusätzlich wird am entsprechenden Zahnsymbol auf Höhe der Furkation ein rotes Dreieck eingezeichnet.

- **Einzeichnen des Verlaufs des knöchernen Limbus alveolaris.** Dies geschieht mit Hilfe des Röntgenstatus (Einzelfilm-Status).

Das Ausmaß der Mundhygiene wird grob klassifiziert (gut, mittel, schlecht) und auf der letzten Seite des Befundbogens notiert. Es gibt einen Eindruck über die Einstellung des Patienten zu seiner oralen Gesundheit. Dabei gilt nicht zuletzt für die spätere Planung zu beachten, dass ein Patient mit schlechter Mundhygiene und geringer parodontaler Destruktion eine bessere Prognose bezüglich seiner parodontalen Gesundheit hat als ein Patient mit durchschnittlicher Mundhygiene und deutlichem Attachment-Verlust.

Bei Patienten, die über die gesetzlichen Krankenkassen versichert sind und bei denen aufgrund des Befunds eine Parodontalbehandlung indiziert ist, sind die erhobenen Werte in das Formblatt „Parodontalstatus", mit dem bei der Krankenkasse die Kostenübernahme beantragt wird, zu übertragen. Zumindest folgende Angaben müssen in dieses Formblatt eingetragen werden:

- alle Sondierungstiefen ≥ 3 mm
- Lockerungsgrade von Zähnen
- freiliegende Furkationen
- pulpatote Zähne
- zu extrahierende Zähne
- fehlende Zähne.

Zu behandelnde Parodontien werden mit einem Kreuz in der dem Zahnschema benachbarten Spalte („Taschentherapie") kenntlich gemacht und die Gesamtzahl der zu behandelnden Parodontien pro Kiefer wird angegeben. (Daneben müssen folgende Unterlagen vorliegen: Situationsmodelle von Ober- und Unterkiefer; Röntgenbilder der zu therapierenden Zähne [Einzelfilm-Status]).

5.2.2.5 Funktionell
Ziel des Funktionsbefundes ist es, verschiedene Parameter zu Okklusion und Unterkiefermobilität zu bestimmen.

1. Statische Okklusion
- Okklusionstyp:
neutral   (≙ Angle-Klasse I)
distal   (≙ Angle-Klasse II)
mesial   (≙ Angle-Klasse III)

Der Okklusionstyp wird anhand der Verzahnung im Bereich der Eckzähne und ersten Molaren festgestellt. In Neutralbissstellung („neutrale Okklusion") stehen die Seitenzähne des Unterkiefers eine halbe Prämolarenbreite weiter mesial als die Seitenzähne des Oberkiefers. Die Spitze der oberen Eckzähne liegt zwischen dem unteren Eckzahn und dem unteren ersten Prämolaren, während die Höckerspitze des mesiobukkalen Höckers des oberen ersten Molaren in die Fissur zwischen mesio- und mediobukkalem Höcker des Unterkiefermolaren zeigt (vgl. Kap. 2.7).
- **Vertikaler Überbiss („Overbite")**. Vertikaler Überbiss der oberen über die unteren Schneidezähne (Richtwert im eugnathen Gebiss: ca. 2 – 3 mm).
- **Sagittale Frontzahnstufe („Overjet")**. Messung der Distanz zwischen Labialfläche der Unterkiefer-Schneidezähne und Labialfläche der Oberkiefer-Schneidezähne (Richtwert im eugnathen Gebiss: ca. 2 mm).
- **Interokklusalabstand in Ruhelage** (Richtwert, gemessen auf Höhe der ersten Molaren: 2 bis 3 mm). Eine Überprüfungsmöglichkeit, ob sich der Unterkiefer auch wirklich in entspannter Ruhelage (frühere Bezeichnung: Ruheschwebe) befindet, besteht in der Palpation des supramentalen Bereichs (Bereich kaudal der Unterlippe), der entspannt sein muss.
- **IKP-Kontakte:** maximale Interkuspidation (Interkuspidationsposition des Unterkiefers). Den maximalen Vielpunktkontakt überprüfen wir mit Hilfe von einseitig belegter schwarzer Okklusionsfolie (Occlusions-Prüf-Folie; Roeko, D-Langenau), die zwischen die Zahnreihen eingelegt wird. Der Patient soll nur einmal zubeißen. Vorhandene Kontakte sollten idealerweise mit Shimstock-Metall-Folie (Roeko, D-Langenau) (8 μm dick) verifiziert werden, da Fehlmarkierungen vorkommen können.
- **Führen des Unterkiefers:**
  – möglich
  – erschwert
  – nicht möglich.
- **ZKP-Vorkontakte:** Zahnkontakte in zentrische Kontaktposition (ZKP) des Unterkiefers. Diese Bestimmung kann nicht ausgeführt werden, wenn eine Führung des Unterkiefers unmöglich oder erschwert ist.
Vorgehen: Der Unterkiefer befindet sich bei maximal entspannter Kaumuskulatur zunächst in Ruhelage. Der Behandler umfasst mit Daumen und Zeigefinger die Kinnregion und führt den Unterkiefer mit leichtem Druck nach retral (Abb. 5-3). In dieser Position werden die Zahnreihen in Kontakt zueinander gebracht. Mittels roter Kontaktfolie oder grünem Okklusionswachs (≙ dünnste oder durchgebissene Stelle)

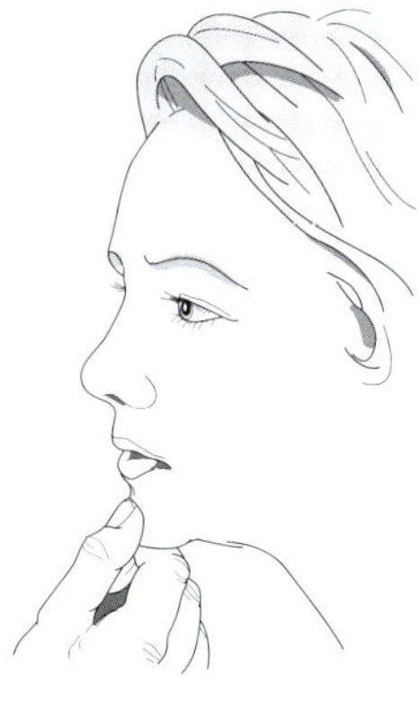

Abb. 5-3 Umfassen der Kinnregion mit Daumen und Zeigefinger.

(Occlusal Indicator; KerrHawe SA, CH-Bioggio) werden die ZKP-Vorkontakte markiert. Zusätzlich kann der Patient gefragt werden, ob er spürt, dass er irgendwo vorzeitig in Kontakt kommt. Bei Bejahung der Frage soll er, sofern möglich, die betreffende Stelle angeben. Wenn der Patient den ersten Frühkontakt in zentrische Kontaktposition spürt, soll er den Unterkiefer kurz in dieser Position lassen und dann in die habituelle Okklusion gleiten. Die sich von den ZKP- zu den IKP-Kontakten ergebende Abgleitbewegung („slide in centric") bewirkt eine Verschiebung des Unterkiefers nach ventral sowie in vertikaler Richtung, häufig auch nach rechts oder links. Diese Abgleitbewegung sollte mehrfach wiederholt werden. Die erhaltenen Werte werden in Millimeter-Angaben notiert. Bei rund 20 % aller Patienten sind IKP und ZKP identisch, weshalb es in diesen Fällen keine ZKP-Vorkontakte gibt.

- **Exkursionsbewegungen:**
  - *Protrusion (grüne Folie).* Ausgehend von der maximalen Interkuspidation (Kontakte mit schwarzer Folie markiert) schiebt der Patient den Unterkiefer unter Zahnkontakt einmal nach vorn und bringt die Zahnreihen anschließend außer Okklusion. Zähne mit Protrusionskontakten werden im Schema des Befundbogens markiert. Gleiches gilt für Zahnkontakte bei den sich anschließenden Seitwärtsbewegungen des Unterkiefers.
  - *Laterotrusion rechts:*
    Arbeitsseite (AS) (rote Folie rechts). Ausgehend von der habituellen Interkuspidation (Kontakte mit schwarzer Folie markiert) schiebt der Patient den Unterkiefer unter Zahnkontakt einmal zur rechten Seite (bis Eckzahnspitze-Eckzahnspitze-Kontakt) und bringt die Zahnreihen anschließend außer Okklusion.
    Balanceseite (BS) (blaue Folie links). Ausgehend von der habituellen Interkuspidation (Kontakte mit schwarzer Folie markiert) schiebt der Patient den Unterkiefer unter Zahnkontakt einmal zur rechten Seite (bis Eckzahnspitze-Eckzahnspitze-Kontakt) und bringt die Zahnreihen anschließend außer Okklusion. Aufgezeichnete Balancekontakte sollten mittels Shimstock-Folie oder mit Hilfe einer Zahnseidenschlaufe, die um die Zähne der Balanceseite gelegt wurde, verifiziert werden. Existieren solche Kontakte, so lässt sich die Folie bzw. Zahnseide nach einer geringen Verschiebung des Unterkiefers nach rechts nicht herausziehen, sondern bleibt im Bereich des Zahnkontakts hängen (Abb. 5-4). Die jeweils erhaltenen Exkursionskontakte werden in das Schema übertragen.
  - *Laterotrusion links:*
    Arbeitsseite (AS) (rote Folie links). Ausgehend von der habituellen Interkuspidation (Kontakte mit schwarzer Folie markiert) schiebt der Patient den Unterkiefer unter Zahnkontakt zur linken Seite (bis Eckzahnspitze-Eckzahnspitze-Kontakt) und bringt die Zahnreihen anschließend außer Okklusion.
    Balanceseite (BS) (blaue Folie rechts). Ausgehend von der habituellen Interkuspidation (Kontakte mit schwarzer Folie markiert) schiebt der Patient den Unterkiefer unter Zahnkontakt zur linken Seite (bis Eckzahnspitze-Eckzahnspitze-Kontakt) und bringt die Zahnreihen anschließend außer Okklusion.

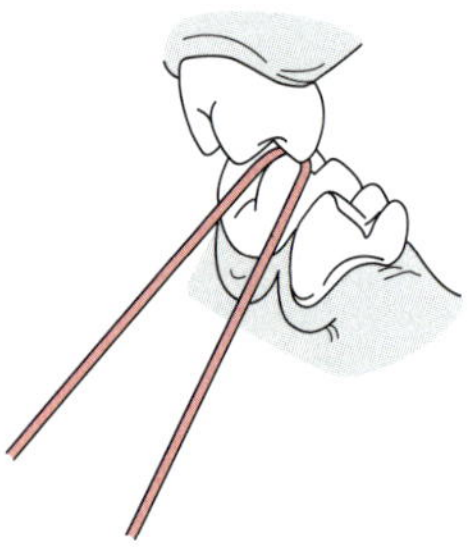

Abb. 5-4 Aufspüren von Balancekontakten mit Hilfe einer Zahnseidenschlaufe.

2. Unterkiefermobilität
Vorhandener Bewegungs- oder Druckschmerz im Bereich des Kiefergelenks und der Kaumuskulatur (M. temporalis, M. masseter, M. pterygoideus medialis) wird mit einem „+" im Befundbogen markiert.

Gleiches gilt für eine sichtbare Deviation (korrigierte Abweichung) bzw. Deflexion des Unterkiefers (unkorrigierte Abweichung) bei Kieferöffnung und/oder -schluss, für eine eingeschränkte Kieferöffnung (Limitation) (Richtwert der maximalen Kieferöffnung, d. h. maximale Schneidekantendistanz plus vertikaler Überbiss: 40 bis 60 mm) sowie für vorhandene Geräusche im Kiefergelenkbereich (Knacken, Reiben). Positive Befunde deuten auf eine bestehende Funktionsstörung (Myoarthropathie) hin. Eine weiterführende Diagnostik (siehe spezieller Befundbogen, Kapitel 11) und, falls erforderlich, eine entsprechende Behandlung (siehe Kapitel 12) vor Beginn der eigentlichen prothetischen Rehabilitation sind in solchen Fällen angezeigt.

5.2.2.6   Prothetischer Befund
Der prothetische Befund bezieht sich auf die Suffizienz bzw. Insuffizienz von evtl. bereits vorhandenem Zahnersatz. Mangelhafte Passgenauigkeit, Retentionsverlust und Kauinstabilität der alten prothetischen Arbeit werden im Befundbogen notiert.

5.3 Praktische Maßnahmen am (bezahnten) Patienten

Die Befunderhebung am Patienten wird abgeschlossen mit
- Situationsabformungen (Alginat) in Ober- und Unterkiefer,
- einer arbiträren Gesichtsbogenübertragung, sowie
- einer Kieferrelationsbestimmung (drei zentrische Wachsregistrate).

Anschließend erfolgt im Labor die Herstellung der Studienmodelle (Superhartgips; im Oberkiefer Split-Cast-Modell), die Montage der Modelle im Artikulator sowie eine Montage- und Registratkontrolle. Hiernach können die Kieferverhältnisse bzw. die Beziehungen der Zähne zueinander anhand der Modelle analysiert werden.

5.3.1   Situationsabformung in Ober- und Unterkiefer

Von beiden Kiefern wird jeweils eine Alginatabformung angefertigt. Trägt der Patient abnehmbaren Zahnersatz, erfolgen die Abformungen mit und ohne eingesetzte prothetische Versorgung. Im Folgenden wird das Vorgehen bei einer Alginatabformung beschrieben.

5.3.1.1 Material
- Abformlöffel (Rimlock-Löffel) für Ober- und Unterkiefer (vollbezahntes und Lückengebiss)
- Kerr-Masse (zur eventuell notwendigen Erweiterung des Löffels) (braunes Stangen-Kerr)
- Temperierbad oder Anmischbecher und warmes Wasser
- Adhäsiv
- Alginat
- Anmischbecher und Anrührspatel
- Skalpell Nr. 22.

5.3.1.2 Vorbereitung des Löffels
- Auswahl der richtigen Löffelgröße. Der Löffel darf den Alveolarfortsatz nicht berühren. Unter Umständen muss der Löffel im distalen Bereich mit Kerr-Masse erweitert werden.
- Evtl. Löffelränder mit Kerr-Masse (KerrHawe SA, CH-Bioggio) versehen.
- Anbringen von Stopps (Kerr), um ein Durchdrücken des Löffels im Bereich der Zähne zu verhindern: Im Oberkiefer im Bereich des harten Gaumens; im Unterkiefer im Bereich der Trigona retromolaria.
- Abdämmen des distalen Löffelrands im Oberkiefer mit Kerr.
- Löffelinnenflächen und äußere Flächen bis ca. 3 bis 4 mm vom Kerr-Rand mit Adhäsiv einstreichen und dünn verblasen.

5.3.1.3 Vorbereitung des Patienten (supragingivaler Zahnstein und Beläge sollten bereits entfernt sein)
- Untersichgehende Stellen am Zahnersatz (z. B. unter Brückenzwischengliedern) mit weichem Wachs ausblocken.
- Patient über Verhalten bei auftretendem Würgereiz aufklären (Kopf nach vorne beugen und durch die Nase atmen).

5.3.1.4 Anmischen
- Alginat im geschlossenen Behälter aufschütteln.
- Alginat mit Portionslöffel entnehmen (je nach Löffelgröße), dabei das Alginat mit dem Anmischspatel über dem Rand glatt streichen (nicht festdrücken). Alginatdose wieder schließen.
- Entsprechende Wassermenge mit Dosierhilfe abmessen. Darauf achten, dass möglichst kaltes Wasser verwendet wird, weil sonst der Abbindevorgang unnötig beschleunigt wird. Die Abbindezeit darf nicht über das Pulver-Wasser-Mischungsverhältnis gesteuert werden!
- Wasser dem Pulver zugeben.
- Erst vorsichtig, dann kräftiger durchmischen und das Abformmaterial an den Wänden des Anrührbechers verstreichen.
- Abformmaterial in den Löffel streichen.

5.3.1.5 Abformung
- Parallel mit dem Füllen des Löffels werden die Zahnreihen okklusal, vestibulär und oral mit Alginat vorgestrichen. Das Bestreichen des Vestibulums mit Alginat ist nur für die Anfertigung eines Schaumodells notwendig.

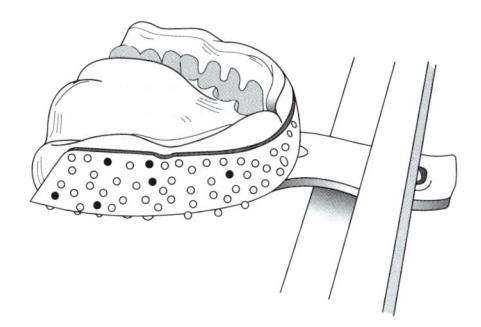

Abb. 5-5 Ablegen einer Alginatabformung durch Einspannen des Löffelgriffs in eine Haltevorrichtung.

- Einbringen des Abformlöffels und Zentrieren über der Zahnreihe. Eine zweite Person sollte dabei die Wangen, der Behandler selbst die Lippe abhalten. Es ist vorteilhaft, wenn der Behandler nach dem Einbringen und Zentrieren des Abformlöffels die Lippen etwas über den Löffelrand zieht, damit im Frontbereich auch das Vestibulum ausreichend abgeformt wird.
- Während des Abbindevorgangs (d. h. während der ersten 30 bis 60 Sekunden) den Löffel ruhig halten und nach der Abbindung noch 1 Minute warten.
- Entfernen des Löffels:
  – Löffelränder bukkal durch Abziehen der Wangen lüften.
  – Ruckartiges Abziehen des Löffels in Richtung der Zahnachsen.
  – Ein Abhebeln des Löffels sollte vermieden werden.

5.3.1.6 Bearbeitung und Handhabung der fertigen Abformungen
- Kontrolle bezüglich Vollständigkeit, Abformgenauigkeit, Blasenfreiheit.
- Zur Entfernung von Speichel und evtl. Blut sowie anderen Verunreinigungen wird die Abformung kurz (!) mit handwarmem Leitungswasser von ca. 35° abgespült. Wasserrückstände werden anschließend abgeschüttelt. Auf keinen Fall darf das Alginatmaterial trockengeblasen werden, da der dann auftretende Wasserverlust zu einer Kontraktion (Synärese) des Abformmaterials führt.
  Beachte: Abformungen nur am Griff halten.
  Beim Ablegen darf das Alginat nicht die Ablagefläche berühren. Störende Überstände sollten daher zuvor weggeschnitten werden. Sofern vorhanden, kann der Löffelgriff in eine Haltevorrichtung gestellt werden (Abb. 5-5).
- Distale und seitliche Überschüsse mit dem Skalpell entfernen.
  Soll ein Studienmodell hergestellt werden, so bleibt das mit der Alginatabformung abgeformte Vestibulum erhalten. Wird hingegen nur ein Zahnkranz benötigt, so werden die Ränder mit dem Skalpell beschnitten. Dadurch werden Verziehungen während des Ausgießens verhindert. Vor dem Ausgießen sind die Abformungen routinemäßig einer geprüften und als tauglich angesehenen Desinfektion zu unterziehen (z. B. Impresept®; 3M Espe, D-Seefeld oder Mucalgin®; Merz, D-Frankfurt). Bei richtiger Durchführung dieser Desinfektionsbäder sind keine Nachteile bezüglich Dimensionstreue zu befürchten.

- Transport und Zeitpunkt des Ausgießens
  Alginatabformungen müssen möglichst rasch mit Gips ausgegossen werden. Der Zeitverzug zwischen Entnahme und Ausgießen sollte lediglich die notwendige Desinfektion und den Transport der Abformung in das Labor umfassen. Für den Transport sind zwei Faktoren zu beachten:
  – Ein Austrocknen des Alginatmaterials muss verhindert werden. Die richtige Lagerung des Alginats erfolgt durch Einschlagen der Abformung in ein feuchtes Tuch. Dieses darf aber nicht zu einem „feuchten Umschlag" werden, da es sonst zu einem Aufquellen des Alginats kommt. Eine zweite Möglichkeit ist der Transport der Abformung in einer kleinen Plastiktüte, die luftdicht verschlossen werden kann. Durch beide Vorgehensweisen wird eine durch Feuchtigkeitsverlust des Alginats bedingte Materialschrumpfung ausgeschlossen.
  – Ein Verzug der Abformung durch falsche Lagerung in der Transportschale ist zu vermeiden. Wird die Abformung beim Transport in eine Schale oder Tüte gelegt, so ist zuvor die Abformmasse so weit zu reduzieren, dass diese nicht den Löffel durch Aufliegen in der Schale abstützt.

5.3.1.7 Herstellung der Studienmodelle (Situationsmodelle)

Studienmodelle dienen diagnostischen Zwecken vor Behandlungsbeginn und sind gegebenenfalls eine Hilfe bei der Herstellung zahntechnischer Arbeiten, wie z. B. bei der Anfertigung von Provisorien. Da bei diesen Arbeitsgängen die Gipsoberfläche mechanisch beansprucht werden kann, werden die Situationsmodelle mit Vorteil in Superhartgips (Klasse IV) hergestellt. Die Wahl der Gipsfarbe spielt eine untergeordnete Rolle und stellt lediglich einen Faktor für die optische Wahrnehmung der Oberfläche dar. Bei funktionsdiagnostischen Arbeiten im Artikulator ist der Gebrauch eines Split-Cast-Systems notwendig.

- **Neutralisierung des Alginats.** Das Alginatmaterial muss vor dem Ausgießen mit Gips neutralisiert werden, um eine etwaige Reaktion des Modellgipses mit der Alginsäure der Abformmasse auszuschließen. Eine solche Reaktion verhindert das völlige Aushärten der Gipsoberfläche und führt zu einer Modelloberfläche mit minderer oder gar unbrauchbarer Qualität. Die Neutralisierung erfolgt durch Einstreuen von Gips in die nasse Alginatform, wobei das Verteilen des Gipsbreis auf alle Alginatoberflächen mit einem weichen Pinsel unterstützt werden kann. Die Alginatoberfläche bleibt ca. 1 Minute mit dem Gipsbrei in Kontakt, um genügend Zeit für eine Reaktion mit der Alginsäure zu erhalten. Anschließend wird die Abformung mit handwarmem Leitungswasser ausgespült, Wasserrückstände werden abgeschüttelt.
- **Anmischen des Gipses.** Zum Anmischen des Gipses ist auf einen sauberen Spatel, Rührbecher und Rührwerk zu achten. Gipsreste an den genannten Gegenständen verkürzen die Abbindezeit des neuen Gemischs in nicht vorausberechenbarer Weise. Die richtige Dosierung des Wasser-Pulver-Verhältnisses erfolgt entsprechend der Herstellerangaben und ist aufgrund des Einflusses auf die physikalischen Eigenschaften des Endprodukts unbedingt einzuhalten. Auf ein standardisiertes Vorgehen ist zu achten. Kleine Veränderungen, wie z. B.

Restwasser im Mischbecher, erhöhen die Expansion des Gipses. Um eine Klumpenbildung zu vermeiden und eine gleichmäßige Hydration zu ermöglichen, sollte in drei Arbeitsschritten angemischt werden:
- Einstreuzeit: Das Pulver wird locker in das vorhandene Mischwasser gestreut. Bei einer Gipsmenge von 100 bis 300 g Pulver soll die Einstreuzeit 10 Sekunden betragen.
- Sumpfzeit (mindestens 20 Sekunden ohne Rühren): Durch die Sumpfzeit wird dem Mischwasser genügend Zeit für ein gleichmäßiges Durchfeuchten des Pulvers gegeben.
- Rührzeit (je nach Abbindegeschwindigkeit des Gipses wird zwischen 30 und 60 Sekunden unter Vakuum gemischt): Bevor das Pulver maschinell mit dem Wasser durchgemischt wird, ist der Brei nach der Sumpfzeit von Hand kurz durchzurühren. Es soll sich kein trockenes Pulver an Topfwand oder Boden befinden. Eine Verlängerung der Rührzeit hat eine Verkürzung der Verarbeitungs- und Erstarrungszeit zur Folge.

- **Ausgießen der Abformung mit integriertem Split-Cast.** Die Abformung wird mit dem angemischten Modellgips blasenfrei aufgefüllt (Vorgehen s. Kap. 25.2). Beim Aufsetzen des Löffels an den Vibrator ist darauf zu achten, dass die Abformmasse nicht verschoben oder vom Löffel gelöst wird. Einmal gelöste Alginatmasse lässt sich nicht wieder in die gleiche Position zurückbringen.

Nachdem der Zahnkranz komplett aufgefüllt ist, kann der Sockelformer (Platte mit Gummimanschette) des Split-Cast-Systems mit Gips gefüllt werden. Hierfür befindet sich die Retentionsscheibe auf der Sockelbasis in der dafür markierten Position (Vorgehen s. Kap. 25.2, Sägemodellherstellung). Die Abformung kann nach Erreichen der richtigen Gipskonsistenz während des Übergangs von der Vibrationszeit zur Modellierzeit in den Sockelformer gegeben werden. Wichtig ist die richtige Ausrichtung des Löffels in der Sockelform: Die Okklusionsebene soll mit dem Modellsockel parallel sein (Markierungsstriche an der Abformung können die Orientierung beim Ausrichten verbessern). Die eingearbeitete Retentionsscheibe und die integrierten Kerben für den Split-Cast verhindern ein späteres Korrigieren und Ausrichten der Modellbasis mit dem Trimmer.

Nach Aushärtung des Gipses, was sich durch einen deutlichen Wärmeverlust manifestiert, kann die Abformung vom Modell getrennt werden. Ferner wird die Sockelplatte unter Verbleib der Gummimanschette vom Modell abgenommen. Der entstandene Modellsockel samt Split-Cast-Kerben wird gegen Gips isoliert. Auf die Retentionsscheibe im Modellsockel wird das Magnetgehäuse mit eingelegtem Magneten aufgesetzt. Die Modellbasis ist nun für die Herstellung der Split-Cast-Platte bereit (Vorgehen wie beim Sägemodell). Auch hierfür wird der Gips (Typ IV) dosiert unter Vakuum angemischt. Die Schaffung von Retentionen in der Split-Cast-Platte ist für das spätere Einartikulieren zu berücksichtigen. Das Trimmen des Sockels erfolgt nach Richtlinien des Sägemodells (Kap. 25.2).

5.3.2 Arbiträre Gesichtsbogenübertragung

5.3.2.1 Material

- anatomischer Transferbogen (SAM-Präzisionstechnik, D-München)
- Kerr-Masse (KerrHawe SA, CH-Bioggio).

5.3.2.2 Anlegen des Gesichtsbogens

- **Fixieren der Bissgabel.** Im Bereich der beiden zentralen Inzisivi und der linken und rechten ersten Molaren werden drei oder fünf Stopps aus brauner Kerr-Masse auf die Bissgabel gebracht. Die Gabel wird in den Mund des Patienten geführt. Dabei sollen die Höckerspitzen nur leichte Impressionen auf den Kerr-Stopps hinterlassen.
Der Stiel der Bissgabel soll immer geradeaus oder leicht nach links (also vom Behandler weg) aus dem Patientenmund schauen.
Nachdem die Kerr-Masse auf der Bissgabel abgekühlt ist, wird die Gabel erneut im Mund des Patienten adaptiert und auf ihren genauen Sitz überprüft. Der Patient hält die Bissgabel mit beiden Daumen. Die Gabel darf nicht durch Zubeißen auf Watterollen gehalten werden, da dadurch keine genaue Kontrolle ihres Sitzes gegeben ist.
- **Fixieren des Gesichtsbogens.** Die Ohrstöpsel des Gesichtsbogens werden bei geöffnetem Mund beidseits in den äußeren Gehörgang geführt. Schließt der Patient den Mund, während sich die Ohrstöpsel im Gehörgang befinden, so kann dies sehr schmerzhaft sein, weil die Stöpsel dort liegen, wohin sich die Kondylen beim Schließen des Mundes bewegen. Daher lässt der Patient während der gesamten Zeit des Anlegens den Mund offen. Nun spannt der Behandler die Stirnhaut, legt die Glabellastütze an und spannt diese fest.
- **Verbinden der Bissgabel mit dem Gesichtsbogen.** Die Klemme des Gesichtsbogens wird über den Bissgabelstiel eingeführt und festgezogen. Dabei soll sich der gesamte Klemmmechanismus oberhalb des Bissgabelstiels befinden. Beim Festziehen muss der Klemmmechanismus mit der anderen Hand stabilisiert werden, damit es weder zu einer stärkeren Kraftübertragung auf den Gesichtsbogen noch zu einem Verrutschen der Klemme kommt.
- **Kontrolle.** Beim Loslassen der Bissgabel darf der Gesichtsbogen nicht abkippen. Gründe für ein Abkippen des Gesichtbogens können sein:
    - Stöpsel passen nicht in den Gehörgang,
    - Stöpsel sind nicht weit genug eingeführt,
    - Glabellastütze sitzt zu locker,
    - Locker sitzender Gesichtsbogen wurde beim Verschrauben der Bissgabel verrückt.

5.3.3 Zentrisches Wachsregistrat

5.3.3.1 Material

- Beauty pink Dental Wachs, x-hard (Ubert, D-Berlin)
- Alu-Wachs gerippt (Ubert)
- Gastischbrenner oder Spiritusbrenner (z. B. Blue Flame 1500, Hager u. Werken, D-Duisburg)

Praktische Maßnahmen am (bezahnten) Patienten

- Wasserbad
- Schere, groß
- Skalpell
- Sekundenkleber
- kaltes Wasser, am besten Becher mit Eiswasser
- Oberkiefer- und Unterkiefer-Modell des Patienten (Oberkiefer mit Split-Cast)
- Einmalhandtücher
- Vaseline.

5.3.3.2 Vorbereitung der Wachsplatte

Unter einer Kieferrelationsbestimmung (früher auch als „Bissnahme" bezeichnet) versteht man die dreidimensionale Zuordnung des Unterkiefers zum Oberkiefer. Für die Kieferrelationsbestimmung eines vollbezahnten Patienten wird eine Wachsplatte auf folgende Weise vorbereitet:

- Eine Beauty-pink-Wachsplatte wird im Wasserbad erwärmt (Temperaturregler auf 45 bis 50° Celsius stellen). Die Wachsplatte darf niemals weiß werden (Überhitzung)!
- Die Wachsplatte wird mit einem Einmalhandtuch getrocknet. Auf die Hälfte der Wachsplatte wird Sekundenkleber gegeben, und beide Plattenhälften werden adaptiert (beim Adaptieren nur andrücken, nicht ausstreichen). Lufteinschlüsse sollten nicht vorhanden sein. Man erhält auf diese Weise eine Wachsplatte, die doppelte Plattenstärke aufweist.
- Die Wachsplatte wird auf dem Oberkiefer-Modell adaptiert und die die zweiten Molaren distal überragenden Überschüsse werden abgeschnitten.
- Mit der Schere wird durch die äußeren Impressionen der bukkalen Höckerspitzen der Eck- und Seitenzähne geschnitten. Die hinteren Ecken sind rund zu gestalten. Die Wachsplatte ist nach vorne löffelgriffartig auslaufend zu gestalten.
- Es folgt ein erneutes Adaptieren auf dem Modell.
- Nun wird die Wachsplatte ca. 1 Minute im Eiswasser abgekühlt.
- Mit dem Skalpell wird exakt durch die äußersten und tiefsten Impressionen der bukkalen Höckerspitzen der Eck- und Seitenzähne geschnitten.

Modifikation bei Klasse II-Anomalien (bzw. tiefem Biss): Man lässt den vorderen löffelgriffartigen Anteil des Wachsregistrats weg oder verwendet ein Kunststoffregistrat, in das eine Lochleiste für die Unterkiefer-Frontzähne geschliffen wird. Die Unterkiefer-Front beißt dann nicht auf, sondern durch das Registrat.

5.3.3.3 Kieferrelationsbestimmung in zentrischer Kondylenposition am Patienten

- Die Wachsplatte wird erneut im Wasserbad erwärmt (45 bis 50°C) (Oberkieferseite nach unten).
- Die Wachsplatte wird anschließend am Oberkiefer des Patienten adaptiert. Dabei benutzt man beide Hände und vier Finger pro Hand und zieht mit den Fingern von innen nach außen über die Zahnreihen hinweg.

Kapitel 5

- Im Mund erfolgt das Erhärten der Wachsplatte (mit Luftbläser kühlen).
- Die adaptierte Wachsplatte wird von der Zahnreihe abgeschlagen und im Eiswasser abgekühlt.
- Es folgt ein erneutes Einbringen in den Patientenmund. Der exakte Sitz der Wachsplatte auf den Zahnreihen wird kontrolliert, anschließend erfolgt eine Kontrolle am Modell. Die Wachsplatte wird nun nochmals im Wasserbad erwärmt (Unterkieferseite nach unten) und in den Patientenmund eingebracht.
- Man lässt den Patienten leicht zubeißen (nicht durchbeißen) und markiert die Unterkiefer-Angriffspunkte (Prämolaren und Molaren beidseits).
- Die Wachsplatte wird getrocknet und die Unterkiefer-Angriffspunkte werden angeraut; evtl. sind Vertiefungen anzubringen.
- Die Unterkiefer-Zähne im Mund werden hauchdünn mit Vaseline isoliert.
- Alu-Wachs wird flächig auf die Unterkiefer-Angriffspunkte der Wachsplatte geschwemmt. Das Alu-Wachs kann ruhig überhitzt werden, damit ein möglichst fester Verbund zur Beauty-pink-Wachsplatte entsteht. Alu-Wachs hat die Eigenschaft, sehr lange weich zu bleiben und (relativ) abformscharf und sehr dimensionsstabil zu sein.
- Das Registrat wird in den Patientenmund gegeben. Der Behandler steht vor dem Patienten, die linke Hand hält das Registrat, der rechte Daumen drückt locker auf das Kinn, rechter Zeige- und Mittelfinger unterstützen das Kinn.
- Die Unterkieferzähne des Patienten werden locker in das Alu-Wachs geführt. Es soll eine spannungsfreie Unterkieferposition (möglichst die Gelenkzentrik) gefunden werden; ein mit Kraft nach dorsal geführter Unterkiefer („RUM"-Position) ist nicht erwünscht. Ziel soll sein, dass die Kondylen zentriert, also nicht seitenverschoben und in ihrer kranialsten Lage innerhalb der Gelenkgruben stehen und alle Gewebe entlastet sind.
- Im Alu-Wachs sollte idealerweise ein Übergang zwischen zwei Zähnen abgeformt sein. Dadurch entsteht eine positive Lamelle, mit deren Hilfe man die Richtigkeit des genommenen Bisses leicht überprüfen kann, da die Lamelle schon durch leichte Abweichungen beim erneuten Einbeißen verformt würde.
- Hat die Überprüfung eine formkonstante Lamelle hinterlassen, wird das Registrat im Eiswasser 2 Minuten abgekühlt.
- Anschließend werden auf dieselbe Weise die hinteren beiden Alu-Wachs-Stopps aufgebaut, und das Registrat wird erneut im Eiswasser abgekühlt.
- Es werden in der Regel drei Registrate angefertigt. Mindestens zwei Registrate sollten bei der Rückkontrolle identisch sein.
- Falls keine identischen Registrate erreicht werden, liegt entweder ein Verfahrensfehler vor oder aber der Patient ist muskulär diskoordiniert, so dass keine reproduzierbare Zentrik vorhanden ist (verspannte und daher schlecht führbare Patienten).
- Zur Erhöhung der Präzision des zentrischen Registrats kann auch eine stabile Kunststoffregistrierplatte aus lichthärtendem Kunststoff (z. B. Palatray, Heraeus Kulzer, D-Hanau) auf dem Oberkiefermodell herge-

stellt werden. Diese wird dann mit Aluminium-Wachs (Aluwax, Aluwax Dental Products, USA-Michigan) okklusal wie oben beschrieben korrigiert. Neben einer Erhöhung der Präzision des Registrats (*Ghazal* et al. 2008a, b) bietet eine Registrierplatte aus Kunststoff die Vorteile, dass sie dünner als die Wachsplatten gestaltet werden kann und dass die Gefahr einer nachträglichen Deformierung des Registrats deutlich verringert ist.

5.4 Arbeiten und Analysen im Labor

5.4.1 Montage des Oberkiefermodells im Artikulator (SAM 2P)

Einstellungen am Artikulator SAM 2P: Gelenkbahnneigung auf 30 Grad. Dies ist konstruktionsbedingt, da hier die Aufnahme für den Gesichtsbogen exzentrisch am Kondylargehäuse angebracht ist.

- Der Gesichtsbogen wird in die SAM-Einartikulierhilfe eingespannt und mittels der Ohrstöpsel mit dem SAM 2P-Artikulatoroberteil verbunden. Beim Modell SAM 2PX wird ein spezieller Montagestand verwendet und die Gelenkbahneinstellung ist unerheblich.
- Die Bissgabel wird mit Hilfe von auf einem Kunststoffblock befindlichem Gips (z. B. Snow White Plaster®; KerrHawe SA, CH-Bioggio) oder mit Hilfe einer verstellbaren Vertikalstütze gegen ein Durchbiegen in ihrer Position fixiert.
- Nach Erhärten des unterstützenden Gipses wird das Oberkiefer-Modell in die Kerr-Impressionen auf der Bissgabel gesetzt. Es muss einen festen Sitz aufweisen und darf nicht schaukeln.
- Schnellabbindender Gips (z. B. Snow White Plaster®) wird in sahnig dünner Konsistenz auf die nasse Oberfläche des Modells gegeben und das Artikulatoroberteil zugeklappt. Das Zuklappen muss drucklos erfolgen. Im Gips dürfen sich keinerlei Risse zeigen. Der abgebundene Gips muss wie frische Sahne aussehen. Der weiche Gips wird nicht um das Modell verstrichen, weil sonst diese Kontrollmöglichkeit verlorenginge (Abb. 5-6).

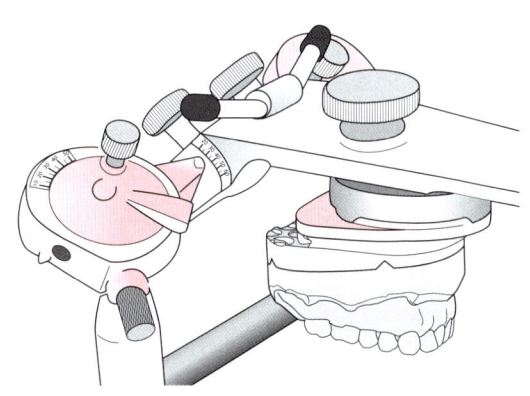

Abb. 5-6 Zustand nach Übertragung des Oberkiefer-Modells in einen SAM-Artikulator; **a** Split-Cast-Modell; **b** Oberkiefer-Studienmodell.

5.4.2 Montage des Unterkiefermodells

- Einstellwerte des Artikulators bei Unterkiefer-Montage:
  - Bennett-Winkel: 15 Grad (ermöglicht ein besseres Einlaufen der Kondylen).
  - Die Gelenkbahn wird auf 45 Grad eingestellt. Für die Montage des Unterkiefermodells ist die Gelenkbahnneigung unwichtig. Sie ist nur für die anschließende Benutzung bedeutungsvoll.
  - Vor dem Auftragen der Gipsschicht wird der Artikulator durch Anhebung des Stützstifts gesperrt: Exakt in der Mitte des Artikulators wird im Bereich der tiefsten Stelle der Impressionen die Stärke des Registrats gemessen. Der Stützstift wird daraufhin um genau den doppelten Wert herausgezogen. (Der Abstand der Kondylen zur Artikulatormitte entspricht dem Abstand von Artikulatormitte zu Stützstift). Beispiel: Hat das Registrat in der Artikulatormitte eine Dicke von 3 mm, so beträgt die Sperrung 6 mm.
- Das Artikulatoroberteil wird nun auf den Kopf gestellt oder umgekehrt in die Montagehilfe eingespannt.
- Der Unterkiefer wird mit Hilfe des Zentrikwachsregistrats auf den Oberkiefer gesetzt; er darf nicht schaukeln. Durch die schräge Lage der Modelle im Artikulator entstehen unterschiedliche Schichtdicken des Gipses, was bei einzeitigem Eingipsen aufgrund der Gipsexpansion zu Ungenauigkeiten führt. Aus diesem Grund erfolgt das Eingipsen des Unterkiefers zweizeitig.
- Schnellabbindender Abformgips wird auf das feuchte Unterkiefer-Modell gegeben, dann ein Schaumstoffvlies oder eine doppelte Lage Einpack-Noppenfolie (Noppen nach außen!) aufgelegt und der Artikulator geschlossen. Der Gips ist jetzt nur mit dem Unterkiefer-Modell verbunden, nicht aber mit der Montageplatte. Er muss mindestens 20 Minuten aushärten, da die Gipsexpansion erst nach 20 Minuten abgeschlossen ist. Ein früheres Eingipsen der Montageplatte würde den Vorteil der zweizeitigen Einartikulation zunichte machen. Als nächster Arbeitsschritt erfolgt die endgültige Fixation des Unterkiefer-Modells im Artikulator:
- Auf die Montageplatte des unteren Artikulatorteils wird wenig Gips gegeben, und der Artikulator wird (drucklos) geschlossen.
- Nach dem Abbinden des Gipses wird das zentrische Wachsregistrat entfernt.
- Der Stützstift kann nach Herausnahme des Registrats wieder auf Nullstellung gestellt werden (Abb. 5-7). Die Zahnreihen sollten dann gerade in Okklusion sein.
- Zum Schluss folgt die Modellpflege (Glätten des Modellsockels).

Arbeiten und Analysen im Labor 151

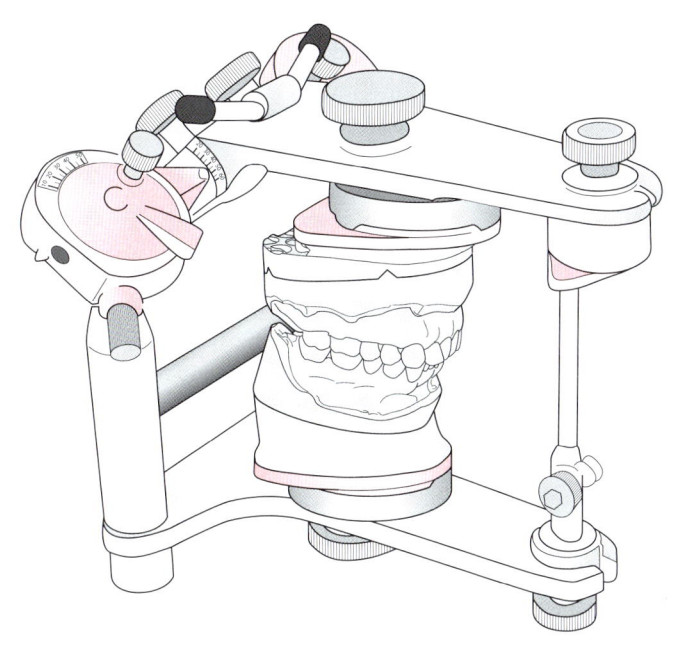

Abb. 5-7 SAM-Artikulator mit fertig einartikulierten Studienmodellen.

5.4.3 Kontrolle und Analysen

- Montagekontrolle
- Der Magnet des Split-Casts wird entfernt. Das zentrische Wachsregistrat wird auf das Unterkiefer-Modell gesetzt, der Oberkiefer aus dem Split-Cast genommen und ebenfalls auf das Registrat platziert. Beim Schließen des Artikulators muss das Split-Cast-Oberteil exakt in das Split-Cast-Unterteil treffen. Klafft der Split-Cast, muss neu montiert werden.
- Registratkontrolle
- Zwei Vorgehensmöglichkeiten:
- Vorgehen wie bei der Montagekontrolle, nur mit dem Unterschied, dass das Zweitregistrat benutzt wird. Schließt der Split-Cast spaltfrei, so sind beide Registrate identisch.
- Gesamter Oberkiefer im Split-Cast wird im Artikulator auf das auf dem Unterkiefer befindliche Zweit- bzw. Drittregistrat geschwenkt. Geht das Registrat spaltfrei zu, so sind die Registrate identisch. Klafft der Split-Cast bzw. das Registrat bei beiden Kontrollregistraten, so müssen die Registrate am Patienten überprüft und eventuell neu angefertigt werden.
- Kontrolle Differenz IKP-ZKP
- Gesamten Oberkiefer im Split-Cast ohne Zentrikregistrat auf den Unterkiefer schwenken. Diese Kontaktposition entspricht der ZKP-Position. Die Differenz zur maximalen Interkuspidation entspricht dem Unterschied IKP-ZKP.

5.5 Komplettierung des Befundbogens

Der Befundbogen wird komplettiert mit der Diagnose (III.), der zahnbezogenen Prognose (IV.), weiteren diagnostischen und Behandlungsmaßnahmen (V.) sowie der Behandlungsplanung (VI.).

5.5.1 Diagnose

Aufgrund der Anamnese und Befundung ist es nun möglich, Diagnosen (mit Differentialdiagnosen) für folgende Bereiche zu stellen (Seite 5 des Behandlungsbogens):

- **Extraoral und intraoral.** *Beachte:* Zeigt eine bestehende Haut oder Schleimhautveränderung trotz eingeleiteter Therapiemaßnahmen (Spülung, Pinselung) auch nach 7 bis 10 Tagen noch keine Tendenz zur Abheilung, so ist zum Ausschluss eines malignen Geschehens eine weitere Abklärung dringend erforderlich (Zytologie, Histologie).
- **Dental/röntgenologisch.** Die wichtigsten dentalen Diagnosen wie z. B. Karies, Zahndefekte, insuffiziente Restaurationen und endodontische Probleme können in einem Zahnschema übersichtlich den betroffenen Zähnen durch Ankreuzen direkt zu geordnet werden. Zusätzliche die Zähne betreffende Diagnosen wie z. B. retinierte und impaktierte Zähne, Wurzelresorptionen oder Wurzelfrakturen können als Freitext eingetragen werden. Ferner wird der individuelle DMF-T-Index erhoben. Dazu werden alle kariösen bzw. zerstörten, fehlenden und gefüllten Zähne addiert.
- **Parodontal/röntgenologisch.** Nach der aktuellen internationalen Klassifikation für Parodontalerkrankungen (*Armitage* 1999), die im Jahr 2002 auch von der Deutschen Gesellschaft für Parodontologie übernommen wurde (*DGP* 2002), werden die Parodontalerkrankungen folgendermaßen in acht Klassen eingeteilt (die früheren Begriffe wie Erwachsenenparodontitis, rasch fortschreitende Parodontitis und juvenile Parodontitis sollten nicht mehr verwendet werden, um Missverständnisse zu vermeiden):

Die am häufigsten auftretende Parodontitisform ist die chronische Parodontitis (früher: Erwachsenenparodontitis), die zwar in jedem Alter auftreten kann, aber zwischen dem 4. und 5. Lebensjahrzehnt besonders ausgeprägt ist. Sie ist eine Infektionskrankheit und kann lokalisiert und generalisiert (>30 % der Zahnflächen sind betroffen) auftreten. Die bakterielle Plaque fungiert als ätiologischer Faktor, wobei die Pathogenese (und damit die Progression) durch die Wirtsreaktivität, d. h. den Patienten individuell determiniert wird. Es werden drei Schweregrade unterschieden (*DGP* 2002; *Rateitschak* et al. 2004):

- Leichte (chronische) Parodontitis: Der Attachmentverlust (CAL, siehe Kap. 5.2.2.4) beträgt 1-2 mm. Der Knochenschwund ist meistens horizontal, weil die Knochensepten im koronalen Bereich oft sehr schmal sind. Die Sondierungstiefe beträgt max. 5 mm.
- Moderate (chronische) Parodontitis: Der Attachmentverlust beträgt 3-4 mm. Neben horizontalem Knochenabbau finden sich auch verti-

Klassifikation der Parodontalerkrankungen (*DGP* 2002)
I. *Gingivale Erkrankungen*
   A. Plaque-induzierte gingivale Erkrankungen
   B. Nicht plaque-induzierte gingivale Erkrankungen

II. *Chronische Parodontitis*
   A. Lokalisiert (< 30 % der Zahnflächen)
   B. Generalisiert (> 30 % der Zahnflächen)
      – leichte Form (1-2 mm CAL = Clinical Attachment Loss)
      – moderate Form (3-4 mm CAL)
      – schwere Form (>5 mm CAL)

III. *Aggressive Parodontitis*
   A. Lokalisiert (< 30 % der Zahnflächen)
   B. Generalisiert (> 30 % der Zahnflächen)

IV. *Parodontitis als Manifestation von Systemerkrankungen*
   A. Bluterkrankungen
   B. Genetische Störungen
   C. Nicht anderweitig spezifiziert

V. *Nekrotisierende Parodontalerkrankungen*
   A. Nekrotisierende ulzerierende Gingivitis (NUG)
   B. Nekrotisierende ulzerierende Parodontitis (NUP)

VI. *Abszesse des Parodonts*
   A. Gingivaabszess
   B. Parodontalabszess
   C. Perikoronarabszess

VII. *Parodontitis im Zusammenhang mit endodontischen Läsionen*
   A. Kombinierte parodontisch-endodontische Läsion

VIII. *Entwicklungsbedingte oder erworbene Deformationen und Zustände*
   A. Lokalisierte zahnbezogene Faktoren, welche die Plaqueretention begünstigen
   B. Mukogingivale Verhältnisse
   C. Schleimhautveränderungen auf zahnlosen Alveolarkämmen.

Kapitel 5

kale Einbrüche. Die Sondierungstiefe beträgt maximal 6-7 mm. Die Zahnbeweglichkeit kann erhöht sein.
- Schwere (chronische) Parodontitis: Der Attachmentverlust beträgt 5 mm und mehr. Oft liegen vertikale Knocheneinbrüche vor. Die Sondierungstiefen betragen 8 mm und mehr. Die Zahnbeweglichkeit ist erhöht.

Aufgrund der überragenden Bedeutung der chronischen Parodontitis kann ihr Schweregrad in dem Befund- und Planungsbogen übersichtlich den betroffenen Zähnen durch Ankreuzen direkt zugeordnet werden. Zusätzlich kann hier angekreuzt werden, ob bei mehrwurzeligen Zähnen auch eine interradikuläre Beteiligung vorliegt. Weitere die Parodontien betreffende Diagnosen wie z. B. andere Parodontitisformen, periapikale Veränderungen, horizontaler und vertikaler Knochenabbau können als Freitext eingetragen werden. Ferner wird angegeben, ob eine lokalisierte oder generalisierte (> 30 % der Zahnflächen) Parodontitisform vorliegt.

- Funktionell (evtl. in Verbindung mit dem Funktionsbogen und weiteren diagnostischen Maßnahmen): z. B. Verdacht auf anterior(medial)e Diskusluxation rechts mit Reposition bei Kieferöffnung.
- Prothetisch: z. B. Retentionsverlust, insuffiziente Passgenauigkeit der Restauration oder insuffiziente Okklusion, Verblendungsfrakturen, etc.
- Röntgenologisch (zusätzliche Diagnosen): z. B. Knochentumoren, odontogene Tumoren, Amalgamreste, Speichelsteine.

5.5.2 Zahnbezogene Prognose

Jedem Zahn wird eine Prognose gegeben, die durch Ankreuzen in einem Zahnschema festgehalten wird:

- **Hoffnungslos/nicht erhaltungswürdig:** Der Erhalt des Zahnes ist medizinisch nicht möglich oder der Erhalt ist zwar mit großem Aufwand möglich, der Zahn ist aber strategisch unwichtig, so dass es nicht sinnvoll ist, diesen Aufwand zu betreiben. Eine hoffnungslose Prognose liegt beispielsweise bei Attachmentverlust von über 75 % oder bei oberen Prämolaren mit durchgängiger Furkation vor (*McGuire* und *Nunn* 1996).
- **Zweifelhaft:** Es ist entweder nicht sicher, ob der Zahn erhalten werden kann, oder es ist ein großer Aufwand für seinen Erhalt notwendig. Der Zahn ist strategisch wichtig, so dass im Rahmen der Vorbehandlung versucht wird, ihn in einen „sicheren" Zustand zu überführen und so dauerhaft zu erhalten. Eine zweifelhafte Prognose liegt beispielsweise bei Attachmentverlust zwischen 50 und 75 % vor oder wenn offene Furkationen mit Grad 2-3 existieren (*McGuire* und *Nunn* 1996). Auch Zähne, deren endodontische Behandlung revisionsbedürftig ist, fallen hierunter.
- **Sicher:** Der Zahn weist einen so guten dentalen und parodontalen Zustand auf, dass er sicher erhalten werden kann.

Je mehr Zähne als zweifelhaft beurteilt werden, desto aufwändiger und länger wird die Vorbehandlung werden, wobei in der Regel nur bei Patienten mit einer guten Motivierbarkeit und Compliance eine solche Vorbehandlung erfolgreich und daher sinnvoll sein wird. Bei nicht motivierbaren und nicht complianten Patienten sollten die zweifelhaften Zähne in der Regel nicht erhalten und es sollte eine einfachere Versorgung auf den verbleibenden sicheren Zähnen geplant werden.

5.5.3 Weitere diagnostische und Behandlungsmaßnahmen sowie Behandlungsplanung mit Terminplanung

Auf Grundlage der durch Anamnese, klinischer Befundung, Analyse der Röntgenbilder (Panoramaschichtaufnahme [maximal ein Jahr alt]; Röntgen-Status) sowie der im Artikulator montierten Studienmodelle erhaltenen Ergebnisse wird ein Behandlungsziel formuliert, das eng an den individuellen Bedürfnissen und Möglichkeiten des Patienten orientiert sein muss. Ergibt sich aus der Anamnese und/oder dem funktionellen Kurzbefund die Notwendigkeit einer medizinischen Abklärung, der Erhebung eines Funktionsstatus oder einer kieferorthopädischen oder kieferchirurgischen Vorbehandlung, so ist dies im Befundbogen entsprechend anzukreuzen, und die entsprechende Maßnahme ist vor der weiteren Planung durchzuführen.

Bei der Planung des Zahnersatzes, die im Studentenkurs zusammen mit dem betreuenden Assistenten und dem Kursleiter erfolgt, sind verschiedene Faktoren zu berücksichtigen:
- Wünsche des Patienten
- Zustand der oralen Gesundheit des Patienten
- Einstellung des Patienten zu seiner oralen Situation und Gesundheit
- Ausmaß der zu erwartenden Mitarbeit des Patienten (Mundhygiene, Vorbehandlung, Nachsorge)
- Finanzielle Aspekte
- Mögliche Alternativplanungen unter Berücksichtigung ihrer Vor- und Nachteile.

Wichtig ist, dass der Patient in den Entscheidungsprozess einbezogen wird. Daher sollten mit ihm in einem persönlichen Gespräch alle wichtigen Punkte (Ist-Zustand, Therapievorschläge, finanzielle Aspekte u. ä.) besprochen werden. Dem Patienten soll dabei die Möglichkeit gegeben werden, gezielt nachzufragen. Auf Wunsch muss ihm auch Zeit zum Nachdenken eingeräumt werden. Von größter Bedeutung ist, dass der Behandler nicht zu viele Fachtermini benutzt, die der Patient unter Umständen nicht versteht.

Der Patient muss wissen, dass der Mundhygiene eine Schlüsselstellung für die Wahl der Therapiemaßnahmen und die Langlebigkeit des Zahnersatzes zukommt. Schlechte Mundhygiene korreliert in der Regel deutlich mit Karies, Gingividen und Parodontopathien. Besteht trotz Aufklärung sowie folgender Instruktion und Motivation weiterhin eine unzulängliche Mundhygiene, ist wegen der zu erwartenden schlechten Langzeitprognose die Anfertigung aufwändiger prothetischer Arbeiten abzulehnen. Es ist daher immer sinnvoll, die endgültige Planung bis zur Beendigung der Hygienephase und der präprothetischen Vorbehandlung auszusetzen. Bei unkooperativen Patienten ist die Versorgung auf das absolut Notwendige, im Sinne einer Mindestversorgung, zu beschränken. Die geplante Behandlung muss mit dem Patienten durchgesprochen und von diesem akzeptiert werden. Folgende Punkte werden, falls zutreffend, auf Seite 6 im Befund- und Planungsbogen angekreuzt und, wenn nötig, erläutert:
- Mundhygieneanleitung (trifft praktisch für jeden Patienten zu)
- Medizinische Abklärung

- MKG-chirurgische/kieferorthopädische Vorbehandlung
- Modellanalyse
- Funktionsanalytische Maßnahmen
- Konservierende und endodontische Maßnahmen wie
  - Endodontie
  - Definitive Füllungen
  - Aufbaufüllungen
  - Stiftaufbauten
- Oralchirurgische und parodontologische Maßnahmen wie
  - Extraktion nicht erhaltungswürdiger Zähne
  - Scaling und Root Planing
  - Parodontalchirurgie (Lappenoperation)
  - Mukogingivale Chirurgie
  - Wurzelspitzenresektion (WSR)
  - Hemisektion und Wurzelamputation.

Dabei können zur besseren Übersicht in der Tabelle die nicht vorhandenen Zähne senkrecht durchgestrichen werden.

Auf Seite 7 des Befund- und Planungsbogens werden der Befund (B) und die Therapieplanung (TP) mit Hilfe der Symbole eingetragen, die auch bei der Erstellung von Heil- und Kostenplänen im Rahmen der gesetzlichen Krankenversicherung (GKV) vorgesehen sind. Bei Patienten der GKV ist neben der individuellen Therapieplanung zusätzlich die sogenannte Regelversorgung des Patienten einzutragen, die sich aufgrund seines Befundes und den aktuell jeweils geltenden GKV-Richtlinien ergibt (*Gemeinsamer Bundesausschuss* 2009). Grundsätzlich werden hierbei der Befund durch kleine und die Regelversorgung und Therapieplanung durch große Buchstaben symbolisiert:

Befund

a	=	Adhäsivbrücke (Anker, Spanne)
b	=	vorhandenes Brückenglied
e	=	bereits ersetzter Zahn
f	=	fehlender Zahn
i	=	Implantat mit intakter Suprakonstruktion
ix	=	zu entfernendes Implantat
k	=	klinisch intakte Krone
kw	=	erneuerungsbedürftige Krone
pw	=	defekter, erhaltungswürdiger Zahn mit partiellen Substanzdefekten
t	=	Teleskopkrone (Doppelkrone)
tw	=	erneuerungsbedüftiges Teleskop (Doppelkrone)
r	=	Wurzelstiftkappe
rw	=	erneuerungsbedürftige Wurzelstiftkappe
sw	=	erneuerungsbedürftige Suprakonstruktion
ww	=	erhaltungswürdiger Zahn mit weitgehender Zerstörung
x	=	nicht erhaltungswürdiger Zahn
)(	=	Lückenschluss

Therapieplanung

A	=	Adhäsivbrücke (Anker, Spanne)
B	=	Brückenglied
E	=	zu ersetzender Zahn
G	=	gegossener Stiftkernaufbau
H	=	komplett gegossene Halte- und Stützvorrichtung
IN$_{1-4}$	=	Inlay (Flächen)
K	=	Krone
L	=	aufgebrannte Keramikstufe
M	=	Vollkeramische oder keramisch voll verblendete Restauration
O	=	Geschiebe, Steg etc.
PK	=	Teilkrone
R	=	Wurzelstiftkappe
S	=	implantatgetragene Suprakonstruktion

Die anschließende Terminplanung dient dazu, die einzelnen Abläufe während der klinischen Behandlung und der zahntechnischen Arbeiten festzulegen.

Angaben im Befund- und Planungsbogen über Zahnform, Zahnfarbe, geplante Verwendung von Keramiken, Legierungen, Implantaten und sonstigen Materialien stellen sicher, dass diese Daten während der Behandlung immer auf einen Blick sichtbar sind.

In den prothetischen Abteilungen der Autoren wird für jede Neu-, Zusatz- oder Umplanung von Zahnersatz zusätzlich jeweils eine Planungskarte ausgefüllt (Abb. 5-8), in der – nach Abnahme der Planung durch den zuständigen Kursleiter bzw. Oberarzt – nochmals Befund, Regelversorgung und Therapieplanung festgehalten werden.

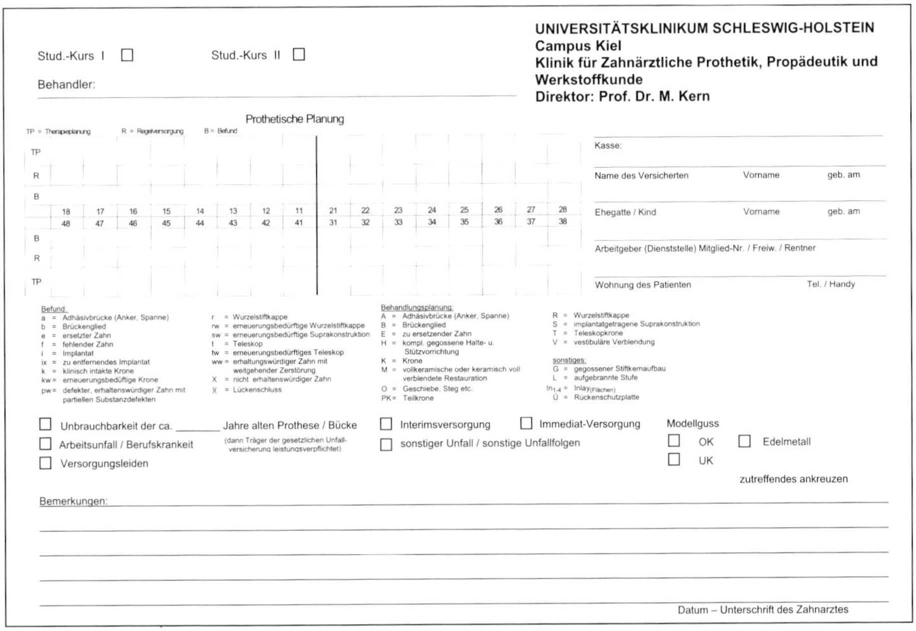

Kapitel 5

Abb. 5-8 Planungskarte.

Ebenso werden in der Planungskarte das Alter des vorhandenen und zu erneuernden Zahnersatzes sowie die genaue Bezeichnung der Halteelemente von abnehmbarem Zahnersatz (z. B. Geschiebe, Riegel, Wurzelstiftkappe mit Retentionszylinder, Steg) angegeben. Die gewählten Keramiken und Metalllegierungen werden ebenso festgehalten wie das eventuell vorgesehene Implantatsystem. Wählen Patienten einen über die Regelversorgung gemäß § 56 Abs. 2 SGB V (Sozialgesetzbuch V) hinausgehenden gleichartigen Zahnersatz, haben sie die Mehrkosten gegenüber den in § 56 Abs. 2 Satz 10 SGB V aufgelisteten Leistungen selbst zu tragen.

Gleichartiger Zahnersatz liegt vor, wenn dieser die Regelleistung beinhaltet und zusätzliche Leistungen hinzukommen. Wenn eine von der Regelversorgung abweichende, andersartige Versorgung durchgeführt werden soll, haben über die GKV versicherte Patienten Anspruch auf Erstattung bewilligter Festzuschüsse nach § 55 Abs. 5 SGB V. Eine andersartige Versorgung liegt vor, wenn eine andere Versorgungsform (Brücken, herausnehmbarer Zahnersatz, Kombinationsversorgung, Suprakonstruktionen auf Implantaten) als die, welche in den Regelleistungen für den jeweiligen Befund beschrieben ist, gewählt wird. Die tatsächlich geplante Versorgung gemäß § 87 Abs. 1a SGB V kann sowohl Regelversorgungsleistungen als auch Leistungen der gleich- und andersartigen Versorgung umfassen und muss eine Gesamtplanung zur Wiederherstellung der Kaufunktion darstellen.

Wählt der Patient die Regelversorgung nach den gültigen GKV-Richtlinien, erhält er einen einseitigen Heil- und Kostenplan (HKP) nach Formblatt, der die Gesamtkosten auflistet. Bei Vorlage des vom Zahnarzt unterschrieben Heil- und Kostenplans wird dieser von der Krankenkasse genehmigt und der befundorientierte Krankenkassenzuschuss individuell (Bonusheft, Härtefall) festgelegt. Erst danach weiß der Patient, was er selbst für seine Behandlung voraussichtlich zu bezahlen hat (Versichertenanteil) und muss dies durch seine Unterschrift bestätigen.

Wählt der Patient über die Regelversorgung hinausgehende gleichartige oder andersartige Versorgungen, wird ein mehrteiliger Heil- und Kostenplan erstellt, der aus Formblatt und Anlage besteht. Auf dem HKP-Formblatt werden Regelversorgung und geplante aufwändigere Versorgung einander gegenüber gestellt, die Gesamtkosten errechnet und der befundorientierte Krankenkassenzuschuss wieder festgelegt. In der Anlage werden die Gesamtkosten der geplanten Therapie spezifiziert und den Kosten der Regelversorgung gegenübergestellt, so dass der Patient weiß, welche zusätzlichen Kosten bei der geplanten Versorgung auf ihn zukommen. Der Patient muss dies durch seine Unterschriften auf dem HKP-Formblatt und auf der Anlage zum HKP bestätigen. Mit der prothetischen Behandlung darf erst nach Genehmigung des Heil- und Kostenplans durch die zuständige Krankenkasse und dem Vorliegen der Unterschriften des Patienten begonnen werden.

Für eventuelle parodontale, implantologische und/oder spezielle chirurgische Vorbehandlungen sind genauso wie für funktionelle und/oder kieferorthopädische Vorbehandlungen separate Heil- und Kostenpläne zu erstellen.

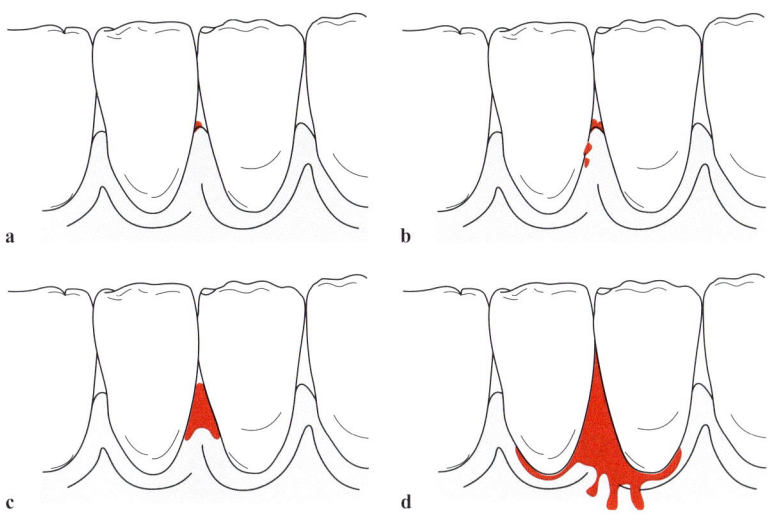

Abb. 5-9 PBI, **a** Grad 1; **b** Grad 2; **c** Grad 3; **d** Grad 4.

5.5.3.1 Papillen-Blutungs-Index (PBI)

Im Rahmen der Vorbehandlung wird der Papillen-Blutungs-Index (*Mühlemann* 1978) auf den von den Zahnärztekammern zur Verfügung gestellten Formblättern erhoben. Er wird nicht nur einmal, sondern im Verlauf der Therapie mehrmals erhoben. Es ist sinnvoll, den PBI erstmals in der Sitzung, die der parodontalen Befundung folgt, zu bestimmen. Der PBI dokumentiert die Blutungsneigung, die vom Ausmaß der Entzündung der interdentalen Gingiva (marginales Parodont) und damit vom interdentalen Plaquebefall, letztlich also von der Mundhygiene des Patienten abhängig ist. Dieser Index bietet sich daher vorteilhaft zur Patientenmotivation an.

Zur Bestimmung des PBI misst man alle Papillen eines Quadranten durch, beginnend am letzten Zahn des I. Quadranten. Dazu wird jeweils die Spitze einer Parodontalsonde distal und mesial in einem Winkel von 20 bis 40° zur Zahnoberfläche Richtung Basis der Zahnfleischpapille geschoben, bis ein Widerstand spürbar ist. Anschließend wird die Papille mit dosiertem, gegen das orale Sulkusepithel gerichtetem Druck ausgewischt. Dabei wird im I. und III. Quadranten von oral, im II. und IV. Quadranten von vestibulär sondiert.

20 bis 30 Sekunden nach der Sondierung wird quadrantenweise beurteilt, ob eine Blutung auftritt oder nicht (keine Blutung = Grad 0). Bei Anwesenheit einer Blutung ist eine Unterteilung in 4 Grade möglich:
- Grad 1 = Auftreten eines Blutpunkts (Abb. 5-9a).
- Grad 2 = Auftreten verschiedener isolierter Blutpunkte, eines einzelnen Blutflecks oder einer Blutlinie (Abb. 5-9b).
- Grad 3 = Das interdentale Dreieck füllt sich kurz nach der Sondierung mit Blut (Abb. 5-9c).
- Grad 4 = Starke Blutung beim Sondieren, das Blut im interdentalen Dreieck fließt sofort in den marginalen Sulkus (Abb. 5-9d).

Der Patient kann die vestibulär ausgeführten Messungen mit Hilfe eines Handspiegels verfolgen. Die Summe der Grade pro Quadrant sowie die Gesamtsumme (Blutungszahl) werden unter Angabe des Datums der Erhebung notiert. Zum Abschluss wird der PBI-Durchschnittswert pro Zahn errechnet (Gesamtsumme geteilt durch Anzahl der Zähne).

Beim Vollbezahnten (28 Zähne) beträgt die maximal mögliche PBI-Summe 112 (28 x 4). In dem Maße, wie sich die Mundhygiene verbessert und somit die Entzündung der Gingiva verringert, nimmt auch der PBI (sowohl die Gesamtzahl als auch der Durchschnittswert pro Zahn) von Sitzung zu Sitzung ab.

5.6 Rechtliche Aspekte – Patientenaufklärung

Nicht zuletzt aus juristischen Gründen ist bei jedem zu versorgenden Patienten eine genaue Anamnese und Befundung einschließlich einer radiologischen Dokumentation und der Anfertigung von Studienmodellen dringend anzuraten. Um dem bei Gerichtsprozessen häufig geäußerten Vorwurf einer mangelnden Aufklärung über eine durchgeführte Therapiemaßnahme entgegentreten zu können, muss der Zahnarzt nachweisen können, dass er eine adäquate Patientenaufklärung durchgeführt hat. Das Ziel der Aufklärung besteht darin, den Patienten in die Lage zu versetzen, unter Abwägung der Notwendigkeit und des Nutzens auf der einen und der Risiken bzw. Kosten der vorgeschlagenen Behandlung auf der anderen Seite seine Einwilligung zur Durchführung der Therapie zu geben. Verweigert der Patient seine Zustimmung, so stellt ein dennoch durchgeführter zahnärztlicher Eingriff, selbst wenn dieser medizinisch indiziert ist, eine rechtswidrige Körperverletzung dar.

Zu beachten ist, dass im Gegensatz zum Vorwurf eines Planungs- oder Behandlungsfehlers bei der Behauptung eines Aufklärungsmangels den Behandler die Beweislast trifft. Der Zahnarzt wird keine Schwierigkeiten haben, diese Beweise zu erbringen, wenn er – am besten in der Patientenkarte – schriftlich dokumentiert hat, dass er in einem persönlichen Gespräch mit dem Patienten folgende Punkte zur Sprache gebracht hat:

- Befundaufklärung
- Diagnoseaufklärung
- Therapieaufklärung (Art, Umfang, Dauer)
- Aufklärung über alternative Therapien
- Risikoaufklärung (sichere und mögliche Folgen der vorgeschlagenen Behandlung)
- Unterlassensaufklärung (Folgen des pathologischen Geschehens bei Unterlassung der zahnärztlichen Behandlung)
- Kostenaufklärung: Sie hat bei jedem Patienten zu erfolgen, also sowohl bei Privatpatienten als auch bei Kassenpatienten, da bei letzteren, unabhängig davon, ob die Regelleistung oder zusätzliche Leistungen erbracht werden oder nicht, bei prothetischen Versorgungen immer ein Eigenanteil anfällt.

Die erfolgte Aufklärung des Patienten muss in der Dokumentation verzeichnet sein. Am sichersten ist es, wenn die während der Aufklärung anwesende Helferin in der Behandlungskarte gegenzeichnet.

Des Weiteren muss jeder Zahnarzt wissen, dass dem Patienten grundsätzlich das Recht zusteht, die gesamte ärztliche Dokumentation (z. B. im Rahmen eines Rechtsstreits) in der Praxis einzusehen oder auf seine Kosten eine Ablichtung der Behandlungsunterlagen zu verlangen (u. U. auch indirekt über einen Rechtsanwalt). Auch ein Gericht kann im Falle eines Rechtsstreits zwischen Patient und Behandler eine Vorlage der gesamten Unterlagen verlangen. Darunter fallen:

- Alle schriftlichen Vorgänge (Anamnesebogen, Behandlungskarte, Heil- und Kostenpläne, Korrespondenz mit anderen Ärzten oder mit Krankenhäusern, Korrespondenz mit der Krankenkasse oder der Kassenzahnärztlichen Vereinigung, Arztberichte, Rechnungsdurchschriften des zahntechnischen Labors usw.)
- Röntgenaufnahmen (Duplikate)
- Modelle (Duplikate).

Man sollte stets daran denken, niemals Originaldokumente herauszugeben, sondern immer nur Duplikate. Wenn ein nachbehandelnder Zahnarzt Original-Röntgenaufnahmen erbittet, so sind ihm diese mit einem Vermerk wie „Zu getreuen Händen – bitte wieder zurückgeben" zu überlassen. Es wird empfohlen, die ärztliche Dokumentation nicht nur, wie vorgeschrieben, 3 Jahre, sondern 10 Jahre lang aufzuheben; Modelle sollten mindestens 3 Jahre aufbewahrt werden. Röntgenbilder und Aufzeichnungen hierzu müssen 10 Jahre nach der letzten Untersuchung aufbewahrt werden. Bei Patienten, die das 18. Lebensjahr noch nicht vollendet haben, sind Röntgenbilder und die betreffenden Aufzeichnungen bis zur Vollendung des 28. Lebensjahres aufzubewahren.

Literatur

Armitage G.C.: Development of a classification system for periodontal diseases and conditions. Ann Periodontol 1999; 4: 1-6.

Gemeinsamer Bundesausschuss: Richtlinie des Gemeinsamen Bundesausschusses zur Bestimmung der Befunde und der Regelversorgungsleistungen, für die Festzuschüsse nach §§ 55, 56 SGB V zu gewähren sind (Festzuschuss-Richtlinie). Siegburg 2009. Aktuelle Version abrufbar unter „http://www.kzbv.de".

Ghazal M., Ludwig K., Kern M.: Evaluation of vertical accuracy of interocclusal recording materials. Quintessence Int 2008a; 39: 727-732.

Ghazal M., Albashaireh Z.S., Kern M.: The ability of different materials to reproduce accurate records of interocclusal relationships in the vertical dimension. J Oral Rehabil 2008b; 35: 816-820.

Deutsche Gesellschaft für Parodontologie (DGP): Klassifikation der Parodontalerkrankungen. Quintessenz, Berlin 2002.

Lang N.P.: Checkliste zahnärztliche Behandlungsplanung. 2. Auflage. Thieme, Stuttgart 1988.

Lindhe J.: Klinische Parodontologie. Thieme, Stuttgart 1986.

Lo Frisco C., Cutler R., Bramson J.B.: Periodontal screening and recording: perceptions and effects on practice. J Am Dent Assoc 1993; 124: 226-232.

McGuire M.K., Nunn M.E.: Prognosis versus actual outcome. III. The effectiveness of clinical parameters in accurately predicting tooth survival. J Periodontol 1996; 67: 666-674.

Mühlemann, H.R.: Patientenmotivation mit individuellem Intensivprogramm für orale Gesundheit. In: Peters S. (Hrsg.): Prophylaxe. Ein Leitfaden für die tägliche Praxis. Quintessenz, Berlin 1978, S. 137 -149.

Rateitschak H., Rateitschak E.M., Wolf M.F.: Parodontologie. 3. Aufl. Reihe Farbatlanten der Zahnmedizin. Bd 1. Thieme, Stuttgart 2004.

Kapitel 5

6 Hygienephase: Parodontale Vorbehandlung

6.1 Einleitung

Die Hygienephase hat das Ziel, hygienische Mundverhältnisse herzustellen und dabei zugleich die Bereitschaft zur Mitarbeit des Patienten abzuschätzen. Während der Hygienephase müssen vorliegende gingivale und parodontale Entzündungen durch Zahnsteinentfernung und Scaling sowie durch Beseitigung iatrogener Faktoren reduziert bzw. unter Kontrolle gebracht werden. Als Ergebnis dieser Initialbehandlung ist im Allgemeinen eine Verbesserung der oralen Gesundheit des Patienten festzustellen. Der auch für den Patienten sichtbare Rückgang des Zahnfleischblutens und das verbesserte Erscheinungsbild des Parodonts können sehr dazu beitragen, gegenseitiges Vertrauen zu gewinnen und den Patienten zur Mitarbeit anzuregen. Das Ausmaß dieser Mitarbeit muss abgeschätzt werden, weil davon die Langzeitprognose des in Frage kommenden Zahnersatzes abhängt.

6.2 Ablauf

In die Hygienephase fallen je nach Bedarf folgende Behandlungsmaßnahmen:
- Behandlung akuter Probleme
- Aufklärung (Ursachen und Wechselwirkungen bei Erkrankungen des stomatognathen Systems)
- Mundhygienemotivation
- Mundhygieneinstruktion
- Ernährungsberatung
- Zahnsteinentfernung/Zahnreinigung
- Beeinflussung der Plaque durch chemische Agentien
- Rekonturieren insuffizienter Füllungen, Entfernen abstehender Kronenränder und Korrektur von falsch gestalteten Brückenzwischengliedern
- Elimination grober Vorkontakte
- Provisorische Versorgung kariöser Läsionen und apikaler Aufhellungen
- Reparatur und provisorische Versorgung von abnehmbarem Zahnersatz
- Reevaluation der Hygienephase

6.2.1 Behandlung akuter Probleme

Notfallmaßnahmen besitzen im Rahmen der Therapie absolute Priorität. Hierunter fällt die Beseitigung von Schmerzen an Zähnen, Gingiva und Parodont sowie in denjenigen Bezirken der Mundschleimhaut, die nicht in Beziehung zu den Zähnen stehen. Grundsätzlich muss vor jeder

Notfallbehandlung eine allgemeinmedizinische Kurzanamnese aufgenommen werden, die mögliche Medikamenteneinnahmen, Blutungsneigung, Herzinfektionsgefährdungen, Allergien und evtl. Infektionskrankheiten (Hepatitis, HIV etc.) erfasst (Beispiel s. „Allgemeine Anamnese" auf der ersten Seite des Befundbogens [Kap. 5]).

Endodontische Notfallsituationen (akute Pulpaerkrankungen) erfordern, sofern keine hoffnungslose parodontale oder prothetische Problematik vorliegt, eine Wurzelkanalbehandlung. Es ist ratsam, zu diesem Zeitpunkt nur eine vorläufige Wurzelbehandlung mit Medikamenteneinlage (z. B. Kalziumhydroxid) durchzuführen.

Nicht erhaltungswürdige Zähne oder Zähne mit unkontrollierbaren Schmerzen werden extrahiert. Oft ist es jedoch von Vorteil, nicht erhaltungswürdige, aber schmerzfreie Zähne während der Phase der provisorischen Versorgung zu belassen, da sie für kurze Zeit als Hilfspfeiler oder als zusätzliche Verankerungen (Verminderung der Zahnlockerung anderer Pfeilerzähne) dienen können.

Ein akuter Parodontalabszess muss drainiert werden. Klinisch äußert sich solch ein Zustand durch folgende Befunde:
- Klassische Symptome einer Entzündung
- Extrusion des mit dem Abszess in Verbindung stehenden Zahns
- Perkussionsempfindlichkeit des Zahns
- Positive Sensibilität (Differentialdiagnose: Endo-Paro-Läsion, dort negative Sensibilität [vgl. Kap. 9])

Der Eiterabfluss wird häufig (nach vorheriger lokaler Anästhesie) durch eine Inzision im Bereich der Schleimhaut ermöglicht. Oft ist auch ein Pusabfluss über das marginale Parodont möglich. Dazu darf allerdings nicht bis zum Taschenboden, sondern nur maximal 3 bis 4 mm tief gescalt werden. Ansonsten könnten noch intakte Desmodontalfasern und häufig noch vorhandene (aber im Röntgenbild nicht sichtbare) organische Matrix des Alveolarknochens (Alveolenwand) irreversibel zerstört werden.

Die notwendige Spülung des Abszesses kann mit Braunol® (vorherige Abklärung einer eventuellen Jodallergie notwendig),oder Hexidin erfolgen. Bei großen Abszessen wird zur Drainage ein (Jodoform-)Streifen eingelegt, der, wenn nötig, mit einer antibiotischen Salbe (z. B. Aureomycin®-Salbe, Lederle, D-Wolfratshausen) kombiniert wird. Die Ursache des Abszesses muss festgestellt und beseitigt werden.

Ein weiteres akutes Problem stellt eine akute, nekrotisierende, ulzerierende Gingivitis (ANUG) bzw. Parodontitis (ANUP) dar. Dieses schmerzhafte, von Foetor begleitete Geschehen ist durch fehlende Papillenspitzen, nekrotische Papillen und mit Fibrinbelägen überdeckte Ulzerationen gekennzeichnet. Die Therapie der akuten Erkrankung sieht wie folgt aus:
- lokale Anästhesie
- Zahnreinigung
- H_2O_2-Spülung (3 %)
- Applikation eines anästhesierenden Gels
- lokale Applikation einer Antibiotika-/Kortikoid-Salbe
- evtl. systemische Antibiotikagabe:
- Metronidazol (z. B. Flagyl® 400; Rhône-Poulenc, D-Köln),
- 2 x 400 mg/Tag oder Ornidazol (z. B. Tiberal®, 2 x 500mg/Tag)

Die sich in den folgenden Tagen anschließende Therapie besteht in weiterer Zahnreinigung und eventuell einem subgingivalen Scaling.

Ziel all dieser Behandlungsmaßnahmen ist es, den Patienten von einer bestehenden akuten Symptomatik, die im Bereich der Mundhöhle vorhanden ist, zu befreien. Bei komplexeren Ursachen kann die Konsultation eines Facharztes (z. B. Hals-, Nasen-, Ohrenarzt oder Kieferchirurg) sinnvoll sein.

Zu der Behandlung akuter Probleme gehört auch die grobe Entfernung von *massiv vorhandenem Zahnstein*. Dazu werden Ultraschall- und Handinstrumente verwendet. Die Zahnoberflächen sind anschließend mit Polierpaste und Gumminapf zu polieren. Der Patient wird angehalten zu versuchen, die vorgeschlagenen Mundhygienemaßnahmen auch bei auftretenden Schmerzen und Blutung im Gingivalbereich durchzuführen. Wenn nötig, wird der Patient täglich zur professionellen Zahnreinigung einbestellt. Auf jeden Fall ist für zwei Wochen eine Chlorhexidinspülung zu verordnen (chemische Plaquekontrolle). Nach diesem Zeitraum sind bestehende Entzündungssymptome in der Regel so weit verschwunden, dass eine mechanische Zahnreinigung durch den Patienten möglich ist.

Auf die Unterpunkte **Aufklärung, Mundhygienemaßnahmen, Mundhygieneinstruktion** und **Ernährungsberatung** wird in den beiden folgenden Kapiteln (Kap. 7 und 8) gesondert eingegangen.

6.2.2 Zahnsteinentfernung/Zahnreinigung

Die Grobdepuration dient der Entfernung von Plaque, Verfärbungen und supragingivalem Zahnstein. Für diesen Zweck werden Scaler (supragingival), z. B. Lingualscaler ZI 12 (Abb. 6-1), gerader Scaler ZI 11 oder abgebogener Scaler M 23, und Universalküretten, z. B. ZI 15 S (Abb. 6-2 a) und M 23 A (Abb. 6-2b) verwendet. Scaler sind doppelseitig schneidend und spitz. Deshalb sind diese für subgingivale Anwendung nicht geeignet: Es können in der Wurzeloberfläche Riefen entstehen. Das Arbeitsende der Universalküretten weist fazial und lateral ebenfalls je eine Schneide auf. Der Winkel zwischen Fazialfläche und unterem Schaft beträgt 90°. Das Arbeitsende ist vorne abgerundet.

Zusätzlich können maschinell betriebene Instrumente zum Einsatz kommen:
- Ultraschall-Scaler (z. B. Cavitron, de Trey Dentsply, D-Dreieich)
- Air-Scaler (z. B. Titan, Star Dental, USA-Valley Forge)
- Pulver-Wasserstrahl-Geräte (z. B. Prophy-Jet, de Trey Dentsply, D-Konstanz)

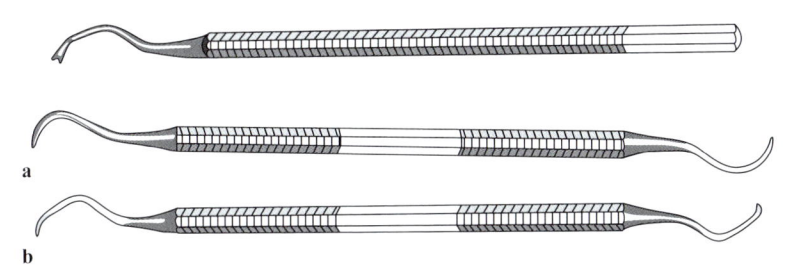

Abb. 6-1 Lingualscaler ZI 12 (Deppeler, Rolle, Schweiz).

Abb. 6-2 a Universalkürette ZI 15 S; **b** Universalkürette M 23 A (Deppeler).

Sie eignen sich zur Entfernung von supragingivaler Plaque sowie von Verfärbungen.

Beläge und Verfärbungen lassen sich vorteilhaft mit speziellen Reinigungspasten (z. B. Prophy Paste) entfernen. Sie werden mit Hilfe eines in ein grünes Winkelstück eingespannten Gumminäpfchens verwendet. Da die Pasten in verschiedenen Abrasionsstufen vorliegen, lassen sie sich je nach Ausmaß der Ablagerungen auf der Zahnoberfläche gezielt einsetzen. Die Abrasivität wird nach RDA-Werten (radioactive dentin abrasion = radioaktiv gemessene Dentin-Abrasivität) angegeben:
- starke Abrasion (RDA 250)
- mittelstarke Abrasion (RDA 170)
- normale Abrasion (RDA 120)
- geringe Abrasion (RDA 40)

Es sollten nur Pasten verwendet werden, bei denen die Abrasivität in RDA-Werten angegeben ist.

Grundsätzlich müssen die Zähne nach jeder Zahnreinigung und Zahnsteinentfernung mit einem Gumminapf und einer Paste niedriger Abrasivität poliert werden, damit im Zuge der Grobdepuration entstandene Rauigkeiten (Prädilektionsstellen für eine erneute Plaqueanlagerung) eingeebnet werden.

6.2.3 Beeinflussung der Plaque durch chemische Agentien (Spüllösungen)

(Siehe Kapitel 7.3.)

6.2.4 Rekonturieren insuffizienter Füllungen, Entfernen abstehender Kronenränder und Korrektur von falsch gestalteten Brückenzwischengliedern

Die Entfernung iatrogener Reize ist für die Herstellung gesunder gingivaler und parodontaler Verhältnisse und für die Ermöglichung einer adäquaten Mundhygiene von großer Bedeutung.

Die approximale Rekonturierung von Füllungsüberschüssen kann vorteilhaft mit flammenförmigen Diamanten und/oder mit Hilfe des EVA®-Systems (Micro-Mega, D-Oberursel) erfolgen. Für Letzteres stehen drei einseitig belegte und flexible Feilen, sog. Proxoshape-Feilen, zur Auswahl, deren Diamant-Körnung 75 µm (blau), 40 µm (gelb) bzw. 15 µm (rot) beträgt (mit speziellem Kopf im grünen Winkelstück zu verwenden). Auch eine manuelle Rekonturierung mit diamantierten Stahl- und Leinenstrips, die in einen speziellen Halter eingespannt werden, ist möglich. Nach Abschluss dieser Maßnahmen muss sich eine Politur der Zahnoberflächen anschließen. Der Patient selbst muss Instruktionen für eine adäquate Interdentalraumhygiene erhalten (vgl. Kap. 7). Falls die Gefahr besteht, dass bei der Entfernung eines Füllungsüberschusses ge-

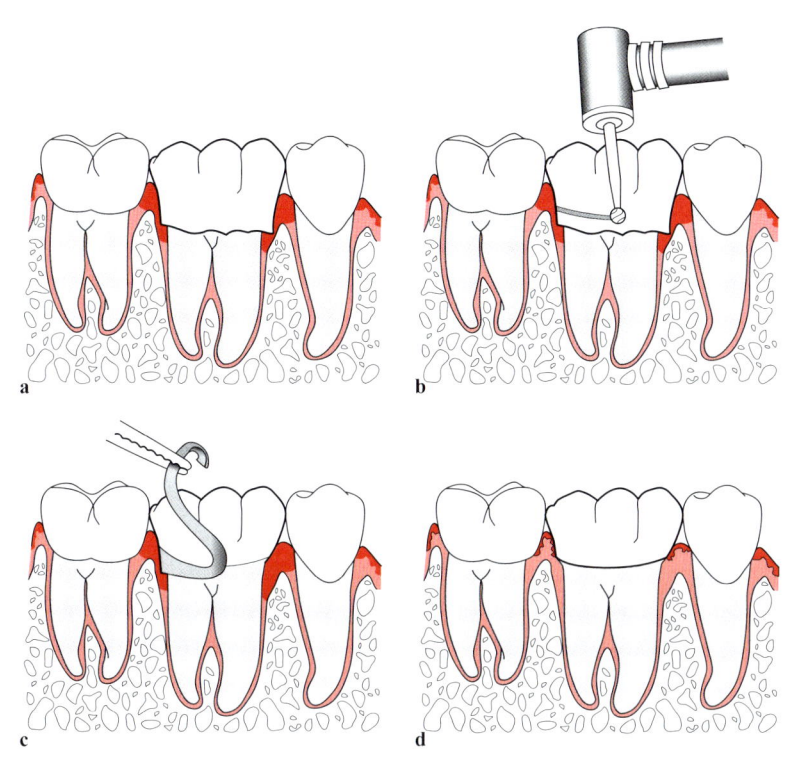

Abb. 6-3 Überstehender Kronenrand bei einem unteren ersten Molaren; **a** Ausgangssituation; **b** Abtrennen des überstehenden Kronenrands mit kleiner Diamantkugel; **c** Entfernen des überstehenden Kronenrands mit einer Pinzette; **d** Situation nach Abtrennen des Kronenrands.

sunde Zahnhartsubstanz verletzt wird, sollte die Füllung besser entfernt und durch ein Provisorium ersetzt werden.

Überstehende Kronenränder werden auf Gingivahöhe mit Hilfe eines kleinen Rosenbohrers oder einer Diamantkugel geringen Durchmessers abgetrennt und mit einer Pinzette entfernt (Abb. 6-3a bis d). Die anschließend noch verbleibende (Rest-)Krone wird im Rahmen der präprothetischen Vorbehandlung durch ein Provisorium ersetzt. Der gekürzte Kronenrand ist mit geeigneten Instrumenten (flammenförmige Diamanten, Gummipolierer) zu glätten und, soweit möglich, zu polieren. Gegebenenfalls werden falsch gestaltete (konkav, zu breit oder zu lang in vertikaler Richtung) Brückenzwischenglieder korrigiert, um eine Reinigung unter dem Zwischenglied und im Approximalraum zu gewährleisten (Abb. 6-4). Dazu eignen sich flammenförmige Diamanten und die Proxoshape-Feilen des EVA®-Systems. Aus forensischen Gründen sollten bei Kassenpatienten die an altem Zahnersatz auszuführenden Korrekturen – außer im Rahmen einer Notfallbehandlung – erst durchgeführt werden, wenn der prothetische Heil- und Kostenplan genehmigt ist.

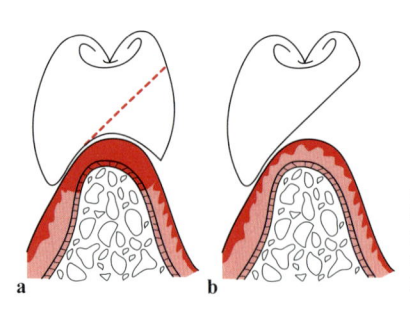

Abb. 6-4 Falsch gestaltetes Brückenzwischenglied in der Seitansicht (der oral der gestrichelten Linie befindliche Teil wird entfernt); **a** Ausgangssituation; **b** Situation nach Korrektur des Zwischenglieds.

6.2.5 Elimination grober Vorkontakte

Vorhandene grobe okklusale Diskrepanzen werden beseitigt. Eine umfassende Korrektur der Okklusion wird erst während der nachfolgenden Phase I der präprothetischen Vorbehandlung vorgenommen.

6.2.6 Provisorische Versorgung kariöser Läsionen und apikaler Aufhellungen

Kariöse Läsionen (Kariesentfernung, provisorischer Verschluss) und Zähne mit periapikalen Aufhellungen (Aufbereitung, Desinfektion des Wurzelkanals, provisorische Wurzelfüllung aus Kalziumhydroxid) müssen im Rahmen der Hygienephase provisorisch therapiert werden. Ihre endgültige Versorgung erfolgt in der anschließenden Phase I der präprothetischen Vorbehandlung. Bislang symptomlose, aber nicht-erhaltungswürdige Zähne (mit Lockerungsgrad III, Furkationsbefall Grad III und/oder tiefen vertikalen Knochentaschen) werden extrahiert.

6.2.7 Reparatur und provisorische Versorgung von abnehmbarem Zahnersatz

(vgl. Kap. 18). Ist abnehmbarer Zahnersatz vorhanden, so wird dieser, falls nötig, repariert oder derart geändert, dass er bis zur Eingliederung des neuen Zahnersatzes als Provisorium dienen kann. Beispiele für Maßnahmen, die in diesem Zusammenhang ergriffen werden, können sein:
- Auffüllen von Sekundärkronen mit Kunststoff bzw. Erweiterung der Prothese nach Zahnextraktionen
- Unterfütterung der Prothese
- Anbringen von handgebogenen Klammern.

All diese Maßnahmen können parallel mit der Herstellung hygienischer Mundverhältnisse erfolgen.

6.2.8 Reevaluation der Hygienephase

Vor Beginn der Phase I der präprothetischen Vorbehandlung steht eine Reevaluation der Hygienesituation des Patienten an, bei der kontrolliert wird, ob der Patient in der Lage ist, seine Mundgesundheit auf einem gleich bleibend zufrieden stellenden Niveau zu halten. Erst nach Abschluss der Hygienephase darf nach den Richtlinien der Kassenzahnärztlichen Versorgung in Deutschland ein parodontaler Befund und Behandlungsplan erstellt werden.

Weiterführende Literatur

Rateitschak K.H., Rateitschak E.M., Wolf H.F.: Parodontologie. 3. Auflage. Reihe Farbatlanten der Zahnmedizin. Thieme, Stuttgart 2004.

Roulet J.F., Zimmer S.: Prophylaxe und Präventivzahnmedizin. Farbatlanten der Zahnmedizin Band 16. Thieme, Stuttgart 2002.

Sculean, A.: Die Prophylaxe in der modernen Zahnheilkunde. Spitta Verlag GmbH, Ballingen 2005

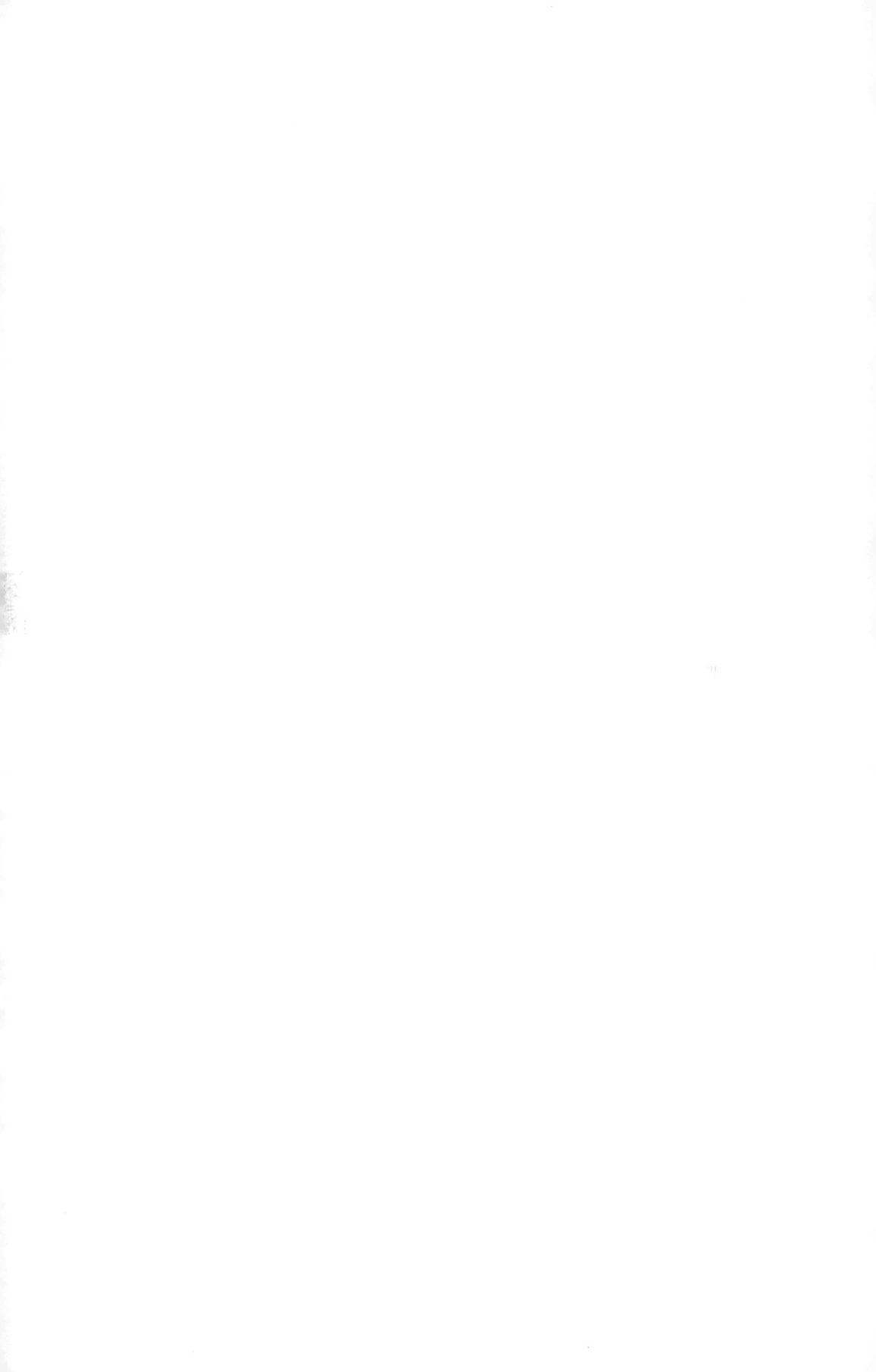

7 Hygienephase: Aufklärung, Mundhygienemotivation und -instruktion

7.1 Einleitung

Den Beginn des Weges, den die zahnärztliche Prothetik genommen hat, prägen Entwicklungen, die vor dreitausend Jahren mit den Etruskern ihren Anfang nahmen. Seither wurde viel Energie in die technische Weiterentwicklung des Zahnersatzes gesteckt, um bei Zahnverlust eine möglichst gute Versorgung zu gewährleisten. Relativ wenig wurde demgegenüber für die Verbesserung der Zahngesundheit getan. So sehr auch der erreichte technische Fortschritt zu begrüßen ist, muss das Ziel für die Zukunft eine bessere Prävention und Nachsorge sein.

Die moderne Zahnmedizin muss als lebenslange zahnärztliche Betreuung verstanden werden. Der Zahnarzt und sein Praxispersonal (Zahntechniker, Zahnmedizinische Fachhelferin, Prophylaxehelferin und Zahnarzthelferin) sollten deshalb folgende drei Dienstleistungen anbieten:

- Prophylaxe
- Eigentliche zahnärztliche Therapie
- Nachsorge

In einem synoptischen Behandlungskonzept kommt daher der Mundhygiene, eingebettet in den Rahmen der Karies- und Gingivitisprophylaxe, eine bedeutende Rolle zu. Nicht zuletzt hängt der Langzeiterfolg prothetischer Arbeiten in einem sehr großen Maß von der konsequenten Durchführung von Mundhygienemaßnahmen seitens des Patienten ab. Dies spiegelt sich auch darin wieder, dass dieser Faktor bei Metaanalysen und Übersichtsartikeln als Gütekriterium der jeweils ausgewählten Untersuchungen mitberücksichtigt wird (*Tan* et al. 2004, *Creugers* et al. 2003, *Scurria* et al. 1998).

Es ist die Aufgabe des Zahnarztes und des Praxispersonals, den Patienten in Bezug auf die Mundhygiene zu motivieren und zu instruieren. Diese Aufgaben können zum Teil auch an speziell für diesen Zweck ausgebildete Fachhelferinnen (Dentalhygienikerin, zahnmedizinische Fachhelferin, Prophylaxehelferin) delegiert werden. Wichtig ist aber, dass das erste informative Gespräch vom Zahnarzt persönlich geführt wird, damit der Patient nicht die falsche Vorstellung bekommt, er würde „an jemand anderen abgeschoben".

Der Mundhygiene kommen verschiedene Aufgaben zu:
- Entfernung von Plaque. Dies dient der Kariesprophylaxe (KP), Gingivitisprophylaxe (GP) und Parodontitisprophylaxe (PP). (Man muss sich darüber im Klaren sein, dass eine vollständige Plaqueentfernung theoretisch zwar möglich, praktisch aber kaum zu realisieren ist.)
- Entfernung nicht-bakterieller Ablagerungen, wie z. B. desquamierte Epithelien und eingeklemmte Nahrungsrückstände (KP/GP/PP)
- Zahnfleischmassage (GP/PP)
- Vermeiden von nahrungsbedingten Verfärbungen (kosmetischer Effekt)
- Vermittlung von Sauberkeits- und Sicherheitsgefühl: frischer Atem, kein Mundgeruch (psychologischer Effekt)
- Zufuhr von speziellen Wirkstoffen, wie z. B. Fluorid (Kariesprophylaxe), Vitamin A (Epithelschutzwirkung), Chlorhexidin, Sanguinarin (Plaquehemmung)

Um dieses zu erreichen, stehen verschiedene Hilfsmittel zur Verfügung:
- Grundset: Zahnbürste plus Zahnpasta
- Weitere Hilfsmittel für die Interdentalhygiene je nach individuellem Befund und Problemstellung:
  - beim jungen Gesunden: Zahnseide
  - beim älteren und parodontal geschädigten Patienten: Zahnhölzer, Interdental-Stimulatoren, Interdentalbürstchen etc.
- Diverse Spüllösungen

Eine adäquate Mundhygiene muss natürlich möglich sein, wobei die dafür notwendigen Voraussetzungen durch den Zahnarzt und das Praxisteam in der ersten Phase der Therapie (Hygienephase) oftmals erst zu schaffen sind.
- **Morphologische Voraussetzungen.** Eine Zahnstellung, die Mundhygienemaßnahmen möglich macht, perfekte Provisorien (keine Überstände) sowie ein adäquat gestalteter Zahnersatz sind notwendig.
- **Informelle Voraussetzungen.** Der Patient muss wissen, worum es geht; er ist aufzuklären und zu motivieren.
- **Technische Voraussetzungen.** Der Patient ist mit den adäquaten Mundhygienemitteln ausgerüstet und weiß damit umzugehen (er ist instruiert).

Im Folgenden wird genauer auf die Thematik Aufklärung, Mundhygienemotivation und Mundhygieneinstruktion eingegangen. Die Ausführungen stützen sich im Wesentlichen auf die Zusammenstellung von *Lutz* (1985).

7.2 Aufklärung und Motivation zur Mundhygiene

Man kann von keinem Patienten eine perfekte Zahnpflege erwarten, wenn dieser nicht über die Zusammenhänge zwischen oraler Gesundheit und Mundhygiene und über die richtige Anwendung von Zahnbürste und anderen Hilfsmitteln aufgeklärt ist. Ein vertrauensvolles Verhältnis zwischen

Behandler und Patient und eine ruhige, unverkrampfte Atmosphäre ohne Zeitdruck sind Voraussetzungen für eine erfolgreiche Motivation und die daran anschließende Instruktion. Dies gilt besonders für den alten Patienten.

Folgende weitere Grundsätze sollten beachtet werden:
- auf alle Fragen des Patienten eingehen
- kooperativen Gesprächsstil wählen
- bei Kontrollsitzungen erst auf Erfolge, dann auf mögliche Verbesserungen hinweisen
- dem Patienten keine Vorwürfe machen
- dosierte Informationsvermittlung, um den Patienten nicht zu überfordern und zu frustrieren

Ziel der Aufklärung und Motivation ist es, den Patienten für seine orale Situation zu interessieren. Plaquerevelatoren zur Darstellung der Zahnbeläge stellen ein gutes, aber manchmal drastisches Mittel „für den Einstieg" dar. Man kann damit dem Patienten sichtbar vor Augen führen, wie sich die Bakterien an die Zahnhartsubstanz anheften. Erläuternde Informationen beeindrucken jeden Patienten: 1 mg Plaque enthält rund 300 Milliarden (3×10^{11}) Bakterien; in jedem Mund befindet sich demnach ein Vielfaches mehr an Keimen, als Menschen auf der Erde leben.

Ein weiteres wichtiges Motivationsmittel ist der Papillenblutungsindex (PBI) (vgl. Kap. 5). Durch Beobachtung im Handspiegel bei der Erhebung des PBI kann der Patient mitverfolgen, ob und in welchem Ausmaß das Zahnfleisch entzündet ist. Der Patient muss darüber aufgeklärt werden, dass Blutungsfreiheit ein Synonym für Entzündungsfreiheit bedeutet.

Plaqueausstriche, die mittels Dunkelfeldmikroskopie evtl. sogar auf einem Bildschirm sichtbar gemacht werden, zeigen dem Patienten, wie viel Leben in den Zahnbelägen steckt.

Anhand von Dias, Videobändern oder Fotos (z. B. SSO-Atlas) können ihm anschließend die Zusammenhänge zwischen Krankheitsursache und -folgen nochmals verdeutlicht werden.

Dem Patienten sollte veranschaulicht werden, dass die mit einer verbesserten Mundhygiene erzielbaren Erfolge entscheidend von seiner Mitarbeit abhängig sind.

Gleichzeitig mit der Aufklärung und Motivation zur Verbesserung der Mundhygiene wird in derselben Sitzung mit der Instruktion in Mund- und ggf. Prothesenhygiene begonnen. Im Laufe der Motivations- und der anschließenden Instruktionsphase lässt sich abschätzen, in welcher Weise der Patient die Information umzusetzen vermag. Bei ausbleibendem Erfolg ist abzuklären, ob dies mangelndem Interesse, Ungeschicklichkeit oder altersbedingter abnehmender Koordinationsfähigkeit zuzuschreiben ist. Die vom Patienten benutzten bzw. auf zahnärztlichen Rat hin neu gekauften Mundhygienehilfsmittel sollten zu den Instruktionsterminen mitgebracht und vom Zahnarzt (oder der Fachhelferin) kontrolliert werden. Der Patient sollte zeigen, wie er diese Hilfsmittel gebraucht. Auf diese Weise wird sichergestellt, dass er sie auf korrekte Weise anwendet. Bei älteren Patienten muss man einkalkulieren, dass wiederholte Instruktionen notwendig sind, bis das gewünschte Ergebnis erreicht ist.

Kapitel 7

7.3 Instruktion in die Mundhygiene

Die Instruktion hat das Ziel, den Patienten mit den für ihn geeigneten Mundhygiene-Hilfsmitteln bekanntzumachen und die korrekte Anwendung durch praktische Übungen unter Aufsicht von Zahnarzt oder Praxispersonal sicherzustellen. Dies sollte immer mit den empfohlenen Hilfsmitteln geschehen.

Im Folgenden wird genauer auf die Aspekte Zahnbürste, Zahnputztechniken, Elektrozahnbürsten, Zahnpasta, Interdentalraumreinigung, Mundduschen, Anwendung von Spüllösungen sowie Häufigkeit und Dauer der Mundhygienemaßnahmen eingegangen.

7.3.1 Zahnbürste

Das wichtigste Mundhygieneinstrument ist die Zahnbürste (Abb. 7-1). Diese sollte wie folgt beschaffen sein:
- Kurzkopfbürste (empfohlene Maße: Bürstenfeldlänge 20 bis 30 mm, Bürstenfeldbreite von 7 bis 11 mm, Borstenlänge 10 bis 12 mm).
- Kunststoffborsten (Polyamid, Polyurethan; keine Borsten aus tierischen Materialien!). Vorteile von Kunststoffborsten:
  - uniform, homogen, porenfrei
  - glatte Oberfläche: sauber, bedeutend weniger Keime auf der Oberfläche als bei Naturborsten
  - bruchfest
  - Durchbiegungsermüdung zehnmal kleiner als bei Naturborsten
  - rundes Borstenende herstellbar
  - geringes Gewicht (25 % leichter als Naturborsten)
- abgerundete (halbsphärische) Borstenenden
- mehrreihiger Bürstenbesatz
- enger Büschelabstand („multitufted")
- plane Borstenfeldkontur (keine „V-Kontur")
- handlicher Bürstengriff

Bezüglich des Bürstenfeldbesatzes sind drei Steifheitsgrade gängig: weich, mittel und hart. Dabei ist die Borstenhärte vom Borstendurchmesser abhängig (Tab. 7-1).

Völlig unwichtig ist demgegenüber das Bürstenfelddesign; es gilt als Spielwiese werbeorientierter Phantasien der Zahnbürstenhersteller. **Merke:** Zivilisation ist es, eine Zahnbürste zu besitzen, Kultur, sie zu benutzen.

Der Patient muss über die Pflege und Haltbarkeit der Bürste informiert sein.

7.3.1.1 Zahnbürstenpflege
- Sauber halten: Speise- und Zahnpastenreste sind nach Gebrauch der Bürste gründlich wegzuspülen.
- Trocken halten: Dadurch bleibt die Reinigungskraft länger erhalten, die Borsten werden geringer abgenutzt.

Instruktion in die Mundhygiene 175

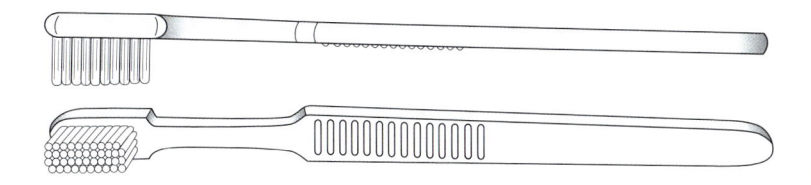

Abb. 7-1 Zahnbürste.

Tab. 7-1 Steifheitsgrade von Zahnbürsten

Technische Klassifizierung	Borstendurchmesser in mm	Klassifizierung im Handel
extraweich	< 0,170	weich
weich	0,170–0,225	weich
normal	0,225–0,250	mittel
hart	0,250–0,300	mittel
extrahart	0,300–0,330	hart

7.3.1.2 Haltbarkeit von Zahnbürsten

Die optimale Benutzungsdauer nach Auffassung von Präventivzahnmedizinern beträgt 6 bis 8 Wochen. Faktoren, die die Abnutzung bestimmen, sind:
- Häufigkeit und Dauer der Mundhygiene
- Mundhygienetechnik
- Anpressdruck an Zahn und Zahnfleisch
- Borstenmaterial (weich, hart; Kunststoff, Natur)
- Bürstenkonstruktion
- Restaurationen: scharfe Ränder an Füllungen, Kronen, Brücken
- Zahnanatomie, Gebissmorphologie

Eine gute Zahnbürste ist wertlos, wenn man nicht weiß, wie sie benutzt werden soll. Daher muss dem Patienten eine adäquate Zahnputztechnik vermittelt werden. Dies kann anhand der Studienmodelle des Patienten geschehen.

7.3.2 Zahnputztechniken

Nur mit einer adäquaten Zahnputztechnik lassen sich die Zahnbeläge optimal entfernen. Planloses Umherschrubben bewirkt nicht nur eine unzulängliche Reinigung, sondern führt häufig auch zu Schäden an Gingiva (Verletzungen, Rezessionen) und Zahnhartsubstanz (keilförmige Defekte). Daher muss der Patient in eine bewährte Methode zur Zahnpflege instruiert werden. Als Methode der Wahl hat sich die sog. modifizierte *Bass*-Technik durchgesetzt. Diese Methode ist relativ einfach zu erlernen und dabei sehr effektiv.

7.3.2.1 Modifizierte Bass-Methode

Der Rechtshänder beginnt im Oberkiefer rechts (der Linkshänder entsprechend im Oberkiefer links) auf der bukkalen Seite des am weitesten distal stehenden Zahnes. Dadurch, dass man im Oberkiefer beginnt,

Kapitel 7

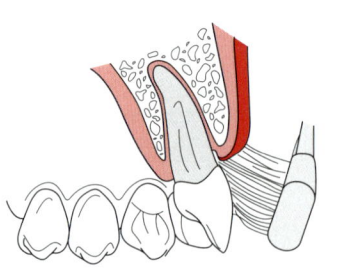

Abb. 7-2 Modifizierte *Bass*-Methode: Aufsetzen der Zahnbürste im 45°-Winkel.

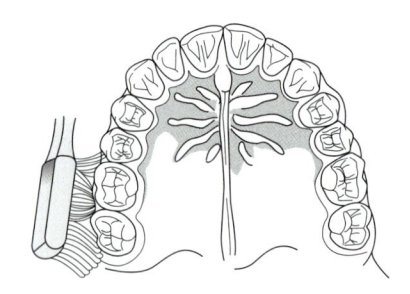

Abb. 7-3 Modifizierte *Bass*-Methode: Aufsetzen der Zahnbürste von okklusal betrachtet.

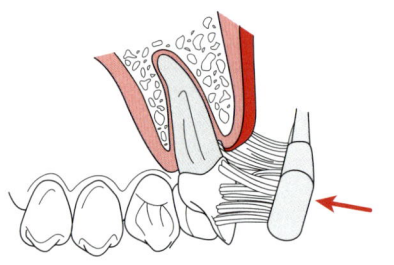

Abb. 7-4 Modifizierte *Bass*-Methode: leichter Druck in Sulkus und Interdentalraum.

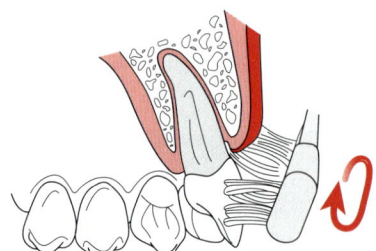

Abb. 7-5 Modifizierte *Bass*-Methode: leichte horizontal gerichtete Vibrationen.

kann die Richtung Unterkiefer fließende (fluoridhaltige) Zahnpasta die Unterkieferzähne bereits mit Fluorid umspülen. Die Borstenenden werden in einem Winkel von 45 bis 50 Grad zur Zahnachse in Richtung Gingiva am Übergang Zahnfleisch-Zahn angesetzt (Abb. 7-2 und 7-3). Die apikal befindliche Borstenreihe liegt im Sulcus gingivalis (Abb. 7-4). Nun werden leicht rotierende Bewegungen ausgeführt (Abb. 7-5). Dabei soll kein zu starker Druck ausgeübt werden; die Borsten sollen sich nicht durchbiegen. Anschließend rutscht man von Zahn zu Zahn weiter Richtung Oberkiefermitte und dann zur linken respektive rechten Seite. Die Zahnreinigung wird, ausgehend vom letzten linken Oberkiefermolaren, weiter nach mesial geführt, bis man an dem am weitesten distal stehenden Molaren der rechten Seite angekommen ist.

Auf der oralen Seite der Zahnflächen stellt für manche Patienten das Ausführen kleiner Rotationsbewegungen häufig eine Überforderung dar. In diesem Fall sind horizontale Bewegungen vorzuziehen. Wichtig ist, dass der Bürstenkopf immer parallel zur Zahnreihe zeigt. Nur im oralen *Front*zahnbereich muss die Zahnbürste senkrecht angestellt werden.

Die Okklusalflächen können mit Schrubb-Bewegungen gereinigt werden. Im Unterkiefer beginnt der Rechtshänder ebenfalls auf der rechten Seite bukkal. Nach den Bukkalflächen folgen die lingualen Anteile, zum Schluss wird okklusal gereinigt. Die modifizierte Bass-Technik hat den Vorteil, dass die Borstenenden auch in den Sulcus gingivae hineinragen und auf diese Weise auch leicht subgingival befindliche Plaque entfernt wird.

In Spezialfällen kommen andere Zahnputzmethoden zur Anwendung.

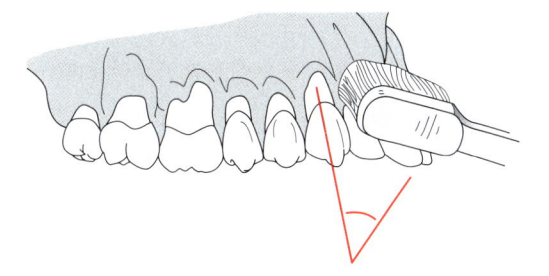

Abb. 7-6 *Stillman*-Methode: Aufsetzen der Zahnbürste.

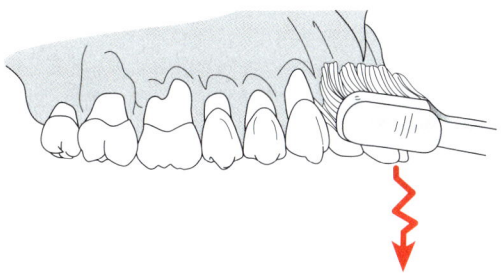

Abb. 7-7 *Stillman*-Methode: Ausführung von rüttelnden Bewegungen.

Abb. 7-8 *Stillman*-Methode: „Auswischen" des Sulkus durch Drehen der Zahnbürste um ihre Längsachse.

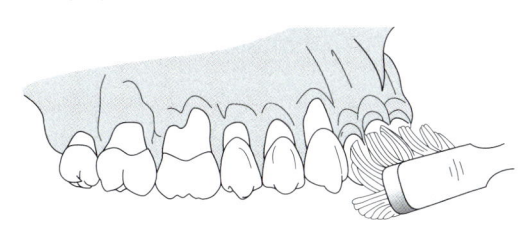

7.3.2.2 Modifizierte Stillman-Methode

Die Borstenenden einer weichen bis mittelharten Zahnbürste werden in einem steilen Winkel (60 bis 70 Grad zur Zahnachse) in der Gegend der angewachsenen Gingiva angesetzt (Abb. 7-6). Die Borsten werden gegen die Gingiva gedrückt, bis diese eine blasse Farbe bekommt. Zuerst werden rüttelnde Bewegungen durchgeführt (Abb. 7-7); anschließend wird die Bürste um ihre Längsachse gedreht (Abb. 7-8). Dadurch wird der Sulkus „ausgewischt", weshalb diese Methode auch als „Auswischmethode" bezeichnet wird.

Indikation:
- Bei generalisierten oder lokalen Rezessionen, wenn weder Zahnfleischtaschen noch verstärkte Blutungsneigung der Gingiva vorhanden sind (bei lokalen Rezessionen die Stillman-Methode ebenfalls nur lokal anwenden; an den anderen Zähne mit der Bass-Methode putzen). Mit dieser Technik kann eine gingivale Rezession zwar nicht rückgängig gemacht werden, man erhofft sich aber, ihre Weiterentwicklung aufzuhalten oder zu stoppen.
- Nach einer PA-Operation zur geführten Gewebsregeneration; ab der dritten Woche postoperativ soll der Patient für 2–3 Wochen mit einer extraweichen Zahnbürste lokal das operierte Gebiet und die davon betroffenen Zähne mit dieser Methode reinigen.

7.3.2.3 Charters-Methode

Die (harte) Bürste wird in einem Winkel von 40 bis 50 Grad von apikal (umgekehrt wie bei der mod. Bass-Methode) an die Gingiva angelegt. Die Borstenbüschel werden im Interdentalraum fixiert (Abb. 7-9). Das Zahnfleisch wird mit kleinen Vibrationsbewegungen nach apikal massiert (Abb. 7-10). Dieser Bewegungsvorgang wird jeweils vier- bis fünfmal wiederholt.

Abb. 7-9 *Charters*-Methode: Aufsetzen der Zahnbürste und Drücken in die Interdentalräume.

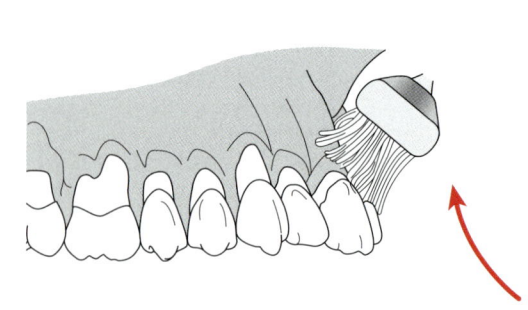

Abb. 7-10 *Charters*-Methode: apikalgerichtete Vibrationsbewegung.

Durch diese Methode kann nach Durchführung eines nach apikal verschobenen Lappens das Zahnfleisch zusätzlich nach apikal massiert werden. Die Massagewirkung kann im Interdentalbereich mit Hilfe von Stimulatoren noch verstärkt werden. Die Massage sollte einmal täglich vestibulär und oral durchgeführt werden. Die Reinigung der Zähne erfolgt nach der modifizierten Bass-Methode.

Indikation:
- Nach apikalem Verschiebelappen und Entfernen des Parodontalverbands zur Unterstützung der Apikalverlagerung der Gingiva.

7.3.3 Elektrozahnbürsten

Alternativ zu Handzahnbürsten stehen elektrische Zahnbürsten zur Verfügung. Diese wurden in den letzten Jahren stark weiterentwickelt und übernehmen einen immer höheren Marktanteil. Sowohl rotierend, oszillierend bzw. Ultraschall getriebene Zahnbürsten weisen eine weit höhere Effektivität als Handzahnbürsten auf (*Warren* et al. 2004).

Je nach Hersteller können unterschiedliche Bewegungsmuster ausgeführt werden:
- Wipp- und Schwenkbewegungen: 30 bis 60 Grad
- Vorwärts- und Rückwärtsbewegungen, parallel zum Bürstengriff (obsolet!)
- Elliptische oder Kreisbewegungen (Ultraschall-Bürsten)
- Rotationsbewegungen (rotierende Bürste)

Indikationen:
- Alle Patienten, die mit Handzahnbürste nicht zurechtkommen, bzw. nur suboptimale Reinigungsergebnisse erzielen
- Patienten, die durch die Verwendung elektrischer Zahnbürsten in ihrem Mundhygieneverhalten zusätzlich motiviert werden können
- Ungeschickte Patienten
- Manuell Behinderte (temporär, permanent)
- Bettlägerige, Pflegebedürftige

- Geistig Behinderte
- Kinder: Mit elektrischen Zahnbürsten wird die Zahnreinigung zum Spiel

Auch bei elektrischen Zahnbürsten ist eine Instruktion durch den Zahnarzt oder das Praxispersonal angezeigt.

7.3.4 Zahnpasta

Die Zahnbürste wird zusammen mit Zahnpasta verwendet. Die Aufgaben einer Zahnpaste bestehen in der Unterstützung der mechanischen Reinigung, Erleichterung der Plaqueentfernung und in der Zuführung von prophylaktischem Fluorid und ggf. therapeutischen Inhaltsstoffen.

Zahnpasten sind Stoffgemische und enthalten folgende Hauptbestandteile:
- Putzkörper (Abrasivstoffe) (z. B. Kalziumkarbonat, Siliziumdioxid)
- Bindemittel (z. B. Carboxymethylzellulose)
- oberflächenaktive Stoffe (Netzmittel, Tenside)
- Feuchthaltemittel (z. B. Glyzerin, Sorbit)
- Konservierungsmittel (z. B. Alkohol, Natriumbenzoat, Methylparaben)
- aromatische Stoffe, Geschmackskorrigenzien (z. B. Pfefferminzöl)
- Farbstoffe und Farbpigmente
- Wasser
- prophylaktische und medikamentöse Zusätze (Fluoride, Vitamin A, Pflanzenextrakte, u. ä.)

Der Reinigungseffekt beruht auf dem Zusatz von Putzkörpern und oberflächenaktiven Substanzen.

Stark abrasive Zahnpasten sollten vermieden werden, weil sie zu übergroßen Substanzverlusten an Schmelz, Zement, Dentin, Füllungen und am Gingivalepithel führen. Sofern man nach dem Zähneputzen nicht noch eine Spüllösung verwendet, sollte mit Wasser nur kurz nachgespült werden, weil der karieshemmende Effekt der mit der Zahnpasta zugeführten Fluoride von der Fluoridkonzentration, die nach dem Zähneputzen in der Mundhöhle verbleibt, abhängig ist.

7.3.5 Interdentalraumreinigung

Nur rund 60 % der Zahnflächen sind der Reinigung mit der Zahnbürste zugänglich. Für die Reinigung der Approximalräume müssen daher weitere Hilfsmittel verwendet werden. Eine Palette verschiedener Mundhygiene-Hilfsmittel wird im Handel angeboten. Dabei richtet es sich nach den anatomischen und rekonstruktiven Gegebenheiten, welche im Einzelfall jeweils in Frage kommen (Tab. 7-2).

Bezüglich der Anwendung dieser speziellen Hilfsmittel ist es zweckmäßig, dass die Instruktionen hierüber nicht gleich in der ersten Sitzung erfolgen, weil der Patient sonst durch zu viele Informationen überfordert werden könnte.

Kapitel 7

Tab. 7-2 Mundhygienehilfsmittel zur Reinigung der Interdentalräume

Mittel	Indikationen
Zahnseide oder Zahn-Tape	normale, durch Kontaktpunkt und Papillen geschlossene Interdentalräume (eher bei Jugendlichen zu verwenden)
Superfloss™	festsitzende Konstruktionen (Brückenzwischenglieder) (Oral B, D-Frankfurt/M.)
Einzelbüschelbürste	spezielle Probleme (s. S. 183) (Interspace)
Zahnhölzer oder Microbrush	wenig erweiterte, von der Papille nicht mehr ganz ausgefüllte Interdentalräume
Interdentalstimulator (z. B. *Butler*-Stimulator [Hager und Ecken, D-Gütersloh])	zur Reinigung, Massage und Konturierung der interdentalen Gingiva
Interdentalbürstchen (Spiral-, Flaschenbürstchen)	offene Interdentalräume, offene Bifurkationen

7.3.5.1 Zahnseide

Die Grundausrüstung für die Zahnpflege umfasst Zahnbürste, Zahnpaste und Zahnseide.

Manuell ungeschickten Patienten sollte die Anwendung von Zahnseide nicht beigebracht werden. Auch ältere Patienten, die vorher noch nie Zahnseide verwendet haben, sind häufig überfordert. Sie sollten lieber mit anderen Hilfsmitteln zur Reinigung der Zahnzwischenräume vertraut gemacht werden.

Vor der erstmaligen Instruktion über den Gebrauch von Zahnseide müssen Zahnstein und Überschüsse von Restaurationen entfernt sein, so dass ein guter interdentaler Zugang gewährleistet ist.

Bei der Verwendung von Zahnseide ist zu bedenken, dass nur konvexe oder plane Flächen gesäubert werden. Konkave Stellen sind der Reinigung nicht zugänglich, weil sich die Seide darüberspannt.

Die Wirkung von gewachster und ungewachster Zahnseide ist gleich. Gewachste Zahnseide ist mit einem wasserlöslichen Gleitmittel imprägniert. Die Fluoridaufnahme aus der Zahnpasta bleibt dadurch aber ungestört. Wir empfehlen die Verwendung von gewachster Zahnseide.

Der Patient muss motiviert und geschickt sein, da die Anwendung von Zahnseide nicht einfach ist. Aufgrund der schwierigen Handhabung und der bei unsachgemäßer Verwendung vorhandenen Verletzungsgefahr kann ihre Anwendung bei bestimmten Patienten eher zur Demotivierung und daher zu Misserfolgen führen.

Anwendung:
- Einen etwa 40 cm langen Zahnseidefaden abreißen und um beide Enden der Mittelfinger (Abb. 7-11) oder Zeigefinger wickeln. Die Zahnseide mit beiden Daumen und Zeigefingern festhalten und spannen (Abb. 7-12). Ein Finger ist in Kontakt mit dem Zahn, und die Zahnseide wird mit einer sanften „sägenden" Bewegung bis zum Zahnfleischsaum zwischen die Zähne geführt, so dass man nicht in die Interdentalpapille schneidet (Abb. 7-13 und 7-14). Auf Abstützung ist zu achten. Bei leichter Biegung zur Zahnfläche erfolgt die Reinigung durch Auf- und Abbewegungen der Zahnseide (zwei bis drei Mal) jeweils entlang ei-

Instruktion in die Mundhygiene 181

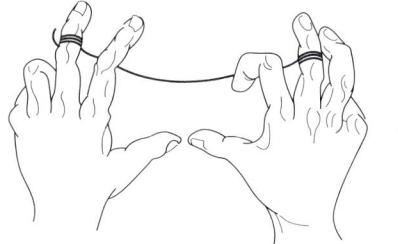

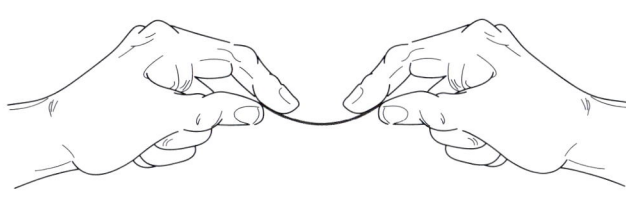

Abb. 7-11 Zahnseide um beide Mittelfinger gewickelt.

Abb. 7-12 Zahnseide wird mit beiden Daumen und Zeigefingern gespannt.

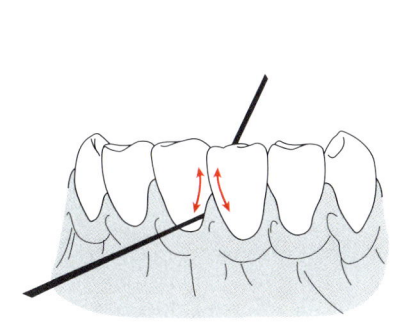

Abb. 7-13 Reinigung der approximalen Zahnflächen durch Auf- und Abbewegungen geringen Ausmaßes.

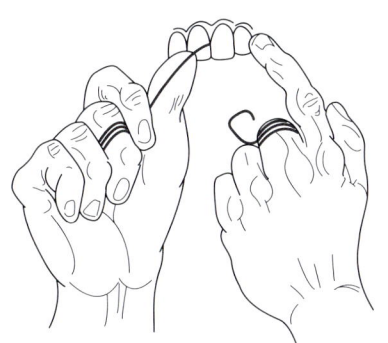

Abb. 7-14 Reinigung der Approximalfläche mit Zahnseide.

ner der beiden approximalen Zahnflächen des Interdentalraumes. Der Faden soll der Rundung der jeweiligen Zahnfläche folgen und nicht nur geradlinig in vestibulo-oraler Richtung im Zwischenraum geführt werden. Der Vorgang wird bei allen Zahnzwischenräumen wiederholt, wobei jeweils ein neues Stück Zahnseide benutzt wird.
- Alternativ kann man den Zahnseidefaden an den Enden miteinander verknoten. Am Knoten wird begonnen, und an jedem Interdentalraum wird im Faden ein wenig weiter vom Knoten weggerutscht (dadurch erhält man immer ein sauberes Stück Faden).

Zahnseide sollte täglich einmal, am besten abends (vor oder nach dem Zähneputzen), benutzt werden. Anstelle von Zahnseide kann auch sog. Zahn-Tape verwendet werden, das durch eine breitere, dem Zahn anliegende Fläche gekennzeichnet ist und gegenüber Zahnseide Vorteile aufweist.

7.3.5.2 Superfloss™ (Oral B) bzw. Multifloss® (Gaba)
Konstruktion (Abb. 7-15):
- versteiftes Ende zum „Einfädeln": 11 cm
- Bürstenteil (Mittelstück): 12 cm, Ø 1,5–2 mm
- Flossteil, ungewachste Zahnseide: 43 cm

Multifloss ist zusätzlich mit Aminfluorid getränkt.

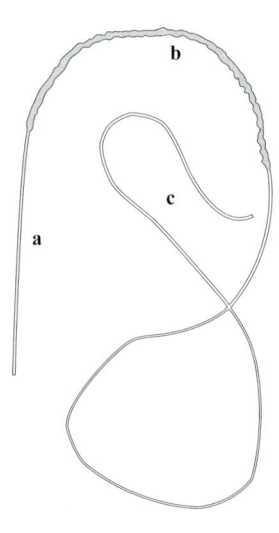

Abb. 7-15 Superfloss™ mit drei Abschnitten; **a** versteiftes Ende; **b** Bürstenteil; **c** Ende mit ungewachster Zahnseide.

Indikation:
- Interdentale Mundhygiene bei festsitzenden Konstruktionen und Apparaturen
- Unter für Bürsten nicht zugänglichen Brückenzwischengliedern
- Approximalflächen angrenzender Pfeilerzähne (beachte: Mit Superfloss können lediglich flache interdentale Konkavitäten gereinigt werden.)

Anwendung:
- Das harte Ende des Superfloss führt man unter der Brücke durch. Man hebt beide Enden des Superfloss an und führt den Faden von einem Pfeilerzahn zum anderen.

7.3.5.3 Einzelbüschelbürste (Interspace) (Abb. 7-16)

Konstruktion:
- fix montiertes Borstenbündel
- 1 Bürstengriff, abgewinkelt mit einem Borstenbündel: zugespitzt geschnitten, abgerundete Borstenenden

Indikation:
Gezielte Reinigung besonders schwer zugänglicher Stellen:
- distale Flächen an endständigen Zähnen (Molaren)
- Reinigung der Oralflächen von Patienten mit starkem Würgereiz
- lingualer Unterkieferbereich
- freiliegende Wurzelflächen und Furkationseingänge
- starke Wurzeleinziehungen
- Furkationsbefall Grad I
- Fehl- und Engstellungen
- Brückenzwischenglieder
- Extrakoronale Geschiebe
- bei festsitzenden kieferorthopädischen Apparaturen

Anwendung:
- Kreisbewegungen

Instruktion in die Mundhygiene

Abb. 7-16 Einzelbüschelbürste.

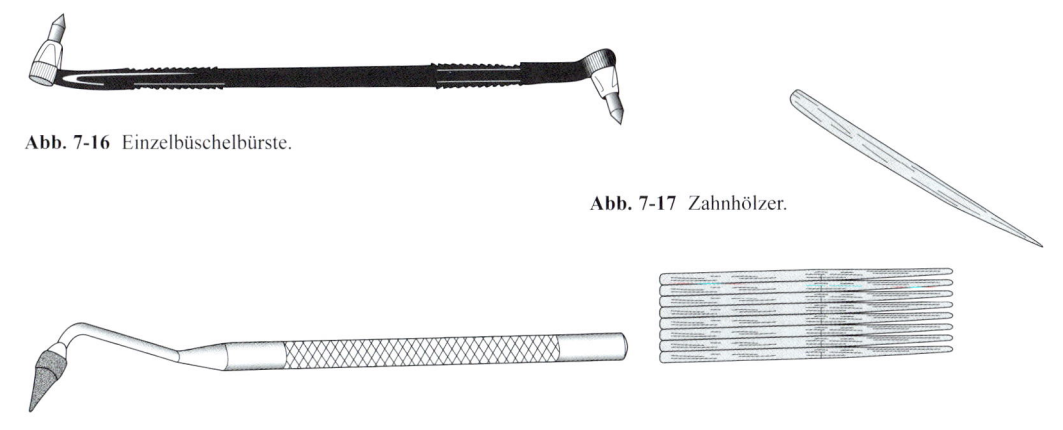

Abb. 7-17 Zahnhölzer.

Abb. 7-18 Interdentalstimulator.

7.3.5.4 Zahnhölzer (Abb. 7-17) und Microbrush

Konstruktion:
- dreieckig
- rund

Die dreieckigen Hölzer sind den runden in der Reinigungswirkung überlegen und daher vorzuziehen. Zahnhölzer sind der Zahnseide im Reinigungseffekt unterlegen.

Indikationen:
- Wenig erweiterte, von der Papille aber nicht mehr ganz ausgefüllte Interdentalräume
- Mundhygiene für „unterwegs" und am Arbeitsplatz

Anwendung:
- Zahnhölzer bzw. Microbrush mit Speichel befeuchten und mit der Basis von zervikal zur Papille in den Interdentalraum einführen, fünf- bis sechsmal auf- und abbewegen und zugleich nach mesial und distal schwenken.

7.3.5.5 Interdentalstimulatoren (Abb. 7-18)

Konstruktion:
- Metallgriff, Kunststoffgriff oder Zahnbürstengriff mit aufsteckbarem, rundem Kegel. Gummikegel sind Kunststoffkegeln vorzuziehen.

Indikation:
- Massage und Konturierung der interdentalen Gingiva (vor allem nach Parodontaloperationen)

Anwendung:
- Der Stimulator wird so auf die Zahnfleischpapille gesetzt, dass der Winkel zwischen ihm und der Zahnachse 45 Grad beträgt; die Spitze des Stimulators zeigt kronenwärts. Anschließend wird auf die Papille

Kapitel 7

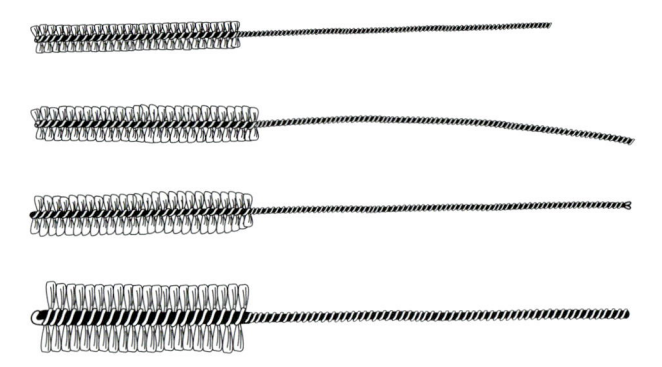

Abb. 7-19 Interdentalbürstchen verschiedener Größe.

Druck ausgeübt und der Stimulator dabei gedreht. Dieser Vorgang ist mehrmals zu wiederholen. Nach der Anwendung wird der Gummikegel mit Wasser gereinigt.

7.3.5.6 Interdentalbürstchen (Spiral-, Flaschenbürstchen)
(Abb. 7-19)

Konstruktion:
- langstielig:
  - zylindrisch
  - konisch
- kurzstielig:
  - zylindrisch
  - konisch

Aufgrund der einfacheren Handhabung sind die langstieligen Bürstchen den kurzstieligen mit Halterung vorzuziehen. Darüber hinaus besitzen langstielige Zahnzwischenraumbürstchen wegen des längeren Borstenfelds eine bessere Reinigungswirkung.

Indikation:
- offene Interdentalräume
- offene Bi- und Trifurkationen
- zur Reinigung unter Brückenzwischengliedern (Schwebebrücken) und Stegkonstruktionen

Mit Interdentalbürstchen ist von allen Mundhygienehilfsmitteln die Reinigung konkaver interdentaler Zahnoberflächen am besten möglich.

Anwendung:
- Diese Bürstchen werden von lateral in den Interdentalraum eingeführt und anschließend fünf- bis sechsmal in vestibulo-oraler Richtung hin- und herbewegt. Dabei reicht es nicht, das Bürstchen immer in der gleichen Richtung hin und her zu bewegen. Vielmehr ist darauf zu achten, dass die Führungsrichtung abwechselnd nach mesial und distal verlagert wird, um auch primär unzugängliche Bereiche des Interdentalraums zu

reinigen. Das ist umso wichtiger, je kleiner das Bürstchen im Verhältnis zum Interdentalraum ist. Nach dem Gebrauch sind die Bürstchen zu säubern. Bei Vorhandensein offener Furkationen kann man die Bürstchen mit Chlorhexidindigluconat-Gel (1 %ig) (z. B. Chlorhexamed Dental Gel; Blendax, D-Mainz) (Wurzelkariesprophylaxe) benetzen. Die Bürstchen müssen, wenn sie Abnutzungserscheinungen aufweisen, rechtzeitig ausgetauscht werden.
- Besonders für ältere Patienten sind diese Mundhygienehilfsmittel zu empfehlen.

7.3.6 Mundduschen

Die zusätzliche Anwendung von Mundduschen (Irrigatoren) kann fakultativ erfolgen. Viele Benutzer wollen auf ihre tägliche Anwendung nicht mehr verzichten, auch wenn mit diesen Mundhygienehilfsmitteln keine Plaque, sondern nur Nahrungsreste weggespült werden können. Bei Patienten mit parodontalen Erkrankungen ist darauf zu achten, dass das Wasser nicht mit großer Kraft in die Taschen gepresst wird.

Indikation:
- Patienten mit festsitzenden kieferorthopädischen Apparaturen
- Nach einem kieferchirurgischen Eingriff, bei welchem Unterkiefer und Oberkiefer intermaxillär fixiert wurden

Anwendung:
- Die Spitze des Aufsatzes mit einem nicht zu kräftigen Wasserstrahl senkrecht auf das Zahnfleisch bzw. auf die Zahnzwischenräume und den Zervikalbereich der Zähne richten. Die Zugabe von Chlorhexidin (siehe unten) zum Mundduschenwasser ist möglich.

7.3.7 Anwendung von Spüllösungen zur Plaquehemmung

Zur Plaquehemmung (chemische Plaquekontrolle) werden Spüllösungen mit verschiedenen Wirkstoffen angeboten, die auf das Plaquewachstum Einfluss nehmen (sollen). Solche Substanzen sind
- Chlorhexidin(diglukonat) [z. B. 0,1 %ig in Chlorhexamed® (blend-a-med, D-Mainz), 0,2 %ig in Corsodyl®-Lösung (ICI Pharma, D-Plankstadt)]
- Hexetidin [z. B. in Hexoral® (Gödecke, D-Freiburg), Hexetidin ratiopharm® (Ratiopharm, D-Ulm)]
- Zinnfluorid [z. B. in Meridol® (Wybert, D-Lörrach)]
- Sanguinarin [z. B. in Vipont® (Angelopharm, D-Hamburg), PerioGard® (Colgate-Palmolive, D-Hamburg)]
- Cetylpyridiniumchlorid [z. B. in Odol Zahnfleisch aktiv® (Lingner + Fischer, D-Bühl)]
- Natriumbenzoat [z. B. in Plax® (Taylor, D-Karlsruhe)]

Dabei wurde in verschiedenen Studien bei den fünf erstgenannten Wirkstoffen eine plaquereduzierende Wirkung nachgewiesen. Trotz seiner guten Wirksamkeit sollte aufgrund von Nebenwirkungen beim Langzeitgebrauch (z. B. braune reversible Verfärbungen an Schleimhaut, Zunge, Zähnen, Füllungsrändern; Geschmacksirritationen) Chlorhexidin als Spüllösung nur für eine beschränkte Zeitdauer zur Anwendung kommen. Typische Indikationen für Chlorhexidin sind:

- vor und nach parodontal-bzw. oralchirurgischen Eingriffen
- bei vorübergehend eingeschränkter Möglichkeit der Mundhygiene
- bei akuten Gingivitiden
- bei Parodontitiden

Bei Behinderten oder dauerhaft kranken älteren Patienten kann hingegen auch eine Langzeitbehandlung mit Chlorhexidin angezeigt sein (2 x täglich unverdünnt nach dem Essen 30 bis 45 Sekunden mit einer 0,1 %igen Lösung spülen).

Zinnfluoridhaltige Lösungen haben den Vorteil, dass es hierbei neben dem – weniger stark als bei Chlorhexidin ausgeprägten – plaquereduzierenden Effekt (Zinnionen) zusätzlich zu einer Fluoridanreicherung des Zahnschmelzes kommt (gleichzeitige kariesprophylaktische Wirkung).

Mit zinnfluoridhaltigen Lösungen sollte ein- bis dreimal täglich – bei einmaliger Anwendung vorzugsweise nach dem Zähneputzen, vor dem Schlafengehen – 1 Minute lang gespült werden. Anschließend darf nicht mit Wasser nachgespült werden.

7.3.8 Empfehlungen zu Häufigkeit und Dauer der Mundhygienemaßnahmen

Zur Kariesprophylaxe:
- Nach jeder Mahlzeit kurze Entfernung von Speiseresten mit Zahnbürste und Zahnpasta (ca. 30 Sekunden) (und evtl. nachfolgendem Spülen mit fluoridhaltiger Lösung), abends vor dem Schlafengehen gründliche Zahnreinigung (5 Minuten) mit Bürste, Paste, Zahnseide (oder anderen Hilfsmitteln zur Interdentalreinigung) und Spüllösung.

Zur Parodontalprophylaxe:
- Mindestens alle 12 Stunden ca. dreiminütige Reinigung; bei motivierten Patienten einmalige gründliche Zahnreinigung (5 Minuten) am Abend

7.4 Kariesprophylaxe durch Fluoridanwendung

In der wissenschaftlich-zahnmedizinischen Literatur gilt es als unumstritten, dass Fluoride eine unterstützende Rolle in der Kariesprophylaxe besitzen, weil sie unter anderem die Kariesresistenz des Zahnschmelzes nachweisbar erhöhen. So kann durch eine regelmäßige Anwendung von

Fluoriden eine Kariesreduktion von 50 % und mehr erzielt werden. Daher wird die Sicherstellung einer optimalen Fluoridzufuhr – neben einer guten Mundhygiene und zahnbewusster Ernährung – als eine der Hauptsäulen der modernen Kariesprävention angesehen. In diesem Zusammenhang zeigen Metaanalysen die unbestrittene Wirksamkeit fluoridierter Zahnpasten (*Marinho* et al. 2003) und anderer fluoridhaltiger Präparate gegen Karies bei Kindern und Jugendlichen.

Verschiedene kariesprophylaktische Wirkungsmechanismen der Fluoride werden genannt:
- Bildung von Fluorapatit, das im Vergleich zu Hydroxylapatit, dem Hauptbestandteil des Zahnschmelzes, gegenüber einem Säureangriff resistenter ist.
- Förderung der Remineralisation (Wiederverkalkung) des Zahnschmelzes bzw. initialer kariöser Läsionen
- Hemmung der bakteriellen Adhäsion auf dem Zahnschmelz aufgrund der oberflächenaktiven Wirkung der Fluoride
- Hemmung des Bakterienstoffwechsels (und damit der Säureproduktion) in der Plaque aufgrund der antiglykolytischen Wirkung der Fluoride

Da die mit der Nahrung zugeführte Menge an Fluoriden in der Regel nicht ausreicht, um eine optimale kariesprotektive Wirkung zu erzielen, stehen verschiedene Möglichkeiten zur Verfügung, dieses Defizit auszugleichen:
- Trinkwasserfluoridierung (als optimal angesehene F-Konzentration [abhängig von der Jahresdurchschnittstemperatur]: 0,7-1,2 mg F^-/l Wasser = 0,7-1,2 ppm)
- Verwendung von fluoridiertem Speisesalz (250 mg F^-/kg Salz = 0,025 % = 250 ppm) oder fluoridierter Milch
- Einnahme von Fluoridtabletten (abhängig von Lebensalter und Fluoridgehalt des Trinkwassers täglich zwischen 0,25 und 1 mg F^-)
- Spülen mit fluoridhaltigen Lösungen (z. B. NaF-Konzentration 0,05 % – entspricht 0,0226 % F-Gehalt = 226 ppm – bei täglicher oder 0,2 % – entspricht 0,0905 % F-Gehalt = 905 ppm – bei wöchentlicher Anwendung)
- Verwendung von fluoridhaltigen Zahnpasten (F-Konzentration 0,1-0,15 % = 1000-1500 ppm; Kinderzahnpasten: 0,025 % = 250 ppm)
- Einbürsten von Fluoridgelen (einmal wöchentlich; z. B. F-Konzentration 1,25 % = 12.500 ppm)
- Applikation von Fluoridlösungen (F-Konzentration 1,0 % = 10.000 ppm) oder Fluoridlacken (z. B. 5 % Natriumfluorid entsprechend 2,26 % Fluorid = 22.600 ppm) durch den Zahnarzt

Dabei hat die häufige lokale Anwendung niedrigdosierten Fluorids eine stärkere Karieshemmung zur Folge als eine seltene Applikation von höher konzentriertem Fluorid. Organischen Fluoriden (Aminfluoriden) wird ein stärkerer kariesprotektiver Effekt zugeschrieben als anorganischen (z. B. Natriumfluorid, Natriummonofluorphosphat, Zinnfluorid). Zum Zwecke der Kariesprophylaxe wird für Erwachsene eine Gesamt-Tagesdosis von 1,5 bis 4 mg empfohlen. Die Fluoriddosis, ab der mit einer akuten Intoxikation zu rechnen und eine unverzügliche Hospitalisation sowie die Einleitung therapeutischer Maßnahmen indiziert ist (sog. „wahrscheinlich toxische Dosis"), liegt dagegen bedeutend höher, sie wird mit 5 mg F⁻ pro kg Körpergewicht angegeben und beträgt demnach für einen 70 kg schweren Erwachsenen 350 mg. Angaben über die „sicher tödliche Dosis" schwanken zwischen 13 und 64,6 mg F⁻/kg Körpergewicht. Während der Zahnbildung (bis ungefähr zum 8. Lebensjahr) verabreichte zu hohe Fluoriddosen können zu einer weißlich- oder sekundär einer bräunlich-opaken Sprenkelung des Zahnschmelzes führen (Dentalfluorose). Je stärker eine Zahnfluorose ausgeprägt ist, umso poröser ist der Zahnschmelz. Ein genauer Grenzwert für die Ausbildung solcher ästhetisch nachteiligen Flecken lässt sich nicht angeben; von verschiedenen Autoren gemachte Angaben (z. B. mehr als 2 mg F⁻/Tag) können nur als vage Anhaltspunkte angesehen werden. Behauptungen von Fluoridgegnern über eine angebliche kariesprophylaktische Nutzlosigkeit bzw. eine durch die zum Zwecke der Kariesprophylaxe erfolgte Zufuhr von Fluoriden hervorgerufene Gesundheitsgefährdung sind von der wissenschaftlichen Seite nicht haltbar.

7.5 Prothesenpflege

Zahnprothesen sollten nach dem Essen kurz mit Wasser abgespült werden. Wenigstens einmal pro Tag sollten sie gewissenhaft gereinigt werden. Dies geschieht zweckmäßigerweise über einem mit Wasser oder einem Handtuch gefüllten Waschbecken. Gleitet die Prothese beim Reinigungsvorgang aus der Hand, so fällt sie auf eine weiche Unterlage und wird nicht beschädigt. Sehschwache Patienten sollten die Reinigung unter Verwendung ihrer Sehhilfe und bei guter Beleuchtung ausführen. Zur Reinigung eignet sich eine gewöhnliche Handbürste oder besser eine spezielle Prothesenzahnbürste, mit deren Hilfe alle Stellen gut zugänglich sind (Abb. 7-20). Normales Geschirrspülmittel, eine milde Handwaschseife oder Zahnpasta geringer Abrasivität verstärken den Reinigungseffekt. Reinigungstabletten sind nicht zu empfehlen, da sie auf Dauer den Kunststoff angreifen können und die Prothese weniger gut gesäubert wird. Prothesen sollten niemals trocken gelagert werden, weil dies zu Verformungen führen kann. Sofern es sich um kompliziert zu reinigende Prothesen handelt (z. B. aufwändige Doppelkronenarbeiten), bzw. der Patient aufgrund einer manuellen bzw. visuellen Einschränkung nicht in der Lage ist die Prothese ausreichend zu säubern, werden Ultraschall-Reinigungsbädern empfohlen. Sie müssen ein auf diese Anwendung abgestimmtes Leistungsspektrum aufweisen. Zur täglichen Reinigung sollten sie mit Spülmittel versetztem Wasser betrieben werden. Je nach Verschmutzungsgrad der Prothese können zusätzlich einmal wöchentlich spezielle Reinigungslösungen in der vom Hersteller vorgeschriebenen Verdünnung angewendet werden (z. B. Stammopur, Dr. H. Stamm GmbH Chemische Fabrik, Berlin).

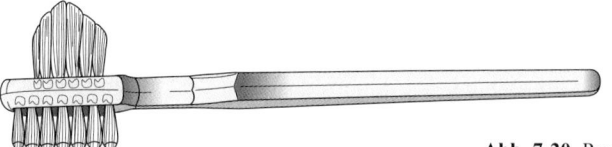

Abb. 7-20 Prothesenzahnbürste.

Literatur

Creugers N.H., Kreulen C.M.: Systematic review of 10 years of systematic reviews in prosthodontics. Int J Prosthodont 2003; 16: 123-127.

Lutz F.: Mundpflegemittel. Vorlesungsskriptum, Jahreskurs III, Zahnärztliches Institut. Zürich 1985.

Marinho V.C., Higgins J.P., Logan S., Sheiham A.: Topical fluoride (toothpastes, mouthrinses, gels or varnishes) for preventing dental caries in children and adolescents. Cochrane Database Syst Rev 2003: CD002782.

Marinho V.C., Higgins J.P., Sheiham A., Logan S.: Fluoride toothpastes for preventing dental caries in children and adolescents. Cochrane Database Syst Rev 2003: CD002278.

Robinson P.G., Deacon S.A., Deery C., Heanue M., Walmsley A.D., Worthington H.V., Glenny A.M., Shaw W.C.: Manual versus powered toothbrushing for oral health. Cochrane Database Syst Rev 2005: CD002281.

Scurria M.S., Bader J.D., Shugars D.A.: Meta-analysis of fixed partial denture survival: Prostheses and abutments. J Prosthet Dent 1998; 79: 459-464.

Tan K., Pjetursson B.E., Lang N.P., Chan E.S.: A systematic review of the survival and complication rates of fixed partial dentures (fpds) after an observation period of at least 5 years. Clin Oral Implants Res 2004; 15: 654-666.

Warren P.R., Cugini M.A., Chater B.V., Strate J.: A review of the clinical efficacy of the Oral-B oscillating/rotating power toothbrush and the philips sonicare toothbrush in normal subject populations. Int Dent J 2004; 54: 429-437.

Kapitel 7

Weiterführende Literatur

Hellwig E., Klimek J., Attin T.: Einführung in die Zahnerhaltung. 4. Auflage. Urban&Fischer 2007.

Hellwege K.-H.: Die Praxis der zahnmedizinischen Prophylaxe: Ein Leitfaden für die Individualprophylaxe, Gruppenprophylaxe und initiale Parodontaltherapie. 4. Auflage. Hüthig, Heidelberg 2003.

Rateitschak K.H., Rateitschak E.M., Wolf H.F.: Parodontologie. 3. Auflage. Farbatlanten der Zahnmedizin. Band 1. Thieme, Stuttgart 2004.

Riethe P.: Kariesprophylaxe und konservierende Therapie. Farbatlanten der Zahnmedizin Band 6. 2 Auflage. Thieme, Stuttgart 1994.

Türp J.C.: Fluor, Fluoride und Fluoridgegner. Quintessenz 1993;44:357-370.

Zimmer St., Barthel C.R., Noack M.J.: Fluoridprophylaxe. Eine Standortbestimmung. Zahnärztl Mitt 1993;83(5):28-33.

8 Hygienephase: Ernährungsberatung – Der Einfluss der Ernährung auf die Zahngesundheit

8.1 Einleitung

Die mit der täglichen Ernährung zugeführten Nahrungsmittel bestehen aus verschiedenen Bestandteilen:
- Kohlenhydrate
- Proteine (Eiweiße)
- Fette
- Vitamine (wasserlösliche, fettlösliche)
- Elektrolyte (Mineralien)
- Spurenelemente
- Ballaststoffe (unverdauliche Nahrungsbestandteile)
- Gewürzstoffe
- Wasser

Ferner lassen sich in Nahrungsmitteln häufig bestimmte Rückstände wie Arzneimittel, Metalle, Nahrungsmitteladditive oder Pestizide nachweisen.
Von den aufgeführten Nahrungsbestandteilen kommt den Kohlenhydraten, Fetten und Proteinen besondere Bedeutung zu. Sie werden als Energieträger auch unter dem Begriff „Nährstoffe" zusammengefasst.
Viele Nahrungsmittel haben direkte oder indirekte Auswirkungen auf die Zahngesundheit. Bestimmte Nahrungsbestandteile sind für die Bildung und Erhaltung von Zähnen und benachbarten Strukturen essentiell. Ihre Bedeutung wird vor allem bei Zuständen von Mangelernährung bzw. Vitamindefizienz sichtbar. So kann beispielsweise schwerwiegender Mangel von Vitamin D, Kalzium und Phosphat während des Zeitraums der Schmelzbildung zu irreversiblen Störungen in der Schmelzstruktur führen. Um einen regelgerechten Ablauf der Odontogenese sicherzustellen, ist daher während dieser Zeit die Zufuhr oben genannter Substanzen wichtig. Nach Abschluss der Schmelzbildung hingegen ist auf enteralem Wege keine Beeinflussung des Schmelzes mehr möglich. Dann kann nur noch in der Mundhöhle selbst auf die oberflächlichen Hartgewebsanteile (Zahnschmelz) Einfluss genommen werden. Auf diese Weise bewirken Fluoride eine Erhöhung der Widerstandsfähigkeit des Schmelzes gegen eine Entkalkung durch Säuren (vgl. Kap. 7). Kalziumverbindungen haben demgegenüber nach Abschluss der Zahnbildung keinen Effekt mehr auf den Schmelzmantel. Fette wirken sich auf indirekte Weise positiv auf die Zahngesundheit aus, indem sie um die belagfreien Zahnflächen einen hydrophoben Film bilden und innerhalb der Plaque den Abbau der dort befindlichen Kohlenhydrate hemmen (Schutzfilm um die Zuckermoleküle).

Auch nach dem Durchbruch der Zähne in die Mundhöhle und nach dem Abschluss der Zahnbildung kann das Fehlen bestimmter Nahrungsbestandteile zu pathologischen Erscheinungen führen. Hierbei sind allerdings nicht die Zähne, sondern die umgebenden Strukturen (Gingiva, Parodont) betroffen. So bewirkt beispielsweise ein starker Mangel an Vitamin C Abbauerscheinungen im Zahnhalteapparat (Skorbut). Andere mit der Nahrung zugeführte Bestandteile können demgegenüber für die Entstehung und Unterhaltung von Karies, Gingivitiden, Parodontitiden und Erosionen verantwortlich sein.

8.2 Plaque, Kohlenhydrate und Zahngesundheit

Kohlenhydrate sind einfache Zucker (Monosaccharide) oder Verbindungen von Monosacchariden (Di-, Oligosaccaride; Polysaccharide) (Tab. 8-1). Besonders gefährlich für die Zahngesundheit sind niedermolekulare Kohlenhydrate (vor allem Disaccharide). Diese werden mit fester und flüssiger Nahrung zugeführt (in Deutschland täglich in einer durchschnittlichen Menge von rund 120 g pro Person). Ihre negativen Auswirkungen auf die Zahngesundheit kommen auf indirekte Weise zustande, nämlich über die den Zähnen anhaftende Plaque.

Beispiele wichtiger Kohlenhydrate:
- Monosaccharide
    - Glukose, Dextrose (Traubenzucker)
    - Fruktose (Fruchtzucker)
- Disaccharide
    - Saccharose (Rohrzucker, Haushaltszucker) (Glukose und Fruktose)
    - Laktose (Milchzucker) (Glukose und Galaktose)
    - Maltose (Malzzucker) (Glukose und Glukose; Produkt der enzymatischen Spaltung [Maltase] von Stärke)
- Polysaccharide
    - pflanzliche Stärke
    - Glykogen
    - Zellulose

Bei der Plaque handelt es sich um einen filzig-weichen Zahnbelag, der zum größten Teil (60-80 Massenprozent) aus Mikroorganismen unterschiedlicher Pathogenität besteht. Häufige Zufuhr von vor allem niedermolekularen Kohlehydraten (Disaccharide) fördert durch Bildung von extrazellulären Polysacchariden das weitere Wachstum der Plaque, die sich vor allem an für die Zahnreinigung schwer zugänglichen Stellen, wie im Approximalraum oder im Bereich abstehender Restaurationsränder, ungestört vermehren kann.

Bestimmte Bakterien innerhalb des Zahnbelags (vor allem Laktobazillen und Streptokokken, wie z. B. Streptokokkus mutans) sind an der Entstehung von Karies und Gingivitiden ursächlich beteiligt. Dabei spielt die Art der Ernährung eine ausschlaggebende Rolle. Nach Zufuhr von aus der Nahrung stammenden niedermolekularen Kohlenhydraten werden diese binnen Minuten in der Mundhöhle abgebaut. In der Plaque kommt es zu einem starken Abfall des pH-Werts, was ein Herauslösen von Kalzium- und Phosphationen aus der plaquebedeckten Zahnhartsubstanz begünstigt.

Die benötigte Zeitdauer bis zur erfolgten Neutralisierung der entstandenen Säuren ist neben der Art der zugeführten Nahrungsmittel und der Speichelflussrate von der Dicke der Plaque abhängig. Bei mitteldicker Plaque dauert dieser Vorgang länger als bei einem fehlenden (Pufferkapazität des Speichels) oder sehr dicken Plaquefilm (Säuren können nicht zum Zahn diffundieren).

Zwar ist der Speichel in der Lage, eine Neutralisierung des pH-Werts in der Plaque hervorzurufen, wodurch es im Anschluss daran zu einer Remineralisierung der Zahnhartsubstanz kommen kann. Werden jedoch häufig Nahrung und vor allem Produkte mit niedermolekularem und daher leicht vergärbarem Zucker zugeführt, so bleibt der pH-Wert der Plaque überwiegend im kritischen Bereich von unter pH 5,7, und es kann letztlich zur Ausbildung einer kariösen Läsion kommen. Die Tatsache, dass die Bakterien in der Lage sind, intrazellulär Polysaccharide zu speichern, bewirkt, dass auch bei fehlendem Substratangebot aus der Nahrung die Säurebildung in der Plaque weitergehen kann.

Die geringe Kariesverbreitung in den Ländern Schwarzafrikas beweist beispielhaft, dass ungünstige Ernährungsgewohnheiten (neben ungenügender Zahnpflege) ursächlich an der Entstehung und Verbreitung der Zahnkaries beteiligt sind: War die Kariesprävalenz in diesen Ländern im Vergleich zu den europäischen Staaten seit jeher sehr gering, so ist in jüngerer Zeit in den städtischen Regionen ein deutlicher Kariesanstieg festzustellen. Dies ist auf den relativ leichten Zugang zu entsprechenden Waren und den vermehrten Konsum von industriell vorgefertigter Nahrung und zuckerhaltigen Produkten (sowie eines parallel damit einhergehenden Nachlassens mundhygienischer Maßnahmen) zurückzuführen.

Die Mikroorganismen der Plaque und ihre Abfallprodukte sind nicht nur Ursache für Karies, sondern auch für gingivale und parodontale Entzündungen. Gerade der Bereich der marginalen Gingiva stellt eine Prädilektionsstelle für eine Plaqueakkumulation dar. Aus der Plaque stammende Stoffwechselprodukte (Toxine) sind verantwortlich für die Ausbildung von Gingitividen (klinische Symptome: Blutung, Pseudotaschen, Schwellung), die nach einer gewissen Zeit (Jahre) in Parodontitiden (Bildung echter Taschen, Knochenabbau) übergehen können.

8.3 Erosionen

Eine weitere ernährungsbedingte Schädigung der oralen Gesundheit kann durch den häufigen Konsum von sauren Getränken (z. B. Orangensaft, Cola), Zitrusfrüchten u. ä. (vgl. Tab. 8-2) zustande kommen. Diese permanente, nicht durch Bakterien bewirkte direkte Säureeinwirkung auf belagfreie Zahnoberflächen kann Erosionen (Abtragungen) an den

Zahnhartsubstanzen hervorrufen. Vor allem die labialen Flächen der Frontzähne sind betroffen. Eine falsche Zahnputztechnik, zumal bei häufiger Zahnbürstenreinigung mit nicht abgerundeten Borstenenden und einer stark abrasiven Zahnpasta, können das Ausmaß der Erosionen noch verstärken. Direkt nach dem Genuss der genannten Getränke oder Früchte sollte nicht geputzt werden, da sonst die angeätzte oberflächliche Schmelzschicht mechanisch entfernt wird. Wartet man stattdessen mit der mechanischen Reinigung, so kann die Schicht durch den Speichel remineralisiert werden. Neben der Ernährung müssen andere Faktoren, die Erosionen verursachen können, unterschieden werden:
- Einwirkung von Magensäure durch häufiges Erbrechen (dann sind eher die Oralflächen der Zähne betroffen)
- Arbeiten in Säurefabriken

8.4 Ernährungsanamnese und -beratung

Aufgrund der Tatsache, dass die Ernährung eine wichtige Rolle im Rahmen der Mundgesundheit spielt, ist neben der Etablierung einer adäquaten Mundhygiene bei vielen Patienten häufig auch eine Ernährungslenkung angezeigt.

Diese umfasst eine Ernährungsanamnese und eine Ernährungsberatung. Vor allem bei Patienten mit hoher Kariesaktivität und mit ernährungsbedingten Erosionen sowie bei Patienten aus bestimmten Berufsgruppen, wie Köche, Konditoren, Bäcker oder LKW-Fahrer (unregelmäßige Arbeitszeit), ist eine solche Maßnahme sinnvoll.

Man muss sich natürlich der Tatsache bewusst sein, dass eine Umstellung von Ernährungsgewohnheiten bei Patienten oft nicht oder nur für kurze Zeit erreicht werden kann. Dennoch sollte der Versuch einer Ernährungslenkung in den Fällen, in denen dies indiziert erscheint, auf jeden Fall unternommen werden.

Im Rahmen der Ernährungsanamnese und -beratung sollten dem Patienten die Zusammenhänge zwischen Ernährung und Mundgesundheit verständlich gemacht werden:
- Er soll sich klar darüber werden, wie häufig er Zwischenmahlzeiten zu sich nimmt.
- Der Patient soll Nahrungsmittel mit „verstecktem Zucker" erkennen können.
- Bei vorhandenen Erosionen soll er über die Faktoren, die diese Zahndefekte verursachen, Bescheid wissen.

Techniken der Ernährungsanamnese:
- **Gespräch.** In einem Gespräch wird der Patient über die Zusammenhänge zwischen Ernährung und Mundgesundheit aufgeklärt.
- **Ernährungstagebuch.** Der Patient wird gebeten, detailliert aufzuschreiben, was er innerhalb eines Zeitraums von vier Tagen (davon ein arbeitsfreier Tag) isst und trinkt. Alles, was er in diesem Zeitraum zu sich

nimmt, muss dokumentiert werden (auch etwaige Medikamente). Der Patient soll auch notieren, zu welchen Zeitpunkten er die Mundhygiene durchführt.

Der Patient soll sein Ernährungsprotokoll beim nächsten Besuch mitbringen oder dem Zahnarzt bzw. der zahnärztlichen Fachhelferin (ZMF) zusenden, so dass Vorbereitungen möglich sind und die Empfehlungen nach der Besprechung schriftlich mitgegeben werden können.

Für ein optimales Resultat einer Ernährungsanamnese und -beratung müssen folgende Voraussetzungen erfüllt sein:
- Der Patient muss motiviert sein.
- Der Zahnarzt bzw. die zahnärztliche Fachhelferin (ZMF) müssen gute Kenntnisse auf dem Gebiet der Ernährungslehre besitzen und die gängigen Marktprodukte sowie deren Zusammensetzung kennen.
- Der Patient muss sein Ernährungsprotokoll, sofern ein solches angelegt wird, aufrichtig führen.

Ausgehend von der Ernährungsanamnese können für den Patienten anschließend spezifische Ernährungsempfehlungen ausgearbeitet werden, die die Häufigkeit der Zufuhr und die Auswahl von Nahrungsmitteln betreffen. Bezüglich der Kariesprophylaxe sollten aufgrund ihres hohen Gehalts an niedermolekularem Zucker folgende Nahrungsmittel nicht als Zwischenmahlzeit konsumiert werden:
- Schokolade und andere Süßwaren, auch gesüßte Getränke
- Honig, Marmelade oder Nuss-Nougat-Creme als Brotaufstrich
- Bananen
- Trockenobst
- Obstkonserven
- Traubensaft
- zuckerhaltige Getränke (Limonaden, Cola)

Demgegenüber können empfohlen werden:
- Nahrungsmittel mit höhermolekularen Kohlehydraten, z. B. Eier, Fleisch, Geflügel, Fisch, Käse
- stärkehaltige Speisen, z. B. Vollkorn-, Weizen-Roggen-Mischbrot, Reis, Kartoffeln, Nudeln, Hülsenfrüchte
- Nahrungsmittel mit „natürlichem" Zuckergehalt, z. B. Milch und Milchprodukte, Obst, Gemüse, Nüsse
- Produkte mit Zuckeraustauschstoffen oder künstlichem Süßstoff (Zuckerersatzstoffe)
- generell Nahrung, die die Kautätigkeit fördert (Kräftigung des Parodonts, Massageeffekt für die Gingiva)
- Mineralwasser, zuckerfreie Getränke

Ob der Patient bei zu hohem Zuckerkonsum den Empfehlungen nachgekommen ist, ist mit Hilfe von Speicheltests nachprüfbar. Weil bekannt ist, dass eine hohe Zahl von Streptokokkus mutans und Lactobazillen im Speichel mit einer hohen Plaquekonzentration einhergeht, ist ein solcher Test ein guter Indikator für ein erhöhtes Kariesrisiko. Daher ist es empfehlenswert, die Werte vor und nach den Ernährungsempfehlungen zu bestimmen. Da bei an-

Kapitel 8

haltend ungünstiger Ernährung (und vorhandener schlechter Mundhygiene) die Langzeitprognose für prothetischen Zahnersatz schlecht ist, hat dies Einfluss auf die Wahl der zahnärztlichen therapeutischen Maßnahmen.

8.5 Zuckeraustauschstoffe und künstliche Süßstoffe

Bei Zuckeraustauschstoffen (Beispiele: Xylit, Mannit, Sorbit) handelt es sich um Kohlenhydrate (Zuckeralkohole, Polyole), die von den Bakterien der Mundhöhle nicht oder kaum verstoffwechselt werden können, aber den Zellen Energie liefern. Dabei weisen Mannit und Sorbit, im Gegensatz zu Xylit, noch eine gewisse Kariogenität auf. Zuckeraustauschstoffe besitzen eine Nebenwirkung: Bei täglicher Zufuhr von 40 g oder mehr können sie Durchfall hervorrufen (laxierende Wirkung).

Süßstoffe (Beispiele: Saccharin, Cyclamat, Aspartam, Sucralose) werden ebenfalls nicht von den oralen Bakterien vergärt. Diese Süßstoffe zeichnen sich durch eine sehr hohe Süßkraft aus. Sie besitzen keinen Energiewert.

Inzwischen sind viele Lebensmittel auf dem Markt erhältlich, die mit Zuckeraustauschstoffen oder künstlichen Süßstoffen gesüßt sind. Solche „zahnfreundlichen Süßwaren" sind mit dem „Zahnmännchen mit Schirm" gekennzeichnet. Dieses Symbol zeigt, dass das Produkt als „zahnschonend" bezeichnet werden darf, weil der pH-Wert in der Plaque während und bis zu 30 Minuten nach dem Verzehr nicht unter 5,7 (dem kritischen Wert für eine beginnende Demineralisation von Zahnschmelz) abfällt. Da sie den Zähnen auch bei häufigem Verzehr nicht schaden, können diese Produkte als Ersatz für zuckerhaltige Produkte empfohlen werden.

8.6 Ernährungsempfehlungen

Folgende Empfehlungen können jedem Patienten gegeben werden:
- harte, frische, faserige Nahrungsmittel bevorzugen (verstärkter Speichelfluss, vermehrte Kauarbeit, Massage der Gingiva)
- weiche und klebrige Nahrungsmittel möglichst vermeiden
- zumindest vormittags ganz auf zuckerhaltige Produkte verzichten
- zuckerhaltige (Saccharose), insbesondere klebrige Zwischenmahlzeiten möglichst vermeiden
- falls zuckerhaltige Produkte konsumiert werden, dann innerhalb eines kurzen Zeitraums, am besten im Anschluss an eine Hauptmahlzeit; danach Zahnreinigung
- sofern möglich, Zuckeraustauschstoffe oder Süßstoffe verwenden
- keine Speisen mehr nach der abendlichen Mundhygiene zu sich nehmen
- nach jeder Mahlzeit die Zähne putzen

Wenn dies nicht möglich ist, erreicht man durch Kauen von zuckerfreien Kaugummis eine Erhöhung des Speichelflusses und damit eine schnellere Neutralisation der kohlehydratabbauenden Säuren. Nach Verzehr fester Nahrung fällt der (interdental gemessene) pH-Wert nach anschließendem Kaugummikauen aber wieder so weit ab, als ob man keinen Kaugummi gekaut hätte.

Je nach Situation und Problem sind natürlich noch individuelle Empfehlungen möglich; so sollte z. B. bei Vorliegen von Erosionen der Konsum von saurem Obst, Fruchtsaft- oder Colagetränken eingeschränkt werden. Unmittelbar nach deren Konsumierung dürfen die Zähne nicht geputzt werden (angelöste Apatitkristalle im Schmelz). Stattdessen sind Mundspülungen (Wasser, besser Natriumbikarbonat- oder neutrale Fluoridlösungen) zur Neutralisierung des sauren Milieus sinnvoll.

Weiterführende Literatur

Hellwege K.-H.: Die Praxis der zahnmedizinischen Prophylaxe: Ein Leitfaden für die Individualprophylaxe, Gruppenprophylaxe und initiale Parodontaltherapie. 4. Auflage. Hüthig, Heidelberg 2003.

Hellwig E., Klimek J., Attin T.: Einführung in die Zahnerhaltung. 4. Auflage. Urban&Fischer 2007.

König K.G.: Karies und Parodontopathien. Thieme, Stuttgart 1987.

Lee I.K., Schachtele Ch.F.: Effect of gum chewing following food ingestion on the pH of interproximal dental plaque. Quintessence Int 1992;23:455–459.

Rateitschak K., Rateitschak E.M., Wolf H.E.: Parodontologie. Farbatlanten der Zahnmedizin, Band 1. 3. Auflage. Thieme, Stuttgart 2004.

Riethe P.: Kariesprophylaxe und konservierende Therapie. Farbatlanten der Zahnmedizin Band 6. 2 Auflage. Thieme, Stuttgart 1994.

Roulet J.F., Zimmer S.: Prophylaxe und Präventivzahnmedizin. Farbatlanten der Zahnmedizin Band 16. Thieme, Stuttgart 2002.

Sculean, A.: Die Prophylaxe in der modernen Zahnheilkunde. Spitta Verlag GmbH, Ballingen 2005

Ulmer H.-K.: Ernährung. In: Schmidt R. F., Lang F., Heckmann M. (Hrsg.): Physiologie des Menschen. 30. Auflage. Springer, Berlin 2007.

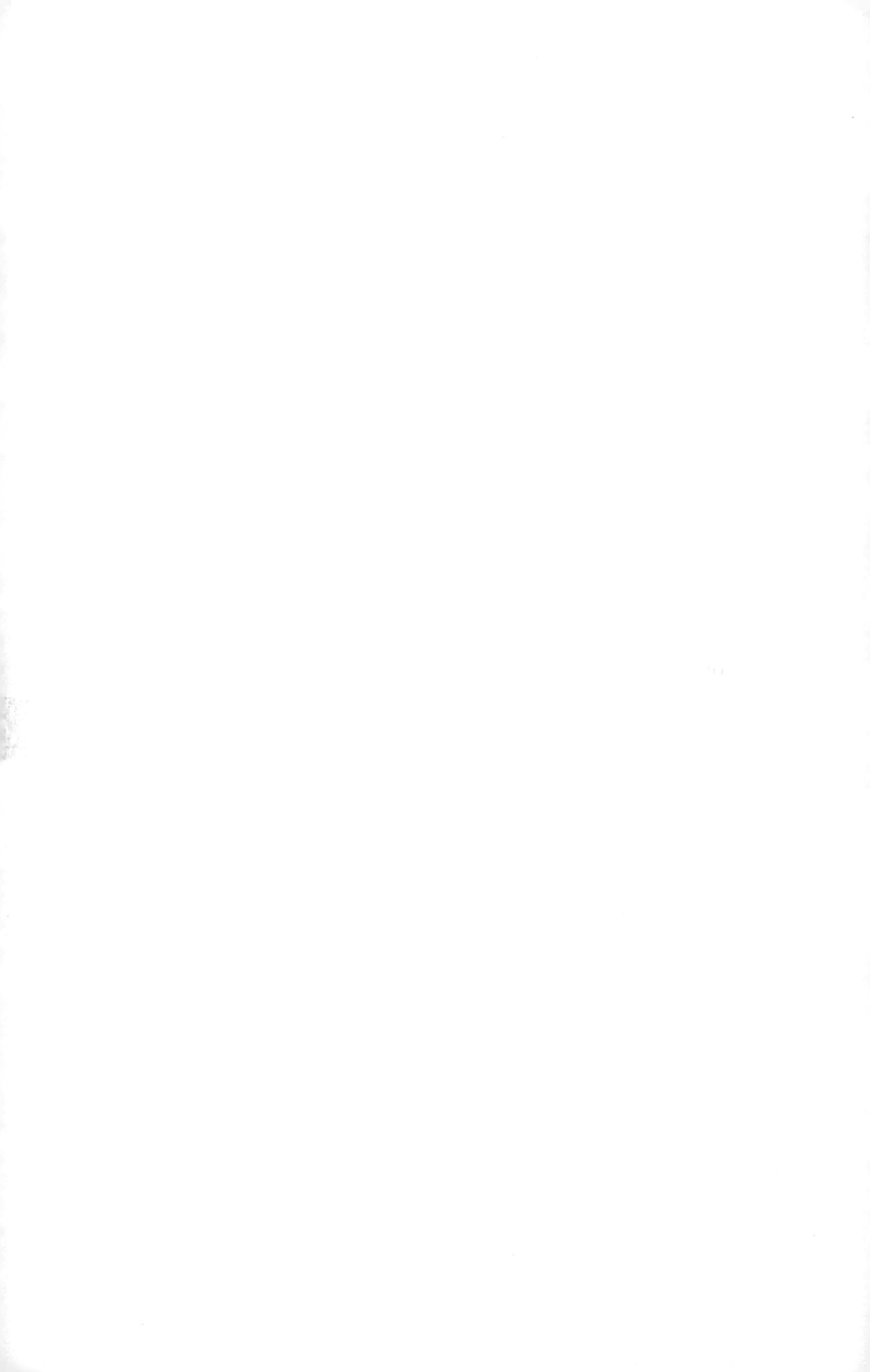

9 Präprothetische Vorbehandlung, Phase I

9.1 Einleitung

In der Vorbehandlungsphase I werden folgende präprothetische Behandlungsmaßnahmen zusammengefasst (vgl. Kap. 3):
- oralchirurgische Vorbehandlung
- Extraktion nicht erhaltungswürdiger Zähne und strategische Extraktionen
- provisorische Versorgung, Schienung gelockerter Zähne
- Scaling und Root Planing
- endodontische Vorbehandlung
- konservierende Vorbehandlung, plastische und gegossene Aufbauten
- funktionstherapeutische Maßnahmen
- Kieferorthopädie
- orthognathe Kieferchirurgie

In diesem Kapitel werden die ersten fünf Punkte besprochen. Den anderen Punkten sind die restlichen Kapitel in diesem Band gewidmet.

9.2 Möglichkeiten der präprothetischen Vorbehandlung, Phase I

9.2.1 Oralchirurgische Vorbehandlung

In Einzelfällen kann eine oralchirurgische Vorbehandlung notwendig werden, in deren Rahmen – vor allem beim Zahnlosen – u. a. folgende Eingriffe ausgeführt werden (s. *Schwenzer* 1981, *Krüger* 1993):
- operative Freilegung verlagerter Zähne
- Extraktion von Zähnen
- Zystektomie, Zystostomie
- Entfernung von Exostosen und Knochenverdickungen (z. B. störender Torus palatinus)
- Exzision von Lappen- und anderen Fibromen
- Exzision kleiner benigner Tumoren
- Entfernung eines Schlotterkamms
- Vestibulumplastik
- Mundbodenplastik
- Aufbau eines atrophierten Unterkiefers
- Eingriffe im Bereich des Foramen mentale (N. mentalis) und Foramen incisivum (N. incisivus)

- Eingriffe an Zungen-, Lippen- oder Wangenbändern
- Eingriffe im Bereich der Gaumenschleimhaut (vor allem bei Hyperplasien)

9.2.2 Extraktion nicht-erhaltungswürdiger Zähne und strategische Extraktionen

Bisher symptomlose, aber nicht-erhaltungswürdige Zähne (z. B. massive kariöse Zerstörung, starker vertikaler Knochenabbau mit hohem Lockerungsgrad von Zähnen) werden innerhalb dieser Behandlungsphase extrahiert. Auch Zähne, bei denen bei einer Wurzelkanalbehandlung oder einer Wurzelspitzenresektion mit einem Misserfolg zu rechnen ist, sollten, wenn ihr Erhalt für den Gesamtbehandlungserfolg nicht ausschlaggebend ist, extrahiert werden.

Eine selektive oder strategische Extraktion wird durchgeführt, wenn die Entfernung eines Zahns oder einer Wurzel den Zustand und die Prognose eines benachbarten Zahns oder einer prothetischen Versorgung verbessert, die Zugänglichkeit für Hygienemaßnahmen deutlich erleichtert oder generell den Therapieverlauf fördert.

Häufig wird auch zur Behandlung von Wurzelengständen strategisch extrahiert. Dies ist dann sinnvoll, wenn zwei Zähne so eng benachbart stehen und die interdentalen Knochensepten so dünn und grazil gestaltet sind, dass eine physiologische Rehabilitation unter Einbeziehung beider Zähne nicht möglich ist.

Extraktionen sollten frühzeitig vorgenommen werden, um die Knochenregeneration der Extraktionswunde zu ermöglichen. Am besten geschieht dies daher vor einer parodontalchirurgischen Behandlung, damit die zahnlosen Kammbereiche, falls nötig, während der anschließenden Phase II der präprothetischen Vorbehandlung korrigiert werden können. Wenn notwendig, können strategische Extraktionen auch bei der Eingliederung der provisorischen Restaurationen vorgenommen werden. Dies kommt in erster Linie aus ästhetischen Gründen im Bereich der Frontzähne in Betracht, da auf diese Weise sofort ein Ersatz des oder der extrahierten Zähne stattfindet. Bei fraglicher Prognose können die betreffenden Zähne auch in die provisorische Versorgung miteinbezogen werden. Die endgültige Entscheidung über Erhalt oder Extraktion fällt während der präprothetischen Vorbehandlung, Phase II. In ästhetisch wichtigen Bereichen wird bei jeder Extraktion eine „Socket-Preservation"-Technik empfohlen, damit nicht zu große Kammerdefekte entstehen (siehe Kapitel 14.4.8.2).

9.2.3 Provisorische Versorgung, Schienung gelockerter Zähne

Der Aufbau einer physiologischen Okklusion ist eine wichtige Voraussetzung zur Kontrolle der auf Zähne, Parodont, Kiefergelenk und neuromuskuläres System einwirkenden okklusalen Kräfte.

Eine physiologische Okklusion liegt dann vor, wenn eine effektive und komfortable Kaufunktion des Patienten gewährleistet ist und dies vom

Parodontium, den Kiefergelenken und der Kiefermuskulatur gut toleriert wird. Bei der Behandlung von parodontal-prothetischen Patienten spielt die provisorische Versorgung eine wichtige Rolle. Wenn die Anfertigung von Provisorien bzw. provisorischem Zahnersatz notwendig ist (s. Band II, Kap.16), werden diese respektive dieser im Verlauf der ersten Phase der präprothetischen Vorbehandlung eingegliedert. Mit ihrer Hilfe, sowie durch eventuell notwendige initiale, okklusale Korrekturen (Einschleifen von Zähnen, die aufgrund eines okklusalen Traumas eine erhöhte Beweglichkeit aufweisen), gelingt es häufig, auch gelockerte Zähne zu stabilisieren.

In bestimmten Fällen kann auf das Schienen von Zähnen nicht verzichtet werden. Da eine Schienung von Zähnen eine Immobilisierung bedeutet und damit einer (weiteren) Zahnlockerung Vorschub geleistet wird, ist die Indikation für eine solche Maßnahme in der zahnärztlichen Prothetik sehr beschränkt. Eine Schienung von Zähnen ist nur dann indiziert, wenn (z. B. nach einer durchgeführten Parodontaltherapie) eine Zunahme der Beweglichkeit von bereits vorher gelockerten Zähnen in einem solchen Ausmaß aufgetreten ist, dass der Kaukomfort des Patienten eine starke Einschränkung erfahren hat. Aufgrund des erfolgten Knochenabbaus besteht in solchen Fällen ein Missverhältnis zwischen der Länge der klinischen Krone und dem Stützgewebe. Okklusale Belastungen können bei diesen Zähnen zu erhöhten Zahnbeweglichkeiten führen. Diese Zahnbeweglichkeit kann so ausgeprägt sein, dass der Patient über einen mangelnden Kaukomfort klagt. In einer solchen Situation ist es ratsam, die gelockerten Zähne nach einer parodontalen Sanierung zu schienen.

9.2.4 Scaling und Root Planing

9.2.4.1 Einführung

So bedeutsam Mundhygiene und Grobdepuration in der Hygienephase sind – als alleinige Therapie einer Parodontitis nützen sie wenig, weil die tiefer liegende subgingivale Plaque und die Konkremente vom Patienten nicht erreicht werden und die Mikroorganismen daher nicht entfernt werden können. Nur nach professionellem Scaling und Wurzelglättung (Root Planing) (Definition siehe unten) ist eine Beseitigung dieser Strukturen und damit eine Ausheilung der parodontalen Läsion und eine Regeneration des Parodontalgewebes möglich. Im Zuge der Heilung nach geschlossener oder offener Wurzelreinigung kommt es nach der Behandlung zu einer starken mitotischen Aktivität der basalen Epithelzellen. Diese überziehen rasch die bindegewebige Wundfläche und bilden entlang der Zahn- und Wurzeloberfläche ein neues Saumepithel mit Epithelansatz (interne Basallamina und Hemidesmosomen), das die gesamte Länge der behandelten Tasche überzieht. Bindegewebige Wiederanheftung (Reattachment) ist nur in den tiefsten, infiltrierten, aber nichtinfizierten Gebieten unterhalb des Saumepithels zu erwarten (dort wurde nicht instrumentell bearbeitet), sofern dort noch desmodontale Faserreste und Zement vorhanden sind.

Eine bindegewebige Regeneration (New Attachment) mit der Bildung von neuem Zement und inserierenden Parodontalfasern ist in dem Bereich der instrumentell bearbeiteten ehemaligen Taschen kaum, allerhöchstens im apikalsten Bereich der Tasche, zu erwarten.

Es ist heute bewiesen, dass es genügt, nur die oberflächliche Zementschicht zu bearbeiten, da sich 99 % der toxischen Lipopolysaccharide von parodontal erkrankten Wurzeln in der losen und adhärenten Plaque, aber nur 1 % im Wurzelzement befinden. Auch auf eine bewusste Weichteilkürettage mit Entfernung des ulzerierten Epithels und des darunter liegenden Granulationsgewebes wird in der Regel verzichtet, zumal die Ausführung technisch schwierig ist und diese Maßnahmen zudem klinisch keinen nachweisbaren Vorteil bieten.

Scaling muss von einer guten Mundhygiene begleitet sein.

9.2.4.2 Kurzbeschreibung

Scaling und Root Planing sind gemäß der „American Academy of Periodontology" folgendermaßen definiert:

Scaling: Bearbeitung von Krone und Wurzeloberflächen mit dem Ziel, Plaque, Zahnstein (bzw. Konkremente) und Verfärbungen zu entfernen.

Root Planing (Wurzelglättung): Abschließende Behandlungsmaßnahme mit dem Ziel, Zement oder raues oberflächliches Dentin zu entfernen, die mit Restzahnstein bedeckt oder mit Toxinen und/oder Mikroorganismen kontaminiert sind.

Bezüglich der technischen Durchführung bestehen folgende Unterschiede (vgl. auch Abb. 9-7):

Scaling:
- Bearbeitung der Zahnoberflächen mit Scalern (supragingival) und Küretten (supragingival/subgingival)
- Anstellwinkel des Arbeitsendes der Küretten zur Zahnoberfläche 70 bis 80°

Root Planing:
- Bearbeitung der Zahnoberflächen mit Küretten (subgingival)
- Anstellwinkel des Arbeitsendes der Küretten zur Zahnoberfläche 45°

9.2.4.3 Indikationen einer unterstützenden Therapie

Indiziert ist eine geschlossene Taschenbehandlung in Form von Scaling bei allen Parodontitiden und an denjenigen Zähnen, die im Kontrollbefund bei der Erhebung des BOP („Bleeding on probing") ein positives Resultat zeigen. Es ist von Vorteil, das Scaling und Root Planing quadrantenweise durchzuführen, damit die einzelnen Sitzungen jeweils in einem zeitlich überschaubaren Rahmen bleiben.

9.2.4.4 Kontraindikationen

Grundsätzliche Kontraindikationen bestehen nicht. Bei Risikopatienten (Herzklappenersatz; Patienten, die unter einer Antikoagulantientherapie stehen; herdinfektionsgefährdete Patienten; Patienten mit hämorrhagischen Diathesen) ist allerdings an eine antibiotische Abschirmung oder an die Gabe von Gerinnungsfaktoren und die Anhebung des Quickwerts durch den Hausarzt zu denken. Eine Rücksprache mit dem behandelnden Arzt empfiehlt sich in diesen Fällen vor der Durchführung der Therapie.

9.2.4.5 Vorteile einer geschlossenen Taschenbehandlung mittels Scaling

Die geschlossene Taschenbehandlung ist gewebeschonend; die Schrumpfung der Gingiva im Verlauf der Heilung ist geringer als nach offenen parodontalchirurgischen Eingriffen, was ästhetisch von Vorteil ist. Auch sind die Resultate bezüglich der langfristigen Erhaltung des bindegewebigen Attachments gut (*Heitz-Mayfield* et al. 2002). Gute Behandlungserfolge sind v. a. bei einwurzeligen Zähnen nachgewiesen worden. *Knowles* et al. (1979) untersuchten 78 Patienten über einen Zeitraum von 8 Jahren. Die Patienten wurden mit einer der folgenden drei Behandlungsmöglichkeiten therapiert:

- Scaling und Root Planing
- Modifizierter *Widman*-Lappen
- Tascheneliminationschirurgie

Es zeigt sich, dass die drei Behandlungsmöglichkeiten bei intensiver Nachsorge keine klinisch signifikanten Unterschiede bezüglich des klinischen Attachmentgewinns bei Sondierungstiefen größer als 4 mm erreichten. Bei Sondierungstiefen kleiner als 3 mm wurden mit dem Scaling die besten Resultate erzielt.

9.2.4.6 Nachteile

Technisch ist das Scaling schwierig, da ohne Sicht gearbeitet wird. Beim Scaling werden nicht alle Anteile der Wurzeloberflächen erreicht. Daher sind die bearbeiteten Oberflächen in der Regel nicht vollständig von Plaque und Konkrementen befreit. Nach einer sorgfältigen Reevaluation, die vor allem das „Bleeding on probing" einschließt, muss man sich später häufig zu einem parodontalchirurgischen Vorgehen entscheiden (Phase II der präprothetischen Vorbehandlung). Gründe dafür sind v. a. in der oft schwierigen Wurzelmorphologie und -topographie (z. B. Wurzeleinziehungen, insbesondere an den mesiobukkalen Wurzeln der Oberkiefermolaren und an den mesialen und distalen Wurzeln der unteren Molaren) zu sehen. Fast immer zum Scheitern verurteilt ist bei geschlossenem Vorgehen der Versuch der Säuberung einer Furkation mit Handinstrumenten. Dies gilt ebenso für tiefe und enge Taschen. Bei diesen Befunden muss nach dem Scaling noch ein parodontalchirurgisches Vorgehen folgen.

9.2.4.7 Instrumente

Für die Kontrolle zur Überprüfung der Wurzeloberfläche auf Ablagerungen und Rauigkeiten werden Parodontalsonde, Furkationssonde, Kuhhornsonde und Häkchensonde benutzt.

Instrumente für das Scaling und Root Planing sind Küretten. Die vor allem im subgingivalen Bereich zu verwendenden Küretten bestehen aus einem Instrumentengriff, einem (oberen, mittleren und unteren) Schaft sowie einem Arbeitsende. Man unterscheidet Universalküretten von sog. Spezialküretten (Gracey-Küretten).

Das Arbeitsende von *Universalküretten* (z. B. ZI 15 S; M 23 A) weist zwei Schneiden auf. Die Fazialfläche steht in einem Winkel von 90 Grad zum unteren Schaft (Abb. 9-1). Universalküretten kommen zum Zweck einer subgingivalen Grobdepuration zum Einsatz.

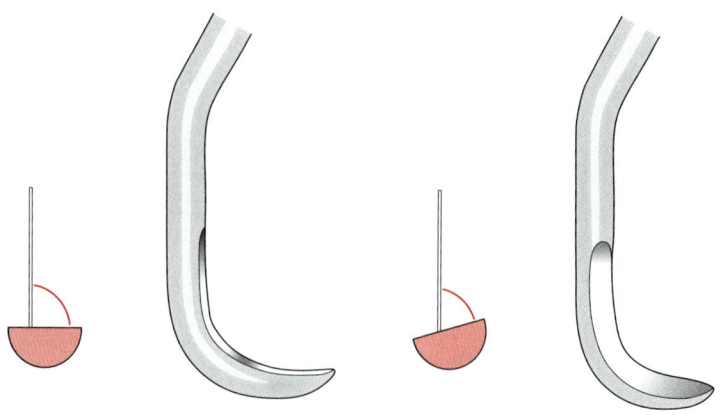

Abb. 9-1 Schneide einer Universalkürette. **Abb. 9-2** Schneide einer Gracey-Kürette.

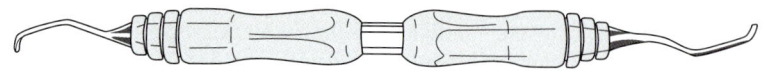

Abb. 9-3 Gracey-Kürette 5/6 (gelb) (Deppeler).

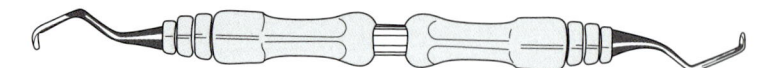

Abb. 9-4 Gracey-Kürette 7/8 (grau).

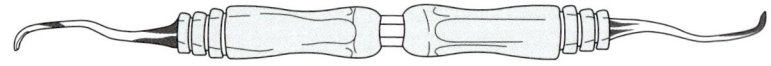

Abb. 9-5 Gracey-Kürette 11/12 (rot).

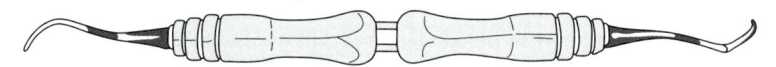

Abb. 9-6 Gracey-Kürette 13/14 (blau).

Für die im Anschluss daran erfolgende subgingivale Feindepuration haben sich die Gracey-Küretten (*Spezialküretten*) bewährt. Ihr Arbeitsende besitzt nur eine Schneide, die sich an der grifffernen Seite der Fazialfläche befindet. Die Fazialfläche ist zum unteren Schaft („1er-Schaft") 70 bis 80 Grad geneigt (Abb. 9-2). Bei Betrachtung der Fazialfläche von oben weist das Arbeitsende eine Sichelform auf, wobei der größere Radius die Schneide (scharfe Seite) darstellt.

Der ursprünglich aus sieben Gracey-Küretten bestehende Satz lässt sich für die tägliche Praxis auf vier Instrumente reduzieren, mit denen eine Bearbeitung aller Zahnoberflächen möglich ist. Mit Hilfe von kodierten Farbgriffen (Colgribs, Dentsply DeTrey, D-Hanau) lassen sich die Küretten optisch deutlich voneinander unterscheiden:

- 5/6 (gelb): Frontzähne und Prämolaren (Abb. 9-3)
- 7/8 (grau): Molaren – Oral- und Vestibulärflächen (Abb. 9-4)
- 11/12 (rot): Molaren – Mesialflächen (Abb. 9-5)
- 13/14 (blau): Molaren – Distalflächen (Abb. 9-6)

9.2.4.8 Vorgehen bei Scaling und Root Planing

Beim Scaling und Root Planing sind neben einem systematischen Vorgehen eine optimale Patientenlagerung, eine gute Beleuchtung und eine aufmerksame Assistenz von großer Wichtigkeit (vgl. *Hellwege* 1987, *Rateitschak* et al. 2004). Die Instrumente müssen sicher gehalten werden (modifizierter Bleistiftgriff); auf eine ausreichende intraorale Abstützung ist zu achten.

Vor der Behandlung spült der Patient eine Minute lang mit einer gebrauchsfertigen Chlorhexidin-Digluconat-Lösung (z. B. Chlorhexamed®; Glaxo Smith Kline, D-Bühl). Nach dem Setzen einer Lokalanästhesie (Infiltrationsanästhesie; im Unterkiefer Molaren- und Prämolarenbereich zusätzlich Leitungsanästhesie) informiert sich der Behandler nochmals über die Sondierungstiefe der zu scalenden Zähne.

Anschließend wird die Gracey-Kürette unter leichtem Zahnkontakt „geschlossen" bis zum Taschenboden eingeführt („Sondierungszug", „Einführungszug") (Abb. 9-7a). Danach wird die Fazialfläche des Arbeitsendes aufgerichtet und unter stetigem Kontakt entlang der Zahnoberfläche in inzisale Richtung bewegt („Arbeitszug") (Abb. 9-7 b und c).

Beim Scaling mit Gracey-Küretten muss sich der untere Instrumenten-Schaft parallel zur Zahnachse befinden, wodurch die Schneide automatisch im gewünschten Winkel von 70 bis 80 Grad zur Zahnachse liegt. Wichtig ist, dass der Mittelfinger und/oder der Ringfinger des Behandlers stabil auf dem zu behandelnden Zahn oder den benachbarten Zahnflächen bzw. Inzisalkanten abgestützt sind. Die Finger der anderen Hand halten eventuell störende Weichteile ab, stabilisieren durch Kontakt zur Zahnreihe den Kopf des Patienten, leisten Hilfestellung als Abstützungsfläche oder unterstützen den Kraftaufwand beim Arbeitszug des Instruments.

Der sog. „Line Angle"(„Linienwinkel") gibt denjenigen Zahnbereich an, an dem jeweils bei Prämolaren und Molaren ein Instrumentenwechsel erfolgen sollte (Abb. 9-8). Der Arbeitszug sollte nicht zu lang sein. Empfehlenswert ist ein Arbeitszug von maximal 4 mm Länge, wobei das Arbeitsende subgingival verbleiben soll. Dies wiederum bedeutet, dass man etagenweise scalen muss. Daher ist ein solches Scaling mit anschließendem Root Planing – hierbei ist der Winkel zwischen Wurzeloberfläche und dem Arbeitsende der Küretten deutlich steiler (Abb. 9-7c) – zeitaufwändig. Allerdings kann das Ziel einer sauberen, glatten, konkrementfreien Wurzeloberfläche nur so möglichst gut erreicht werden. Nach Abschluss des Scalings werden die Taschen mit einer Hexetidin-Lösung (Pyrimidin-Derivat; z. B. Hexoral; Gödecke, D-Freiburg) ausgespült und die Zahnoberfläche (Entfernung eventuell vorhandener Zahnsteinreste) mit einer feinen Instrumentenspitze (z. B. einer Häkchensonde) auf eventuelle Rauigkeiten und Konkrementreste überprüft. Zum Abschluss der Behandlung spült der Patient nochmals mit Chlorhexidin aus. Die Spüllösung soll auch (für eine Woche) rezeptiert werden.

Schärfen von Parodontalinstrumenten
Scaling und Root Planing sind nur mit scharfen Instrumenten möglich. Daher müssen die Instrumente nach jeder Behandlung, häufig jedoch auch während des Eingriffs, nachgeschärft werden. Dies kann intraoperativ nur manuell (Sterilität!), ansonsten auch maschinell, d. h. mit Hilfe spezieller Schleifgeräte (z. B. Periostar®; Microna, CH-Spreitenbach; Easy Sharp;

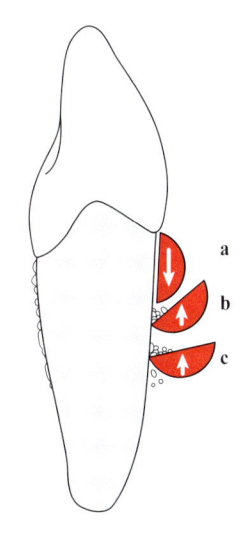

Abb. 9-7 Richtiges Vorgehen bei subgingivalem Scaling mit einer Gracey-Kürette. **a** Einführungszug bei Scaling und Root Planing; **b** Arbeitszug beim Root Planing; **c** Arbeitszug beim Scaling.

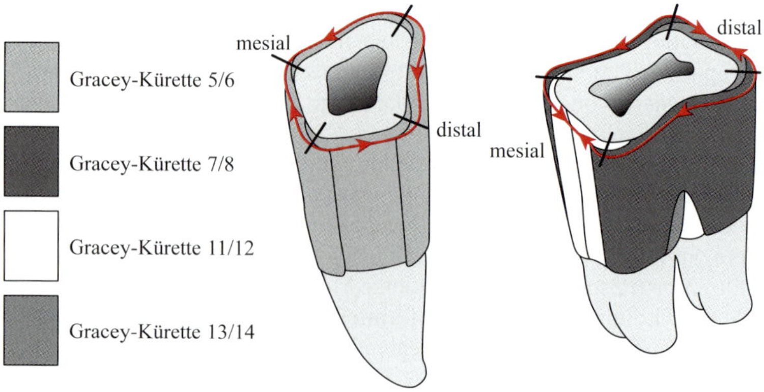

Abb. 9-8 Anwendungsbereiche der Gracey-Küretten.

Deppeler; R. Quetin-Schleifeinheit; Quetin, D-Leimen) erfolgen. Beim Schärfen von Parodontalinstrumenten werden drei Ziele verfolgt:
- Es soll eine scharfe, funktionell einsetzbare Schneidekante geschaffen werden.
- Die instrumentenspezifische Form soll erhalten bleiben.
- Ein minimaler Materialabrieb während des Schärfens soll eine lange Nutzungsdauer gewährleisten.

Zum manuellen Schleifen werden benötigt: Schleifstein, harz- und säurefreies Schleiföl, Teststäbchen, helle Lichtquelle über dem Arbeitsplatz, evtl. Lupe und Schraubstock.

In der Praxis hat sich bewährt, das Instrument zu fixieren und den Schleifstein zu bewegen. Für den Schleifvorgang wird das Instrument mit einer auf einer Tischplatte ruhenden Hand derart festgehalten, dass die Fazialfläche des Arbeitsendes parallel zur (waagerechten) Tischplatte gehalten wird. Bei Scalern und Universalküretten wird an beiden Lateralflächen geschliffen, während die Gracey-Küretten nur an der „griff-fernen", konvexen Lateralfläche bearbeitet werden. Ebenso ist bei den Küretten die Zehe (= „Spitze" des Arbeitsendes) zu beschleifen. Der mit Schleiföl benetzte Schleifstein wird grundsätzlich in einem Winkel von 100 bis 110° (Außenwinkel) zur Tischplatte bzw. zur Fazialfläche an der Lateralfläche des Arbeitsendes angesetzt und nach abwärts bewegt. Dabei wird ein Druck auf die Lateralfläche ausgeübt. Bei der anschließenden Aufwärtsbewegung bleibt man in drucklosem Kontakt mit dem Instrument. Damit wird eine Gratbildung an der Schneidekante vermieden. Das Schärfen erfolgt vom Schaft zur Instrumentenspitze hin. An der Zehe von Küretten wird der Schleifstein flacher gehalten, so dass sich ein Winkel von etwa 135° ergibt.

Beim Schleifvorgang muss immer die Kontur der Originalform berücksichtigt werden. Sie sollte nicht durch zu viele Schleifbewegungen in einem Schleifabschnitt verändert werden.

Die Schärfe kann zum einen mit dem Lichtreflexionstest überprüft werden: Eine korrekt nachgeschliffene Schneidekante kann im Gegensatz zu einer stumpfen Schneide kein einfallendes Licht reflektieren. Zum anderen kann man die Schärfe dadurch prüfen, dass man mit dem Instrument im regelrechten Anstellwinkel an einem Acrylstäbchen einen Arbeitszug vollzieht; dabei dringt eine scharfe Schneide in die Oberfläche ein. Die Prüfung am eigenen Fingernagel sollte aus hygienischen Gründen unterbleiben.

9.2.4.9 Zusätzliche medikamentöse Therapie

Da nach geschlossener Kürettage eine optimale Mundhygiene nicht schmerzfrei durchgeführt werden kann, werden chemische Mittel eingesetzt.

- **Antimikrobielle Spüllösungen.** Mittel wie Chlorhexidin oder Hexetidin, die normalerweise zur Plaquehemmung bzw. zur Reduktion der Keimzahl in der Mundhöhle zum Einsatz kommen, können auch zur subgingivalen Spülung der Taschen während und nach dem Scaling verwendet werden.
- **Antibiotika.** Die systemische Gabe von Antibiotika bzw. Chemotherapeutika ist bei der Behandlung von Gingivitis und chronische Parodontitis nicht indiziert. Antibiotika kommen nur in speziellen Fällen wie zum Beispiel den aggressiven Parodonditiden zur Anwendung.

Die Deutsche Gesellschaft für Parodontologie empfiehlt in einer gemeinsamen Stellungnahme mit der DGZMK (2003) bei den aggressiven Parodontitiden folgendes Vorgehen: „Zur Auswahl eines geeigneten Antibiotikums soll die vorliegende parodontale Infektion durch eine mikrobiologische Analyse der subgingivalen Plaque bestimmt werden. Der Nachweis der bisher bekannten, eng mit der Ätiologie der Parodontitiden assoziierten Bakterien (Actinobacillus actinomycetemcomitans, Porphyromonas gingivalis, Tanerella forsythensis, Eikenella corrodens, Prevotella intermedia, Prevotella nigrescens und Treponema denticola) ist hierfür in der Regel ausreichend. Der parodontalen Infektion entsprechend wird das Antibiotikum oder die Antibiotikakombination ausgewählt, für die gute antimikrobielle und klinische Wirkungen beschrieben wurden." Bezüglich des Nachweises von Actinobacillus actinomycetemcomitans ist in Tabelle 9-1 die empfohlene Antibiotikatherapie aufgeführt.

Tab. 9-1 Empfohlene Möglichkeiten der Antibiotikatherapie bei parodontalen Erkrankungen

Erkrankung	Präparat und Dosierung
Aggressive Parodontitis ohne Nachweis von AAC	Tetrazyklin alle 6 Std. 250 mg für 21 Tage oder
	Metronidazol alle 8 Std. 400 mg für 7 Tage
Aggressive Parodontitis mit Nachweis von AAC	Amoxicillin alle 8 Std. 500 mg plus Metronidazol alle 8 Std. 400 mg für 7 Tage
	bei Penicillinallergie Ciprofloxacin 250 mg alle 12 Std. plus Metronidazol 500 mg alle 12 Std. für 7 Tage
Candida-albicans-assoziierte Parodontitis	Nystatin-Lösung

AAC = Actinobacillus actinomycetemcomitans

Eine weitere zwingende Indikation für die zusätzliche Gabe von Antibiotika ist zur Abschirmung bei Risikopatienten gegeben. Hier kam es im Jahre 2007 zu einem Umdenken. Die American Heart Association schränkte in ihrer aktuellen Leitlinie die Infektionsprophylaxe auf Patienten mit dem höchsten Risiko für schwere Verläufe der infektiösen Endokarditis ein. Die Empfehlung wurde in enger Zusammenarbeit mit der American Dental Association im Jahre 2007 erstellt und im Jahr 2009 erneut bestätigt.

Hochrisiko-Patienten sind Patienten mit künstlichen Herzklappen, Patienten mit klar definierten, angeborenen Herzerkrankungen, Patienten nach Herztransplantation mit Herzklappenproblemen, Patienten mit einer infektiösen Endokarditis in der Vergangenheit und Patienten, bei denen eine angeborene Herzerkrankung innerhalb der vorangegangenen sechs Monate mit Hilfe von künstlichem Material operativ behandelt wurden. In diesen Fällen erfolgt die orale Gabe von Amoxicillin 2g bzw. Clindamycin 600 mg (Penicillinallergie) 30-60 Minuten vor dem zahnärztlichen Eingriff.

9.2.4.10 Sonstige Methoden und Instrumente für Scaling und Root Planing

Ultraschallinstrumente. Ultraschallinstrumente können, wenn sie in der Zahnfleischtasche bewegt werden, ohne Schaden für das Parodont eingesetzt werden – eine optimale Wasserkühlung vorausgesetzt. Viele Patienten empfinden diese Art der Bearbeitung der Wurzeloberfläche angenehmer als die Behandlung mit Handinstrumenten.

Rotierende Instrumente. Eine „Dentinglättung", die mit einem flammenförmigen Diamanten mit 15 Mikrometer Körnung durchgeführt wird, ist vom Ergebnis her besser als nur die Verwendung von Handinstrumenten.

Bikarbonatspray. Die Anwendung eines Bikarbonatsprays (z. B. Prophyjet®; Dentsply, DeTrey, D-Hanau) wird in Verbindung mit dem offenen Vorgehen propagiert. Insbesondere an Stellen, die aus anatomischen Gründen mit den Handinstrumenten schlecht zu reinigen sind (Konkavitäten der Wurzeln), ist die Verwendung dieses Sprays von Vorteil. Es ist darauf zu achten, dass stets mit Wasserspray gearbeitet wird und dass der Mukoperiostlappen z. B. mit Hilfe eines Raspatoriums vor den Bikarbonat- Körnern geschützt wird (Cave: Ödembildung).

Laser. Obwohl viel Literatur über die Wirkung der beiden herkömmlichen Lasergruppen (CO_2- und Nd:YAG-Laser) auf Zahnhartsubstanzen vorhanden ist, ist dieses Gebiet noch sehr fluktuierend. In vielen Studien konnte gezeigt werden, dass es nach einer Bearbeitung mit Lasern zu Veränderungen von Schmelz und Dentin kommt. Dieser Effekt hängt von vielen Faktoren ab (z. B. Laserleistung, Wellenlänge, Dauer der Exposition). Viele Fragen hinsichtlich des Problems der Hitzeentwicklung und deren Wirkung auf die Pulpa sind bis heute noch nicht geklärt. Es werden noch viele Untersuchungen notwendig sein, bevor die Anwendung von Lasern zur Behandlung von Wurzeloberflächen während des Scalings empfohlen werden kann.

Maschinelle Scaler. Durch maschinelle Scaler, die auf ein spezielles Winkelstück aufgesetzt werden, wird das von vielen Behandlern als mühsam empfundene „Handscaling" erleichtert. Versuche haben gezeigt, dass die Verwendung maschineller Scaler zu einem ebenso großen Substanzverlust auf der Wurzeloberfläche führt, wie dies beim Gebrauch von Handinstrumenten der Fall ist (*Tunkel* et al. 2002). Besonders hervorzuheben sind die effiziente und schnelle supragingivale Zahnsteinentfernung. Zu bemängeln ist die eingeschränkte Taktilität bei geschlossener Parodontitisbehandlung.

9.2.5 Endodontische Vorbehandlung

Die Endodontologie ist die Wissenschaft, die sich mit der Funktion und der Gesundheit der Pulpa, aber auch der periradikulären Gewebe beschäftigt. Die endodontische Therapie beinhaltet auch Maßnahmen der Gesunderhaltung der Pulpa durch entsprechende Therapien (*Endodontology E. S. o.* 2006), wie zum Beispiel die direkte Überkappung einer im kariesfreien eröffneten Pulpa mit kalziumhydroxidhaltigen Präparaten und dichtem adhäsiven Verschluss.

Die Wurzelkanalbehandlung ist demnach *ein* großer Teilaspekt innerhalb der endodontischen Behandlungsmaßnahmen. Das Ziel einer Wurzelbehandlung besteht in der Entfernung der lebenden oder bereits avitalen Pulpa bzw. ihrer nekrotischen Überreste sowie dem Aufbereiten, Säubern und Verschluss der Wurzelkanäle mit einem geeigneten Wurzelfüllmaterial.

Selbst dem noch so sorgfältig gefüllten Wurzelkanal droht die Reinfektion innerhalb von Tagen, wenn der Zugang zu den Kanälen nicht bakteriendicht verschlossen ist. Ein zuverlässiger dichter Verschluss des Zahnes lässt sich am besten mit der Adhäsivtechnik gewährleisten (*Hülsmann* et al. 2005).

9.2.5.1 Die Wurzelkanalbehandlung
Indikation
1. Anamnese. Ziel der Anamnese ist das Abfragen von Informationen über den allgemeinmedizinischen Gesundheitszustand, Grunderkrankungen, Medikamenteneinnahme, Bestrahlung, Allergien, Schwangerschaft, klinische Symptome im Zahn-, Mund- und Kieferbereich, Schmerzqualität und Schmerzdauer; Einstellung des Patienten zu seinem Kauorgan. Bei entsprechender Anamnese des Patienten ist vor der Therapie an eine entsprechende Antibiotikaprophylaxe zu denken: z. B. bei Patienten mit der Indikation zur Endokarditisprophylaxe. Hilfestellung geben hier auch die wissenschaftlichen Mitteilungen und Leitlinien auf der Homepage der Deutschen Gesellschaft für Zahn,- Mund- und Kieferheilkunde (http://www.dgzmk.de), bzw. die Frage nach einem „Herzpass" oder sonstigen Gesundheitsausweisen. Im Zweifel sollte Rücksprache mit dem Hausarzt oder dem behandelnden Spezialisten gehalten werden.

2. Klinische Untersuchung. Hierbei wird die Sensibilität und Perkussionsempfindlichkeit der Zähne überprüft. Dabei ist es unerlässlich, auch die Nachbarzähne und kontralateralen Zähne als Vergleichsmaßstab mit zu testen. Sinnvoll ist es, mit einem „unverdächtigen" Zahn zu beginnen. Im Weiteren werden folgende Befunde überprüft: veränderte Zahnfarbe, Restaurationen, Ausdehnung von eventuell vorhandenen Zahnhartsubstanzdefekten, Zähne mit eröffneter Pulpa, erhöhte

Zahnbeweglichkeit, Schwellungen, Fisteln in der Gegend der Zahnwurzel, Sondierungstiefe, strategische, funktionelle und ästhetische Bedeutung eventuell endodontisch zu behandelnder Zähne im Rahmen einer Gesamtsanierung, Achsenrichtung des Zahns, maximale Kieferöffnung, Schluckbeschwerden, Lymphknotenbefund.

3. Röntgenologische Untersuchung. Für die zahnbezogene Diagnostik ist auf Grund der besseren Detailerkennbarkeit stets ein Zahnfilm anzufertigen – ein Orthopantomogramm ist nicht ausreichend (*Hülsmann* et al. 2005).

Folgende Punkte werden bei der Befundung berücksichtigt: periapikale Aufhellungen, parodontale Läsionen (Knochenabbau), Karies, Frakturen, Ausdehnung von Restaurationen, vorhandene Wurzelfüllungen, Topographie der Pulpa, Dentikel und Obliterationen, grobe Länge der Wurzel(n), Krümmungen, Achsenrichtung jeder einzelnen Wurzel, Wurzelresorptionen. Knöcherne Veränderungen können in der Regel innerhalb von 15 Tagen röntgenologisch erkennbar werden (*Hülsmann* et al. 2005).

4. Diagnose. Bei Entzündungen der Pulpa muss zwischen folgenden Diagnosen unterschieden werden:
- *reversible Pulpitis* – dabei ist die Pulpa nur reversibel geschädigt. Schmerz wird nur auf kalt provoziert und dauert sehr kurz, d.h. nur solange die Provokation auf den Zahn einwirkt.
- *irreversible Pulpitis* – sie ist gekennzeichnet durch eine vitale, hochentzündete Pulpa und reagiert noch positiv auf den Sensibiltätstest. Die Schmerzen überdauern in der Regel die gesetzten Reize. Es können Spontan- und Nachtschmerzen auftreten. Der Schmerz wird anfangs auf kalt, später auf warm verspürt. Kälte lindert in dieser Phase den Schmerz. Es können auch eine beginnende Perkussionsempfindlichkeit und bereits eine geringe röntgenologische periapikale Veränderung vorhanden sein (*Hülsmann* et al. 2005)..

Die *Pulpanekrose*, sowie sämtliche davon ausgehenden chronischen und akuten apikalen Entzündungen des Parodonts (parodontitis apikalis) sind durch den negativen Sensibilitätstest gekennzeichnet. Bei akutem Geschehen reagiert der Zahn auf die Perkussionsprobe positiv. Bei Abszedierungen kommt neben starken, pulsierenden Schmerzen noch die Empfindlichkeit auf Wärme hinzu.

Mögliche Differentialdiagnosen sind Sinusitis maxillaris, kraniomandibuläre Dysfunktionen, Wurzellängs/-querfraktur, Dentinhypersensibilität, Parodontalabszesse (auf sog. Paro-Endoläsionen wird gesondert eingegangen), Risse in der Zahnhartsubstanz, Herpes Zoster, Trigeminusneuralgie (*Rödig* et al. 2009)..

5. Indikation. Die Indikation zur Wurzelkanalbehandlung besteht bei der *irreversiblen Pulpitis* oder der *nekrotischen Pulpa* mit klinischen Symptomen *und/oder* röntgenologisch feststellbarer apikaler Parodontitis (*Endodontology E. S. o.* 2006). Um die Wurzelkanalbehandlung zu beginnen, sollten mindestens immer zwei der oben genannten (reproduzierbaren) diagnostischen Kriterien zutreffen (*Rödig* et al. 2009), z. B. röntgenologische periapikale Veränderung und negativer Sensibilitätstest. Eine weitere Indikation zur Wurzelkanalbehandlung ist die so genannte intentionelle (= beabsichtigte) Devitalisierung (*Endodontology E. S. o.* 2006), wenn auf Grund starker Zerstörung der klinischen Krone ein Stiftaufbau unumgänglich ist, eine Wurzelstiftkappe indiziert ist, ein zweifelhafter Pulpazustand vor der Versorgung des Zahnes vorliegt, bzw. die Pulpa auf Grund einer starken Fehlstellung bei der Präparation nicht erhalten werden kann. Weitere Gründe sind eine geplante Hemisektion, Trisektion, Wurzelamputation oder Prämolarisation. Auch chronisch-hypersensible Zähne, die mit anderen zahnärztlichen Maßnahmen nicht therapiert werden können, können die Indikation zur Wurzelkanalbehandlung aufweisen. Auch avulsierte Zähne mit abgeschlossenem Wurzelwachstum und Zähne mit internem Granulom sind mit einer Wurzelkanalbehandlung therapierbar. Eine Sonderform der endodontischen Behandlung stellt die Apexifikation dar. Das ist die endodontische Behandlung von Zähnen mit nicht abgeschlossenem Wurzelwachstum. Die Durchführung einer Wurzelkanalbehandlung ist jedoch nur dann indiziert, wenn

- der Zahn aus funktionellen, prothetischen, ästhetischen Gründen erhaltungswürdig ist
- der Zahn für die Gesamtsanierung strategisch wichtig ist
- der Zahn rekonstruierbar ist
- das Interesse des Patienten vorhanden ist, den Zahn zu erhalten

6. Kontraindikationen:
- nicht erhaltungswürdiger, nicht rekonstruierbarer, für die Gesamtsanierung unwichtiger Zahn (→ Extraktion)
- nicht vollständig aufbereitbarer Wurzelkanal (z. B. starke Tertiärdentinablagerungen, Dentikel) (→ Entscheidung im Einzelfall: Zahn belassen, WSR, Extraktion)
- Anästhesie versagt: Insbesondere im Unterkiefer kann es bei irreversibel pulpitischen Zähnen zu so genannten Anästhesieversagern bei herkömmlichen Anästhesietechniken kommen. Als Alternative können die intraligamentäre, die intrapulpale (kann sehr schmerzhaft sein, Voraussetzung ist das freiliegende Pulpencavum) und die intraossäre Anästhesie mittels Spezialapplikatoren. Die Anwendung von paraformaldeydhaltigen Pasten (so genannte Mortalextirpation) wird in der Fachliteratur im Allgemeinen als obsolet beurteilt. Sollten nicht alle Anästhesietechniken vorhanden sein oder sämtlich versagen, so kann auf die möglichst großflächig eröffnete Pulpa Ledermix (= kortisonhaltiges Präparat, Riemser Arzneimittel AG, D-Greifswald) aufgebracht werden. Nach dichtem Kavitätenverschluss kann nach Eintreten der Kortisonwirkung nach zwei bis drei Wochen die Behandlung mit höherer Anästhesietiefe fortgesetzt werden.
- stark fortgeschrittene marginale Parodontitis (→ Extraktion)
- tiefe Kronen-Wurzel-Frakturen (→ Extraktion)
- eingeschränkter Allgemeinzustand des Patienten
- Insbesondere bei Patienten unter oder erfolgter Bisphosphonattherapie ist es wichtig, bei avitalen Zähnen „rechtzeitig" eine „exakte endodontische Therapie" durchzuführen (*Grötz* und *Kreusch* 2006). Bisphoshonate werden zum Beispiel beim multiplen Myelom und Karzinomen der Mamma, der Prostata, der Harnblase und der Lunge verabreicht, um Tumor induziertem Knochenabbau sowie Knochenmetastasierungen vorzubeugen. Ebenso können auch an Osteoporose erkrankte Patienten

unter Bisphosphonattherapie stehen. Bisphosphonate reduzieren die Abwehrbereitschaft des Knochens, so dass bei Extraktionen die Gefahr einer Bisphosphonat induzierten Knochennekrose auf Grund von Wundheilungsstörungen besteht. Die Auswirkungen auf den Knochen sind stark abhängig von der Art der Darreichung der Bisphosphonate (intravenös oder oral), der Dosierung und der Dauer.

7. Aufklärung. Vor Beginn der Wurzelkanalbehandlung muss der Zahnarzt seinen Patienten über die möglichen Behandlungsrisiken unterrichten wie z. B. ein mögliches Fehlschlagen der Behandlung, Persistenz (= Fortdauern) der Schmerzen. Eine Wurzelkanalbehandlung stellt immer den letzen Versuch dar, einen Zahn zu erhalten. Eine unterlassene Aufklärung bezüglich der Risiken einer endodontischen Therapie sowie über eventuell mögliche Zwischenfälle, die während der Behandlung auftreten können, können unter Umständen juristische Folgen für den Zahnarzt nach sich ziehen. Zusätzlich ist es empfehlenswert, den Patienten über mögliche Alternativen sowie über die etwaigen Folgen bei Unterlassung einer Therapie hinzuweisen, z. B. mögliche Beschwerden, Abszedierung, Beeinträchtigung der Allgemeingesundheit durch Bakterien und deren Endotoxine. Bei Durchführung einer Wurzelkanalbehandlung lege artis ist die Prognose als sehr günstig einzuschätzen (*Hülsmann* 2005). In der Literatur finden sich Erfolgsquoten von bis zu 90 % nach 5 Jahren. Allerdings vermindert eine vorliegende apikale Läsion die Erfolgsaussichten. Ebenso hat die postendontische Restauration einen Einfluss auf den Erfolg.

Therapiedurchführung
1. Anfertigen aktueller Einzelzahnfilme. Bei Bedarf aus unterschiedlichen Projektionsrichtungen.

2. Schaffung einer ausreichend dimensionierten Zugangskavität. Bei mit *Füllungen, Inlays und Teilkronen* versehen oder ungefüllten Zähnen erfolgt eine Kavitätenpräparation mit kompletter Kariesentfernung. Ist der betroffene Zahn mit einer *insuffizienten Kronen- oder Brückenrestauration* versorgt, so sollte der Zahnersatz vor Präparation der Zugangskavität entfernt werden. Aus forensischen Gründen muss die Indikation zur Entfernung im Hinblick auf die spätere Zahnersatzplanung gut dokumentiert werden (Röntgenbilder, Befunddokumentation, eventuelle intraorale Fotos). Bei großen Brücken muss im Einzelfall Risiko und Nutzen gegeneinander abgewogen werden. Bei *suffizienten Vollgusskronen* kann versucht werden, die Krone unversehrt zu entfernen. Hierfür stehen z. B. der sogenannte Hirtenstab oder das Corona-flex-System (KaVo, D-Bieberach) zur Verfügung. Dieser Kronenentferner wird an die Turbinenkupplung angeschlossen und durch die Turbinen-Druckluft betrieben. Ein Schnapper übt einen kurzen, starken Impuls auf die zu entfernende Krone aus. Zur Übertragung des Impulses auf die Restauration gibt es unterschiedliche Hilfsmittel. Zum Beispiel kann man mit einer speziellen Zange die Krone in oro-vestibulärer Richtung zervikal fassen. Weiter können Polymerisationshilfen verwendet werden, die an einer Keramikverblendkrone nach Konditionierung der Keramik anpolymerisiert werden. So vermeidet man, mit dem Kronenentferner direkt am empfindlichen und instabilen Kronenrand anzusetzen und reduziert gleichzeitig das Risiko von Frakturen der Keramik. Brücken können im Bereich der Interdentalräume und der Brückenzwischenglieder mit Hilfe von Schlingen umfasst werden, über die dann abwechselnd an verschiedenen Lokalisationen extrusive Impulse ausgeübt werden können. Dabei müssen die Kräfte immer in Richtung der vermutlichen Einschubrichtung ausgeübt werden – ansonsten erhöht sich die Gefahr der Dekapitation des Zahnes. Da bei sämtlichen Entfernungshilfen die Gefahr der Dekapitation des Zahnes besteht, ist der Patient vorher über das Risiko aufzuklären.

Alternativ kann von okklusal durch die Restauration trepaniert und die Zugangskavität nach erfolgter Wurzelkanalbehandlung mit einer Kunststofffüllung bzw. einem Inlay versorgt werden. Behindert eine Restauration jedoch die Orientierung, die Sicht oder den Zugang zu den Wurzelkanaleingängen, so kann es durchaus auch notwendig werden, eine intakte Restauration durch Schlitzen zu entfernen (*Hülsmann* et al. 2005).

Nach dem Abtragen des Pulpakammerdachs wird das Pulpencavum dargestellt und mit einem in NaOCl (1–3 %) getränktem Wattepellet ausgewaschen. Um das Kanalsystem aufzusuchen, bieten sich neben einer spitzen Sonde eine Vergrößerungshilfe und als Suchinstrumente feine Spezial-Stahlinstrumente der ISO-Größen 06–10 an. Wichtig ist eine ausreichend dimensionierte Zugangskavität mit Darstellung aller Kanaleingänge. Dabei ist der gerade Zugang von koronal in sämtliche Eingänge essentiell.

3. Kofferdam. Das Anlegen von Kofferdam bei der Wurzelkanalbehandlung ist bis auf wenige Ausnahmen wie z. B. starker Luftnot auf Grund von Asthma bronchiale unerlässlich. Der Verzicht auf das Legen von Kofferdam sollte jedoch nicht als absolute Kontraindikation für eine Wurzelkanalbehandlung gesehen werden. Manchmal ist die räumliche Orientierung bei der Schaffung der Zugangskavität ohne Kofferdam erleichtert. Sobald ein oder zwei Kanäle aufgefunden sind und so die Orientierung gegeben ist, ist unverzüglich Kofferdam zu legen. Solange kein Kofferdam angelegt ist, sind sämtliche Aufbereitungsinstrumente gegen Verschlucken zu sichern (mit Zahnseide, Fingerkettchen etc.).

4. Arbeitslänge. Bei der Bestimmung der endodontischen Arbeitslänge sollte wenn möglich sowohl eine röntgenologische als auch eine endometrische Längenmessung erfolgen. In Ausnahmefällen kann zunächst auf eine Röntgenaufnahme verzichtet werden (Schwangere); bei Patienten mit Herzschrittmachern muss die Anwendbarkeit des Endometriegerätes zuvor abgeklärt werden. Ziel der Messung ist die Ermittlung der apikalen Konstriktion. Röntgenologisch ist sie 0,5 – 2,0 mm vor dem röntgenologischen Apex zu erwarten (*Endodontology E. S. o.* 2006):
- Es werden reproduzierbare endometrische Längen angegeben, im Röntgenbild ist das eingebrachte Instrument 2 mm koronal des röntgenologischen Apex platziert. In diesem Fall wird die endometrisch ermittelte Länge als Arbeitslänge akzeptiert, da das Foramen apikale wahrscheinlich lateral des Apex liegt (Zweidimensionalität des Röntgenbildes!).
- Bei reproduzierbaren Endometrieergebnissen, aber einer im Röntgenbild erkennbaren Überinstrumentierung wird selbstverständlich die Arbeitslänge entsprechend des Röntgenbildes korrigiert.

- Ist das auf Grund des Endometrieergebnisses eingebrachte Instrument in der Röntgenaufnahme 3 mm oder mehr vom röntgenologischen Apex entfernt, so muss von einer endometrischen Fehlmessung ausgegangen werden, da ein Austritt der Pulpa so weit koronal des röntgenologischen Apex unwahrscheinlich ist. Ein Seitenkanal könnte zum Beispiel für diese Art der endometrischen Fehlmessung verantwortlich sein. Hier sollte man sich ausschließlich am Röntgenbild orientieren.

Diese Beispiele verdeutlichen, dass es von Vorteil ist, vor definitiver Aufbereitung der Wurzelkanäle endometrische und röntgenologische Daten zur Verfügung zu haben. Hat man sich nur auf die Endometrie verlassen und werden erst nach Aufbereitung der Kanäle so genannte Masterpointaufnahmen mit eingebrachten Guttaperchaspitzen angefertigt, könnte eine Überinstrumentierung oder bei einer Unterinstrumentierung bereits eine Stufenbildung im Kanal stattgefunden haben. Zudem kann eine Röntgenmessaufnahme zusätzliche morphologische Informationen (z. B. Verdacht auf weitere Kanäle auf Grund der Wurzelform und der in Relation dazu liegenden Instrumente) liefern.

5. Aufbereitung der Wurzelkanäle. Auch im Wurzelkanal kann durch eindringende Bakterien ein Biofilm entstehen. Ein Biofilm besteht aus einer ein- oder mehrzelligen Schicht aus Bakterien, die in einer extrazellulären Matrix eingebettet sind. Daher ist sowohl die mechanische Bearbeitung als auch die ausgiebige Spülung des Kanalsystems, in ihrer Kombination auch als chemo-mechanische Reinigung bezeichnet, wichtig. Wird der Biofilm nicht ausreichend entfernt, so kann von ihm aus die Infektionsgefahr fortbestehen.

Bei der Aufbereitungsmethode unterscheidet man zwischen konventioneller und maschineller Aufbereitung. Die *konventionelle Aufbereitung* arbeitet mit Handinstrumenten aus Stahl. Bei geraden und weitlumigen Wurzelkanälen ist die Handaufbereitung maschinellen Aufbereitungstechniken in Qualität und Zeitaufwand ebenbürtig oder sogar überlegen, da zudem höhere Größen zur Verfügung stehen (*Schirrmeister* 2006). Außerdem sind die Handinstrumente kostengünstiger. Bei der definitiven Aufbereitung mit *maschinellen Aufbereitungsinstrumenten* ist das Anlegen eines Gleitpfades notwendig. Dieser wird mit Handfeilen aus Edelstahl der ISO Größe 8 bis 15 geschaffen, um die Belastung der später folgenden Nickel-Titan Instrumente zu verringern. Gleichzeitig wird mit diesen Pilotfeilen die endometrische Arbeitslängenbestimmung durchgeführt.

Die maschinelle Aufbereitungstechnik (360° Vollrotation mit Drehmoment begrenzten Winkelstücken) erfolgt mit Nickel-Titaninstrumenten, bestehend aus 55-Nitinol (55 m% Nickel und 45 m% Titan) bzw. 60-Nitinol (60 m% Nickel und 40 m% Titan). Dabei ist zwischen der charakteristischen „koronal-apikalen" (crown-down-Technik) und der „apikal-koronalen" (single-length-Technik) Technik zu unterscheiden. Das Prinzip der crown-down-Technik besteht darin, dass zuerst der koronale Wurzelkanalanteil bearbeitet/erweitert wird. Vorteil ist, dass eine Keimverschleppung nach apikal vermieden wird, da eventuell infizierte koronale Pulpabereiche initial entfernt werden. Erst nach der koronalen Erweiterung erfolgt eine Instrumentierung der apikalen Region.

Bei der standardisierten Technik wird von Beginn der maschinellen Aufbereitung an mit jedem Instrument der Wurzelkanal bis zur Arbeitslänge bearbeitet. Vor der Aufbereitung (und endometrischen Messung) kann jedoch eine Darstellung der Wurzelkanaleingänge und des koronalen Wurzelkanaldrittels mit Gatesbohrern erfolgen. Folgende Aufbereitungsreihenfolge wird empfohlen: Gatesbohrer Gr. 4 lediglich zur Darstellung des Kanaleingangs, Gatesbohrer Nr. 3 für eine 2–3 mm tiefe Erweiterung des koronalen Wurzelkanals, Gatesbohrer Nr. 2 zusätzlich für etwas tiefere Aufbereitung. Daher sollte man bei mehrwurzeligen Zähnen immer von der Furkation weg arbeiten, um eine Perforation zu vermeiden. Bei stark gekrümmten Kanälen bieten die vollrotierenden Nickel-Titan-Wurzelkanalinstrumente Vorteile (*Heidemann* et al. 2006), da sie eher die ursprüngliche Kanalverlaufsrichtung beibehalten. Bezüglich der Aufbereitungsgröße der Wurzelkanäle sollte unabhängig von der Diagnose „irreversible Pulpitis" oder „infizierte Nekrose" die ausreichende Spülung und Reinigung der Kanäle sichergestellt werden. Bei der infizierten Nekrose muss zusätzlich von infiziertem Kanalwanddentin ausgegangen werden. Dabei muss klar sein, dass selbst bei sehr sorgfältiger Aufbereitung ca. 1/3 des Wurzelkanals unbearbeitet bleibt. Beim infizierten Kanal wird die Keimzahl lediglich um den Faktor 100 bis 1000 reduziert.

Da es keine klaren Kriterien zur Festlegung einer abschließenden Präparationsgröße gibt (*Hülsmann* und *Schäfer* 2007), können nur verschiedene praktische Empfehlungen zur Mindestgröße bei der Aufbereitung genannt werden:

- Aufbereitung von 3 Instrumentengrößen über die Größe des Instruments, mit welchem der erste straffe Wandkontakt in der Apikalregion des Kanals stattgefunden hat.
- Eine dünne Spülkanüle (Größe 30 = 30 Gauge = Außendurchmesser 0,3mm) sollte auf minus 1 bis minus 3 mm der festgelegten Arbeitslänge eingeführt werden können. Cave: Extreme Kanalkrümmungen können dies verhindern (*Hülsmann* und *Schäfer* 2007).
- Bestimmung der Aufbereitungsgröße mittels Lightspeed-Instrumenten (*Hülsmann* und *Schäfer* 2007): Beim Lightspeedsystem handelt es sich um ein maschinelles Aufbereitungssystem, welches ein aktives knospenförmiges Arbeitsende (bohrkopfähnlich an einem flexiblen Schaft) besitzt. Mit Hilfe von unterschiedlichen Knospengrößen wird geprüft, welche Größe die apikale Konstriktion passieren kann. Aufbereitet wird apikal dann eine Größe jenseits derjenigen, welche als erstes im Foramen geklemmt hat.

6. Spülen. Das ausgiebige Spülen der Wurzelkanäle während der Behandlung ist entscheidend für den Erfolg. Bei nicht infizierten Wurzelkanälen (irreversible Pulpitis) dient die Spülung dazu, nicht instrumentiertes Weichgewebe aufzulösen, Dentinspäne aus dem Kanalsystem heraus zu spülen, die Schmierschicht an der Kanalwand zu entfernen und als Gleitmittel für die Instrumente zu wirken. Bei infizierten Wurzelkanälen (infizierte Nekrose) muss die Spüllösung zusätzlich antibakteriell wirken, die Endotoxine der Bakterien neutralisieren und das nekrotische Weichgewebe auflösen. Während der Behandlung sollte daher ausgiebig mit 1-3 %igem NaOCl gespült werden. Da sich während der Wurzelkanalaufbereitung eine so genannte Schmierschicht an der Kanalwand bildet, empfiehlt sich als vorletzte Spülung vor einer Wurzelkanalfüllung eine EDTA-Spülung. Während NaOCl dazu dient, die *organischen* Schmierschichtbestandteile an der Wurzelkanalwand zu beseitigen, kann EDTA als 17 %ige Spüllösung dazu benutzt werden, die *anorganischen* Bestandteile zu entfernen. Indem EDTA (= Chelator = Komplexbildner) Kalziumionen bindet, werden die Dentintubuli zugänglicher und somit die Wirkung des NaOCl verstärkt. Als Abschlussspülung nochmals mit NaOCl spülen.

7. Die medikamentöse Einlage. Bei einer irreversiblen Pulpitis, bei der nicht mit einem infizierten Endodont zu rechnen ist, kann in einer Sitzung die Wurzelkanalbehandlung von der Schaffung einer Zugangskavität bis hin zur Wurzelfüllung erfolgen. Vorteil einer einzeitigen Behandlung ist, dass das Risiko einer Infektion während der Behandlung minimiert wird. Allerdings lässt sich der Erfolg der Wurzelkanalaufbereitung, der Spülungen und letzten Endes die Schmerzfreiheit nicht überprüfen, bevor eine definitive Wurzelfüllung erfolgt. Aufgrund dieser Problematik kann auch bei einer irreversiblen Pulpitis eine Kalziumhydroxideinlage in den Kanälen erfolgen. Diese sollte dann mindestens eine Woche belassen werden. Nach ca. 4 Wochen lässt die desinfizierende Wirkung des Kalziumhydroxids nach. Bei einer infizierten Nekrose sollte in jedem Fall eine Kalziumhydroxideinlage erfolgen. Die Verwendung von arsen-, paraformaldehyd-, cortison- oder antibiotikahaltigen Kanaleinlagen ist primär kontraindiziert (Ausnahme s. Anästhesieversager). Als provisorisches Verschlussmaterial der Zugangskavität kann bei einer Mindestschichtstärke von 4 mm bei sicherer Verankerung für bis zu 10 Tage Cavit (3MEspe, D-Seefeld) verwendet werden. Ansonsten sollten provisorische Verschlüsse der Zugangskavität bei geringeren Schichtstärken bzw. längeren Zeiträumen immer adhäsiv erfolgen.

8. Wurzelfüllung. Bei der Verwendung von kalziumhydroxidhaltigen Einlagen vor der definitiven Wurzelfüllung ist das vollständige Entfernen des Kalziumhydroxids stets eine Herausforderung. Die Kanäle sollten nochmals mit dem zuletzt bei der Aufbereitung verwendeten Instrument nachinstrumentiert werden. Ausgiebige Spülungen mit NaOCl (1-3 %), wenn möglich Ultraschall unterstützt, sind selbstverständlich. Zusätzliche EDTA Spülungen verbessern das Resultat (*Hülsmann* und *Rödig* 2007). Zum Abschluss wird wieder mit NaOCl gespült. Vor der Wurzelfüllung werden die Kanäle mit Papierspitzen getrocknet.

Die Wurzelkanalfüllung erfolgt mit Guttaperchaspitzen und dem Sealer AH Plus (Dentsply DeTrey, D-Hanau). Dabei wird als Standardtechnik die laterale, kalte Kondensation angewandt. Es wird entsprechend der Aufbereitungslänge ein Guttapercha-Masterstift eingepasst. Zur Verdichtung werden so genannte Spreader verwendet. Als erster Spreader wird derjenige ausgewählt, der sich bis auf Arbeitslänge einführen lässt. Nach Einbringen des Musterstiftes mit AH Plus wird nun der ausgewählte Spreader bis maximal auf Arbeitslänge minus 2 mm eingebracht und in den so entstandenen Hohlraum ein passender Guttaperchastift eingeführt (*Appel* und *Hülsmann* 2007). Auf diese Weise können weitere Spreader bestimmt werden, welche nicht bis auf Arbeitslänge vorgeschoben werden können, aber für die spätere Verdichtung hilfreich sind. Bei gekrümmten Kanälen empfiehlt es sich, vorgebogene Spreader für die laterale Kondensation, besser noch Nickel-Titan Spreader zu verwenden.

Vor der Füllung wird eine nochmalige Desinfektion des Wurzelkanalsystems sowie eine Desinfektion der Guttaperchastifte in NaOCl empfohlen (*Appel* und *Hülsmann* 2007). Die sorgfältige Trocknung des Kanals erfolgt mit Papierspitzen. Bevor der Masterstift in den Kanal eingebracht wird, wird die Wand mit Sealer (AH Plus) benetzt. Dazu genügt das Ausstreichen der Kanäle mit einer Papierspitze, die mit Sealer beschickt ist. Der Masterstift wird nun durch vorsichtiges Einführen des ersten Spreaders bis ca. 1 bis 2 mm vor Arbeitslänge lateral verdrängt. Der vorher auf diese Spreadergröße abgestimmte, mit Sealer beschickte Guttaperchastift wird in die vom Spreader geschaffene Spur eingeführt. Es wird empfohlen, mit dieser Systematik so lange fortzufahren, bis die zuvor ausgewählten Spreader nur noch bis knapp unterhalb der Kanaleingänge eindringen können (*Appel* und *Hülsmann* 2007). Andere Autoren geben an, dass es ausreicht, den ersten Spreader 3 – 4 mm kürzer als den Masterstift einzubringen (*Hellwig* et al. 2009), und dass die Kompaktion beendet werden kann, wenn sich ein dünner Spreader nur noch bis Mitte der Arbeitslänge einführen lässt. Wichtig ist in jedem Fall, dass bei dieser Technik kontrollierte Kräfte angewandt werden, um eine Wurzellängsfraktur auszuschließen. Abschließend werden die Guttaperchastifte mit einem heißen Instrument abgetrennt und nochmals im Bereich der Kanaleingänge verdichtet.

Darüber hinaus gibt es noch eine Vielzahl weiterer Wurzelfülltechniken wie die vertikale Verdichtung erwärmter Guttapercha oder Trägersysteme mit erwärmter Guttapercha, die entsprechend auf das jeweilige Aufbereitungssystem abgestimmte Normgrößen besitzen. Insbesondere letztere erlauben eine wesentlich zeitsparendere, dichte Füllung des Wurzelkanals.

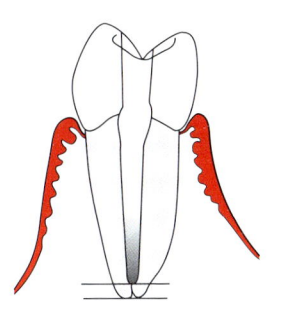

Abb. 9-9 Wurzelkanalaufbereitung bis zur apikalen Konstriktion.

9. Postendodontische Versorgung. Eine möglichst baldige postendodontische Versorgung mit adhäsivem Kompositaufbau oder bei Bedarf mit einem Stiftkernaufbau (siehe Kapitel 9.2.6) ist angezeigt, um eine Reinfektion des Wurzelkanals von koronal zu vermeiden (nach 1-2 Tagen, da die Abbindezeit von AH Plus ca. 8 Stunden beträgt).

9.2.5.2 Spezielle Probleme: Paro-Endo-Läsionen

Häufig weitet sich ein von der Zahnpulpa ausgehender pathologischer Zustand auf das Desmodont aus oder aber eine parodontale Erkrankung greift auf die Pulpa über. Dabei bewirkt eine endodontische Läsion meist Symptome im Bereich des apikalen Parodonts, während eine parodontale Läsion in der Regel vom marginalen Parodont ausgeht, entlang des Desmodontalspalts in die Tiefe penetriert und über Seitenkanälchen oder das Foramen apicale bzw. die Foramina apicalia die Pulpahöhle erreichen kann. Entsprechend der pathologischen Gegebenheiten können folgende Kombinationen von Paro-Endo-Läsionen unterschieden werden (Abb. 9-10a bis c):
- Primär endodontische, sekundär parodontale Läsionen
- Primär parodontale, sekundär endodontische Läsionen
- Echt kombinierte Läsionen

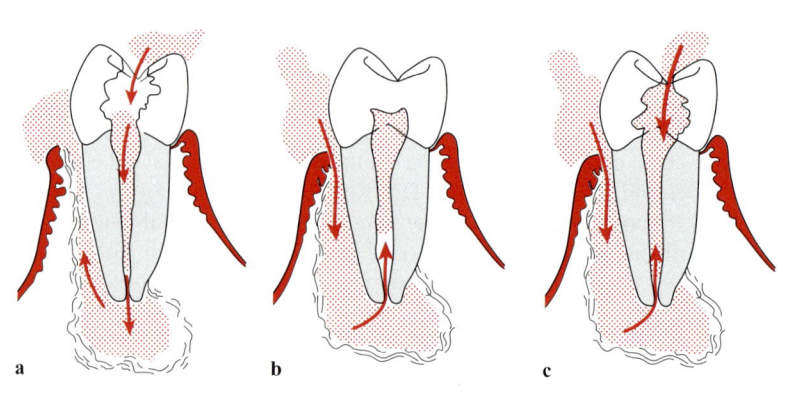

Abb. 9-10 Paro-Endo-Läsionen. **a** primär endodontische, sekundär parodontale Läsion; **b** primär parodontale, sekundär endodontische Läsion; **c** echt kombinierte Läsion.

Primär endodontische, sekundär parodontale Läsionen

Ursachen für die Läsionen sind eine Pulpanekrose oder eine insuffiziente Wurzelkanalbehandlung. Der betreffende Zahn ist daher nicht mehr sensibel. Röntgenologisch imponiert eine periapikale Aufhellung. Verantwortlich für die periradikuläre Aufhellung sind unter anderem die Membranbestandteile gramnegativer Keime (*Zehnder* et al. 2004). Sind Seitenkanäle vorhanden und infiziert, so ist im Röntgenbild auch eine laterale Aufhellung nachzuweisen. Klinisch kann sich im apikalen Bereich ein Fistelgang ausbilden, wobei sich dieser oft nicht auf Höhe desselben Zahns befindet. Ein Röntgenbild, das mit einer in den Fistelgang eingelegten Guttaperchaspitze angefertigt wird, kann Auskunft darüber geben, von welchem Zahn die Fistel ausgeht.

Bisweilen entleert sich als Folge einer primär endodontischen Läsion aus dem Sulkus Exsudat, das entlang des Desmodontalspalts von apikal nach koronal gewandert ist. In diesem *lokal begrenzten, schmalen* Bereich ist eine große Sondierungstiefe nachzuweisen. Die Therapie der Wahl bei primär endodontischen Läsionen besteht in einer Wurzelkanalbehandlung. Ein Scaling ist zu unterlassen, weil damit irreversible Schäden (Entfernung noch vorhandener organischer Matrix) und eine Taschenbildung provoziert werden würden.

Ein weiterer Auslöser für eine vom Endodont ausgehende parodontale Läsion sind Perforationen durch Abweichen vom natürlichen Wurzelkanalverlauf bei endodontischer Behandlung (sog. „via falsa"). In Abhängigkeit der strategischen Bedeutung (z. B. Erhalt einer geschlossenen Zahnreihe) und der Lokalisation der Perforation können und sollten Versuche zum Erhalt des Zahnes unternommen werden. Sind koronale Wurzelabschnitte betroffen, so lässt sich der Zahn evtl. durch die Verlegung der Perforationsstelle auf Höhe oder oberhalb der Gingiva mit Hilfe eines apikalen Verschiebelappens retten. Ist die Perforation peripher vollständig vom Parodontium umgeben, bzw. liegt sie in der Furkation bei mehrwurzeligen Zähnen, so gilt als Standardmaterial zum biokompatiblen und dichten Verschluss MTA (Mineral Trioxide Aggregate). Es besteht aus Trikalziumsilikat, Wismutoxid (20 %), Dikalziumsilikat, Trikalziumalumat, Tetrakalziumaluminoferrit und Gips. Voraussetzung für die Deckung tiefer lokalisierter Perforationen ist meistens die Verwendung eines OP-Mikroskops.

Primär parodontale, sekundär endodontische Läsionen
Prinzipiell erscheint es möglich, dass ein infiziertes Parodont auch die Gesundheit des Endodonts auf verschiedenen Infektionswegen wie über Seitenkanäle und Dentintubuli beeinträchtigen kann. Eine ältere Studie von *Langeland* et al. (1974) zeigte, dass die Pulpa erst gefährdet ist, wenn die Parodontitis den Apex erreicht hat. So lange jedoch der Zahn auf die Sensibilitätsprobe positiv reagiert, ist von einer Wurzelkanalbehandlung abzusehen und sich auf die Parodontitistherapie zu beschränken. Radiologisch können nämlich profunde marginale Parodontiden einer endodontischen Läsion gleichen! Reagiert der Zahn auf eine Sensibilitätsprobe negativ, so ist der Schweregrad der Parodontitis und der Aufwand einer endodontischen Therapie gegenüber einer Extraktion abzuwägen. Denkbar ist zum Beispiel eine endodontische Therapie, wenn die Infektion über das Parodont über einen koronalwärts gelegenen Seitenkanal erfolgt ist und auf Grund von verbleibendem parodontalem Attachment und einer Erfolg versprechenden Endodontie die Gesamtprognose des Zahnes als positiv zu bezeichnen ist.

Echt kombinierte Läsionen
Echt kombinierte Läsionen sind unabhängig voneinander entstanden. Auf der einen Seite liegt eine Pulpanekrose (negative Sensibilität), auf der anderen Seite eine parodontale Erkrankung (Attachmentverlust, Plaque, Zahnstein, Konkremente) vor. Kommen beide Läsionen miteinander in räumlichen Kontakt, so lassen sie sich nicht von Endo- oder Paroläsionen mit sekundärer parodontaler bzw. endodontischer Mitbeteiligung unterscheiden.

Die Therapie besteht bei echt kombinierten Läsionen zunächst nur aus einer Wurzelkanalbehandlung. Rund 6 bis 8 Wochen nach Beginn der endodontischen Therapie noch vorhandene Läsionen sind allein parodontal bedingt; sie werden erst zu diesem Zeitpunkt therapiert (Scaling, Root Planing, u. U. Parodontalchirurgie). In Zweifelsfällen gilt bei Endo-Paro-Läsionen:
- Wurzelkanalbehandlung
- kein aggressives Scaling und Root Planing, sondern Zerstörung des schädlichen Biofilms mit Ultraschall und Chlorhexidin (*Zehnder* et al. 2004)
- eine notwendig erscheinende Parodontaltherapie wird frühestens einige Monate nach der endodontischen Therapie fortgeführt.

Auch die Wurzellängsfraktur ist eine kombinierte Läsion und weist häufig einen radiologischen Knochenverlust auf. Dies gilt auch für bereits wurzelkanalbehandelte Zähne. Charakteristisch ist ein v-förmiger bukkaler Knochenverlust. Die Therapie besteht in der Regel in der Extraktion des betreffenden Zahns.

9.2.6 Konservierende Vorbehandlung vitaler Pfeilerzähne

Zähne, die im Rahmen der prothetischen Rehabilitation nicht überkront werden bzw. nicht als Pfeilerzähne fungieren, werden entsprechend der üblichen konservierenden Therapie mit Füllungen versorgt.

Bei prothetischen Pfeilerzähnen wird nach Entfernung vorhandener Karies verloren gegangene Zahnsubstanz mit plastischen Materialien wieder aufgebaut. Unter Verwendung von Dentin-Haftvermittlern (z. B. ClearfilNew Bond®; Kuraray, J-Osaka oder Optibond FL; Kerr, D-Karlsruhe) ist ein Verbund zum Dentin möglich. Dieser Verbund ermöglicht spaltfreie Aufbauten ohne die Pulpa zu gefährden (*Simons* et al. 1999, *Wegner* et al. 2004). Für die Aufbauten selbst werden Kompositkunststoffe (Hybridkomposite) verwendet. Vor allem bei großflächigen Aufbauten besteht jedoch die Gefahr, dass es durch Schrumpfung während der Polymerisation zu einer Spaltbildung zwischen Zahn und Füllungsmaterial kommt. Diese lässt sich, wie oben bereits erwähnt, durch die Applikation von Dentinhaftvermittlern reduzieren.

Materialien:
Komposit (z. B. Clearfil® F2 oder Clearfil Core; Kuraray), immer nur nach vorgängiger Anwendung eines Dentin-Haftvermittlers (z.B. Clearfil New Bond® oder Optibond FL).

Anwendungsbeispiel:
- Anlegen von Kofferdam
- Zahnhartsubstanzkonditionierung mit 30 % Phoshorsäuregel für 10-15 sec., nach Absprayen und Trocknen Applikation des Dentinadhäsivs Clearfil New Bond® (Anmischen im Verhältnis 1: 1, Kavität damit einpinseln und danach verblasen.)
- Kunststoffapplikation (Clearfil® F2 oder Clearfil Core): Hierzu wird das Komposit mit Hilfe eines Kunststoffspatels 1: 1 angemischt und mit einer speziellen Applikationspistole (Hawe Centrix Posterior®, Hawe, CH-Gentilino) eingebracht. Abschließend lässt man den autopolymerisierenden Kunststoff unter Druck aushärten.

Bei vitalen Zähnen wird die zusätzliche Verwendung von parapulpären Stiften und Schrauben wegen der entstehenden Spannungen im Dentin sowie der Gefahr der Perforation des Zahns und der Möglichkeit einer Verletzung der Pulpa nicht empfohlen.

9.2.7 Konservierende Vorbehandlung devitaler Pfeilerzähne

Bei devitalen prothetischen Pfeilerzähnen wird nach Entfernung vorhandener Karies und Durchführung einer suffizienten Wurzelkanalbehandlung die verloren gegangene Zahnsubstanz wieder aufgebaut. Dies kann mit einfachen plastischen Aufbauten bis hin zu Stiftkernaufbauten erfolgen. Entgegen früherer Ansichten verstärken Wurzelstifte devitale Zähne nicht, sondern schwächen sie zusätzlich und bergen immer das Risiko einer iatrogenen Wurzelperforation. Bei ausreichender Restzahnhartsubstanz bietet die Adhäsivtechnik heute die Möglichkeit, Stumpfaufbauten ohne Wurzelstifte adäquat zu verankern *(Edelhoff* et al. 2003). Daher sollten Wurzelkanalstifte nur noch dann zum Einsatz kommen, wenn die koronale Zahnhartsubstanz für die adhäsive Retention des Aufbaus ungenügend ist.

Bei kleineren bis mittleren Hartsubstanzdefekten (3-4 erhaltene Wände) wird ein in die Wurzelkanaleingänge erweiterter Kompositaufbau („gepinnter Kompositaufbau") empfohlen. Bei größeren Hartsubstanzdefekten (1-2 erhaltene Wände) sind halbkonfektionierte Stiftaufbauten mit einem vorgefertigten Stift und Kompositaufbau adäquat, während bei sehr ausgeprägten Hartsubstanzdefekten (0-1 erhaltene Wand) der klassische Stiftkernaufbau das Mittel der Wahl ist. Dabei wird an einen vorgefertigten Stift aus Metall ein Metallaufbau angegossen bzw. ein vollkeramischer Aufbau an einem Zirkonoxidkeramikstift adhäsiv befestigt. Auf das Aufpressen von Glaskeramik auf einen Zirkonoxidkeramikstift sollte wegen einer Schwächung des Wurzelstiftes verzichtet werden (Abb. 9-11). In Fällen besonders weiter Wurzelkanäle kann es sinnvoll sein, komplett individuell gegossene metallische oder CAD/CAM gefräste zirkonoxidkeramische Stiftaufbauten herzustellen. Welche Art des Stift-Stumpfaufbaus verwendet wird, scheint bei der Langzeitbewährung endodontisch versorgter Zähne keine entscheidende Rolle zu spielen, solange noch eine adäquate Menge an Restzahnhartsubstanz vorhanden ist. In diesem Fall lag die 17-Jahresüberlebensrate unabhängig vom Aufbau und der Verwendung eines Wurzelstiftes bei 71 % bis 80 % (restaurationsbezogen) und bei 83 % bis 92 % (zahnbezogen). Bei geringer Menge an verbliebener Zahnhartsubstanz sank die Überlebensrate der mittels Wurzelstift und Kompositaufbau versorgten Zähne signifikant, während dies bei mit gegossenen Stiftkernaufbauten versorgten Zähne nicht nachweisbar war.

Insbesondere beeinflusst die vertikale Wurzelumfassung des Aufbaus („Ferrule Design" oder „Fassreifeneffekt") die Langzeitbewährung maßgeblich (*Fokkinga* et al. 2007). In einer In-vitro-Studie (*Libman* und *Nicholls* 1995) wurde eine vertikale Umfassung des Aufbaus von mindestens 1,5 mm als ausreichend definiert, um eine ausreichende Stabilität zu erzielen. Eine ausreichende Wurzelumfassung sollte daher unabhängig von der Art des Aufbaus bei allen wurzelkanalbehandelten Pfeilerzähnen eingehalten werden (Abb. 9-11).

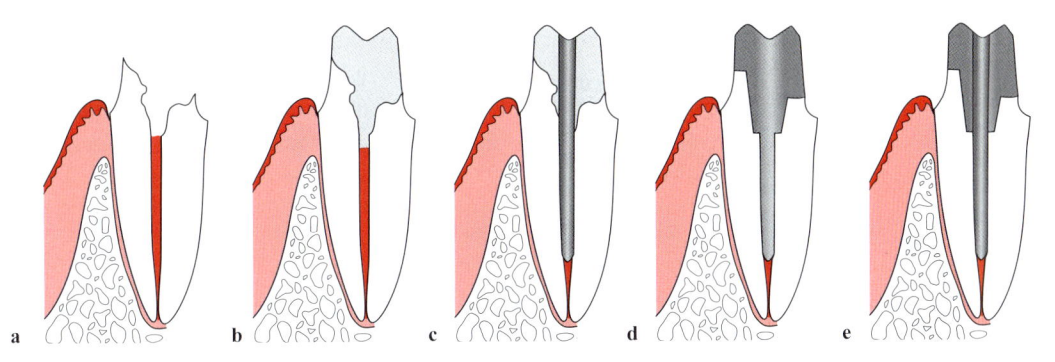

Abb. 9-11 Wurzelkanalfüllung. **a** Ausgangssituation; **b** „gepinnter Kompositaufbau" unter Einbeziehung der Wurzelkanaleingänge; **c** halbkonfektionierter Stiftaufbau mit konfektioniertem Stift und Kompositaufbau; **d** halbkonfektionierter Stiftaufbau mit konfektioniertem Stift und angegossenem Metallaufbau; **e** geteilter Stiftaufbau mit konfektioniertem Stift und separat hergestelltem Aufbau.

Tab. 9-2 Empfehlungen bei der Anfertigung von Kronenstumpfaufbauten

Vorhandene Zahnwände (max. 4)	Art des Aufbaus
3–4 Wände vorhanden	individueller Kompositaufbau mit Komposit, Pins
1–2 Wände vorhanden	halbkonfektionierter Aufbau: konfektionierter Stift mit Kompositaufbau
0–1 Wand vorhanden	halbkonfektionierter Aufbau: konfektionierter Stift mit angegossenem Metallaufbau bzw. verklebtem Keramikaufbau Modellation des Aufbaus komplett im Mund, bzw. Modellation des Aufbaus indirekt im Labor
	individuell hergestellter gegossener Aufbau: Modellation des Aufbaus komplett im Mund, bzw. Modellation des Aufbaus indirekt im Labor

Zusammenfassend lässt sich sagen, dass die Art des Aufbaus, der letztendlich verwendet wird, primär von der Restzahnsubstanz des Pfeilerzahnes abhängt. Anlehnend an die Klassifikation von *Naumann* (2003) wird empfohlen, die Verwendung eines Wurzelstifts und die Art des Stumpfaufbaus bei endodontisch behandelten Zähnen von der individuellen Größe des Zahnhartsubstanzdefektes abhängig zu machen (Tab. 9-2).

9.2.7.1 Differenzialtherapie der gängigen Stiftmaterialien

Titanlegierungen/Reintitan. Die Verwendung eines Titanstifts ist aufgrund der Biokompatibilität und Korrosionsresistenz sinnvoll. Im Vergleich zu Stiften aus goldhaltigen Legierungen sind Titanstifte zudem relativ preisgünstig. Vor allem in Fällen, in denen eine Wurzelspitzenresektion auf Höhe des Stiftes ansteht, bietet die gute Biokompatibilität des Titans optimale Voraussetzungen. Ästhetischer Nachteil des Titanstifts ist seine dunkel durchschimmernde Farbe. Im Bereich der halbkonfektionierten Stifte mit Kompositaufbau lässt sich der Titanstift problemlos verarbeiten. Bei Stiftaufbauten mit einem hochgoldhaltigen Aufbau ist der Titanstift allerdings nicht angießbar und es muss ein sogenannter „geteilter Stiftaufbau" hergestellt werden. Dabei wird der Aufbau im Labor separat gegossen. Bei der Eingliederung des geteilten Stiftaufbaus wird der mit Zement bestrichene Aufbau auf den Zahnstumpf aufgesetzt und der ebenfalls mit Zement bestrichene Titanstift durch den Aufbau hindurch in die Stiftbohrung eingebracht.

Edelmetalllegierungen (Permador®). Im Bereich der Stiftkernaufbauten mit metallischem Aufbau ist der hochgoldhaltige Stift das Mittel der Wahl, da er voll angussfähig ist. Hierzu liegen gute Daten zur Langzeitbewährung vor (*Fokkinga* et al. 2007). Genereller ästhetischer Nachteil dieser Stiftkernaufbauten ist die fehlende Transluzenz und die dunkle Farbe.

Zirkonoxidkeramikstifte. Die Verwendung von Zirkonoxidkeramikstiften ist aufgrund der sehr guten Biokompatibilität und der guten ästhetischen Eigenschaften vor allem im Frontzahnbereich von Vorteil. Auch dieses Material bietet bei einer notwendigen Wurzelspitzenresektion auf Höhe des Stiftes optimale biologische Voraussetzungen. Im Bereich der halbkonfektionierten Aufbauten mit Komposit lässt sich der Zirkonoxidkeramikstift problemlos verarbeiten. Bei Stiftaufbauten mit einem gepressten Aufbau zeigen Studien, dass die Anpresstechnik schlechtere Stabilitätswerte liefert als ein geteilter Stiftaufbau mit separatem vollkeramischem Aufbau (*Jeong* et al. 2002). In der Regel werden die Zirkonoxidkeramikstifte adhäsiv befestigt. Hierzu eignen sich besonders MDP-haltige Kompositkleber (Konditionierung und Vorgehen siehe Kapitel 29.16 und 29.17). Bezüglich der Langzeitbewährung liegen noch keine ausreichenden Daten vor. So lagen die Überlebensraten nach 2–4 Jahren bei 100 % beim direkten Kompositaufbau bzw. zwischen 95 % (*Paul* und *Werder* 2004) und 100 % (*Nothdurft* und *Pospiech* 2006) beim glaskeramischen Aufbau.

Glasfaserstifte. Diese Stifte werden aufgrund der guten ästhetischen Eigenschaften und der im Notfall möglichen Wiederentfernbarkeit in den letzten Jahren vor allem im Frontzahnbereich immer häufiger verwendet. Allerdings sind die Glasfaserstifte ausschließlich mit direkten Kompositaufbauten kombinierbar und es liegen noch keine sicheren Daten zur Langzeitbewährung vor. So schwanken die 2-Jahres-Überlebensraten zwischen 100 % (*Grandini* et al. 2005) und 78 % (*Naumann* et al. 2005). Außerdem lassen sich diese Daten schlecht auf andere Systeme übertragen, da die Bruchfestigkeit als auch die Struktur der einzelnen Glasfaserstifte von Hersteller zu Hersteller stark differieren (*Seefeld* et al. 2007). Aus diesem Grund empfehlen die Autoren Glasfaserstifte nur als eine Art Makrofüller in Fällen, in denen weitlumige Wurzelkanäle vorliegen, aber eigentlich kein Stift benötigt wird (3–4 Restwände). In diesen Fällen minimiert der Wurzelstift den Stress, der durch die Polymerisationsschrumpfung des Kompositaufbaumaterials entsteht, da der Stift das Volumen des auspolymerisierenden Kompositmaterials deutlich verringert. Bei größeren Zahnhartsubstanzdefekten ist es nach der heutigen Datenlage sinnvoll, Stiftsysteme aus Metall oder Zirkonoxidkeramik zu verwenden.

9.2.7.2 Individueller Kompositaufbau mit Kompositpins

Modellation eines individuell hergestellten Aufbaus aus plastischem Material (Komposit) mit kleinen Kunststoffpins (Zapfen), die zur besseren Verankerung des Aufbaus individuell in die leicht ausgeschachteten Wurzelkanaleingänge hineinragen.

Indikationen
- Aufbauten an wurzelbehandelten Zähnen mit stark reduziertem Parodont, die nach dem Prinzip von *Carnevale* (*Carnevale* et al. 1981, *Di Febo* et al. 1985) versorgt werden
- Geplante Hemisektion, Prämolarisierung oder Trisektion
- Bei Molaren, da diese primär ein größeres Zahnvolumen und somit oftmals genügend Dentinmasse zur Verankerung eines plastischen Füllungsmaterials besitzen. Zudem bestehen bei Molaren häufig Schwierigkeiten, in die engen und gekrümmten Kanäle Stifte zu setzen.
- Bei allen anderen Zähnen mit ausreichender Zahnhartsubstanzstärke (3-4 Pfeilerzahnwände sind noch vorhanden)

Kontraindikationen
- Zu wenig Zahnhartsubstanz vorhanden
- Insuffiziente Wurzelkanalfüllung

Vorteile
- Geringer Zeitaufwand
- Es muss keine zusätzliche Zahnhartsubstanz entfernt werden, was wiederum zu einer weiteren Schwächung des Zahnes führen würde (z. B. für eine Stiftbohrung bzw. das Entfernen unter sich gehender Bereiche).

Nachteil
- Geringere Retention als individuell gegossene oder halbkonfektionierte Aufbauten

Voraussetzung
- Die Ränder der späteren Rekonstruktion müssen zirkulär mindestens 1 mm im Dentin liegen.

Vorgehensweise
- Mit einer heißen Sonde, Reamern und passenden Rosenbohrern wird die Guttapercha im koronalen Anteil (2 bis 3 mm) aus dem Kanal entfernt.
- Weiteres Vorgehen siehe Kap. 9.2.6.

9.2.7.3 Halbkonfektionierte Aufbauten (Konfektionierter Stift mit plastischem Aufbau)

Hierbei wird an einem konfektionierten Stift, der aus unterschiedlichen Materialien bestehen kann, ein plastischer Kompositaufbau modelliert. Dabei lassen sich unterschiedliche Stiftsysteme zur Verankerung im Wurzelkanal unterscheiden:

Zylindrische Stifte
- Vorteil: größere Retention im Wurzelkanal als konische Stifte
- Nachteile: Gefahr der Wurzelschwächung (hoher Substanzverlust im apikalen Bereich)
- Gefahr der Perforation
- Beispiel: Para-Post-System, Whaledent, D-Friedberg

Konische Stifte
- Vorteile: gute Passgenauigkeit, leicht anzupassen, geringe Wurzelschwächung
- Nachteile: geringere Retention als zylindrische Stifte, relativ hoher Substanzverlust im koronalen Wurzelbereich
- Beispiel: Hofmann-Stifte (Brasseler, D-Lemgo)

Zylindrisch-konische Stifte
- Vorteile: die anatomische Form (apikal parallel, koronal konisch) des Wurzelkanals weitgehend nachahmend, gute Retention im Wurzelkanal
- Nachteil: geringere Retention als Schraubensysteme
- Beispiel: Velva post (Maillefer, CH-Ballaigues; in Deutschland: Automaton, D-Stuttgart)

Schraubensysteme (heute nicht mehr empfohlen)
- Vorteil: erhöhte Retention gegenüber Stiften

- Nachteile: Auftreten von Spannungen bis hin zu Spannungsrissen beim Eindrehen der Schraube, erhöhte Gefahr einer Wurzelfraktur, Gefahr der Perforation. Diese Nachteile werden in einer aktuellen randomisierten klinischen Studie, in der die Überlebensraten von Schraubensystemen signifikant schlechter waren als von zylindrischen/konischen Stiftsystemen, bestätigt (*Schmitter* et al. 2007).
- Beispiel: Wirz-Schrauben (Straumann, D-Freiburg); Radix-Anker (Maillefer, Ballaigues, Schweiz; in Deutschland: Automaton, D-Stuttgart)

Aufgrund der Vor- und Nachteile der verschiedenen Systeme empfehlen die Autoren die Verwendung von konischen Stiften. Folgende Legierungen werden bei den vorgestellten Stift- bzw. Schraubensystemen verwendet:
- Kobalt-Nickel-Chrom-Legierungen, z. B. Syntacoben® (korrosionsresistent) (Massenanteile: Kobalt 47 %, Nickel 22 %, Chrom 18%, Eisen 5%, Wolfram 4 %, Molybdän 4 %)
- Titanlegierungen/Reintitan
- Edelmetall-Legierungen
  - Permador® (Gold-Platin) (voll angussfähig) (Massenanteile: Gold 60 %, Platin 24,9 %, Palladium 15 %, Iridium Rest)
  - ELD® (Silber-Palladium) (bedingt angussfähig) (Massenanteile: Silber 52,5 %, Palladium 35 %, Platin 5 %, Kupfer 7 %, Zink 0,5 %). An ELD®-Stifte können Edelmetall-Legierungen mit einem Liquiduspunkt unter 1000 °C angegossen werden. Für höherschmelzende Legierungen muss ein Permador®-Stift verwendet werden.
- Zirkonoxidkeramikstifte
  - Cerapost® (Brasseler, D-Lemgo)
  - Cosmopost® (Ivocar Vivadent, FL-Schaan)
- Glasfaserstifte

Von den aufgeführten Legierungen haben sich unter werkstoffkundlichen, biologischen, ästhetischen und klinischen Überlegungen vor allem die folgenden Materialien für unterschiedliche Indikationen durchgesetzt:
- Titanlegierungen/Reintitan
- Edelmetalllegierungen (Permador®)
- Zirkonoxidkeramikstifte
- Glasfaserstifte

Zusammenfassend lässt sich sagen, dass ein konisches Stiftsystem, welches mit einem Bohrerset alle 4 oben genannten Stiftmaterialien verarbeiten kann, ein sehr vielseitiges System darstellt. Diese Möglichkeit ergibt sich mit dem ER-Stiftsystem (Komet, Brasseler, D-Lemgo). Insgesamt bietet dieses System vier Stiftgrößen, die von ISO 50 (Größe 1), ISO 70 (Größe 2), ISO 90 (Größe 3) bis zu ISO 110 (Größe 4) reichen. Aufgrund der geringen Stabilität wird die Größe I nur im Einzelfall empfohlen. Im Folgenden werden an diesem Stiftsystem die klinischen Arbeitsschritte eines konfektionierten Stifts mit plastischen Aufbauten beispielhaft dargestellt (Stiftgröße 2).

Kapitel 9

Abb. 9-12 Largo-Bohrer.

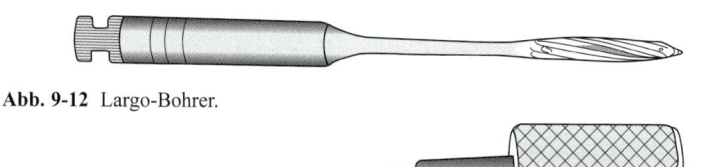

Abb. 9-13 Hofmann-Bohrer im Thomas-Schlüssel.

Voraussetzung
Suffiziente Wurzelkanalfüllung unter Kofferdam
- Wurzelkanalfüllung ca. 0,5–2 mm vor den röntgenologischen Apex
- konische Aufbereitung bis Größe 45 bis 60
- Wurzelfüllung (z. B. mit Guttapercha und AH Plus)
- Setzen des Stifts frühestens 8 h nach der Wurzelfüllung (entspricht der Abbindezeit von AH Plus)
- Bei oberen Molaren sollte der Stift in die palatinale Wurzel (größter Wurzelkanal, geringste Krümmung), bei unteren Molaren in die distale Wurzel (geringste Krümmung) gesetzt werden.

Materialien
K-Feilen Größe 30 und 60, Largo II-Bohrer (Maillefer, CH-Ballaigues; in Deutschland: Automaton, D-Stuttgart) (Abb. 9-12), Hofmann-Bohrer (Komet, Brasseler, D-Lemgo) Größe II (Abb. 9-13), NaOCl-Spüllösung, Permador®-Stift Größe II, GC-Pattern Resin (GC Corporation, J-Tokio).

Vorgehen
Bei den folgenden Arbeitsschritten 1-6 wird kein Kofferdam angelegt, da sonst der Verlauf der Zahnwurzel nicht abschätzbar ist und man so leicht die Orientierung für die optimale Richtung bei der Stiftbohrung verlieren kann.
1. Oberen Anteil der Guttapercha mit heißer Sonde erweichen (Abb. 9-14a und b).
2. Festlegen der definitiven Länge des Stifts, wobei rund 3–5 mm Wurzelkanalfüllung apikal verbleiben sollen. Mit Feile (Größe 30) Guttapercha aus dem Kanal entfernen.
3. Anschließend ausgiebig mit Natriumhypochlorit spülen.
4. Weiteres Entfernen von Guttapercha mit Feile (Größe 60).
5. Erweitern des Kanals bis zur gewünschten Länge mit Largo-Bohrer Größe II (Handaufbereitung) (Abb. 9-15). Der Stift soll in seiner Länge zumindest der späteren Kronenhöhe entsprechen.
6. Erweitern des Kanals mit Hofmann-Bohrer Größe II (ISO-Größe 90) (Handaufbereitung) (Abb. 9-16a und b).
7. Stift in Kanal einbringen; er sollte ohne Spiel sitzen (Abb. 9-17).
8. Kontrollröntgenbild.
9. Eventuell Längenkorrektur.
10. Kürzen des Retentionsteils.

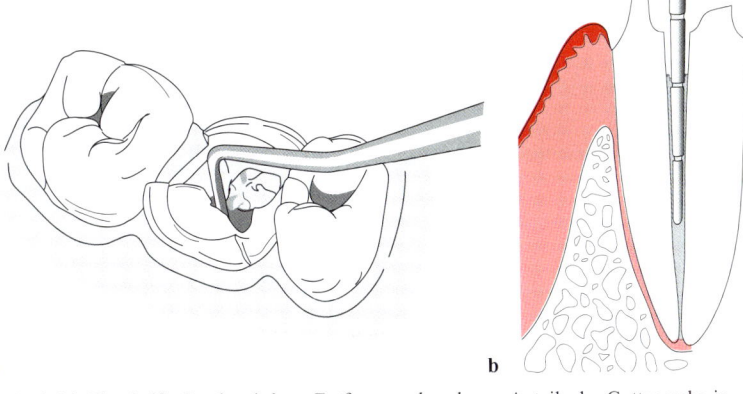

Möglichkeiten der präprothetischen Vorbehandlung, Phase 1   227

Abb. 9-14 Eine heiße Sonde wird zur Entfernung des oberen Anteils der Guttapercha in den wurzelgefüllten Kanal eingeführt. **a** Ansicht von okklusal; **b** Ansicht im Schnitt von der Seite.

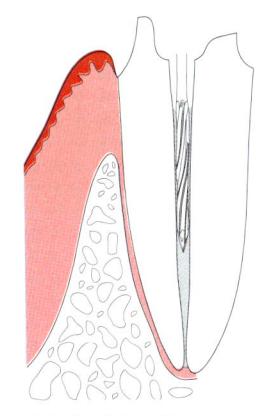

Abb. 9-15 Erweiterung des Kanallumens mit einem Largo-Bohrer der Größe II.

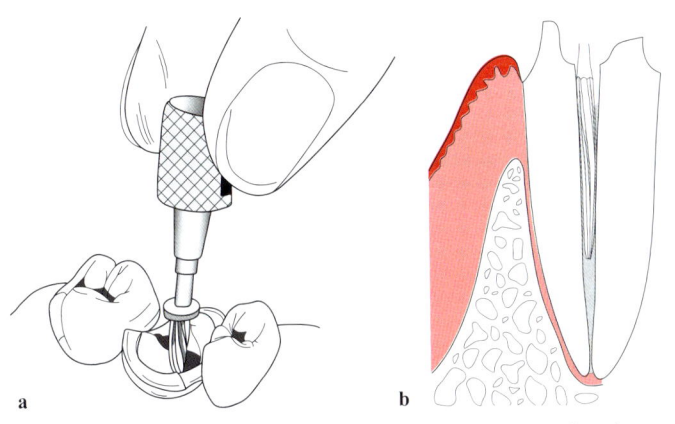

Abb. 9-16 Erweiterung des Kanallumens mit einem Hofmann-Bohrer der Größe II (ISO 90). **a** Ansicht von okklusal; **b** Ansicht im Schnitt von der Seite.

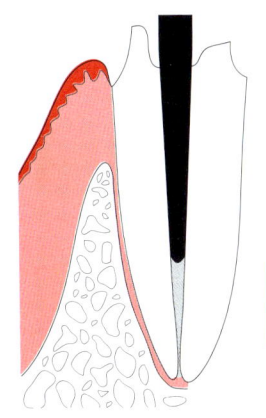

Abb. 9-17 Stift soll im Kanal satt sitzen.

11. Kofferdam anlegen und zementieren des Stifts mit schnellhärtendem Phosphatzement, Glasionomerzement bzw. Zementierungskomposit (Details siehe Kap. 9.2.7.4.1 Punkt 21–23).
12. Plastischer Aufbau mit Komposit nach Silikatisierung und Silanisierung des Retentionselements bzw. -kopfs. Dies erfolgt ebenfalls unter Kofferdam. Als Formhilfe für den Aufbau kann ein Matrizensystem verwendet werden.

9.2.7.4 Halbkonfektionierte Aufbauten (Konfektionierter Stift mit gegossenem Aufbau)

Die Herstellung eines Stiftaufbaus mit gegossenem Aufbau ist entweder über eine direkte Modellation des Aufbaus im Mund bzw. indirekt über eine Modellation des Aufbaus im Labor möglich. Im Folgenden werden beide Methoden beschrieben.

Vorgehen
Punkte 1-9 siehe Kap. 9.2.7.3.
10. Zirkuläre Pfeilerpräparation, um abzuschätzen, welche Dentinwände noch gekürzt werden müssen. Eine Dentinwandstärke von mindestens 1 mm sollte vorhanden sein.
11. Kürzen zu dünner Dentinwände, damit ein möglichst ebenes Plateau mit einer Dentinwandstärke von mindestens 1 mm geschaffen wird. Anschließend das Plateau finieren (ergibt später einen besseren Randschluss).
12. Präparation eines kleinen Kanalinlays (Rotationsschutz), Ausmaß und Form der Präparation richtet sich nach der noch vorhandenen Zahnhartsubstanz.

9.2.7.4.1 Modellation des Aufbaus im Mund

13. Kürzen des Permador®-Stifts mit einer Kneifzange außerhalb des Mundes und Abrunden der dabei entstehenden scharfen Kanten. Die Kürzung sollte so erfolgen, dass der Stift nach der Präparation okklusal und zirkulär von Kunststoff komplett gefasst ist (Abb. 9-18).
14. Wiedereinsetzen des Stifts in den Wurzelkanal.
15. Isolieren des Stumpfs mit Vaseline oder Glyzerin.
16. Applikation von Kunststoff in das Kanalinlay unter Anwendung der Pinseltechnik: Die Spitze eines auf einem Plastikaufsatz befindlichen Einmalpinsels wird zunächst in einen Gumminapf mit Monomer getaucht und anschließend in einen Napf mit Polymer (Pattern Resin, GC, Japan). Auf diese Weise bildet sich am Pinselende ein Kunststofftropfen. Mit diesem wird zunächst nur das Kanalinlay aufgefüllt. Nach Erhärten des Kunststoffs wird der Stift entfernt.
17. Wenn der Stift mitsamt dem Kanalinlay entfernbar ist und das Kanalinlay mit Kunststoff ausgeflossen ist, wird der Stift wieder zurück in Position gebracht, und es erfolgt der weitere Aufbau des Zahns (Pinseltechnik).
18. Präparation des Aufbaus. Dabei darf zwischen Zahnhartsubstanz und Kunststoff kein Spalt zu tasten sein. Mit der Präparation sollte es gelungen sein, den zukünftigen Stiftkernaufbau zirkulär mindestens 1,5 mm zu fassen, um einen ausreichenden Fassreifeneffekt („Ferrule Design") zu erzielen (*Libman* und *Nicholls* 1995).
19. Einbetten, gießen, ausbetten, ausarbeiten.
20. Überprüfung der Passgenauigkeit des Stiftkernaufbaus im Mund (Fitchecker, GC, J-Tokyo) und gegebenenfalls Vornahme von Korrekturen.
21. Aufrauen der Dentinwände im Wurzelkanal mit diamantierten formkongruenten Handinstrumenten. Dadurch erzielt man eine deutlich erhöhte Retention des Stiftaufbaus nach Zementierung (*Balbosh* et al. 2005).
22a. Zementieren des Stiftkernaufbaus mit Phosphatzement (schnellhärtend) bzw. Glasionomerzement (z. B. Ketac Cem®; Espe, D-Seefeld):
    – Spülung des Kanals mit Wasser, gefolgt von 70 %igem Alkohol, anschließend Trocknung mit Papierspitzen.
    – Zur besseren Retention Permador®-Stift und gegossenes Kanalinlay des Aufbaus mit Aluminiumoxid (50 µm) bei 2 bar abstrahlen. Aufbau mit Alkohol reinigen.

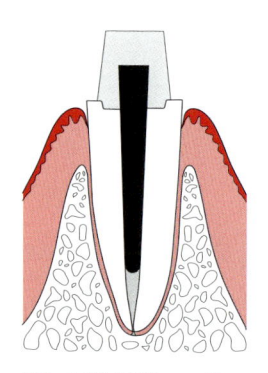

Abb. 9-18 Stiftkernaufbau in Kunststoff, Ansicht im Schnitt von der Seite.

- Zement wird mit einem Lentulo in den Kanal einrotiert. Stift und Inlay ebenfalls dünn mit Zement einstreichen und Aufbau mit langsam ansteigendem Druck einsetzen.
22b. Zementieren des Stiftkernaufbaus mit Zementierungs-Kompositen unter Kofferdam (z. B. Panavia 21, Kuraray):
- Ätzung der Wurzelkanäle mit 37 %iger Phosphorsäure für 10-15 s. Spülung mit Wasser, gefolgt von 70 %igem Alkohol, anschließend Trocknung mit Papierspitzen.
- Silikatisieren und Silanisieren des Stifts inklusive Kanalinlays.
- Applikation eines autopolymerisierenden Dentinadhäsivs (Clearfil New Bond®, Kuraray) in den Wurzelkanal, Überschuss mit Papierspitzen absaugen.
- Einkleben des Wurzelstiftes mit einem autopolymerisierenden Kompositkleber mit haftfähigem Monomer (Panavia 21, Kuraray). Dazu Stift und Inlay dünn mit Zement einstreichen und Aufbau mit langsam ansteigendem Druck einsetzen.
23. Rö-Kontrolle.

9.2.7.4.2 Modellation des Aufbaus indirekt im Labor

Nach erfolgter Passbohrung zur Aufnahme des Stiftes und zirkulärer Pfeilerpräparation inklusive Kanalinlay (Punkte 1-12 siehe Kap. 9.2.7.3 und 9.2.7.4.1) wird vor der Abformung ein vorgefertigter Stift in das Kanallumen gesetzt. Damit der Stift in der Abformung verbleibt, werden im okklusalen Bereich mit einer Trennscheibe oder einem Seitenschneider Unterschnitte (Retentionskerben) eingebracht. Fakultativ kann man zur Verankerung des Stifts in der Abformung unter sich gehende Bereiche schaffen, indem man am okklusalen Ende des Stifts einen Kunststoffkopf befestigt (Pattern Resin, GC). Die Abformung erfolgt mit Hilfe eines Abformlöffels bzw. Minitray und einem Polyäther-Material (z. B. Impregum). Gegebenenfalls kann es sinnvoll sein, den Gegenkiefer ebenfalls abzuformen (Alginat).

Vor Ausgießen der Abformung mit Superhartgips wird der Stift mit Vaseline isoliert, damit er problemlos vom Gipsmodell entfernt werden kann. Anschließend wird der Stift auf die entsprechende okklusale Höhe gekürzt. Nach Isolieren des Modells erfolgt die Gestaltung des Aufbaus mit Wachs oder mit ausbrennbarem Kunststoff. Durch den Gießvorgang entsteht eine feste Verbindung zwischen Stift und gegossenem Aufbau. Die Passung muss auf dem Modell überprüft und der Aufbau gegebenenfalls angepasst werden.

Das weitere Vorgehen entspricht dem bei halbkonfektionierten Aufbauten (Punkte 20-23 siehe Kap. 9.2.7.4.1)

9.2.7.5 Individuell hergestellte Aufbauten aus Metall (Stift und Aufbau in einem Stück gegossen)

Die Indikation für die individuelle Herstellung eines kompletten Aufbaus aus Metall (Stift und Aufbau in einem Stück gegossen) sind Zähne mit hohem Hartsubstanzverlust und mit überdurchschnittlich großem Wurzelkanal (Frontzähne, Prämolaren), bei denen mittels konfektionierten Stiften keine Retention im Kanalbereich erreicht werden kann.

Kontraindikationen
- insuffiziente Wurzelkanalfüllung
- halbkonfektionierte Aufbauten möglich

Vorteile
- bei gelungenem Guss hohe Stabilität
- individuelle Gestaltung bis hin zur Stellungskorrektur möglich

Nachteile
- anspruchsvolle Herstellung
- Lunkerbildung beim Gießen möglich (→ erhöhte Bruchgefahr)

Empfohlenes Material
- hochgoldhaltige Legierung (z. B. Degulor® M; Degudent, D-Frankfurt)

9.2.7.5.1 Modellation des individuell hergestellten Aufbaus im Mund
Nach Vorbereitung des Kanallumens und Präparation des Zahnes werden Stumpf und Kanal isoliert. Dünnfließender Kunststoff wird in das Kanallumen gebracht; anschließend erfolgt mit demselben Material die Modellation des Aufbaus.

9.2.7.5.2 Modellation des individuell hergestellten Aufbaus indirekt im Labor
Nach Vorbereitung des Kanallumens und Präparation des Zahns wird vor der Abformung ein vorgefertigter Plastikstift in das Kanallumen gesetzt. Damit der Stift in der Abformung verbleibt, werden im okklusalen Bereich mit einer Trennscheibe Unterschnitte (Retentionskerben) eingebracht. Fakultativ kann man zwecks Verankerung des Stifts in der Abformung untersichgehende Bereiche dadurch schaffen, dass man am okklusalen Ende des Stifts einen Kunststoffkopf befestigt. Vor Ausgießen der Abformung mit Superhartgips wird der Stift mit Vaseline isoliert, damit eine problemlose Entfernung vom Gipsmodell möglich ist. Anschließend wird er auf die entsprechende okklusale Höhe gekürzt. Die nach Isolieren des Modells erfolgende Gestaltung des Aufbaus erfolgt mit Wachs.

9.2.7.6 Überlegungen zum labortechnischen Vorgehen bei der Herstellung von metallischen Stiftkernaufbauten

Der Kunststoffaufbau wird durch Einbetten und Gießen in eine entsprechende Legierung umgesetzt. Die folgenden Aussagen beziehen sich auf einen hochgoldhaltigen Legierungstyp (z. B. Degulor® M; Degussa, D-Frankfurt; Massenanteile: Gold 70 %, Silber 13,5 %, Kupfer 8,8 %, Platin 4,4 %) und einen angussfähigen Wurzelstift aus einer Silber-Palladium- bzw. Gold-Platin-Legierung (Permador®- bzw. ELD®-Stift).

Der Gusskanal sollte so angewachst werden, dass sich nach seinem Abtrennen die äußere Kontur des Aufbaus verfolgen und der Kanalrest günstig am Aufbau verschleifen lässt (Abb. 9-19a und b).

Für die Auswahl des Durchmessers der Gusskanäle ist die Objektgröße (und der Typ der zu vergießenden Legierung) zu berücksichtigen. Der Durchmesser des Gusskanals sollte die gleiche Größe wie das Objekt aufweisen oder bis ca. 0,5 mm kleiner sein. Ein durchschnittlicher

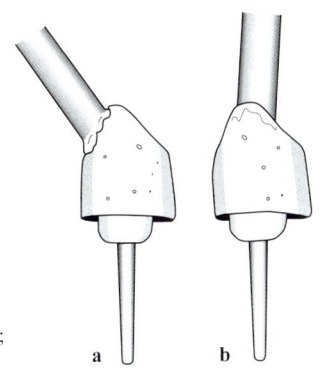

Möglichkeiten der präprothetischen Vorbehandlung, Phase 1   231

Abb. 9-19 Anstiften eines Stiftkernaufbaus. **a** richtig; **b** falsch.

Gusskanaldurchmesser beträgt 2,0 oder 2,5 mm. Er sollte aber nie 3 mm überschreiten, auch nicht bei besonders massiven Aufbauten (z. B. für den Molarenbereich). Als Einbettmasse ist eine feinkörnige Masse zu bevorzugen. Diese ist in der Lage, alle Feinstrukturen genau zu reproduzieren. Hier bietet sich die Verwendung einer silikat- oder phosphatgebunden Einbettmasse an. Der Gehalt an Graphit in der Einbettmasse sorgt für eine zusätzliche Reduktion der durch den Gussvorgang zustande kommenden Oberflächenoxidation.

Neben dem Durchmesser des Gusskanals muss auch die Vorwärmtemperatur der Objektgröße angepasst werden. Bei der Wahl der Vorwärmtemperatur sind zwei Überlegungen zu berücksichtigen:
- Der anzugießende Stift wirkt als „Kühlrippe" für die flüssige Schmelze. Die gießbereite Legierung kann daher beim Einschießen in die Muffel u. U. zu früh erstarren. Nicht ausgeflossene Bereiche wären das Ergebnis.
- Ist das Kunststoffobjekt sehr massiv, heizt sich die Muffel beim Einschießen der großen Menge heißer Schmelze noch stärker auf. Dadurch kann es zu einer Überhitzung der Schmelze kommen; Porositäten wären die Folge.

Als Faustregel gilt:
- Objekte mit normaler Größe (Stift plus Ummantelung von 0,5 – 1 mm Kunststoffstärke): Standardvorwärmtemperatur
- besonders feine Objekte (Stift mit einer Kunststoffummantelung von weniger als 0,5 mm Stärke): Standardvorwärmtemperatur +50° C
- besonders massive Objekte (Kunststoffstärke über 1 mm Dicke): Standardvorwärmtemperatur +100° C

Beim Ausbetten ist darauf zu achten, dass der Stift nicht durch Schlagen mit dem Hammer auf den Gusskegel verbogen wird und die Ränder durch aggressives Abstrahlen nicht beschädigt werden. Nach dem vollständigen Entfernen der Einbettmasse, was chemisch im Ultraschallbad erfolgen kann (Abb. 9-20), werden Gussperlen (Abb. 9-21) an der Innenseite des Aufbaus mit Hilfe eines Stereomikroskops vorsichtig entfernt. Dies geschieht mit geeigneten Rosen- bzw. Kegelbohrern der kleinsten Größe.

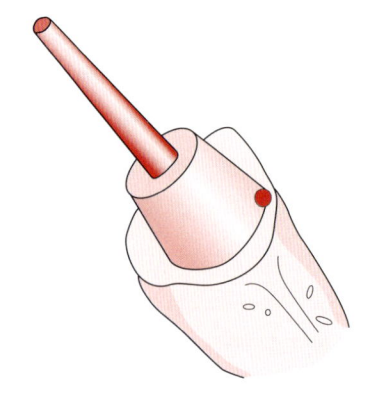

Abb. 9-20 Zwei Stiftkernaufbauten nach dem Guss in einer Goldlegierung.

Abb. 9-21 Stiftkernaufbau in der Ansicht von schräg unten mit Gussperlen.

Der Stift und die angegossene Innenseite (nicht die Ränder) werden vor dem Zementieren mit Aluminiumoxid (50 µm Korngröße; 2 bar Druck) angeraut, um die Zementretention zu erhöhen.

Literatur

Appel M., Hülsmann M.: Probleme der Wurzelkanalfüllung. In: Hülsmann M., Schäfer M. (Hrsg.): Probleme in der Endodontie. Prävention, Identifikation und Management. Quintessenz, Berlin 2007;323-363.

Balbosh A., Ludwig K., Kern M.: Comparison of titanium dowel retention using four different luting agents. J Prosthet Dent 2005;94:227-233.

Carnevale G., di Febo G., Trebbi L.: A patient presentation: planning a difficult case. Int J Periodontics Restorative Dent 1981;1(6):51-63.

Di Febo G., Carnevale G., Sterrantino S.F.: Treatment of a case of advanced periodontitis: Clinical procedures utilizing the combined preparation technique. Int J Periodontics Restorative Dent 1985;5(1):53-62.

Edelhoff D., Heidemann D., Kern M., Weigl P.: Aufbau endodontisch behandelter Zähne. Gemeinsame Stellungnahme der DGZMK, DGZPW und DGZ. Dtsch Zahnärztl Z 2003; 58:109-201.

Endodontology E. S. o.: Quality guidelines for endodontic treatment: consensus report of the European Society of Endodontology. Int Endod J 2006;39:921-930.

Fokkinga W.A., Kreulen C.M., Bronkhorst E.M., Creugers N.H.: Up to 17-year controlled clinical study on post-and-cores and covering crowns. J Dent 2007;35:778-786.

Grandini S., Goracci C., Tay F.R., Grandini R., Ferrari M.: Clinical evaluation of the use of fiber posts and direct resin restorations for endodontically treated teeth. Int J Prosthodont 2005;18:399-404.

Grötz K.A., Kreusch T.: Zahnärztliche Betreuung von Patienten unter/nach Bisphosphonatmedikation. Gemeinsame wissenschaftliche Stellungnahme der Deutschen Gesellschaft für Zahn-, Mund- und Kieferheilkunde (DGZMK), der Arbeitsgemeinschaft (AG) Kieferchirurgie und der Deutschen Gesellschaft für Mund-, Kiefer- und Gesichtschirurgie (DGMKG). Dtsch Zahnärztl Z 2006;60:510-513.

Heidemann D., Hülsmann M., Petschelt A., Raab W., Schäfer E., Weiger R.: Die maschinelle Wurzelkanalaufbereitung. Endodontie 2006;15:51-56.

Heitz-Mayfield L.J., Trombelli L., Heitz F., Needleman I., Moles D.: A systematic review of the effect of surgical debridement vs non-surgical debridement for the treatment of chronic periodontitis. J Clin Periodontol 2002;29:92-102.

Hellwig E., Klimek J., Attin T.: Wurzelkanalfüllung. In: Hellwig E., Klimek J., Attin T. (Hrsg.): Einführung in die Zahnerhaltung. Deutscher Zahnärzte Verlag, Köln 2009. 398-409.

Hülsmann M.: Eine vergleichende Bewertung aktueller Studien zur Erfolgsqoute endodontischer Behandlungen. Endodontie 2005;14:231-250.

Hülsmann M., Petschelt A., Raab W., Schäfer E., Weiger R.: Good clinical practice: Die Wurzelkanalbehandlung. Dtsch Zahnärztl Z 2005;60.

Hülsmann M., Rödig T.: Probleme der Desinfektion des Wurzelkanalsystems. In: Hülsmann M., Schäfer M. (Hrsg.): Probleme in der Endodontie. Prävention, Identifikation und Management. Quintessenz, Berlin 2007;281-322.

Hülsmann M., Schäfer E.: Probleme bei der Wurzelkanalpräparation. In: Hülsmann M., Schäfer M. (Hrsg.): Probleme in der Endodontie. Prävention, Identifikation und Management. Quintessenz, Berlin 2007;235-279.

Jeong S.-M., Ludwig K., Kern M.: Investigation of the fracture resistance of three types of zirconia posts in all-ceramic post-and-core restorations. Int J Prosthodont 2002;15:154-158.

Knowles S.W., Burgett F.G., Nissle R.R., Shick R.A., Morrison E.C., Ramfjord S.P.: Results of periodontal treatment related to pocket depth and attachment level. Eight years. J Periodontal 1979;50:225-233.

Krüger E.: Operationslehre für Zahnärzte. 8. Aufl. Quintessenz, Berlin 1993.

Lang N.P.: Checkliste zahnärztliche Behandlungsplanung. 3. Aufl.. Thieme, Stuttgart 1988, 382-414.

Langeland K., Rodrigues H., Dowden W.: Periodontal disease, bacteria, and pulpal histopathology. Oral Surg Oral Med Oral Pathol 1974;37:257-270.

Libman W.J., Nicholls J.I.: Loaded fatigue of teeth restored with cast posts and cores and complete crowns. Int J Prosthodont 1995;8:155-161.

Naumann M.: Wann Wurzelstifte indiziert sind. Klassifikation und Therapiekonzept. Quintessenz 2003;54:931-938.

Naumann M., Blankenstein F., Dietrich T.: Survival of glass fibre reinforced composite post restorations after 2 years. An observational clinical study. J Dent 2005;33:305-312.

Nothdurft F.P., Pospiech P.R.: Clinical evaluation of pulpless teeth restored with conventionally cemented zirconia posts: a pilot study. J Prosthet Dent 2006;95:311-314.

Paul S.J., Werder P.: Clinical success of zirconium oxide posts with resin composite or glass-ceramic cores in endodontically treated teeth: a 4-year retrospective study. Int J Prosthodont 2004;17:524-528.

Rateitschak K.H., Rateischak-Plüss E.M., Wolf H.F.: Parodontologie. Farbatlanten der Zahnmedizin, Band 1. 3. Auflage. Thieme, Stuttgart 2004.

Rödig T., Hülsmann M., Nordmeyer S., Drebenstedt S.: Grundlagen moderner Endodontie. Spitta Verlag 2009.

Schirrmeister J. F.: Die Möglichkeiten der maschinellen Wurzelkanalaufbereitung. Zahnärzteblatt Baden-Württemberg 2006;10:45-50.

Schmitter M., Rammelsberg P., Gabbert O., Ohlmann B.: Influence of clinical baseline findings on the survival of 2 post systems: a randomized clinical trial. Int J Prosthodont 2007; 20:173-178.

Schwenzer N.: Präprothetische Chirurgie. In: Schwenzer N., Grimm G. (Hrsg.): Spezielle Chirurgie. Zahn-Mund-Kieferheilkunde. Band 2. Thieme, Stuttgart 1981, 382-414.

Seefeld F., Wenz H.J., Ludwig K., Kern M.: Resistance to fracture and structural characteristics of different fiber reinforced post systems. Dent Mater 2007;23:265-271.

Simons K., Wolfart S., Kern M.: Klinische (Kurzzeit-)Erfahrungen mit Kompositstumpfaufbauten. Dtsch Zahnärztl Z 1999;54:715-717.

Tunkel J., Heinecke A., Flemmig T.F.: A systematic review of efficacy of machine-driven and manual subgingival debridement in the treatment of chronic periodontitis. J Clin Periodontol 2002;29 Suppl 3:72-81.

Wegner S., Wolfart S., Kern M.: In vivo study of the marginal integrity of composite resin buildups after full crown preparation. J Adhes Dent 2004;6:151-155.

Kapitel 9

10 Funktionelle Vorbehandlung: Symptome, Epidemiologie, Ätiologie und Klassifikation von Myoarthropathien des Kausystems

10.1 Einleitung

Wurden im Rahmen der Anamnese (vgl. Kap. 4) und der Befunderhebung (vgl. Kap. 5) Hinweise für Funktionsstörungen im stomatognathen System gefunden, so werden eine genauere Diagnostik und gegebenenfalls eine funktionelle Vorbehandlung notwendig. Im Rahmen des Behandlungskonzepts findet diese in der Phase I der präprothetischen Vorbehandlung statt (vgl. Kap. 3: Synoptisches Behandlungskonzept).

10.2 Definition und Leitsymptome

Schulte (Tübingen) führte den Begriff „Myoarthropathie" (MAP) im Jahre 1970 in die Zahnmedizin ein. Im klinischen Sprachgebrauch werden heute vielfach auch die Synonyme „Funktionsstörung" bzw. „kraniomandibuläre Dysfunktion" verwendet. *Schulte* wies jedoch bereits im Jahre 1981 darauf hin, dass beide Begriffe deutlich zu unterscheiden sind: „Zeichen der *Funktionsstörung* sind im stomatognathen System sehr viel häufiger nachweisbar als Beschwerden bzw. subjektive krankhafte Befunde. Die Begriffe *Myoarthropathie*, Schmerzdysfunktionssyndrom (griech. *pathós* = das Leiden) etc. sollten deshalb nur dann benutzt werden, wenn tatsächlich subjektive krankhafte Befunde bestehen."

Man versteht unter „Myoarthropathien" muskuloskelettale Beschwerden, die im Bereich der Kau- bzw. Kiefermuskulatur (Myopathien bzw. – bei Mitbeteiligung der Sehnen – Tendomyopathien) und/oder der Kiefergelenke (Arthropathien) lokalisiert sind. Es handelt sich um einen Sammelbegriff, nicht aber um eine Diagnose. Das Wort „Myoarthropathien" betont, dass in der Muskulatur bzw. in den Gelenken Beschwerden bestehen, unter denen der Patient *leidet*. Neben der Bedeutung „Leiden" hat das griechische Wort „pathós" auch die Bedeutung „Schmerz". Im Vordergrund steht demnach der an (Kiefer-)Muskel- bzw. (Kiefer-)Gelenkschmerzen leidende Patient.

MAP stellen kein einzelnes, homogenes Krankheitsbild dar, sondern umfassen eine Reihe von verschiedenartigen pathologischen Zuständen.

Bei den im Kausystem lokalisierten Beschwerden gilt es zwischen solchen zu differenzieren, die sich ausschließlich im stomatognathen System manifestieren bzw. dort ihre Ursache haben, und solchen, denen eine systemische Ursache zugrunde liegt (z. B. rheumatoide Arthritis; Fibromyalgie-Syndrom) und bei denen es zu Symptomen *auch* im Kauorgan kommt.

Unabhängig von der Ätiologie der vorhandenen Beschwerden unterscheidet man traditionell drei Leitsymptome der MAP, die allerdings nicht alle gemeinsam auftreten müssen:
- Schmerzen im Bereich der Kiefermuskulatur und/oder Kiefergelenke
- Einschränkungen der Unterkieferbeweglichkeit
- Kiefergelenkgeräusche bei Bewegungen des Unterkiefers

Die Behandlungsbedürftigkeit von Kiefergelenkgeräuschen wird heute nur noch in solchen Fällen gesehen, in denen die Geräusche (Kiefergelenkknacken) so laut sind, dass der Patient nachweisbar leidet. Ansonsten wird dieses akustische Phänomen – wie in der Orthopädie – als Variation der Normalität aufgefasst.

Im Mittelpunkt stehen demgegenüber der Schmerz und die eingeschränkte Kieferbeweglichkeit (vor allem eine eingeschränkte Kieferöffnung). Letztere kann entweder die Folge der Schmerzen sein (Schonhaltung des Unterkiefers) oder durch mechanisches Hindernis (meist ein anterior befindlicher Discus articularis) verursacht worden sein.

Neben den genannten Leitsymptomen können weitere begleitende Symptome vorkommen, wie Kopf- oder Nackenschmerzen. Auch Ohrenschmerzen und Ohrgeräusche kommen bei MAP-Patienten häufiger vor als in der Normalbevölkerung.

10.3 Subjektive und objektive Symptome

Typisch für MAP-Symptome ist, dass sie über einen bestimmten Zeitraum oft eine große Fluktuation und Variabilität zeigen. Wie bei jeder Erkrankung, so muss man auch bei MAP-Symptomen unterscheiden zwischen den vom Patienten geäußerten Beschwerden, also dem subjektiven Empfinden oder Befinden, und den vom Untersucher feststellbaren „objektiven" klinischen Befunden. In der Regel lassen sich bei einer Person mehr „objektive" als subjektive Symptome feststellen. Das Überwiegen „objektiv" klinischer Befunde gegenüber dem subjektiven Befinden erklärt sich zu einem großen Teil dadurch, dass vielen bei einer Untersuchung festgestellten Befunden keine pathologische Relevanz zukommt und auch die Patienten in ihrem Wohlbefinden nicht beeinträchtigt sind. Daher sind subjektive Beschwerden des Patienten klinisch in der Regel bedeutsamer als „objektive" Befunde.

Im Rahmen der Anamnese werden von MAP-Patienten typischerweise eine oder mehrere der folgenden (subjektiven) Beschwerden angegeben:
- funktionsabhängige Schmerzen im Bereich der Kiefermuskulatur (Myalgie; häufiger) oder der Kiefergelenke (Arthralgie; weniger häufig), z. B. bei Bewegungen des Unterkiefers (Abbeißen und Kauen harter Nahrung) oder bei (weiter) Kieferöffnung (Gähnen)
- Einschränkungen der Unterkieferbeweglichkeit, z. B. der maximalen Kieferöffnung (Beißen in einen Apfel)

- Gefühl von Kiefer(muskel)steifigkeit oder Ermüdung der Kiefermuskulatur, z. B. nach dem morgendlichen Erwachen
- als störend, unangenehm oder sozial einschränkend empfundene Kiefergelenkgeräusche bei Bewegungen des Unterkiefers, insbesondere bei Kieferöffnung (lautes Knacken)

Während einer klinischen Untersuchung festgestellte (sog. „objektive" oder „intersubjektive") Befunde, die Hinweise für eine bestehende MAP darstellen können, aber nicht müssen, sind:
- Palpationsempfindlichkeit von Kiefermuskeln (z. B. M. masseter, M. temporalis), feststellbar durch verbale Äußerungen des Patienten oder durch Abwehrgesten wie Heben der Augenbrauen oder Zurückziehen des Kopfs beim Betasten der Muskeln
- Palpationsempfindlichkeit der Kiefergelenke
- eingeschränkte maximal mögliche Kieferöffnung
- Ungleichmäßigkeiten bzw. Asymmetrien bei Bewegungen des Unterkiefers (z. B. deutliche Deflexion bei der Kieferöffnung)

Bruxismus ist ein Risikofaktor für MAP. Klinische Hinweise für Bruxismus sind:
- Muskelermüdung, -verspannung oder -schmerz nach dem morgendlichen Erwachen
- Attrition der Zähne mit entsprechenden Schlifffacetten (Zähneknirschen)
- keilförmige Defekte (Abfraktionen, Kieferpressen)
- Hypertrophie der Kaumuskulatur, v. a. des M. masseter
- sehr harte Mm. masseteres beim festen Zubeißen
- parafunktionsbedingte diffuse Zahnschmerzen

Sind einige der genannten subjektiven oder „objektiven" Symptome vorhanden, so kann, abhängig vom Grad der Ausprägung, Anamnese und Befunderhebung notwendig sein (s. Kap. 11).
    Ein Untersucher muss sich darüber bewusst sein, dass primär in Kiefermuskulatur oder Kiefergelenk lokalisierte Schmerzen nicht selten auf benachbarte anatomische Strukturen ausstrahlen, so z. B. Richtung Ohr oder Zähne. Umgekehrt ist es möglich, dass sich Schmerzen aus anderen Bereichen in Muskulatur oder Kiefergelenke projizieren, z. B. bei einer Pulpitis. Daher muss bei der Befunderhebung die genaue Ursache der Schmerzen abgeklärt werden.

10.4 Der persistierende Schmerz

Im Zentrum bei Patienten mit Beschwerden im Kausystem steht in der Regel der persistierende Schmerz. Sofern er negative Auswirkungen auf psychoaffektiver, sozialer und/oder Verhaltensebene hat, wird er als „chronisch" bezeichnet.
    Im Gegensatz zum akuten Schmerz, der als biologisch sinnvoller, da warnender Hinweis auf eine Schädigung des Organismus gewertet

werden kann, stellt das chronische Schmerzgeschehen ein eigenständiges Krankheitsbild dar. Chronische Schmerzen sind das Ergebnis eines Entwicklungsprozesses, die mit strukturellen und funktionellen Veränderungen im nozizeptiven System einher gehen. In der Regel stehen sie in keinem direkten Zusammenhang mit dem Ausmaß einer erkennbaren Gewebeschädigung und werden meist symptomatisch therapiert.

Chronisch verlaufende, mit Schmerzen und Funktionseinschränkungen einhergehende Erkrankungen des Stütz- und Bewegungsapparats sollten nach Auffassung der Weltgesundheitsorganisation (WHO) dem rheumatischen Formenkreis zugeordnet werden. Aus diesem Grund fallen die meisten Krankheitsbilder, die unter dem Sammelbegriff „Funktionsstörungen im Kausystem" zusammengefasst werden, unter diese Rubrik.

Die die Muskulatur betreffenden Beschwerden können als eine Form des Weichteilrheumatismus angesehen werden.

Es sind klinisch-experimentelle Belege dafür vorhanden, dass persistierende Schmerzen im muskuloskelettalen Bereich zu einer Verminderung der Aktivität der agonistischen Muskeln der betroffenen schmerzhaften Region und zu einer leichten Erhöhung der Aktivität dieser Muskeln führen, wenn sie als Antagonisten wirken. Im Falle von persistierenden Schmerzen im Bereich der Kiefermuskulatur und/oder der Kiefergelenke bedeutet dies, dass beim Schließen der Kiefer die Aktivität der Adduktoren (Agonisten) vermindert ist, während die (schmerzhafte) Kieferöffnung mit einer leichten Erhöhung der Aktivität der Kieferschließer (jetzt Antagonisten) einhergeht. Dies führt dazu, dass die maximale Kontraktionskraft beim Kieferschluss verringert (!) ist, während es beim Öffnen zu einer Verminderung des Ausmaßes (Amplitude) und der Geschwindigkeit der Kieferöffnung kommt. Die damit verbundenen Funktionseinschränkungen werden als ein reflektorisch gesteuerter Anpassungsmechanismus zum Schutz der betroffenen anatomischen Strukturen und zur Reduktion der vorhandenen Schmerzen gedeutet (*Lund* et al. 1991). Diese Erkenntnisse stehen in deutlichem Gegensatz zu der weit verbreiteten Annahme, dass persistierende Muskelschmerzen zu einem erhöhten Muskeltonus in Ruhe und Funktion führen und sich Schmerzen und muskuläre Hyperaktivität im Sinne eines Circulus vitiosus verstärken (sog. Schmerz-Spasmus-Schmerz-Hypothese).

Charakteristisch für persistierende Schmerzen ist ihre Beschreibung mit affektiv-emotionalen Begriffen wie „furchtbar", „bedrückend", „quälend" oder „vernichtend".

Bei Patienten mit persistierenden Schmerzen spielen psychosoziale Belastungen – z. B. in Familie oder Beruf – und daraus resultierende Verhaltensweisen eine wichtige Rolle für den Beginn und Unterhalt bzw. für die Wahrnehmung und Bewertung der Schmerzen. Anhaltende Schmerzen haben direkte Auswirkungen auf die Lebensqualität und Lebensführung der davon betroffenen Person. Die Patienten sind in vielen Fällen in der Verrichtung ihrer Alltagsaktivitäten beeinträchtigt. Die chronischen Beschwerden führen immer auch zu Veränderungen im psycho-affektiven Bereich, z. B. in Form einer depressiven Verstimmung.

In manchen Fällen tritt ein vorhandener sekundärer Krankheitsgewinn zutage: Durch das Kranksein nimmt die betroffene Person eine Rolle ein, mit der bestimmte soziale Vorteile verbunden sein können, wie besondere Aufmerksamkeit durch die Umwelt (Zuwendung, Beachtung) und

Entbundenwerden von bestimmten, eher als unangenehm empfundenen Aufgaben und Verpflichtungen. Typisch für diese Schmerzpatienten ist ferner, dass sie in der Regel eine Liste fehlgeschlagener Therapieversuche verschiedener Behandler aufweisen.

10.5 Epidemiologische Aspekte

Die Epidemiologie befasst sich u. a. mit der Verbreitung von Erkrankungen in der Bevölkerung. Von großer Bedeutung bei epidemiologischen Studien ist der Unterschied zwischen den Begriffen *Prävalenz* und *Inzidenz*. Die *Prävalenz* gibt die Zahl der zu einem bestimmten Zeitpunkt vorhandenen Krankheitsfälle an. Sie wird in Form von Querschnittsuntersuchungen ermittelt. Die *Inzidenz* misst demgegenüber das Neuauftreten von Erkrankungen innerhalb eines bestimmten Zeitraums (Neuerkrankungsrate) und wird mit Hilfe von Longitudinalstudien bestimmt.

Epidemiologische Untersuchungen, die das Ziel haben, Auskunft über die Verbreitung von funktionellen Störungen bzw. MAP zu geben, lassen sich nur bedingt miteinander vergleichen. Dies liegt, neben Unterschieden bezüglich der Probandenauswahl (Alter, Geschlecht, sozioökonomische Variablen u.a.), vor allem daran, dass sich die Studien im Hinblick auf die angewandte Untersuchungsmethodik, aber auch bezüglich der Festlegung der für eine Zuordnung notwendigen Art und Zahl der subjektiven Beschwerden und klinisch-objektivierbaren Symptome zum Teil deutlich voneinander unterscheiden.

Was die *Untersuchungsmethodik* betrifft, so kann beispielsweise die Beurteilung der subjektiven Symptome in Form von Fragebögen, Telefoninterviews oder persönlichen Gesprächen erfolgt sein. Unabhängig davon haben allein die Auswahl der Fragen und die Art der Fragestellung eine breite Streuung hinsichtlich der erzielten Ergebnisse zur Folge.

Bei Beurteilung der objektiven Krankheitszeichen durch den Untersucher können ebenfalls viele Parameter das Ergebnis beeinflussen. Als Beispiele seien genannt:
- Höhe und Dauer des ausgeübten Drucks beim Palpieren von Kiefergelenken und Kiefermuskulatur;
- Art der Palpation (ein oder mehrere Finger; mit Fingerspitze(n) oder gesamter Endphalanx);
- Lokalisation der zu palpierenden Stellen;
- Beurteilung von Kiefergelenkgeräuschen mit oder ohne Stethoskop, evtl. Kombination mit Tastbefunden;
- Messung der maximal erreichbaren Schneidekantendistanz: Wert, der nach der ersten Kieferöffnung oder derjenige, der nach wiederholten Öffnungsbewegungen erreicht wurde;
- Festlegung des Wertes für eine eingeschränkte Kieferöffnung (z. B. ab < 40 mm, ab < 38 mm, ab ≤ 35 mm; vertikaler Überbiss eingerechnet?).

Hinsichtlich der *Art und Anzahl der Symptome* gilt zu unterscheiden, ob in einer Studie nur ein oder aber mehrere Symptome, u. U. in einer bestimmten

Kombination, erfasst und ob mögliche Begleitsymptome wie Schmerzen in Kopf, Ohren, Hals, Nacken oder Schultern berücksichtigt wurden.

Zu diesen methodischen Unterschieden kommt, dass bei der Durchführung einer klinischen Untersuchung und der Interpretation der Befunde bereits bei ein- und demselben Untersucher zum Teil deutlich unterschiedliche Einschätzungen vorkommen. Dies kann beispielsweise daran liegen, dass viele festgestellte Beschwerden oder Krankheitszeichen in ihrer Ausprägung bzw. ihrem Schweregrad über einen relativ kurzen Zeitraum hinweg fluktuieren und daher über verschiedene Erhebungen hinweg nicht konstant vorhanden sind. Wenn mehrere Untersucher beteiligt sind, sind die Unterschiede in den erhaltenen Ergebnissen noch stärker ausgeprägt als bei nur einem Untersucher.

All diese Gründe tragen dazu bei, dass die in der Literatur angegebenen Werte eine beachtliche Streuung aufweisen.

MAP-Symptome kommen in jeder Altersgruppe vor, selbst bei Kindern. Am stärksten verbreitet sind sie jedoch in der Zeitspanne zwischen dem Ende des zweiten und der Mitte des fünften Lebensjahrzehnts (also etwa zwischen dem 18. und 45. Lebensjahr). Angesichts ihrer geringeren Prävalenz bzw. des häufigen Verschwindens von vorher vorhandenen Beschwerden sowie aufgrund der Zunahme allgemeiner Gesundheitsprobleme treten MAP-Symptome bei älteren Menschen deutlich in den Hintergrund.

Frauen sind in der Bevölkerung rund doppelt so häufig von MAP-Symptomen betroffen wie Männer. Im deutschen *Bundes-Gesundheitssurvey* 1998 (n = 7124 Erwachsene) gaben 4,7 % bzw. 12,0 % der befragten männlichen Probanden, aber 8,6 % bzw. 20,4 % der Probandinnen an, in den vorausgegangenen sieben Tagen bzw. den letzten 12 Monaten unter Schmerzen im Bereich des Gesichts, der Kaumuskeln, der Kiefergelenke oder im Ohrbereich gelitten zu haben (*Bellach* et al. 2000).

Bei der Kombination einer zahnärztlichen Befundung mit einer gleichzeitig durchgeführten sozialwissenschaftlichen Befragung einer bevölkerungsrepräsentativen Zufallsstichprobe in Deutschland lag nach den Ergebnissen der Dritten Deutschen Mundgesundheitsstudie (DMS-III) im Jahre 1997 die MAP-Prävalenz in der erwachsenen Bevölkerung (Altersgruppe 35 bis 44 Jahre) bei knapp 5 % (John und Wefers 1999a) (Tab. 10-1). (Hinweis: In der im Jahre 2005 durchgeführten Vierten Deutschen Mundgesundheitsstudie (DMS-IV) wurden funktionelle Befunde nicht erfasst.)

Tab. 10-1 Geschätzte Prävalenz traditioneller MAP-Symptome in Deutschland auf Grundlage der Angaben und der klinischen Befundung von 2022 repräsentativen Erwachsenen (Dritte Deutsche Mundgesundheitsstudie) (*John* und *Wefers* 1999a, b).

	Erwachsene (35–44 Jahre)		Senioren (65–74 Jahre)	
	Patienten-angaben	klinische Befunde	Patienten-angaben	klinische Befunde
Schmerzen	4,6 %	1,9 %	4,7 %	2,3 %
Einschränkungen der Kieferöffnung	3,4 %	1,1 %	1,5 %	5,5 %
Einschränkungen des Kieferschlusses	1,9 %	(keine Angaben)	1,0 %	(keine Angaben)
Kiefergelenkknacken	16,9 %	30,6 %	12,0 %	25,4 %
Kiefergelenkreiben	0,4 %	4,0 %	0,3 %	5,5 %

Unter denjenigen Personen, die aufgrund ihrer mit MAP in Zusammenhang stehenden Schmerzen einen Zahnarzt aufsuchen, ist ein deutliches Übergewicht von Frauen festzustellen (bis zu einem Verhältnis von bis zu neun zu eins in spezialisierten Einrichtungen). Die meisten Patientinnen sind zwischen 18 und 45 Jahre alt. Sie weisen viele Gemeinsamkeiten mit Patienten auf, die an chronischen Schmerzen in anderen Körperregionen leiden (z. B. Rückenschmerzen, Kopfschmerzen).

10.6 Ätiologie und Pathogenese

Bezüglich der Ätiologie (im Sinne einer Hintergrundursache) und Pathogenese (im Sinne eines Auslösers oder Entstehungsmechanismus) der MAP wird heute anstelle der früher postulierten monokausalen Erklärungsmodelle eine multifaktorielle Genese bevorzugt, wohl wissend, dass der Begriff „multifaktoriell" häufig als Synonym für „nicht genau bekannt" steht.

Unter den Faktoren, die als prädisponierend für Wegbereitung, Auslösung oder Unterhaltung einer MAP angesehen werden, werden in der Literatur okklusale, traumatische, psychosoziale/psychische sowie pathophysiologisch/systemische Faktoren angeführt.

Eine wichtige Rolle kommt der individuell unterschiedlichen Anpassungsfähigkeit bzw. funktionellen Toleranzgrenze der beteiligten Gewebe zu.

10.6.1 Okklusale Faktoren

Okklusalen Faktoren, wie z. B. Vorkontakten, wird heute nicht mehr die ausschlaggebende ätiologische Rolle für das Auftreten von MAP zugesprochen, die ihnen noch vor wenigen Jahren zugedacht wurde.

Dagegen sind Okklusionsveränderungen häufig Folge von bestehenden morphologischen Umbauvorgängen in den Kiefergelenken oder von Schmerzen im Kausystem. So besteht beispielsweise ein Zusammenhang zwischen rheumatoider Arthritis mit Kiefergelenkbeteiligung und skelettal offenem Biss – wobei der offene Biss die Folge, nicht die Ursache der fortschreitenden Resorptionsvorgänge im Bereich der Kondylen ist.

Bei Schmerzen im Bereich der Kiefermuskulatur kommt es dagegen neben Einschränkungen der Unterkieferbeweglichkeit bisweilen zu einer Veränderung der Unterkieferlage (Schonhaltung), was eine Erklärung für von MAP-Patienten bisweilen berichtete Okklusionsveränderungen darstellen kann (leichte Vor- und evtl. Seitverschiebung des Unterkiefers).

10.6.2 Traumata

Makrotraumen – dazu zählen unter anderem überlange bzw. sehr weite Kieferöffnungen wie bei langen Zahnarztsitzungen oder orale Intubationsnarkose – können ebenso wie über einen langen Zeitraum kontinuierlich einwirkende Mikrotraumen (Parafunktionen) zu einer Überbelastung der Strukturen des stomatognathen Systems führen. Meistens führen Parafunktionen allerdings nicht zu einer MAP.

10.6.3 Psychosoziale und psychische Faktoren

Psychosozialen und psychischen Faktoren wird heute eine bedeutende Rolle für die Ätiologie der MAP zugemessen. Auf *psychosozialer* Ebene wird der chronischen Einwirkung von stresserzeugenden Faktoren (Stressoren) und einer unzureichenden Verarbeitungsfähigkeit dieser Belastungen durch den Patienten eine große Bedeutung zugemessen. Stressoren können physischer, psychischer und sozialer Natur sein. Zu physischen Stressoren zählen Schmerz, Schlafmangel, Lärm, Kälte, Wärme, Hunger und Durst. Psychische Stressoren sind z. B. Angst, Unsicherheit und schulische oder berufliche Anspannung und Überforderung. Beispiel für soziale Stressoren ist Mangel an sozialem Kontakt. Psychische und soziale Faktoren werden häufig unter dem Oberbegriff „psychosozial" zusammengefasst.

Unabhängig von der Art der einwirkenden Stressoren reagiert der Organismus nach dem gleichen Muster. Im vegetativen Nervensystem sowie im endokrinen System der betroffenen Person kommt es zu typischen physiologischen Veränderungen (Sympathikusaktivierung mit Anstieg von Adrenalin und Noradrenalin, Aktivierung der Achse Hypothalamus-Hypophysenvorderlappen-Nebennierenrinde), deren Ziel es ist, sämtliche verfügbaren Energien zum Zwecke des Selbstschutzes bereitzustellen. Dadurch sind alle Voraussetzungen für körperliche (muskuläre) Aktivität geschaffen (Flucht- oder Kampfreaktion). In der Regel verhindern allerdings gesellschaftliche Normen, dass sich das gestresste Individuum adäquat abreagieren kann. Die aufgestaute Energie findet kein Ventil; der eigentliche Schutzmechanismus kehrt sich in sein Gegenteil um und wird zu einer Belastung für den Organismus. Eine wiederholte Einwirkung von Stressoren über längere Zeit kann bei gleichzeitig ungenügenden oder fehlenden Erholungsphasen negative gesundheitliche Auswirkungen haben. Bereits beginnender Disstress kann sich in einer Reihe von Symptomen äußern, die deutlich machen, in welchem Maße dieser zu Verspannungen im physischen und psychischen Bereich führt, z. B. in Form von Einschlafstörungen, innerer Unruhe, Kopf-, Nacken-, Schulter-, Rückenschmerzen, Appetitlosigkeit und nervösen Muskelzuckungen (z. B. im Innervationsbereich des N. facialis).

Chronische Stresseinwirkung kann sich direkt auf das stomatognathe System auswirken, vor allem in Form einer Hypertonizität und -aktivität der Kaumuskulatur, häufig einhergehend mit Zähneknirschen und Kieferpressen (Bruxismus). Zu unterscheiden ist der Wachbruxismus (vermehrt Kieferpressen) von Schlafbruxismus (vor allem Zähneknirschen). Bruxismus kann sich im stomatognathen System u. a. durch Verlust von Zahnhartsubstanz infolge Attrition und Frakturen, durch pathophysiologische Veränderungen am Zahnhalteapparat (erhöhte Beweglichkeit v. a. der Frontzähne bei Abwesenheit einer Parodontalerkrankung) sowie durch Schmerzen, Ermüdung und Steifigkeit (besonders beim Aufwachen) im Bereich der Kiefermuskulatur, Hypertrophie des M. masseter,

Kiefergelenkbeschwerden (Schmerzen, Knacken) und Kopfschmerzen bemerkbar machen. Der in der Nacht auftretende Bruxismus ist deshalb so gefährlich, weil er außerhalb der Kontrolle der betroffenen Person abläuft. Schlaflaborstudien zeigten, dass während des Schlafs mehrere Minuten dauernde rhythmisch ablaufende, kauähnliche Bewegungszyklen oder längere isotonische Kontraktionen der Kaumuskulatur auftreten können. Nicht jeder Mensch reagiert auf Stressoren gleich, sondern es existierten z. T. beträchtliche Variationen hinsichtlich der individuellen Antwort auf Stresseinwirkungen.

Okklusale Interferenzen in Form von störenden Frühkontakten der Zähne werden demgegenüber von der wissenschaftlich orientierten Literatur kaum mehr als möglicher Grund für Bruxismus angesehen.

Aus vielen Untersuchungen ist bekannt, dass bei Patienten mit chronischen Beschwerden im Kausystem, übrigens ebenso bei Patienten, die an persistierenden unteren Rückenschmerzen und Kopfschmerzen leiden, bestimmte Persönlichkeitsmerkmale wie Depressivität und Störungen der Angstverarbeitung stärker verbreitet sind als in der Durchschnittsbevölkerung. Aus der Schmerzforschung weiß man, dass die Persönlichkeitsstruktur bzw. die psychische Konstitution eine wichtige Rolle für das Vorhandensein chronischer Schmerzen spielt.

10.6.4 Pathophysiologische, systemische Faktoren

Systemische Erkrankungen wie rheumatoide Arthritis (chronische Polyarthritis), Infektionen oder endokrine Störungen (z. B. Schilddrüsenüberfunktion), können ebenfalls Ursache oder Co-Faktor für funktionelle Beschwerden im Kausystem sein. In diesen Fällen ist die primäre Behandlung von einem Facharzt durchzuführen.

10.7 Diagnostische Klassifikation der Myoarthropathien

In den vergangenen zwanzig Jahren wurden eine Vielzahl von Klassifikationssystemen zur Unterteilung der verschiedenen Arten der Funktionsstörungen des Kausystems vorgestellt. Trotz dieser Anstrengungen existiert bis heute keine allgemein akzeptierte, einheitliche Taxonomie. Aus diesem Grund wird eine Vergleichbarkeit von Ergebnissen unterschiedlicher Untersuchungen weiterhin erschwert. Bereits geringe Unterschiede in den diagnostischen Kriterien zweier verschiedener Systeme können jedoch dazu führen, dass Patienten verschiedenen Gruppen von Krankheitsbildern zugeteilt werden. Keine der bisherigen Klassifikationen ist vollkommen zufriedenstellend.

10.7.1 Die RDC/TMD

Im Jahre 1992 veröffentlichte eine internationale Expertengruppe um *Dworkin* und *LeResche* ein zweiachsiges Erfassungssystem, das in der englischsprachigen Literatur als *Research Diagnostic Criteria* for *Temporomandibular Disorders* (RDC/TMD) bezeichnet wird (Achse I: Somatische Befunde und Klassifikation; Achse II: Befunde zu Schmerzintensität, schmerzbedingten Beeinträchtigungen, depressiver Verstimmung und unspezifischen somatischen Symptomen). Die Klassifikation der MAP nach den RDC/TMD ist nachfolgend zusammengefasst. Obwohl die RDC/TMD ursprünglich für die klinische Forschung gedacht waren, werden sie zunehmend auch für den klinischen Alltag zum Zwecke der Diagnostik und Klassifikation der MAP empfohlen und angewandt. Die Diagnostik der somatischen Beschwerden (Achse I) erlaubt eine Differenzierung in drei Diagnosegruppen:

- **Gruppe I: Schmerzhafte Beschwerden im Bereich der Kiefermuskulatur**
  - I.a Myofaszialer Schmerz
  - I.b Myofaszialer Schmerz mit eingeschränkter Kieferöffnung
- **Gruppe II: Verlagerungen des Discus articularis**
  - II.a Diskusverlagerung mit Reposition bei Kieferöffnung
  - II.b Diskusverlagerung ohne Reposition bei Kieferöffnung, mit eingeschränkter Kieferöffnung
  - II.c Diskusverlagerung ohne Reposition bei Kieferöffnung, ohne eingeschränkte Kieferöffnung
- **Gruppe III: Arthralgie, aktivierte Arthrose, Arthrose**
  - III.a Arthralgie des Kiefergelenks
  - III.b Aktivierte Arthrose des Kiefergelenks
  - III.c Arthrose des Kiefergelenks

Die Einschlusskriterien für jede Diagnose sind genau festgelegt. Die Diagnosen erfolgen aufgrund der Patientenangaben (Verwendung eines standardisierten Fragebogens) und der Ergebnisse der klinischen Untersuchung. Diagnosen innerhalb einer Gruppe schließen sich gegenseitig aus. Ein Patient kann im Höchstfall eine Diagnose aus Gruppe I sowie pro Kiefergelenk je eine Diagnose aus Gruppe II und Gruppe III (also maximal 5 Diagnosen) erhalten.

Innerhalb der drei Achse-I-Kategorien sind vier der acht Diagnosen direkt mit schmerzhaften Befunden verbunden (die per definitionem zu Diagnosen erklärt wurden: myofaszialer Schmerz; myofaszialer Schmerz mit eingeschränkter Kieferöffnung; Arthralgie; aktivierte Arthrose). Muskelspasmus, Myositis, Muskelkontraktur, Polyarthritiden und akutes Kiefergelenktrauma werden im Rahmen der RDC/TMD nicht berücksichtigt. Künftige neue Erkenntnisse auf dem Gebiet der Funktionsstörungen des kraniomandibulären bzw. kraniozervikalen Systems und der Schmerzforschung werden sich in einer revidierten und verfeinerten Taxonomie niederschlagen.

10.7.2 Myofaszialer Schmerz (Tendomyopathie)

Myofasziale Schmerzen sind durch empfindliche Bereiche in Muskeln, Sehnen oder Faszien gekennzeichnet. Durch bestimmte Reize (z. B. Druck durch Palpation auf diese Stellen) können reproduzierbare, in der Regel dumpfe Schmerzen ausgelöst werden. Bisweilen strahlen die Schmerzen in Areale aus, die sich von der auslösenden Stelle in einer deutlichen topographischen Entfernung befinden (z. B. Ohr; Kiefermuskeln). In diesem Fall werden die entsprechenden überempfindlichen Stellen auch als (myofasziale) Triggerpunkte bezeichnet. Ob solche myofaszialen Triggerpunkte nach dem von *Travell* und *Simons* (2002) beschriebenen, für jeden Muskel charakteristischen Muster im Kaumuskelbereich in einem reproduzierbaren Maße existieren, wird heute allerdings von vielen Klinikern bezweifelt. Diagnostische Kriterien des myofaszialen Schmerzes:
- regionaler, i. d. R. dumpfer Schmerz in Ruhe und/oder während der Funktion
- lokalisierte Palpationsempfindlichkeit des Muskels/der Muskeln bzw. seiner/ihrer Faszie(n) oder Sehne(n)
- schmerzbedingt eingeschränkte Kieferöffnung möglich
- Schmerzlinderung nach Applikation eines Kältesprays auf den/die Triggerpunkt(e)

10.7.3 Verlagerungen des Discus articularis

Unter einer Diskusverlagerung versteht man eine Lagebeziehung des Discus articularis relativ zum Kondylus, die nicht den von anatomischen Lehrbüchern her bekannten Darstellungen entspricht. Generell kann die Gelenkzwischenscheibe nach anterior, anterior-medial, medial, lateral oder posterior verlagert werden oder sein. Die Diskusverlagerung kann partiell oder total, mit oder ohne Reposition sowie in habitueller Interkuspidation oder bei exkursiven Bewegungen des Unterkiefers auftreten.

Die Verwendung des Begriffs „Diskusverlagerung" wurde jedoch kritisiert, weil dieser eine Behandlungsnotwendigkeit im Sinne einer Diskusrepositionierung suggeriert, die in vielen Fällen nicht besteht (*Türp* 1998). Aus diesem Grunde ist die in diesem Kapitel verwendete Bezeichnung „Diskusverlagerung" nicht gleichbedeutend mit „pathologisch" oder „behandlungsbedürftig" zu sehen, sondern sie gibt lediglich an, dass eine topographische Abweichung von der aus anatomischen Werken bekannten Darstellung der Diskuslage relativ zum Kondylus vorliegt. Am häufigsten ist der Diskus in habitueller Interkuspidation nach anterior bzw. anterior-medial verlagert.

Bei Öffnung der Kiefer kommt es dabei entweder zu einem – meist mit einem Knackgeräusch (Repositionsknacken) verbundenen – Wiederaufspringen des Diskus auf den Kondylus (anteriore Diskusverlagerung mit Reposition), oder aber der Diskus bleibt auch bei maximaler Kieferöffnung (und anderen exzentrischen Bewegungen) vollständig anterior(-medial) liegen (anteriore Diskusverlagerung ohne Reposition, „Diskusprolaps").

Ursachen für Diskusverlagerungen können akute Traumen sein (dazu zählen lang dauernde Zahnarztbesuche), nach denen eine Überdehnung der intrakapsulären Gewebe auftritt. Weitere Gründe sind mechanische Überbeanspruchungen und Formveränderungen (Remodellierungen) der knöchernen artikulierenden Gelenkflächen mit Verdrängung des Diskus im formveränderten Gelenk (z. B. nach anterior-medial) und Lockerung des retrodiskalen Gewebes und der Diskusligamente.

Neben der Diskusvorverlagerung in habitueller Okklusion mit Reposition bei exzentrischen Bewegungen gibt es auch den sehr viel selteneren umgekehrten Fall, bei dem der Diskus in habitueller Okklusion regelgerecht positioniert ist, bei Exkursionsbewegungen aber unter Erzeugung eines Knackgeräuschs (Dislokationsknacken) nach posterior verlagert wird; bei der Bewegung Richtung habituelle Okklusion kommt es zu einer Reposition des Diskus, was mit einem erneuten Knackgeräusch verbunden sein kann (Repositionsknacken).

10.7.3.1 Anteriore Diskusverlagerung in habitueller Interkuspidation mit Reposition bei Kieferöffnung

In habitueller Interkuspidation befindet sich der Diskus in einer anterior(-medialen) Position. Bei Kieferöffnung kommt es zu einer Reposition, d. h. zu einem „Aufspringen" des Diskus auf den Kondylus, das häufig mit einem Knackgeräusch verbunden ist (Repositionsknacken). Ein während des Schließens des Kiefers auftretendes Knackgeräusch (das meist fehlt) kommt durch die erneute Vorverlagerung des Diskus zustande (Dislokationsknacken).

Im „klassischen" Fall ist unmittelbar vor dem Öffnungsknacken die Bewegung des betroffenen (ipsilateralen) Kondylus verzögert, was in der Frontalebene zu einer (oft geringen, häufig kaum erkennbaren) Abweichung des Unterkiefers zur ipsilateralen Seite führt. Nach dem mit dem Knackgeräusch verbundenen Aufspringen des Diskus auf den Kondylus erfolgt ein Ausgleich der kurzzeitigen Unterkiefer-Mittellinienverschiebung, und die Kieferöffnung verläuft in der Frontalebene symmetrisch weiter. Beim Kieferschluss und dem (schwachen) Schlussknacken ist in der Regel keine solche Deviation auszumachen.

Diagnostische Kriterien einer sog. Diskusverlagerung mit Reposition sind:
- Knackgeräusche beim Öffnen (und evtl. Schließen) (Abb. 10-1).
- Schmerzen (Arthralgie) bei Bewegungen des Unterkiefers sind möglich, bedingt durch Kontakt des Kondylus mit dem entzündeten retrodiskalen Gewebe bzw. der entzündeten Gelenkkapsel (Capsulitis, Synovialitis).
- Eine bildgebende Weichgewebsdarstellung (Kernspintomogramm) würde einen anterior befindlichen Diskus zeigen, der bei Kieferöffnung reponiert ist.

10.7.3.2 Komplette anteriore Diskusverlagerung in habitueller Interkuspidation ohne Reposition (Diskusprolaps) bei Kieferöffnung

Bei einer anterioren Diskusverlagerung ohne Reposition springt der Diskus bei Kieferöffnung nicht auf den Kondylus auf; stattdessen bleibt

Diagnostische Klassifikation der Myoarthropathien 247

Abb. 10-1 Anteriore Diskusverlagerung in habitueller Okklusion *mit* Reposition bei Kieferöffnung. **a** Verhältnisse bei habitueller Interkuspidation; **b** initiale Öffnung des Kiefers; **c** intermediäre Kieferöffnung, Diskus reponiert; **d** maximale Kieferöffnung; **e** beginnende terminale Schließungsphase des Kiefers, Diskus noch reponiert; **f** terminale Schließungsphase, Diskus in anteriorer Lage; **g** Ausgangsposition.

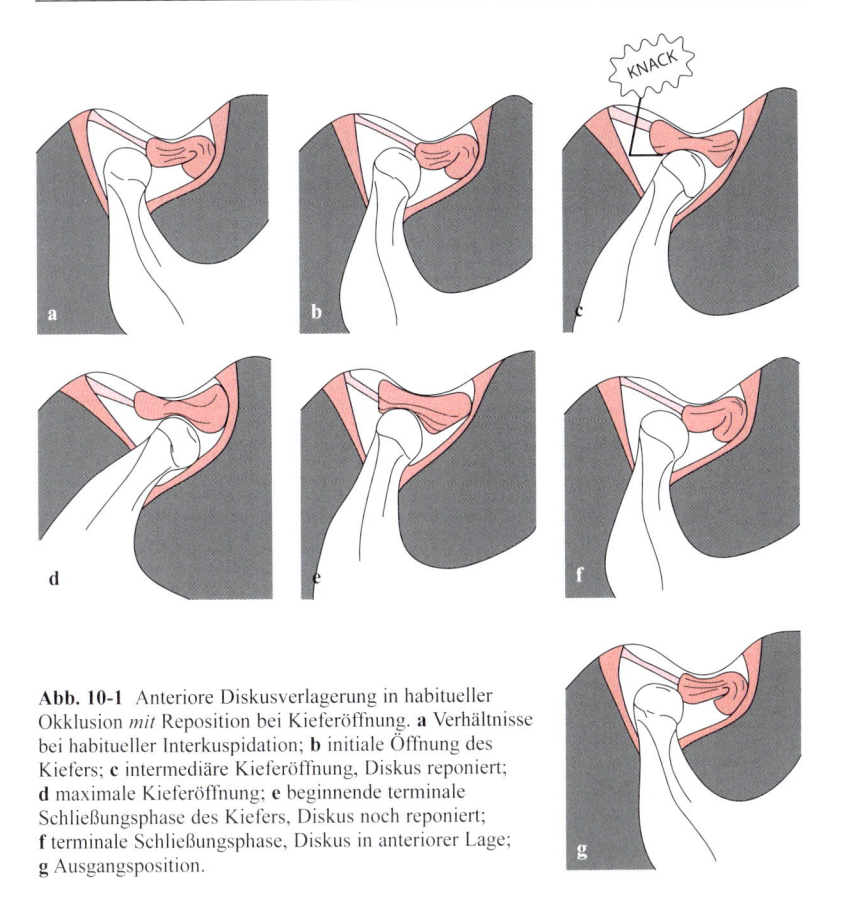

er, wie bereits bei der habituellen Interkuspidation, anterior (-medial) liegen und bildet auf diese Weise ein mechanisches Hindernis für die Translationsbewegungen des Kondylus (Abb. 10-2). Weil keine Reposition stattfindet, treten keine Knackgeräusche auf.

Beim Diskusprolaps wird eine akute von einer chronischen Phase unterschieden. Schmerzen und Dysfunktion sind in der chronischen Phase deutlich geringer ausgeprägt als im akuten Stadium.

Akute Phase – diagnostische Kriterien
- Zum Teil starke Schmerzen (Arthralgie), bei Kieferbewegungen verstärkt.
- Deutlich eingeschränkte Kieferöffnung.
- Bei Kieferöffnung (und Protrusion) zunehmende Deflexion zur betroffenen Seite.
- Deutlich eingeschränkte Möglichkeit einer Mediotrusionsbewegung des betroffenen (ipsilateralen) Kondylus im Vergleich zur nicht-betroffenen (kontralateralen) Seite.
- Bildgebende Weichgewebsdarstellung würde einen anterior befindlichen Diskus zeigen, der bei Kieferöffnung nicht reponiert wird.

Kapitel 10

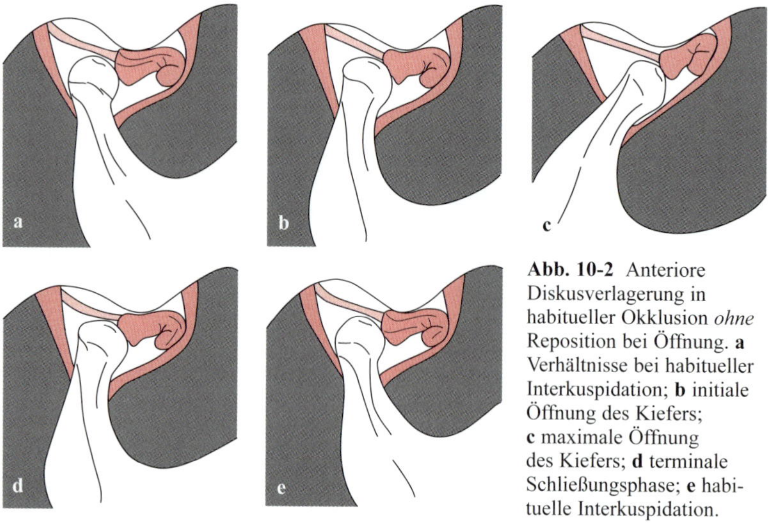

Abb. 10-2 Anteriore Diskusverlagerung in habitueller Okklusion *ohne* Reposition bei Öffnung. **a** Verhältnisse bei habitueller Interkuspidation; **b** initiale Öffnung des Kiefers; **c** maximale Öffnung des Kiefers; **d** terminale Schließungsphase; **e** habituelle Interkuspidation.

Anamnestisch ist der schlagartige Beginn der Beschwerden typisch, d. h., der Patient kann den Zeitpunkt genau angeben. In vielen Fällen war zuvor über längere Zeit ein Kiefergelenkknacken vorhanden, das seit diesem Ereignis nicht mehr auftritt.

Chronische Phase – diagnostische Kriterien
- Gegenüber dem akuten Stadium deutlich verringerte oder keine Schmerzen
- Knacken und/oder eingeschränkte Kieferöffnung waren vorher vorhanden (Krankengeschichte)
- eventuell leicht eingeschränkte Kieferöffnung
- Möglichkeit einer Mediotrusionsbewegung des betroffenen (ipsilateralen) Kondylus zur nicht-betroffenen (kontralateralen) Seite leicht eingeschränkt
- Bildgebende Weichgewebsdarstellung würde einen anterior befindlichen Diskus zeigen, der sich bei Kieferöffnung nicht reponiert. Krepitationsgeräusche können vorkommen, wenn sich aufgrund der permanenten Druckbelastung während der Funktion zwischen Diskus und retrodiskalem Gewebe eine Perforation gebildet hat.

10.7.3.3 Posteriore Diskusverlagerung bei Translation der Kondylen mit Reposition bei habitueller Interkuspidation

Die extrem seltene Verlagerung eines Diskus nach posterior ist in Abb. 10-3 dargestellt. Hierbei bleibt der Diskus bei einer Translationsbewegung des Kondylus (z. B. Kieferöffnung) retral liegen, z. B. aufgrund einer Verklebung (Adhäsion) mit der temporalen Gelenkfläche.

Diagnostische Klassifikation der Myoarthropathien

Abb. 10-3 Posteriore Diskusverlagerung bei Kieferöffnung.
a Verhältnisse bei habitueller Interkuspidation; **b** intermediäre Kieferöffnung; **c** maximale Kieferöffnung; **d** intermediäre Schließungsphase; **e** habituelle Interkuspidation.

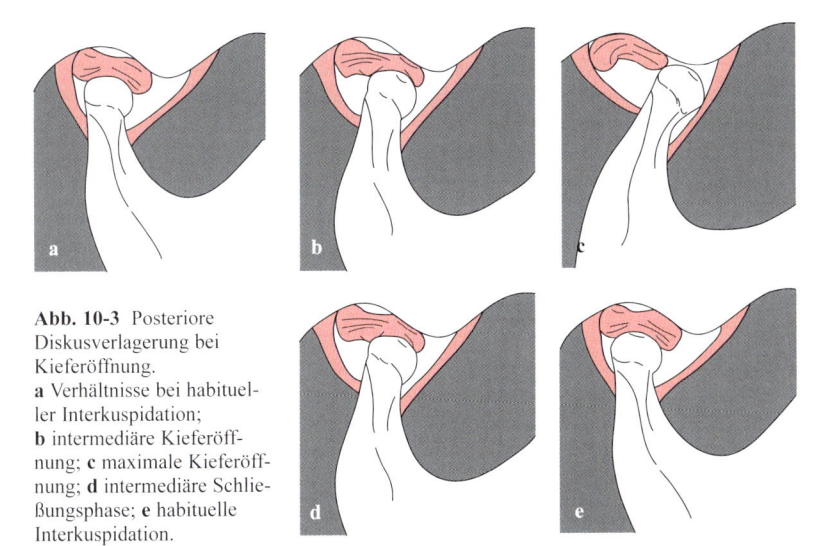

10.7.4 Arthralgie der Kiefergelenke

Das klinische Symptom (bzw. die klinische RDC/TMD-Diagnose) Arthralgie entspricht pathologisch einer Synovitis bzw. Capsulitis. Entzündungen stellen eine Antwort des Gewebes auf Irritation oder Verletzung dar. Es kommt zu den klassischen Entzündungssymptomen, wobei klinisch Dolor (Schmerz) und Functio laesa (eingeschränkte Unterkieferfunktion) bedeutsam sind – im Gegensatz zu Rubor (Rötung), Calor (Erwärmung) und Tumor (Schwellung; wenn diese vorliegt, ist differenzialdiagnostisch eine Geschwulst auszuschließen). Der Schmerz, das für den Betroffenen unangenehmste Symptom einer Entzündung, kommt dadurch zustande, dass im Bereich der Synovia und der Gelenkkapsel befindliche Nozizeptoren erregt werden, wobei körpereigene schmerzerzeugende (algogene/algetische) Substanzen wie Prostaglandine, Bradykinin, Serotonin und Histamin für die Entstehung und Aufrechterhaltung der Schmerzen eine wichtige Rolle spielen.

Die diagnostischen Kriterien für Entzündungen im Kiefergelenkbereich sind:
- lokalisierte Schmerzen in Ruhe und verstärkt bei Funktion
- als Folge der vorhandenen Schmerzen eingeschränkte Unterkieferbeweglichkeit

Je nach Ätiologie der Entzündung lassen sich im Kiefergelenkbereich vier Formen von Gelenkentzündungen unterscheiden: traumatische, infektiöse, rheumatoide und metabolische.

10.7.4.1 Traumatische Kiefergelenkentzündungen

Eine im Zuge eines Makrotraumas (Schlag, Stoß; extrem weite Kieferöffnung) auftretende Kompression der intraartikulären Weichgewebe kann eine Blutung (Hämorrhagie) im posterioren und peripheren Gelenkbereich und eine Entzündung mit begleitendem Ödem (Gelenkerguss) verursachen. Durch die Erhöhung des intraartikulären Druckes und die dadurch bedingte Vergrößerung des Gelenkspalts (Gelenkdistraktion) werden Kondylus und Diskus nach kaudal und ventromedial verschoben, wodurch eine Deviation des Unterkiefers zur kontralateralen Seite erfolgt, die in Ruhelage und bei Kieferöffnung vorhanden ist. Bei Kieferschluss kommt es auf der ipsilateralen Seite zu einer Verringerung oder zu einem Verlust des Zahnkontakts (Pseudo-Infraokklusion). Das betroffene Kiefergelenk ist palpationsempfindlich, Unterkiefer-Bewegungen sind schmerzhaft, die Unterkieferbeweglichkeit ist eingeschränkt. Eine traumatische Arthritis kann zu einer Kiefergelenkarthrose führen. Bei Kindern kann eine Verletzung der kondylären knorpeligen Wachstumszone eine schwere Gesichtsdeformation zur Folge haben.

10.7.4.2 Infektiöse (mikrobielle) Kiefergelenkentzündungen

Infektiöse Arthritiden kommen im Kiefergelenk heutzutage nur noch sehr selten vor. Eine zu einer Entzündung im Kiefergelenk führende Infektion kann auf drei verschiedene Arten erfolgen:
- direkt durch Eröffnung der Gelenkhöhle im Zuge eines Traumas oder eines operativen Eingriffs;
- fortgeleitet aus der Nachbarschaft (z. B. durch einen retromandibulären Abszess oder eine Otitis media);
- auf hämatogenem Wege (z. B. bei Gonorrhoe).

Die häufigsten infektiösen Erreger sind Bakterien (Staphylokokken, Streptokokken). Neben der lokalen Manifestation treten häufig allgemeine Symptome auf, wie Schwächegefühl und Fieber. Bei jungen Patienten kann eine infektiöse Arthritis zu einer Unterentwicklung und einer irregulären Form des Kondylus führen. Folge einer Kondylus-Hypoplasie ist eine Kinnabweichung zur betroffenen Seite.

10.7.4.3 Rheumatoide Arthritis (chronische Polyarthritis)

Die rheumatoide Arthritis (Gelenkrheumatismus) ist eine chronisch-entzündliche systemische Erkrankung, die sich überwiegend am Bewegungsapparat manifestiert und über eine Entzündung der Synovialmembran der Gelenke (Synovialitis mit Exsudation – Fibrinausschwitzung, Granulozytenemigration, fibrinoide Nekrosen – und Proliferation) schubweise bis zur völligen Gelenkzerstörung fortschreitet.

Im Zuge des meist schleichend beginnenden und sich über Jahre hinziehenden entzündlichen Prozesses bildet sich ein von der Peripherie des betroffenen Gelenks her wachsendes, gefäßhaltiges Granulationsgewebe, der Pannus. Dieser wächst in die Gelenkhöhle ein und führt letztlich zu einer Zerstörung der knorpeligen und knöchernen Gelenkanteile.

Die rheumatoide Arthritis ist durch eine polyartikuläre Verlaufsform gekennzeichnet. Sie befällt in der Regel zunächst die kleinen Gelenke. Bei paarigen Gelenken tritt sie meist symmetrisch auf. Typisch ist eine Gelenksteifigkeit, insbesondere der kleinen Fingergelenke, die morgens am stärksten ausgeprägt ist und mit fortschreitendem Tag abnimmt. Die Entzündung im Gelenk mit der dadurch bedingten Gelenkschwellung und den Gelenkschmerzen (Palpationsempfindlichkeit), vor allem bei Bewegung und Belastung, hat eine direkte Reaktion der Muskulatur

(Schonhaltung) zur Folge. Die mit Fortschreiten der Erkrankung allmählich einsetzenden irreversiblen Veränderungen im betroffenen Gelenk und den angrenzenden Strukturen (Bänder, Sehnen, Muskelansätze) führen zu Deformationen und Instabilität im Gelenk.

Die Prävalenz der rheumatoiden Arthritis, die häufig an den kleinen Gelenken beginnt (zentripetale Arthritis), beträgt unter Erwachsenen etwa 0,5 bis 1 %. Frauen sind zwei- bis dreimal häufiger betroffen als Männer (Inzidenz und Prävalenz). Inzidenz und Prävalenz nehmen generell mit steigendem Alter zu.

In rund 20 bis 50 % der Fälle können die Kiefergelenke mitbeteiligt sein, bevorzugt in einem späteren Stadium der Erkrankung. Im Kiefergelenkbereich stehen die Schmerzen (Synovitis/Capsulitis: Schmerzen bei Unterkieferbewegungen [Kauen], Empfindlichkeit bei Palpation) im Vordergrund. Eine Einschränkung der maximalen Kieferöffnung ist die Folge. Typische weitere Symptome sind Kiefergelenksteifigkeit am Morgen, hör- oder fühlbare Reibegeräusche und bisweilen eine Schwellung im Kiefergelenkbereich, vor allem in der akuten Phase. Eine sich über Jahre hinziehende chronische Polyarthritis mit Kiefergelenkbeteiligung hat eine zunehmende Arrosion und Destruktion der Kiefergelenkköpfchen zur Folge. Ein typisches klinisches Symptom ist daher eine zunehmende Verringerung der maximal möglichen Kieferöffnung. Auch Krepitationsgeräusche kommen häufig vor. Die Destruktionen können im fortgeschrittenen Stadium zu einer Verkürzung des Processus condylaris und auf diese Weise zur Ausbildung eines frontal offenen Bisses führen. Der Gelenkspalt wird verkleinert, und in einem späten Stadium ist die Entstehung einer fibrösen Ankylose möglich.

Wenn bei Kindern die Kiefergelenke beteiligt sind, kann sich eine kondyläre Hypoplasie bzw. eine Unterentwicklung des Unterkiefers und dadurch bedingt eine Gesichtsdeformation entwickeln.

10.7.4.4 Metabolisch bedingte Kiefergelenkentzündungen

Die ebenfalls sehr seltenen stoffwechselbedingten Kiefergelenkentzündungen sind die Folge einer Kristallablagerung im Gelenkknorpel (kristallinduzierte Synovialitis). Kristallablagerungen können im Zuge von Gicht (Arthritis urica), Pseudogicht (Chondrocalcinosis articularis) oder Ochronose vorkommen, wobei jeweils Uratkristalle (Harnsäure), Kalziumpyrophosphat-Kristalle oder Homogentisinsäure über die Synovialflüssigkeit in den Gelenkraum gelangen und einen Knorpelabbau bzw. eine Synovialitis mit artikulären Schmerzen sowie Schwellung und Rötung in den betroffenen Gelenkbereichen hervorrufen. Eine Kiefergelenkbeteiligung bei metabolischen Arthritiden kommt vor allem bei Gicht relativ häufig vor.

Bei einer infektiösen, rheumatoiden und metabolischen Kiefergelenkentzündung sind im Kiefergelenkbereich folgende Befunde typisch:
- Schmerzen im akuten und subakuten Stadium
- eventuell Reibegeräusche (Krepitationsgeräusche)
- eingeschränkter Bewegungsumfang aufgrund der Schmerzen und/oder der erfolgten Degenerationserscheinungen

Bei einer bilateralen Resorption der Kondylen kann es zur Ausbildung eines anterioren, skelettal offenen Bisses kommen.

Typische Röntgenbefunde sind Knochendestruktionen und ein verschmälerter röntgenologischer Gelenkspalt.

10.7.4.5. Weitere Formen von entzündlichen Erkrankungen im Kiefergelenkbereich

Eine Spezialform der rheumatoiden Arthritis ist die juvenile rheumatoide Arthritis (Still-Syndrom), bei der ebenfalls das Kiefergelenk beteiligt sein kann. Sie beginnt in der Regel an den großen Gelenken.

Kiefergelenkbeteiligungen sind ferner bei einer ankylosierenden Spondylitis (Spondylitis ankylosans, Bechterew-Strümpell-Marie-Krankheit, Morbus Bechterew), bei Morbus Reiter (gekennzeichnet durch die Trias Arthritis, Urethritis und Konjunktivitis), beim Sjögren-Syndrom (mit Sicca-Syndrom und rheumatoider Arthritis) sowie im Zuge einer psoriasisbedingten Arthritis (Arthritis psoriatica), eines Lupus erythematodes und einer Sklerodermie möglich.

10.7.5 Kiefergelenkarthrose

Unter einer Arthrose (Arthropathia deformans) versteht man eine stadienhaft fortschreitende degenerative, nicht-entzündliche Gelenkerkrankung mit Verlust von Gelenkknorpel und subchondralem Knochen. Im Zuge der Form- und Strukturveränderungen, die mit dieser häufigsten aller Gelenkerkrankungen einhergehen, kann es auch zur Bildung von neuem Knochen (Osteophyten) kommen. Im Gegensatz zur rheumatoiden Arthritis ist die Arthrose meist eine lokale Erkrankung, bei der ein bestimmtes Gelenk betroffen ist.

Durch die Umbauvorgänge kommt es zu Formveränderungen der Gelenkoberflächen und zu einer Beeinträchtigung der Gelenkfunktion. Im Bereich der Kiefergelenke kann aufgrund der erhöhten mechanischen Belastung ferner oft eine Verdünnung und Perforation des Diskus vorkommen.

Man unterscheidet primäre (idiopathische) von sekundären Arthrosen. Die Ätiologie der primären Arthrosen ist unbekannt. Man geht allerdings von einer mechanische Überbelastung der intraartikulären Gewebe aus, deren Adaptationsfähigkeit (funktionelle Belastbarkeit) überfordert wird. Dadurch kommt es zu einem zunehmenden Schwund des Knorpels. Bei sekundären Arthrosen liegt eine bekannte Schädigung des Gelenkknorpels vor, wie z. B. Kompressionstraumen, Gelenkfrakturen und metabolische Arthritiden. Vielfach haben auch angeborene oder erworbene Dysgnathien, wie eine Hypoplasie des Kondylus, eine Kiefergelenkarthrose (Inkongruenzarthrose) zur Folge.

Im englischsprachigen Raum wird die Kiefergelenkarthrose gemeinsam mit ihrer akuten, durch eine gleichzeitige sekundäre Entzündung gekennzeichneten Form sowie den ebenfalls entzündlichen Polyarthritiden unter der Bezeichnung „Arthritiden" zusammengefasst. Dieser Überbegriff scheint jedoch etwas unglücklich gewählt, da es sich bei der Arthrose primär *nicht* um ein Entzündungsgeschehen handelt.

Klinische diagnostische Kriterien einer Kiefergelenkarthrose sind:

- Im Röntgenbild (z. B. Orthopantomogramm) sind typische degenerative Veränderungen der knöchernen Strukturen sichtbar. Die wichtigsten Merkmale sind ein häufig im dorsokranialen Bereich verschmälerter röntgenologischer Gelenkspalt („Kompressionsgelenk"), Schliffflächen im Bereich erhöhter Belastung mit Abflachung von Eminentia articularis und Gelenkkopf, eine vom Periost ausgehende Knochenneubildung in Form von röntgenologisch sichtbaren peripheren Knochenauswüchsen wie Randzacken oder Randwülsten (Osteophytenbildung) sowie eine subchondrale Sklerosierung der Spongiosa. Letztere kommt durch Mikrofrakturen der Knochentrabekel und anschließende Zunahme der Zahl und Dicke der Trabekel zustande. Auffallend ist die häufige Diskrepanz zwischen dem starken Ausmaß des Gelenkumbaus (oft Zufallsbefund auf dem Röntgenbild) und dem Vorhandensein keiner oder nur geringer Symptome. Wenn Schmerzen bei Funktion auftreten, sind diese sekundär durch eine gleichzeitige Entzündung (Begleitsynovialitis) bedingt (aktivierte Arthrose).
- Krepitationsgeräusche (nicht immer vorhanden)

Da der Begriff „Arthrose" negative Assoziationen weckt (schmerzhafte Einschränkungen der Beweglichkeit, wie es z. B. bei Hüft- oder Kniegelenkarthrosen der Fall ist), dieser Befund im Kiefergelenkbereich aber meist ein Zufallsbefund ist, der klinisch keinerlei relevante Folgen hat, empfehlen wir, stattdessen von „knöchernen Anpassungen an veränderte Belastungen" zu sprechen und es dem Patienten auch so mitzuteilen.

Literatur

Bellach B-M., Ellert U., Radoschewski M.: Epidemiologie des Schmerzes – Ergebnisse des Bundes-Gesundheitssurveys 1998. Bundesgesundheitsbl Gesundheitsforsch Gesundheitsschutz 2000;43:424-431.

Dworkin S.F., LeResche L. (Hrsg.): Research diagnostic criteria for temporomandibular disorders: Review, criteria, examinations and specifications, critique. J Craniomand Disorders 1992;6:301-355.

John M., Wefers K.-P.: Orale Dysfunktionen bei den Erwachsenen. In: Micheelis W., Reich E. (Hrsg.): Dritte Deutsche Mundgesundheitsstudie (DMS III). Deutscher Ärzte-Verlag, Köln 1999a, 316-329.

John M., Wefers K.-P.: Orale Dysfunktionen bei den Senioren. In: Micheelis W., Reich E. (Hrsg): Dritte Deutsche Mundgesundheitsstudie (DMS III). Deutscher Ärzte-Verlag, Köln 1999b, 412-426.

Lund J.P., Donga R., Widmer C.G., Stohler C.S.: The pain-adaptation model: a discussion of the relationship between chronic musculoskeletal pain and motor activity. Can J Physiol Pharmacol 1991;91:683-994.

Schulte W.: Zur funktionellen Behandlung der Myo-Arthropathien des Kauorganes: ein diagnostisches und physio-therapeutisches Programm. Dtsch Zahnärztl Z 1970;25:422-436.

Schulte W.: Myoarthropathien. Epidemiologische Gesichtspunkte, analytische und therapeutische Ergebnisse. Dtsch Zahnärztl Z 1981;36:343-353.

Travell J.G., Simons D.G.: Handbuch der Muskel-Triggerpunkte. Band 1. Obere Extremität, Kopf, Rumpf. 2. Aufl. Urban & Fischer, München 2002.

Türp J.C.: Diskusverlagerungen neu überdacht. Dtsch Zahnärztl Z 1998;53:369-373.

11 Funktionelle Vorbehandlung: Diagnostik der Myoarthropathien des Kausystems

11.1 Einleitung

Bei den Myoarthropathien des Kausystems (MAP) stehen die von den Patienten angegebenen Beschwerden im Mittelpunkt. Daher bedürfen die in dem klassischen Symptomentrias der MAP zusammengefassten „Leitsymptome" – Schmerzen im Bereich der Kaumuskulatur (inkl. Sehnenanteile) und/oder der Kiefergelenke; Störungen bzw. Einschränkungen der Unterkieferbeweglichkeit (oftmals als Folge der vorhandenen Schmerzen); Kiefergelenkgeräusche – einer Gewichtung und Kommentierung:

- Therapierelevantes Hauptsymptom ist der Schmerz.
- Einschränkungen der Kieferbeweglichkeit, insbesondere der maximalen Kieferöffnung, sind häufig eine Folge der muskuloskelettalen Schmerzen.
- Kiefergelenkgeräusche spielen demgegenüber eine klinisch untergeordnete Rolle. Gelenkknacken sollte, wie in der Orthopädie und Rheumatologie, als Variation der Normalität gewertet werden.

Da Schmerzen mit der Einnahme einer veränderten Unterkieferlage verbunden sein können, ist vor einer definitiven prothetischen Therapie eine Schmerzkontrolle vorrangiges Ziel.

Bei MAP kommt den Patientenangaben eine größere Bedeutung zu als den (oft zufällig festgestellten) Befunden, die bei der klinischen und radiologischen Untersuchung gewonnen werden. Macht man die Notwendigkeit einer Behandlung dagegen ausschließlich oder vorwiegend von den Ergebnissen einer klinischen Befundung abhängig, so besteht die Gefahr einer Übertherapie.

Die Diagnostik von MAP-Patienten bedarf einer systematischen Vorgehensweise. Die *Research Diagnostic Criteria for Temporomandibular Disorders* (RDC/TMD) (*Dworkin* und *LeResche* 1992) erlauben neben einer standardisierten somatisch orientierten Diagnostik (Achse I) die Erfassung der Auswirkungen der Schmerzen auf psychosozialer und Verhaltensebene (Achse II).

Die notwendige Diagnostik bei Patienten mit MAP beinhaltet eine gezielte symptombezogene Anamnese sowie eine klinische Befundung (Bestimmung der Beweglichkeit des Unterkiefers; Palpation der Kaumuskulatur und Kiefergelenke). Bei Vorhandensein von Schmerzen wird ferner eine Abschätzung des Ausmaßes der schmerzbezogenen psychosozialen Dysfunktion bzw. der Schmerzchronifizierung empfohlen (Instrument: Graduierung chronischer Schmerzen) (*Türp* und *Schindler* 2006).

Eine Panoramaschichtaufnahme (Orthopantomogramm) sollte bei jedem MAP-Patienten vorhanden sein, um differenzialdiagnostisch Befunde außerhalb der Kaumuskulatur und Kiefergelenke auszuschließen, welche

Ursache für die vom Patienten angegebenen Beschwerden sein können, wie entzündete oder verlagerte Zähne, Wurzelreste, Sinusitiden oder Knochentumoren. Weitere bildgebende Maßnahmen sollten nur bei besonderer Indikation durchgeführt werden.

Grundsätzlich sollen nur solche diagnostischen Maßnahmen zum Einsatz kommen, die valide sind (d. h. die das messen, was sie zu messen beabsichtigen) und eine ausreichende Reliabilität aufweisen (d. h. die bei Wiederholungsmessungen gleiche Ergebnisse liefern).

Darüber hinaus ist darauf zu achten, dass die angewandten diagnostischen Maßnahmen in einem sinnvollen Verhältnis zu dem aus der Diagnostik gewonnenen Nutzen stehen. Dies betrifft insbesondere Verfahren, die Informationen liefern, die man bereits durch die klinische Untersuchung erhalten hat und die an der Art der geplanten Therapie nichts ändern. Aus diesem Grunde sollte man kostenintensive (zusätzliche) diagnostische Maßnahmen (z. B. bildgebende Verfahren über eine Panoramaschichtaufnahme hinaus) nur in besonderen indizierten Fällen in Erwägung ziehen (z. B. Verdacht des Vorliegens eines Tumors).

Insbesondere bei persistierenden Beschwerden ist es oftmals unumgänglich, zum Stellen einer genauen Diagnose bzw. zum Ausschluss von bestimmten Erkrankungen ärztliche Fachkollegen hinzuzuziehen.

11.2 Schmerzanamnese

Nur durch eine umfassende Krankengeschichte gelingt es, ein genaues Bild der vorhandenen Beschwerden sowie zum Krankheitsbild eventuell beitragender Faktoren zu erhalten.

Die Anamnese sollte in einer ruhigen Atmosphäre stattfinden. Es ist vorteilhaft, wenn Patient und Untersucher zunächst gemeinsam an einem Tisch Platz nehmen und dort die Krankengeschichte auf gleicher Augenhöhe durchsprechen. Ein Tisch hat auch den Vorteil, dass auf ihm genügend Platz für die Patientenunterlagen ist und diese gemeinsam eingesehen werden können.

Der Patient muss Gelegenheit haben, über die gestellten Fragen in Ruhe nachzudenken und seine subjektiven Beschwerden mitzuteilen, ohne dass er vorschnell unterbrochen oder der ihm zuhörende Untersucher durch Dritte gestört wird. Der Gesprächsverlauf sollte auch dazu genutzt werden, den Patienten auf eventuelle Parafunktionen (z. B. Lippenbeißen, Kauen der Fingernägel; Schieben des Unterkiefers in eine unphysiologische Position), Zeichen von Disstress (z. B. motorische Unruhe im Bereich der Hände, Füße und/oder mimischen Muskulatur) und andere Auffälligkeiten zu beobachten.

Ein Teil der zu erhebenden Patienteninformationen kann unter Einbindung eines standardisierten Schmerzfragebogens sowie – bei Bedarf – psychometrischer Filter-Fragebögen gewonnen werden. Diese Instrumente ergänzen das individuelle anamnestische Gespräch.

11.2.1 Schmerzfragebogen für Patienten mit chronischen orofazialen Schmerzen

Die Verwendung eines strukturierten Schmerzfragebogens ermöglicht eine standardisierte Erfassung und Dokumentation schmerzrelevanter Parameter. Vorteilhaft ist es, dem Patienten den Bogen erst auszuhändigen, nachdem ein persönlicher Kontakt mit dem Zahnarzt stattgefunden hat. Eine ehrliche und vollständige Beantwortung der in einem solchen Bogen zusammengefassten Fragen liegt im ureigensten Interesse des Patienten. Es hat sich als vorteilhaft erwiesen, wenn der Schmerzfragebogen bereits *vor* der zweiten Sitzung an den Behandler zurückgesandt wird, damit dieser eine Auswertung vornehmen kann. Die Ergebnisse werden anschließend gemeinsam mit dem Patienten besprochen.

Mit dem im Folgenden beschriebenen Schmerzfragebogen (*Türp* und *Marinello* 2002), den der Patient (in der Regel zu Hause) selbstständig und ohne fremde Hilfe ausfüllen soll, werden folgende Bereiche erfasst:
- Demographische Angaben
- Hauptbeschwerden
- Schmerzlokalisation
- Schmerzbeginn
- Schmerzzeiten
- Schmerzqualität
- Schmerzstärke
- Schmerzbeeinflussende Faktoren
- Begleiterscheinungen
- Bisherige Behandlungen.

Demographische Angaben
Neben identifizierenden Daten zur Person werden die Adressen des überweisenden Kollegen und des Hausarztes notiert.

Hauptbeschwerden
Der Patient gibt eine ausführliche Beschreibung der Beschwerden und äußert sich unter anderem zu den Erwartungen, die er mit dem Besuch verbindet.

Schmerzlokalisation
Für die Dokumentation der Schmerzlokalisation(en) werden Ganzkörperschemata verwendet, in welche der Patient alle schmerzhaften Areale einzeichnet (S. 3-4 des Schmerzfragebogens). Die Verwendung von Ganzkörperschemata empfiehlt sich auch für Patienten, die sich wegen persistierender/chronischer orofazialer Schmerzen vorstellen, weil bei ihnen meist auch Schmerzen in anderen Körperbereichen vorhanden sind (z. B. Kopf, Hals, Schultern, Rücken, große Gelenke). Da die Wahrscheinlichkeit gering ist, dass Patienten von sich aus in einer Zahnarztpraxis oder Zahnklinik Schmerzgebiete außerhalb des Kiefer-Gesichts-Bereichs erwähnen, die Erfassung aller Schmerzbereiche für die Diagnostik, Therapie und Prognose aber von großer Bedeutung ist, muss der Patient vom Zahnarzt ausdrücklich darauf hingewiesen werden, wirklich alle Schmerzgebiete im Körper einzuzeichnen. Zusätzlich wird eine Liste vorgegeben, in welcher

Schmerz-Fragebogen

Heutiges Datum: _____   Bearbeitungs-Nr.: _____

Demographische Angaben

1. Nachname: _____ Vorname: _____ geb.: _____

2. Geschlecht: ☐ männlich   ☐ weiblich

3. PLZ: _____   Wohnort: _____
   Straße: _____
   Telefon privat: _____   Telefon dienstlich: _____

4. Personenstand: ☐ ledig   ☐ verheiratet   ☐ verwitwet   ☐ geschieden

5. Name, Adresse und Telefonnummer des **überweisenden Zahnarztes** oder **Arztes**:
   _____
   _____

6. Name, Adresse und Telefonnummer des **Hausarztes**:
   _____
   _____

7. **Entfernung** von Ihrer Wohnung bis zu uns: ca. _____ km

8. **Ausgeübter Beruf**: _____
   Erlernter Beruf: _____
   ☐ derzeit arbeitslos
   ☐ Rentner

Hauptbeschwerden

Was ist der **Grund für Ihren heutigen Besuch**? Welches sind Ihre **Hauptbeschwerden**?

_____
_____
_____
_____
_____

Bitte versuchen Sie, Ihre **im Kiefer-Gesichtsbereich** lokalisierten **Schmerzen** zu **beschreiben**.
(z. B.: *„Ziehender Schmerz, aus dem rechten Kiefergelenk ausstrahlend Richtung rechte Schläfe; Schmerz verstärkt sich bei Bewegungen des Unterkiefers."*)

_____
_____
_____
_____
_____
_____

Litt oder leidet in Ihrer **Familie** jemand an ähnlichen Schmerzen?

☐ nein ☐ ja

Wenn ja, an welchen?

_____
_____
_____
_____

Haben Sie **Unfälle mit Beteiligung des Kiefer-Gesichtsbereichs** gehabt?

☐ nein ☐ ja

Wenn ja, welcher Art?

Datum:

1. _____ |_|_|_|_|_|_|
2. _____ |_|_|_|_|_|_|
3. _____ |_|_|_|_|_|_|

                                                             Tag Monat Jahr

(Bitte benutzen Sie für eventuelle weitere Ausführungen ein zusätzliches Blatt.)

Welche **Erwartungen** verbinden Sie mit Ihrem Besuch?

_____
_____

Schmerzlokalisation

Bevor wir auf Ihre im Kiefer-Gesichtsbereich lokalisierten Beschwerden zu sprechen kommen, möchten wir Sie bitten, in den nachfolgenden **Ganzkörperschemata** einzumalen, **wo überall** im **Körper** Sie Schmerzen haben.
Bitte kennzeichnen Sie das **ganze** Schmerzgebiet (durch Schraffierung mit Bleistift oder Kugelschreiber bzw. durch Malen mit Farbstiften oder Textmarkern etc.), damit wir wirklich wissen, wo **überall** Sie Schmerzen haben.

rechts　　　links　　　　　links

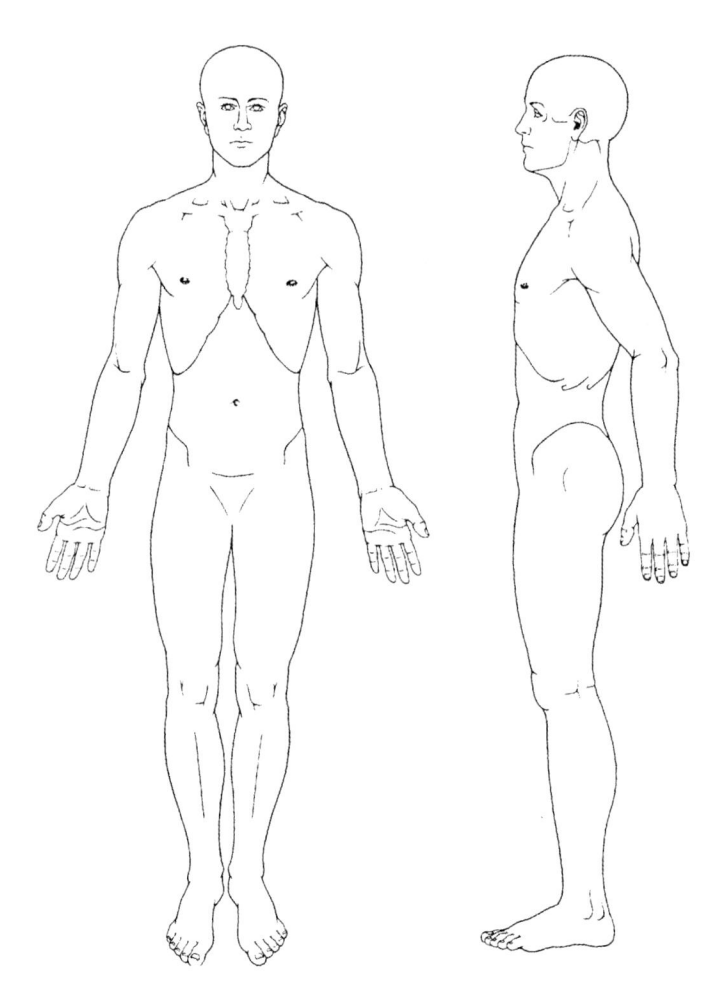

HABEN SIE AUCH WIRKLICH **ALLE** SCHMERZORTE EINGEZEICHNET?

© 2002 Türp und Marinello, Klinik für Prothetik und Kaufunktionslehre, Zentrum für Zahnmedizin der Universität Basel / Quintessenz Verlags-GmbH

Schmerzlokalisation

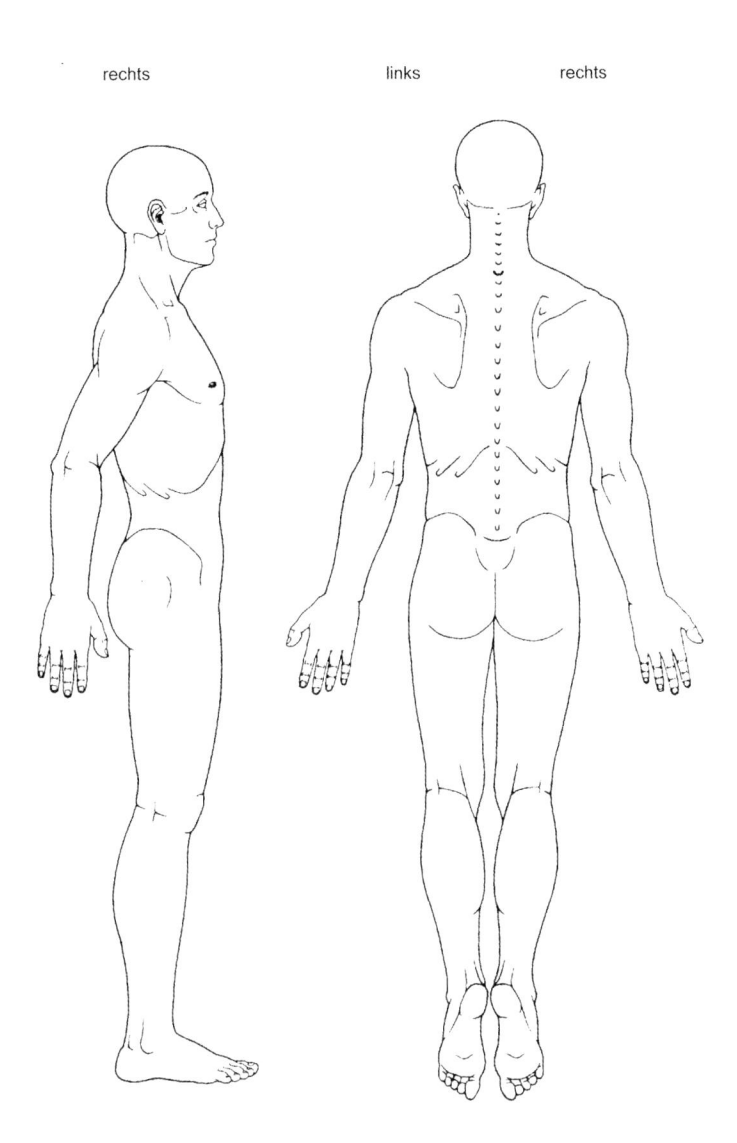

rechts   links   rechts

HABEN SIE AUCH WIRKLICH **ALLE** SCHMERZORTE EINGEZEICHNET?

Schmerzlokalisation

Bitte geben Sie anhand der folgenden **Liste** an, **wo überall Sie Schmerzen haben**. Bitte kreuzen Sie die zutreffenden Schmerzgebiete an. Für **beidseitige** Schmerzen markieren Sie bitte **links** und **rechts**.

	links	*rechts*	*Mitte*
Gesicht	☐	☐	☐
Stirn	☐	☐	☐
Auge	☐	☐	
Schläfe	☐	☐	
Kiefergelenk	☐	☐	
Ohr	☐	☐	
Oberkiefer	☐	☐	☐
Unterkiefer	☐	☐	☐
Kaumuskeln	☐	☐	☐
Mundhöhle/Zähne	☐	☐	☐
Kopf	☐	☐	☐
Nacken/Hinterkopf	☐	☐	☐
untere Halswirbelsäule	☐	☐	☐
obere Schulter	☐	☐	
Schultergelenk	☐	☐	
Oberarm	☐	☐	
Ellenbogen	☐	☐	
Unterarm	☐	☐	
Hand/Finger	☐	☐	
obere Rückenhälfte	☐	☐	☐
Brustkorb vorn	☐	☐	☐
Brustkorb seitlich	☐	☐	☐
Oberbauch	☐	☐	☐
Unterbauch	☐	☐	☐
Bauch seitlich	☐	☐	
Leiste	☐	☐	
untere Rückenhälfte	☐	☐	☐
Gesäß/Steißbein	☐	☐	☐
Hüftgelenk	☐	☐	
Oberschenkel	☐	☐	
Knie	☐	☐	
Unterschenkel	☐	☐	
Fuß/Zehen	☐	☐	
Becken	☐	☐	☐
Geschlechtsorgane	☐	☐	☐
Afterbereich	☐	☐	☐
mehrere Gelenke	☐	☐	
gesamter Körper	☐	☐	☐

Schmerzlokalisation

Malen Sie nun bitte in den nachfolgenden Gesichtsschemata ein, **wo** in der **Kopf-Gesichts-Hals-Region** Sie **überall** Schmerzen haben. Bitte kennzeichnen Sie das **ganze** Schmerzgebiet (durch Schraffierung mit Bleistift oder Kugelschreiber bzw. durch Malen mit Farbstiften oder Textmarkern etc.), damit wir wirklich wissen, wo **überall** Sie Schmerzen haben.

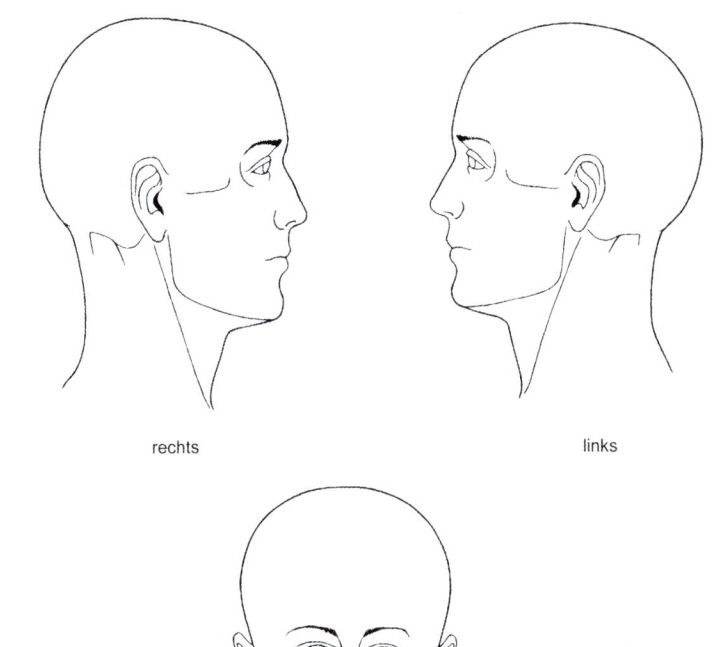

rechts   links

Wo fühlen Sie Ihre Kiefer-Gesichtsschmerzen? (Mehrfachnennungen sind möglich)

☐ in der Tiefe
☐ oberflächlich (in der Haut oder Schleimhaut)

Wechselt Ihr Gesichtsschmerz oft **die Seite?**

☐ nein
☐ ja

Schmerzbeginn

Seit wann bestehen Ihre Kiefer-Gesichtsschmerzen?   Tag Monat Jahr

Begannen die Schmerzen **plötzlich** (akut) oder **allmählich** (schleichend)?

- ☐ plötzlich/akut
- ☐ allmählich/schleichend

Was ist Ihrer Ansicht nach der wahrscheinliche **Auslöser**, oder was sind die möglichen **Begleitumstände** für die Auslösung der Schmerzen?

_____
_____
_____
_____
_____

Hat sich die **Qualität der Beschwerden im Laufe der Zeit** seit ihrem erstmaligen Auftreten **geändert**?

- ☐ nein
- ☐ ja

Falls ja, beschreiben Sie bitte die eingetretenen Veränderungen!

_____
_____
_____
_____
_____

Schmerzzeiten

Wie häufig treten Ihre Kiefer-Gesichtsschmerzen auf? (Bitte nur eine Antwort geben)

- ☐ wenige Male pro Jahr
- ☐ wenige Male pro Monat
- ☐ mehrmals pro Woche
- ☐ einmal täglich
- ☐ mehrmals täglich
- ☐ meine Schmerzen sind dauernd vorhanden

Welche der Aussagen trifft auf Ihre Kiefer-Gesichtsschmerzen zu? (Bitte nur eine Antwort geben)

- ☐ Meine Schmerzen treten nur **anfallsweise** auf, dazwischen bin ich schmerzfrei.
- ☐ Meine Schmerzen sind **dauernd** vorhanden.
- ☐ Meine Schmerzen sind **andauernd** vorhanden, und zusätzlich treten **Schmerzanfälle** auf.

Falls Sie **einzelne Schmerzanfälle** haben, geben Sie bitte an, wie lange **üblicherweise** **ein Anfall** dauert. (Bitte nur eine Angabe machen)

- ☐ Sekunden
- ☐ Minuten
- ☐ Stunden
- ☐ Tage
- ☐ länger als 1 Woche

Falls **einzelne Schmerzanfälle** auftreten, geben Sie bitte an, wie lange **üblicherweise** die **schmerzfreie Periode** dauert.

- ☐ bis zu 1 Monat
- ☐ mehr als 1 Monat

Sind die Schmerzen tageszeitlichen oder jahreszeitlichen **Schwankungen** unterworfen? Wenn ja, wie machen sich diese Schwankungen bemerkbar?

_____

_____

_____

_____

Schmerzqualität

Die weiter unten gemachten Aussagen dienen der näheren Beschreibung der **Qualität** der von Ihnen empfundenen **Schmerzen**. Bitte geben Sie bei jeder Aussage an, **ob die vorgegebene Empfindung für Ihre Schmerzen stimmt** und **wie stark** die vorgegebenen Beschreibungen Ihren Schmerzen entsprechen. Beziehen Sie sich bei der Beurteilung bitte auf die typischen Schmerzen in der letzten Zeit, d. h. **in den letzten 3 Monaten**.

Sie haben bei jeder Aussage vier Antwortmöglichkeiten:
4 = trifft genau zu   **3** = trifft weitgehend zu   **2** = trifft wenig zu   **1** = trifft nicht zu

Bitte kreuzen Sie die Zahl an, die für Sie am besten zutrifft. Bitte machen Sie in jeder Zeile ein Kreuz und lassen Sie bei der Beantwortung keine Aussage aus.

Ich empfinde meine Schmerzen als ...	trifft genau zu	trifft weitgehend zu	trifft ein wenig zu	trifft nicht zu
quälend	4	3	2	1
grausam	4	3	2	1
erschöpfend	4	3	2	1
heftig	4	3	2	1
mörderisch	4	3	2	1
elend	4	3	2	1
schauderhaft	4	3	2	1
scheußlich	4	3	2	1
schwer	4	3	2	1
entnervend	4	3	2	1
marternd	4	3	2	1
furchtbar	4	3	2	1
unerträglich	4	3	2	1
lähmend	4	3	2	1
schneidend	4	3	2	1
klopfend	4	3	2	1
brennend	4	3	2	1
reißend	4	3	2	1
pochend	4	3	2	1
glühend	4	3	2	1
stechend	4	3	2	1
hämmernd	4	3	2	1
heiß	4	3	2	1
durchstoßend	4	3	2	1
dumpf	4	3	2	1
drückend	4	3	2	1
ziehend	4	3	2	1
pulsierend	4	3	2	1
bohrend	4	3	2	1
scharf	4	3	2	1
einschießend	4	3	2	1
ausstrahlend	4	3	2	1
krampfartig	4	3	2	1

© 2002 Türp und Marinello, Klinik für Prothetik und Kaufunktionslehre, Zentrum für Zahnmedizin der Universität Basel / Quintessenz Verlags-GmbH

Schmerzstärke

In den folgenden Fragen geht es um die **Stärke Ihrer Schmerzen** im **Kiefer-Gesichtsbereich**. Kreuzen Sie bitte an, wie stark Sie Ihre Schmerzen empfinden. Sie können Ihre Angaben jeweils auf einer Skala von 0 bis 10 abstufen. Der **Wert 0** bedeutet, dass Sie keine Schmerzen haben/hatten, der **Wert 10** bedeutet, dass Sie unter Schmerzen leiden, wie sie für Sie nicht stärker vorstellbar sind. Mit den dazwischen liegenden Werten können Sie Abstufungen vornehmen.

a. Geben Sie zunächst ihre **durchschnittliche Schmerzstärke** während der **letzten 4 Wochen** an:

[0] [1] [2] [3] [4] [5] [6] [7] [8] [9] [10]
kein Schmerz   stärkster vorstellbarer Schmerz

b. Geben Sie jetzt bitte Ihre **größte Schmerzstärke** während der **letzten 4 Wochen** an:

[0] [1] [2] [3] [4] [5] [6] [7] [8] [9] [10]
kein Schmerz   stärkster vorstellbarer Schmerz

c. Geben Sie jetzt bitte Ihre **geringste Schmerzstärke** während der **letzten 4 Wochen** an:

[0] [1] [2] [3] [4] [5] [6] [7] [8] [9] [10]
kein Schmerz   stärkster vorstellbarer Schmerz

d. Geben Sie jetzt bitte Ihre **derzeitige Schmerzstärke** (d. h. jetzt, in diesem Augenblick) an:

[0] [1] [2] [3] [4] [5] [6] [7] [8] [9] [10]
kein Schmerz   stärkster vorstellbarer Schmerz

e. Geben Sie jetzt bitte an, welche Schmerzstärke für Sie **nach erfolgreicher Behandlung erträglich** wäre:

[0] [1] [2] [3] [4] [5] [6] [7] [8] [9] [10]
kein Schmerz   stärkster vorstellbarer Schmerz

Geben Sie bitte an, ob sich die Stärke Ihrer Schmerzen verändert.
(nur **eine** Angabe machen)

- ☐ Die Stärke meiner Schmerzen wechselt **häufig** (z. B. mehrmals täglich).
- ☐ Die Stärke meiner Schmerzen wechselt **gelegentlich** (z. B. wenige Male pro Woche).
- ☐ Die Stärke meiner Schmerzen wechselt **niemals**.

Wann ist der Schmerz **besonders stark ausgeprägt**?

- ☐ morgens
- ☐ mittags
- ☐ abends
- ☐ im Laufe des Tages zunehmend
- ☐ nachts

Schmerzbeeinflussende Faktoren

Welche Faktoren **lösen** Ihre Kiefer-Gesichtsschmerzen **aus**?
_____
_____
_____

Welche Faktoren **verstärken/verschlimmern** Ihre Kiefer-Gesichtsschmerzen?
_____
_____
_____

Welche Faktoren **lindern** Ihre Kiefer-Gesichtsschmerzen?
_____
_____
_____

Bitte kreuzen Sie in der folgenden Liste an, wie sich die genannten Bedingungen **auf Ihre Kiefer-Gesichtsschmerzen auswirken.** Bitte machen Sie in jeder Zeile ein Kreuz.
Wählen Sie die Möglichkeit, die am ehesten zutrifft.

	lindernd	kein Einfluss	verstärkend
Körperliche Belastungen (z. B. Treppen gehen; Lasten heben)	☐	☐	☐
Sportliche Aktivität (z. B. Laufen, Radfahren)	☐	☐	☐
Psychische Belastung (z. B. Stress, Ärger, Aufregung)	☐	☐	☐
Einseitige Körperhaltung (z. B. längeres Sitzen oder Stehen)	☐	☐	☐
Häufiger Lagewechsel, Bewegung, Herumlaufen	☐	☐	☐
Sich ausruhen, entspannen, Kiefer ruhig halten	☐	☐	☐

Meine Schmerzen sind **durch nichts zu beeinflussen.**

☐ Stimmt nicht
☐ Stimmt

Begleiterscheinungen

Bitte kreuzen Sie an, welche **Begleiterscheinungen** zusammen mit Ihren **Kiefer-Gesichtsschmerzen** auftreten. Bitte machen Sie in jeder Zeile ein Kreuz.

	immer	häufig	gelegentlich	nie
Übelkeit	☐	☐	☐	☐
Erbrechen	☐	☐	☐	☐
Lichtempfindlichkeit	☐	☐	☐	☐
Geräuschempfindlichkeit	☐	☐	☐	☐
Sehstörungen (z. B. Augenflimmern)	☐	☐	☐	☐
Schwellungen und/oder Rötungen im Schmerzgebiet	☐	☐	☐	☐
Überempfindlichkeit der Haut im Schmerzgebiet	☐	☐	☐	☐

Sonstige _____

Sonstige _____

An ungefähr wie vielen Tagen konnten Sie in den **letzten 6 Monaten** aufgrund Ihrer Schmerzen im Kiefer-Gesichtsbereich Ihren **normalen Beschäftigungen** (Beruf, Schule/Studium, Hausarbeit) **nicht nachgehen**?

_____ Tage

In den folgenden Fragen geht es um die **Beeinträchtigung von Aktivitäten** durch Ihre Schmerzen im Kiefer-Gesichtsbereich. Sie können Ihre Angaben jeweils auf einer Skala von 0 bis 10 abstufen. Der **Wert 0** bedeutet keine Beeinträchtigung, der **Wert 10** bedeutet, dass Sie außerstande sind/waren, irgendetwas zu tun. Mit den dazwischen liegenden Werten können Sie Abstufungen vornehmen.

a. Inwieweit haben in den letzten 6 Monaten Ihre Gesichtsschmerzen Sie bei Ihrer Ausübung **alltäglicher Aktivitäten** beeinträchtigt?

[0]   [1]   [2]   [3]   [4]   [5]   [6]   [7]   [8]   [9]   [10]
keine   ich war
Beein-   außerstande,
trächtigung   irgendetwas zu
                                                              tun

b. Inwieweit haben in den letzten 6 Monaten Ihre Gesichtsschmerzen Ihre Fähigkeit beeinträchtigt, an **Familien-** oder **Freizeitaktivitäten** teilzunehmen?

[0]   [1]   [2]   [3]   [4]   [5]   [6]   [7]   [8]   [9]   [10]
keine   ich war
Beein-   außerstande,
trächtigung   irgendetwas zu
                                                              tun

c. Und inwieweit haben in den letzten 6 Monaten Ihre Gesichtsschmerzen Ihre Fähigkeit beeinträchtigt, Ihre **Arbeit/Hausarbeit** zu verrichten?

[0]   [1]   [2]   [3]   [4]   [5]   [6]   [7]   [8]   [9]   [10]
keine   ich war
Beein-   außerstande,
trächtigung   irgendetwas zu
                                                              tun

© 2002 Türp und Marinello, Klinik für Prothetik und Kaufunktionslehre, Zentrum für Zahnmedizin der Universität Basel / Quintessenz Verlags-GmbH

Bisherige Behandlungen

Welche **Ärzte, Zahnärzte** und **andere Therapeuten** haben Sie wegen Ihrer Kiefer-Gesichtsschmerzen bislang aufgesucht? Bitte geben Sie **alle Behandler** und die Art der jeweils erfolgten **Behandlung** an.

Name des (Zahn-)Arztes/ Therapeuten	Fachrichtung	Zeitpunkt der Behandlung	Art der Behandlung	Was war das Ergebnis der Behandlung?

(Benutzen Sie für eventuelle weitere Ausführungen bitte ein zusätzliches Blatt.)

Wie oft wurden bei Ihnen **in den letzten 6 Monaten** wegen Ihrer Kiefer-Gesichtsschmerzen **Behandlungen** (z. B. Schienenbehandlung, Einschleiftherapie, Krankengymnastik/Physiotherapie etc.) durchgeführt?

    Ca. _____ Behandlungstermine

Bitte geben Sie möglichst <u>**alle**</u> Medikamente an, die Sie **in den letzten 6 Monaten** eingenommen haben. Bitte geben Sie auch an, ob Sie die Medikamente **regelmäßig** (z. B. 3 x 1 Tbl.) oder „**nach Bedarf**" einnehmen.

    ☐ Ich habe in den letzten 6 Monaten keine Medikamente eingenommen.

Medikament	Art (Tabletten, Tropfen, Zäpfchen)	Dosierung	Zeitraum
Beispiel: *Amitriptylin* *Paracetamol*	*Tabletten* *Tabletten*	*50 mg x 1 pro Tag* *nach Bedarf*	*seit August 2002* *September - November 2002*

(Benutzen Sie für eventuelle weitere Ausführungen bitte ein zusätzliches Blatt.)

Haben Sie **gegen Ihre Schmerzen** früher **andere Medikamente** eingenommen?

    ☐ nein   ☐ ja

    Wenn ja, an **welche Medikamente** können Sie sich erinnern?

_____

_____

Bisherige Behandlungen

Wurden Sie wegen Ihrer Kiefer-Gesichtsschmerzen schon einmal **operiert** (einschließlich Zahnextraktionen, die mit dem Ziel der Linderung Ihrer Kiefer-Gesichtsschmerzen erfolgt sind)?

☐ nein ☐ ja

Art der Operation	Datum	Dauer der Schmerz-linderung (in Monaten):
1. _____	⌊_⌊_⌊_⌊_⌋	⌊_⌊_⌋
2. _____	⌊_⌊_⌊_⌊_⌋	⌊_⌊_⌋
3. _____	⌊_⌊_⌊_⌊_⌋	⌊_⌊_⌋
	Tag Monat Jahr	

Wenn **mehr als drei** Schmerzoperationen: _____ mal operiert

Falls Sie zuvor bereits wegen Ihrer Kiefer-Gesichtsschmerzen behandelt wurden:

Wie **zufrieden** sind Sie mit dem Ergebnis der bislang erfolgten **Behandlung** für Ihre Kiefer-Gesichtsschmerzen?

☐ sehr zufrieden
☐ zufrieden
☐ eher unzufrieden
☐ unzufrieden
☐ sehr unzufrieden

Wie **zufrieden** sind Sie mit Ihren bisherigen **Behandlern**?

☐ sehr zufrieden
☐ zufrieden
☐ eher unzufrieden
☐ unzufrieden
☐ sehr unzufrieden

Glauben Sie, dass Ihre **Beschwerden** durch etwas anderes verursacht werden, als Ihnen Ihre Ärzte gesagt haben?

☐ nein
☐ ja

Was ist Ihrer Meinung nach die **Ursache Ihrer Beschwerden**?

_____
_____
_____
_____
_____

© 2002 Türp und Marinello, Klinik für Prothetik und Kaufunktionslehre, Zentrum für Zahnmedizin der Universität Basel / Quintessenz Verlags-GmbH

die verschiedenen Bereiche der Körpers aufgeführt sind (S. 5). Auf speziellen Schemata der Kopf-Gesichts-Hals-Region werden anschließend die in dieser anatomischen Region vorhandenen Schmerzbereiche gesondert eingezeichnet (S. 6).

Schmerzbeginn
Der Patient macht Angaben zu Beginn und möglichen Auslösern der Schmerzen sowie zu eingetretenen Änderungen der Schmerzqualität.

Schmerzzeiten
Häufigkeit, Dauer und zeitabhängige Schwankungen werden hier notiert.

Schmerzqualität
Die vorgegebene Adjektivliste erlaubt eine Beschreibung der Schmerzqualität („Ich empfinde meine Schmerzen als ..."). Als zeitlicher Rahmen wurden die letzten 3 Monate vorgegeben. Die ersten 14 Wörter beziehen sich auf die affektiv-emotionale, die sich daran anschließenden 19 Adjektive auf die sensorische Dimension der Schmerzempfindung. Die letzten neun Adjektive aus der „sensorischen Gruppe" sind in der dieser Liste zugrunde liegenden Schmerzempfindungsskala (SES) (*Geissner* 1996) nicht enthalten; sie wurden hier zusätzlich eingefügt, weil sie von Patienten mit orofazialen Schmerzen häufig genannt werden. Als Faustregel kann gelten: Bei akuten Schmerzen werden eher Adjektive aus der sensorischen Dimension des Schmerzerlebens gewählt, während bei lang anhaltenden Schmerzen der affektiv-emotionale Bereich zunehmend an Bedeutung gewinnt.

Schmerzstärke
Auf einer 11-stufigen numerischen Schätzskala mit den definierten Ankerpunkten 0 („kein Schmerz") und 10 („stärkster vorstellbarer Schmerz") erfolgt eine Einschätzung der durchschnittlichen, größten, geringsten (Zeitfenster: jeweils 4 Wochen) und derzeitigen (aktuellen) Schmerzintensität. Von besonderer Relevanz ist die Frage nach der Schmerzstärke, welche nach erfolgreicher Behandlung erträglich wäre: Da bei chronischen Schmerzen eines der Therapieziele Schmerzreduktion, nicht aber – eine in den meisten Fällen nicht erreichbare – Schmerzfreiheit ist, spiegelt sich bei Patienten, die einen unrealistisch geringen Wert (z.B. 0) eingetragen haben, eine Erwartungshaltung wider, welche im Rahmen der Patientenaufklärung korrigiert werden muss.

Schmerzbeeinflussende Faktoren
Der Patient äußert sich zu Faktoren, welche die Schmerzen auslösen, lindern und/oder verstärken.

Begleiterscheinungen
Die angegebene Begleitsymptomatik bezieht sich vor allem auf bestimme Kopfschmerzformen (Migräne).

Bisherige Behandlungen
Angaben über alio loco bereits erfolgte Behandlungen, einschließlich Medikamenteneinnahme und operativer Eingriffe im Kiefer-Gesichts-

Bereich, sind für die Therapieplanung von ebenso großer Relevanz wie eine Einschätzung der Zufriedenheit mit der bisher erfolgten Behandlung und den bisherigen Behandlern. Die Darlegung des subjektiven Krankheitsmodells des Patienten bietet häufig wichtige Anknüpfungspunkte für die Patientenaufklärung.

11.3 Graduierung chronischer Schmerzen

Mit Hilfe der international weit verbreiteten *Graduierung chronischer Schmerzen* – der deutschen Version der international weit verbreiteten *Graded Chronic Pain Scale* – lässt sich das Ausmaß der Chronifizierung von Schmerzen abschätzen (*Türp* und *Schindler* 2006). Die Graduierung ist im Schmerzfragebogen für Patienten mit chronischen orofazialen Schmerzen enthalten. Mit Hilfe des Fragebogens werden folgende Informationen erfasst:

1. Anzahl der Tage, an denen der Patient im Laufe der vergangenen sechs Monate aufgrund der Schmerzen den normalen Tätigkeiten nicht nachgehen konnte;
2. Beeinträchtigung der alltäglichen Beschäftigung in den vergangenen sechs Monaten;
3. Beeinträchtigung der Familien- und Freizeitaktivitäten in den vergangenen sechs Monaten;
4. Beeinträchtigung der Arbeit bzw. Hausarbeit in den vergangenen sechs Monaten;
5. Intensität (Stärke) der Schmerzen im Augenblick der Befragung;
6. Intensität der stärksten Schmerzen in den vergangenen sechs Monaten;
7. durchschnittliche Intensität der Schmerzen in den letzten sechs Monaten.

Die Beantwortung der Fragen 2 bis 7 erfolgt mit Hilfe von elfstufigen numerischen Schätzskalen.

Auswertung
Bei der Auswertung werden zunächst nur die Fragen 1, 5, 6 und 7 berücksichtigt. Die Anzahl der Tage, an denen der Patient in den zurückliegenden sechs Monaten aufgrund der Schmerzen seinen normalen Beschäftigungen nicht nachgehen konnte (Frage 1), sowie die erhaltenen Punktewerte zur schmerzbedingten Beeinträchtigung in verschiedenen Lebensbereichen (Fragen 5-7) werden in sog. Beeinträchtigungspunkte umgerechnet (Tab. 11-1).

Eine Auswertung der Fragen 2, 3 und 4 (charakteristische Schmerzintensität) ist für die Graduierung nur dann notwendig, wenn die Summe der errechneten Beeinträchtigungspunkte (aus Frage 1, 5, 6 und 7) kleiner als 3 ist (Tab. 11-2).

Tab. 11-1 Ermittlung des Beeinträchtigungs-Punktwertes

Anzahl der Tage, an denen den normalen Tätigkeiten nicht nachgegangen werden konnte, und Umrechnung in Beeinträchtigungspunkte	
0-6 Tage	0 Beeinträchtigungspunkte
7-14 Tage	1 Beeinträchtigungspunkt
15-30 Tage	2 Beeinträchtigungspunkte
31 und mehr	3 Beeinträchtigungspunkte
Ausmaß der subjektiven Beeinträchtigungen (0-100) und Umrechnung in Beeinträchtigungspunkte	
0-29	0 Beeinträchtigungspunkte
30-49	1 Beeinträchtigungspunkt
50-69	2 Beeinträchtigungspunkte
70 und mehr	3 Beeinträchtigungspunkte

Tab. 11-2 Stadieneinteilung und klinische Interpretation

Stadieneinteilung	Definition	Klinische Interpretation
Geringe Beeinträchtigung		
Grad I: Geringe Schmerzintensität	Weniger als 3 Beeinträchtigungspunkte und charakteristische Schmerzintensität < 50	Funktionaler chronischer Schmerz
Grad II: Hohe Schmerzintensität	Weniger als 3 Beeinträchtigungspunkte und charakteristische Schmerzintensität (≥50)	
Starke Beeinträchtigung		
Grad III: Mäßige Einschränkung	3–4 Beeinträchtigungspunkte unabhängig von der charakteristischen Schmerzintensität	Dysfunktionaler chronischer Schmerz
Grad IV: Hochgradige Einschränkung	5–6 Beeinträchtigungspunkte unabhängig von der charakteristischen Schmerzintensität	

11.4 Klinische Untersuchung

Zur Mindestuntersuchung gehören die Bestimmung der Beweglichkeit des Unterkiefers sowie die Palpation der Kaumuskulatur und Kiefergelenke. Die folgenden Hinweise zum klinischen Vorgehen bei der klinischen Untersuchung orientieren sich an den Empfehlungen von *Dworkin* und *LeResche* (1992), konzentrieren sich dabei auf die klinisch relevanten *und* validen Maßnahmen.

11.4.1 Allgemeine Hinweise

- Die zu untersuchende Person sitzt aufrecht in einem Stuhl.
- Abnehmbaren Prothesen werden im Mund des Patienten belassen.
- Orale Schienen und herausnehmbare kieferorthopädische Geräte werden während der Untersuchung entfernt.
- Untersucher tragen während der gesamten Untersuchung Handschuhe.

11.4.2 Allgemeine Hinweise zur Bestimmung der Kieferöffnung

- Kieferöffnung = Schneidekantendistanz + vertikaler Überbiss.
- Der häufig verwendete Begriff „Mundöffnung" ist terminologisch falsch, weil eine Mundöffnung – diese erfolgt durch Kontraktion der perioralen Muskulatur – auch bei geschlossenem Kiefer erfolgen kann (*Türp* und *Randelzhofer* 2000).
- Die Bestimmung des vertikalen Überbisses erfolgt an dem am meisten vertikal stehenden oberen mittleren Schneidezahn. Der Patient schließt seinen Unterkiefer (Zähne in maximaler Okklusion). Sofern weder offener Biss noch Kopfbiss vorliegen, überragen die oberen Schneidezähne die unteren. Mit einem spitzen Bleistift wird auf Höhe der Schneidekante eines oberen mittleren Schneidezahns eine Markierung auf der Labialfläche des antagonistischen unteren Schneidezahns angebracht. Der Abstand zwischen der Inzisalkante des unteren Schneidezahns und der Markierung ergibt den Wert des vertikalen Überbisses.
- Zur Bestimmung der Schneidekantendistanz ruht die 0-mm-Markierung des Millimeterlineals auf der Inzisalkante eines unteren mittleren Schneidezahns. Die Verwendung biegsamer Lineale ist nicht empfehlenswert.
- Es werden zwei Messungen ausgeführt: schmerzfreie aktive und maximale aktive (trotz Schmerzen) Interinzisaldistanz.
- Bei der Messung der schmerzfreien aktiven Interinzisaldistanz öffnet der Patient den Kiefer so weit wie möglich, ohne dass er Schmerzen verspürt. Der entsprechende Wert wird vom Lineal abgelesen.
- Liegt eine Messung zwischen zwei Millimeterangaben, so wird der geringere Wert notiert.
- Bei der Messung der maximalen aktiven Interinzisaldistanz öffnet der Patient den Kiefer so weit wie möglich, unabhängig davon, ob dabei Schmerzen auftreten. Wenn Schmerzen vorhanden sind, wird dokumentiert, ob diese im rechten, linken oder in beiden Kiefergelenken des Patienten lokalisiert sind. Diese Messung sollte grundsätzlich wiederholt werden, weil man beim zweiten Versuch in der Regel einen höheren Wert erhält; ist das der Fall, wird die Messung so lange wiederholt, bis man keinen höheren Wert mehr erzielt, danach wird der größte gemessene Schneidekantenabstand notiert.
- Die Messung der maximalen passiven Interinzisaldistanz ist nur sinnvoll, wenn eine deutlich eingeschränkte Kieferöffnung vorliegt (z. B. ≤ 35 mm). Dazu legt der Untersucher nach maximaler aktiver Kieferöffnung seinen Daumen auf die Inzisalkanten der oberen Schneidezähne, seinen Zeigefinger auf die Inzisalkanten der unteren Schneidezähne (Abb. 11-1). Mit mäßigem Druck versucht der Behandler nun, den Unterkiefer noch weiter aufzuspreizen, während er gleichzeitig mit Hilfe des auf der Inzisalkante des mittleren unteren Schneidezahns ruhenden Lineals misst. Falls Schmerzen auftreten, wird dokumentiert, wo diese lokalisiert sind.

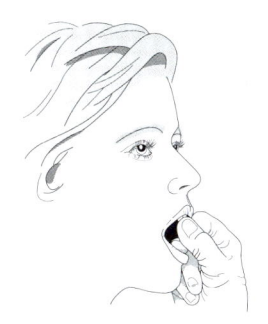

Abb. 11-1 Ausführung der passiven Kieferöffnung.

11.4.3 Allgemeine Hinweise zur Bestimmung der Ab- oder Anwesenheit von Kiefergelenkgeräuschen

Die Bestimmung von Kiefergelenkgeräuschen erfolgt mithilfe der bilateral präaurikulär zart auf der Haut aufliegenden Zeige- und Mittelfinger (kein Druck!), während der Patient den Unterkiefer aus der habituellen Interkuspidation heraus mehrmals langsam öffnet und schließt.

11.4.4 Allgemeine Hinweise zur Palpation von Kiefermuskeln und Kiefergelenken

- Die Palpation erfolgt entweder mit den Fingerspitzen oder der distalen Phalanx des Zeige- und Mittelfingers.
- Der beim Palpieren ausgeübte Druck sollte für extraorale Muskeltaststellen rund 10 N, für die Kiefergelenke rund 5 N betragen.
- Die Palpation erfolgt für jede Seite getrennt.
- Die Hand der Gegenseite liegt dem Kopf an, um ein stabiles Widerlager zu geben.
- Der Unterkiefer befindet sich in Ruhelage (Zähne haben keinen Kontakt).
- In jedem der beschriebenen Areale soll an drei oder vier verschiedenen Stellen palpiert werden.
- Der Patient wird gebeten mitzuteilen, ob er bei der Palpation Schmerzen verspürt und wie stark diese sind (Abstufungsmöglichkeiten: 1 = gering; 2 = mittelstark; 3 = stark).
-

11.4.5 Beschreibung der Lage der zu palpierenden extraoralen Muskelareale

Im Folgenden werden nur diejenigen Muskeln aufgeführt, die getastet werden können.

M. temporalis, posteriore Region
hinter bis oberhalb des Ohrs

M. temporalis, mittlere Region
in der Vertiefung ca. 2 cm lateral des seitlichen Randes der Augenbrauen

M. temporalis, anteriore Region
über der Fossa infratemporalis, oberhalb des Processus zygomaticus

M. masseter, Ursprung
Am vorderen Rand des M. masseter beginnend entlang des unteren Randes des Arcus zygomaticus bis ca. 1 cm anterior des Kiefergelenks

M. masseter, Muskelbauch
Unterhalb des Arcus zygomaticus am vorderen Rand des M. masseter rückwärts zum Unterkieferwinkel auf einer rund 2 Finger breiten Fläche

M. masseter, Ansatz
ca. 1 cm oberhalb des Unterrands des Unterkieferkörpers Richtung Unterkieferwinkel

Regio submandibularis (Ansatz M. pterygoideus medialis)
Palpiert wird der 2 cm vor dem Unterkieferwinkel liegende Bereich von ventral nach dorsal. Der palpierende Finger bewegt sich aufwärts (Richtung Unterkiefer). Falls Schmerzen auftreten, sollte zwischen Schmerzen muskulären und nodulären (Lymphknoten) Ursprungs unterschieden werden.

11.4.6 Beschreibung der Lage der Taststellen an den Kiefergelenken

Lateral
Der Zeigefinger liegt vor dem Tragus über dem Kiefergelenk. Die zu untersuchende Person wird gebeten, den Kiefer leicht zu öffnen, bis die Translation des lateralen Pols des Kondylus nach vorne zu fühlen ist. Anschließend erfolgt eine Palpation des retrokondylären Raums bei weit geöffnetem Kiefer. Die Palpation sollte mit einem Druck von rund 5 N erfolgen, wobei mit der anderen Hand der Kopf gestützt wird.

Die möglichen MAP-Diagnosen sind in Übersicht 11-1 zusammengefasst. Hierbei handelt es sich im strengen Sinne um Befunde, die allerdings per definitionem zu Diagnosen erklärt wurden (*Dworkin* und *LeResche* 1992). Dieses Manko unterstreicht die bislang noch relativ beschränkten Kenntnisse zur Ätiologie und Pathogenese von im Bereich der Kaumuskulatur und Kiefergelenke lokalisierten Schmerzen.
Die Diagnosestellung ist rein symptomorientiert und erfolgt
1. auf Grundlage der vom Patienten berichteten Symptomatik (die der Grund des Zahnarztebesuchs war);
2. aufgrund der Ergebnisse der klinischen und ggf. bildgebenden Befundung (Differenzierung zwischen den Diagnosen „Arthralgie" und „aktivierte Arthrose").

Von den acht Diagnosen sind vier durch schmerzhafte Befunde gekennzeichnet (myofaszialer Schmerz; myofaszialer Schmerz mit eingeschränkter Kieferöffnung; Arthralgie; aktivierte Arthrose des Kiefergelenks). Die entsprechenden diagnostischen Kriterien dieser (in der Regel) therapierelevanten Diagnosen sind in Übersicht 11-2 zusammengefasst.
Wichtig ist, dass die o.g. Diagnosen nicht gestellt werden können, wenn Voraussetzung (1) nicht gegeben ist. Eine reine Palpationsempfindlichkeit eines Muskels oder Kiefergelenks, die „zufällig", d. h. im Rahmen einer routinemäßig durchgeführten funktionellen Untersuchung, „entdeckt" wurde, ist genau dies: eine Palpationsempfindlichkeit, nicht aber ein myofaszialer Schmerz oder eine Arthralgie.

Kapitel 11

Übersicht 11-1

MAP-Diagnosen

Diagnosen innerhalb einer Gruppe schließen sich gegenseitig aus. Ein Patient kann im Höchstfall eine Diagnose aus Gruppe I sowie pro Kiefergelenk je eine Diagnose aus Gruppe II und Gruppe III (also maximal 5 Diagnosen) erhalten. Schmerzhafte Diagnosen sind in Gruppe I (a, b) und III (a, b) enthalten.

- **Gruppe I: Schmerzhafte Beschwerden im Bereich der Kiefermuskulatur**
  - I.a Myofaszialer Schmerz
  - I.b Myofaszialer Schmerz mit eingeschränkter Kieferöffnung
- **Gruppe II: Verlagerungen des Discus articularis**
  - II.a Diskusverlagerung mit Reposition bei Kieferöffnung
  - II.b Diskusverlagerung ohne Reposition bei Kieferöffnung, mit eingeschränkter Kieferöffnung
  - II.c Diskusverlagerung ohne Reposition bei Kieferöffnung, ohne eingeschränkte Kieferöffnung
- **Gruppe III: Arthralgie, aktivierte Arthrose, Arthrose**
  - III.a Arthralgie des Kiefergelenks
  - III.b Arthritis (= aktivierte Arthrose) des Kiefergelenks
  - III.c Arthrose des Kiefergelenks

- **Gruppe I: Schmerzhafte Beschwerden im Bereich der Kiefermuskulatur**
  - I.a Myofaszialer Schmerz
    1. Patientenangaben: Schmerzen im Bereich der Kiefermuskulatur bei Ruhe oder Funktion (positive Antwort auf die Frage: „Hatten Sie während der vergangenen Monate Schmerzen im Bereich der Kiefer, des Gesichts, der Schläfen oder den Ohren?") *plus*
    2. Schmerzen nach Palpation der (palpierbaren) Kiefermuskulatur:
       - M. temporalis, posteriore Region
       - M. temporalis, mittlere Region
       - M. temporalis, anteriore Region
       - M. masseter, Ursprung
       - M. masseter, Muskelbauch
       - M. masseter, Ansatz
       - Regio submandibularis
       - Region des M. pterygoideus lateralis
       - Sehne des M. temporalis.
  - I.b Myofaszialer Schmerz mit eingeschränkter Kieferöffnung
    1. Myofaszialer Schmerz (siehe I.a) *plus*
    2. schmerzfreie aktive Kieferöffnung weniger als 40 mm

Übersicht 11-2

Diagnostische Kriterien der Kiefermuskel- und Kiefergelenkschmerzen (*Dworkin* und *LeResche* 1992)

- **Gruppe III: Schmerzhafte Beschwerden im Bereich der Kiefergelenke**
  III.a Arthralgie
  1. eine oder mehrere der folgenden Patientenangaben:
     – Schmerzen im Kiefergelenkbereich *plus*
  2. Schmerzen in einem oder beiden Kiefergelenken bei Palpation (lateral und/oder posterior)
  III.b Aktivierte Arthrose des Kiefergelenks
  1. Arthralgie (siehe III.a.) *plus*
  2. entweder a oder b (oder beides):
     a. Krepitationsgeräusche im Kiefergelenk.
     b. Kiefergelenk-Tomogramme zeigen einen oder mehrere der folgenden Befunde:
        – ausgeprägte plane Schlifffläche (an Stellen mechanischer Überbelastung: ventrokranialer Bereich des Condylus mandibulae, dorsaler Abhang des Tuberculum articulare)
        – Randzacken (Osteophyten)
        – subchondrale Spongiosa-Sklerosierung im Bereich von Condylus mandibulae und Tuberculum articulare

11.5 Erweiterte Diagnostik

Abhängig von der jeweiligen klinischen Fragestellung können weitere diagnostische Maßnahmen erforderlich sein. Dazu zählen beispielsweise
- intraorale Untersuchung (Schlifffacetten/Attritionen; Stützzonenverlust);
- Palpation von M. sternocleidomastoideus, M. trapezius und der paraspinalen Muskulatur;
- Untersuchung der Beweglichkeit der Halswirbelsäule;
- über eine Panoramaschichtaufnahme hinausgehende bildgebende Verfahren, wie Kiefergelenktomogramme oder Magnetresonanztomogramme;
- psychometrische Filterinstrumente zur Erfassung schmerzassoziierter psychosozialer Parameter, wie depressive Verstimmung (empfohlenes Instrument: Allgemeine Depressionsskala; *Hautzinger* und *Bailer* 1995) und unspezifische somatische Symptome (empfohlenes Instrument: Beschwerden-Liste; *von Zerssen* 1976).

Die klinisch entscheidende Frage lautet jedoch, ob die zusätzlich gewonnenen Informationen einen Einfluss auf die Diagnose und Therapie besitzen. Je mehr Diagnostik betrieben wird, umso größer ist die Gefahr, dass erhaltene (Zufalls-)Befunde überinterpretiert und dadurch unnötige Behandlungen begonnen werden.

Literatur

Dworkin S.F., LeResche L. (Hrsg.): Research diagnostic criteria for temporomandibular disorders: Review, criteria, examinations and specifications, critique. J Craniomand Disorders 1992;6:301- 355.

Geissner E.: Die Schmerzempfindungs-Skala. Hogrefe, Göttingen 1996.

Hautzinger M., Bailer M.: Allgemeine Depressionsskala. Beltz, Weinheim 1995.

Hugger A.: Bildgebende Diagnostik bei Schmerzsymptomatik im Kiefergelenkbereich. Schmerz 2002;16:355-364.

Türp J.C., Marinello C.P.: Schmerzfragebogen für Patienten mit chronischen orofazialen Schmerzen. Quintessenz 2002;53:1333-1340. [kostenfreier Zugriff unter <www.quintessenz.de>].

Türp J.C., Randelzhofer P.: „Mundöffnung" oder „Kieferöffnung"? Schweiz Monatsschr Zahnmed 2000;110:1273-1278.

Türp J.C., Hugger A., Nilges P., Hugger S., Siegert J., Busche E., Effenberger S., Schindler H.J.: Aktualisierung der Empfehlungen zur standardisierten Diagnostik und Klassifikation von Kaumuskel- und Kiefergelenkschmerzen. Schmerz 2006;20:481-489.

Türp J.C., Schindler H.J.: Myoarthropathien des Kausystems: X-Diagnostik: Graduierung chronischer Schmerzen. Zahn Prax 2006;9:156-159.

von Zerssen D.: Die Beschwerden-Liste (B-L). Manual. Beltz, Weinheim 1976.

Kapitel 11

12 Funktionelle Vorbehandlung: Therapie der Myoarthropathien des Kausystems

12.1 Allgemeine Bemerkungen

Bei der Therapie von Erkrankungen lassen sich symptomatische von kausalen Behandlungsmaßnahmen unterscheiden. Symptomatische Therapiemaßnahmen haben das Ziel der Eliminierung oder Reduzierung bestehender Symptome. Eine kausale Therapie zielt auf die Ausschaltung der eigentlichen Krankheitsursache ab.

Häufig ist bei Myoarthropathien (MAP) eine kausale Therapie nicht möglich. Ebenso selten gelingt es, einen Therapieerfolg zu erzielen, wenn man begleitende oder zugrunde liegende psychische Symptome nicht mitbehandelt.

Die Muskeln des Gesichts- und Halsbereichs unterscheiden sich in ihrer Struktur von der Skelettmuskulatur anderer Körperbereiche im Prinzip nicht. Auch die Kiefergelenke sind zwei von vielen Gelenken im menschlichen Organismus – wenn auch ganz spezielle. Daher ähnelt das Spektrum der therapeutischen Maßnahmen, die zum Einsatz kommen, demjenigen, das in der Orthopädie und Rheumatologie zur Behandlung von muskuloskelettalen Beschwerden üblich ist. Unterschiedlich ist primär die Tatsache, dass im Kieferbereich im Gegensatz zu anderen Körperbereichen zusätzlich die Möglichkeit der Anwendung von oralen Schienen besteht.

Für MAP-Patienten steht in den allermeisten Fällen der Schmerz im Mittelpunkt. Deshalb müssen in diesen Fällen primär Therapiemaßnahmen zum Einsatz gelangen, deren Ziel es ist, die Schmerzsymptome zu lindern. Auf diese Weise wird auch eine Verbesserung einer schmerzbedingten eingeschränkten Unterkieferfunktion erreicht.

Je nachdem, ob der Patient an einem akuten oder persistierenden Schmerzzustand leidet, unterscheiden sich die in Betracht kommenden Therapiemaßnahmen in einigen Punkten voneinander.

Ein Behandlungsgrundsatz besteht darin, dass akute MAP-Schmerzen so rasch wie möglich zu behandeln sind. Ziel ist hierbei – im Gegensatz zu chronischen muskuloskelettalen Schmerzen – Schmerz*freiheit*. Je länger Schmerzen anhalten, umso nachhaltiger bilden sich strukturelle und funktionelle Veränderungen im nozizeptiven System aus (Chronifizierung von Schmerzen; Schmerzgedächtnis).

Ausgehend von Feststellungen, dass unabhängig von der Art der gewählten Therapie im Schnitt 80 bis 90 % der Patienten mit MAP-Symptomen eine Besserung ihrer Beschwerden zeigen und in vielen Fällen auch mit einer Plazebo- oder ganz ohne Behandlung eine Besserung bestehender Symptome auftritt, steht man heute auf dem Standpunkt, dass, wenn immer möglich, eine reversible, konservative Therapie angestrebt werden soll. Entsprechend der multifaktoriellen Ursache der Krankheitsentstehung sollte die Therapie weniger im Sinne einer Monobehandlung, sondern vielmehr in Form einer sinnvollen Kombination der im konkreten Patientenfall zur Verfügung stehenden therapeutischen Möglichkeiten gestaltet werden (z. B. Aufklärung, Selbstbeobachtung, orale Schiene, Krankengymnastik und Entspannungstherapie). Es sollte nicht nach einem starren Schema vorgegangen werden, sondern für jeden Patienten ist eine individuelle Therapiestrategie zusammenzustellen. Dass für eine geeignete Wahl klinische Erfahrung auf dem Gebiet der orofazialen Schmerzen und der Funktionsstörungen gehört, steht außer Frage.

Eine Hilfestellung für die Wahl von Therapiemitteln hoher Evidenzstufe können von der Deutschen Gesellschaft zum Studium des Schmerzes (<www.dgss.org>) erarbeitete Behandlungsempfehlungen für Schmerzen im Bereich der Kiefermuskulatur (*Schindler* et al. 2007) bzw. der Kiefergelenke (*Hugger* et al. 2007) geben (Tab. 12-1).

Die Vielschichtigkeit der therapeutischen Vorgehensweise hat zur Folge, dass für eine wirkungsvolle Behandlungsstrategie bei MAP-Patienten eine enge Zusammenarbeit zwischen Zahnärzten und Fachkräften aus anderen Bereichen notwendig ist, wie Krankengymnastik/Physiotherapie, (Schmerz-)Psychologie, Orthopädie/Rheumatologie oder Algesiologie. Bei einem chronischen Schmerzgeschehen sind die psychologischen Faktoren *immer* zu berücksichtigen, da ihnen ein großer Anteil für die Entstehung und Unterhaltung der Beschwerden zukommt.

Die Behandlung von systemischen Erkrankungen, die sich mit Symptomen *auch* im Kausystem manifestieren können, wie Fibromyalgie-Syndrom oder rheumatoide Arthritis, gehört primär in die Hand des Spezialisten (Rheumatologe). Der Zahnarzt kann in solchen Fällen aber in Absprache mit dem behandelnden Facharzt mit Vorteil zusätzliche (symptomatische) Maßnahmen ergreifen.

Wie bei der Durchführung diagnostischer Maßnahmen muss auch bei der Therapie ein vernünftiges Kosten-Nutzen-Verhältnis verfolgt werden. Eine Übertherapie, die dem Patienten hohe finanzielle Ausgaben bescheren, aber gegenüber einfachen Behandlungsmaßnahmen kein Mehr an Beschwerdebesserung bringt, ist unter allen Umständen zu vermeiden.

Tab. 12-1 Therapiemöglichkeiten bei akuten und persistierenden Schmerzen im Zuge von Myoarthropathien des Kausystems.

Akute Schmerzen	Persistierende Schmerzen
Aufklärung	Aufklärung
Selbstbeobachtung	Selbstbeobachtung
Ruhe/Vermeidung: Einschränkung der Unterkieferbewegungen/ weiche Kost	
Wassergefüllte Sofortschiene (Fertigprodukt)	Schienentherapie
Pharmakotherapie: Nichtopiat-Analgetika	Pharmakotherapie: Nichtopiat-Analgetica, Muskelrelaxantien, trizyklische Antidepressiva
Physikalische Therapie: Kälte	Physiotherapie: Kälte, Wärme, Massage, Krankengymnastik, Ultraschall, TENS
	Psychologische Schmerztherapie
	Chirurgische Therapie

Nach einer eingeleiteten Therapie ist es häufig nicht möglich zu sagen, ob eine eingetretene Linderung vorher vorhandener Symptome durch eine spezifische therapeutische Wirkung, aufgrund des natürlichen Verlaufs der Beschwerden oder wegen anderer unspezifischer Mechanismen zustande gekommen ist (*Türp* und *Schwarzer* 2003). Patienten erscheinen meist während einer Maximalphase der Beschwerden, weshalb oftmals auch ohne Behandlung eine Besserung eintritt. Daher werden die in solchen Fällen auftretenden Erfolge oft zu Unrecht als direkte Wirkung einer spezifischen Therapiemaßnahme interpretiert.

12.2 Aufklärung

Der Aufklärung des Patienten über die klinische Bedeutung der Symptome, die Diagnose, die Prognose und die im individuellen Fall zur Verfügung stehenden Therapiemöglichkeiten (einschließlich deren Nutzen, Risiken und Kosten) kommt eine ausschlaggebende Bedeutung zu. Als überaus wichtige (zahn)ärztliche Maßnahme, die auch geeignet ist, dem Patienten bestehende Unsicherheits- und Angstgefühle zu nehmen, sollte sie allen anderen Behandlungsmodalitäten voran stehen. In den Entscheidungsprozess über Art und Ablauf einer Therapie muss der Patient einbezogen werden.

Nicht jedes Symptom bedarf einer Behandlung. Ein Symptom, für dessen „Therapie" heute lediglich eine Aufklärung des Patienten als erforderlich angesehen wird, ist Kiefergelenkknacken ohne zusätzliche Schmerzen und ohne Bewegungseinschränkungen. Der Patient sollte bei einem solchen Befund darüber informiert werden, dass diese Geräusche in der Bevölkerung sehr weit verbreitet sind, in ihrem Auftreten und Intensität sehr häufig fluktuieren und nicht selten von selbst verschwinden. Die Tatsache, dass Knackgeräusche in vielen Körpergelenken vorkommen und in der Orthopädie/Rheumatologie als Variation der Normalität aufgefasst werden, spricht für sich und sollte dem Patienten unbedingt mitgeteilt werden.

Leider kommt die fachmännisch durchgeführte Aufklärung im Rahmen der Patientenbehandlung meist zu kurz.

12.3 Selbstbeobachtung

Selbstbeobachtung ist immer dann angezeigt, wenn der Patient durch sein eigenes Verhalten (z. B. Parafunktionen) zum Entstehen oder zum Unterhalt der Symptome beiträgt. Ist beispielsweise Bruxismus ursächlich an einer bestehenden Funktionsstörung beteiligt (was nicht regelhaft der Fall ist), so sollte der Patient darauf achten, dass er die Zahnreihen außerhalb des Kauvorganges möglichst auseinander hält. Optische oder akustische Signale (z. B. mittels an exponierten Stellen des Arbeitsplatzes und/oder zu Hause angebrachter farbiger Aufkleber) können ihn dabei unterstützen: Immer, wenn er diese Signale sieht, sollte er überprüfen, ob er gerade mit den Zähnen presst oder knirscht oder ob sich der Unterkiefer in einer entspannten Position befindet. Dem Patienten soll bewusst werden, dass in vielen Fällen der im Alltag auftretende Disstress ein bedeutender Faktor für die Krankheitssymptomatik ist, er selbst aber zugleich aktiv mithelfen kann und muss, um eine Besserung seiner Beschwerden zu erzielen.

Ein neues Verhalten wird umso eher erlernt, je lohnender die damit verbundenen Konsequenzen sind. Daher obliegt es dem Therapeuten, dem Patienten die Vorteile klarzumachen, die mit dem Versuch der Verhaltensänderung verbunden sind.

12.4 Ruhe und Vermeidung

Wie bei Schmerzen in anderen Bereichen des muskuloskelettalen Systems ist in der *akuten* Phase einer Schmerzsymptomatik im Kausystem Schonung der betroffenen Körperpartien und Vermeidung unnötiger Bewegungen angezeigt. In den meisten Fällen wird dies der Patient von selber tun. Für den Kieferbereich bedeutet dies, die Unterkieferbewegungen einzuschränken (z. B. kein Kaugummi kauen), harte und kauintensive Kost sowie weitausladende Bewegungen (beispielsweise beim Gähnen und Singen) zu vermeiden und kein unnötiges Knacken zu provozieren.

12.5 Schienentherapie

Zur Behandlung der MAP sind orale Kunststoffschienen ein absolut empfehlenswertes Therapiemittel. Um ungewollte Okklusionsveränderungen auf ein Minimum zu begrenzen, sollte die Schiene alle Zähne überdecken, ferner sollten sämtliche antagonistischen Zähne gleichmäßigen und gleichzeitigen okklusalen Kontakt mit der Schiene haben.

Aus klinischen Studien weiß man, dass nach Inkorporation einer Schiene in der Mehrzahl der Fälle mit einer Besserung vorhandener Muskel- oder Kiefergelenkschmerzen zu rechnen ist. Diese Wirkung wird heute vor allem mit einer Funktionsmusteränderung erklärt, die durch die veränderte (vergrößerte) vertikale Distanz zwischen Ober- und Unterkiefer zustande kommt. Bei Knirschern schützen orale Schienen die Zähne vor weiterer Attrition und vor Absprengungen von Hartsubstanz.

Orale Schienen sind relativ einfach herzustellen und für Patienten problemlos zu handhaben. Aus der Vielzahl der in der Vergangenheit vorgeschlagenen und angewandten Schienen wird heute insbesondere ein Schienentyp empfohlen, nämlich die Stabilisierungsschiene (Michigan-Schiene). Er kann als „Goldstandard" der Schienentherapie bezeichnet werden, mit dem sich alle anderen Schienentypen und Aufbissbehelfe messen lassen müssen.

Abb. 12-1 Stabilisierungsschiene von der Seite betrachtet. Die Schiene reicht im Eck- und Seitenzahnbereich knapp über den prothetischen Äquator.

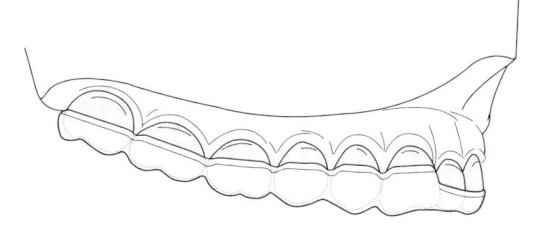

12.5.1 Stabilisierungsschiene (Michigan-Schiene)

Stabilisierungsschienen werden weltweit seit mehr als drei Jahrzehnten angewendet (*Ramfjord* und *Ash* 1994). Sie haben drei Indikationen:
- Kaumuskelschmerzen
- Kiefergelenkschmerzen
- Bruxismus.

Voraussetzung für die Herstellung einer Michigan-Schiene sind zwei über Alginat-Abformungen erhaltene Kiefermodelle aus Gips.

Kieferrelationsbestimmung
Die für die Herstellung der Schiene notwendige Unterkieferlage (Kondylenlage) wird mittels eines Wachsregistrats bestimmt. Wir empfehlen für diesen Zweck die Verwendung einer dreifachen (!) Wachsplatte (Moyco Beauty Pink Wachs X-hard), deren Schichten zuvor mit Sekundenkleber fixiert wurden.

Die Kieferrelationsbestimmung sollte am liegenden Patienten durchgeführt werden, weil die Schiene während des Schlafs getragen wird: Die Referenzlage des Unterkiefers für eine Michigan-Schiene ist der auf dem Rücken liegende Patient!

Der Behandler sitzt hinter dem Kopf des Patienten. Zunächst wird das in Wasser erwärmte Wachsregistrat gegen die Oberkieferzähne gedrückt („Ich mache jetzt einen Fingerabdruck Ihrer oberen Zähne!"). Das Registrat wird dann aus dem Mund entfernt und extraoral mit einer großen Schere streng entlang der äußeren Ränder der Zahnabdrücke beschnitten. Nach eventuell notwendiger nochmaliger Erwärmung wird das Registrat an die Oberkieferzähne angedrückt; es muss den Zähnen spaltfrei anliegen.

Nun wird der Patient gebeten, locker zu schließen, bis er spürt, dass die Unterkieferzähne das Wachs berühren; in dieser Stellung soll er einen Augenblick verharren. Ein manuelles Führen des Unterkiefers ist bei der Kieferrelationsbestimmung für die Herstellung einer Michigan-Schiene zu unterlassen; die Hände des Behandlers berühren den Unterkiefer nicht! Der Unterkiefer nimmt die Position ein, die ihm die Schwerkraft vorgibt; diese Unterkieferlage ist meistens weiter retral als beim aufrechten Stand. Unmittelbar neben den Vestibulärflächen der leicht in das Wachs einbeißenden unteren ersten Molaren und Eckzähne, also an vier Stellen, wird nun mit den Branchenenden einer zusammengedrückten zahnärztlichen Pinzette in der Unterfläche des Registrats jeweils eine Markierung in das Wachs gemacht. Der Patient wird dann gebeten, den Unterkiefer ruckartig zu öffnen.

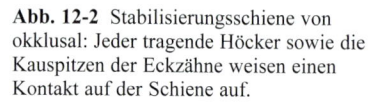

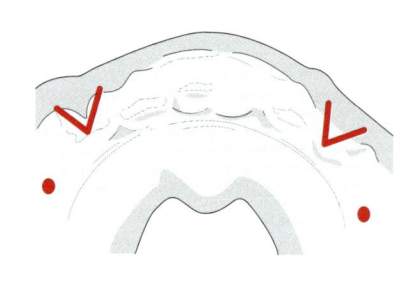

Abb. 12-2 Stabilisierungsschiene von okklusal: Jeder tragende Höcker sowie die Kauspitzen der Eckzähne weisen einen Kontakt auf der Schiene auf.

Abb. 12-3 Stabilisierungsschiene von okklusal: Durch dynamische Okklusionskontakte im Bereich der Eckzähne bei Protrusion und Seitschub ergibt sich ein typisches V-Muster.

Extraoral wird auf die Unterfläche des Registrats auf Höhe der unteren ersten Molaren und Eckzähne (Orientierung anhand der Markierung) Aluminiumwachs aufgetragen und kurz mit dem Luftbläser abgekühlt (das Aluminiumwachs muss eine matte Oberfläche aufweisen). Das Wachsregistrat wird auf die Oberkieferzähne zurückgesetzt. Der Patient wird wiederum gebeten, ruckartig zu schließen, wobei er leicht in das Aluminiumwachs beißen soll. Nach kurzem intraoral erfolgenden Abkühlen mittels Luftbläser öffnet der Patient den Unterkiefer ruckartig und das Registrat wird entfernt.

Konstruktionsmerkmale der Michigan-Schiene

Die Stabilisierungsschiene ist durch folgende Merkmale gekennzeichnet:
- Sie wird aus hartem Kunststoff (Polymethylmethacrylat) angefertigt, in der Regel im Oberkiefer.
- Alle Zähne sind überdeckt; die Okklusalfläche der Schiene wird plan gestaltet.
- Der Kunststoff reicht im Eck- und Seitenzahnbereich knapp über den prothetischen Äquator (Abb. 12-1).
- Pro Seiten- und Eckzahn des Gegenkiefers (typischerweise der Unterkiefer) weist die Schiene mindestens einen okklusalen Kontakt auf (Abb. 12-2). Die Schneidezähne können wie im natürlichen Gebiss ohne Kontakte bleiben.
- Die Gestaltung einer Führungsfläche im Eckzahnbereich bewirkt, dass bei Protrusions- und Seitschubbewegungen des Unterkiefers nur die unteren Eckzähne Schienenkontakt haben; alle anderen Unterkieferzähne diskludieren. Im Eckzahnbereich bildet sich nach Einlegen von Okklusionsfolie zwischen Schiene und Gegenkiefer durch die Protrusions- bzw. die lateralste Seitwärtsbewegung typischerweise ein „V" entlang der Kunststofframpen ab (Abb. 12-3).
- Durch Einlegen einer ca. 1 mm dicken Zinnfolie (bei Arcon-Artikulatoren zwischen der Hinterfläche des Kondylars und der hinteren

Kugelanlagefläche am Kondylargehäuse des Artikulatoroberteils) wird bei der Herstellung der Schiene das Artikulatorunterteil nach anterior verlagert. Wird die Okklusion in der Grundposition („Zentrik") und der anterioren Lage gleichmäßig eingeschliffen, so wird eine Freiheit in der Zentrik von rund einem Millimeter erreicht, d. h., die dominante Eckzahnführung setzt erst nach Durchgleiten eines Okklusionsfelds von ca. einem Millimeter aus der „Zentrik" nach anterior ein (Abb. 12-4). Dieses Merkmal erhöht den Tragekomfort, weil der Unterkiefer etwas Spielraum hat, bevor die Disklusion über die Eckzahnrampen einsetzt.

Stabilisierungsschienen werden nachts getragen. Bei Bedarf (z. B. während Perioden mit erhöhtem Disstress) können sie zusätzlich auch tagsüber getragen werden (für wenige Stunden); in der Praxis wird dies aber selten notwendig sein.

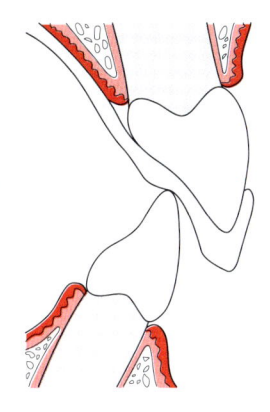

Abb. 12-4 Eckzahnbereich einer Michigan-Schiene: Bei Vor- und Seitschub setzt nach Durchgleiten eines Okklusionsfelds von rund einem Millimeter die Eckzahnführung ein.

Herstellung der Michigan-Schiene
Es gibt unterschiedliche Verfahren, eine Michigan-Schiene anzufertigen. Grundsätzlich sollte die Schiene nur auf exakt montierten Modellen (Kieferrelationsbestimmung am liegenden Patienten mittels Wachsregistrat) hergestellt werden, um die in der Regel notwendigen Schleifkorrekturen am Patienten auf ein Minimum zu begrenzen.

Wir empfehlen, die Schiene zunächst aus Wachs zu modellieren und dann mit Kaltpolymerisat zu pressen. Schienen, die auf diesem Wege hergestellt werden, weisen eine hohe Passgenauigkeit, gute Materialeigenschaften und eine hohe Mundbeständigkeit auf. In der Regel werden Michigan-Schienen im Oberkiefer hergestellt. Klammern zum Befestigen der Schiene an den Zähnen sind unnötig.

Im Folgenden wird das genaue Vorgehen bei der Herstellung einer Stabilisierungsschiene mit Eckzahnführung unter Verwendung eines SAM-Artikulators (SAM Präzisionstechnik, D-München) beschrieben:

Nach der Abformung beider Kiefer mit Alginat und dem Herstellen (Oberkiefermodell vorteilhaft aus Superhartgips) und Einartikulieren der Gipsmodelle (mittel des Wachsregistrats) wird das Oberkiefer-Modell in einen Parallelometer eingespannt und ausgerichtet.

Das Oberkiefermodell sollte leicht entfernbar sein, damit es nach dem Pressen und Polymerisieren des Kunststoffs wieder genau in den Artikulator zurückgesetzt werden kann. Um das Arbeiten im Artikulator zu erleichtern und ein Herausfallen des Oberkiefermodells aus dem Artikulator zu verhindern, empfiehlt sich die Herstellung eines Split-Cast-Modells.

Der gemeinsame Zahnäquator wird mit Hilfe einer Graphitmine am Parallelometer markiert. Die Begrenzung der Schiene wird mit einem Bleistift auf dem Modell eingezeichnet. Sie soll einerseits 1 bis 2 mm zervikalwärts des Äquators zu liegen kommen, um eine genügende Retention der Schiene zu gewährleisten, andererseits aber aus parodontalhygienischen Gründen mindestens 1 mm vom Gingivarand entfernt liegen.

Im Frontzahnbereich ragt der Schienenrand ca. 3 mm zervikalwärts über die Schneidekante hinaus; palatinal verläuft er in einem Abstand von 6 bis 10 mm parallel zum Gingivarand, so dass der Gaumen U-förmig ausgespart ist (vgl. Abb. 12-2). Untersichgehende Bezirke (palatinal sowie im bukkalen Bereich zervikal des eingezeichneten Schienenrands) sowie die Interdentalbereiche und tiefe okklusale Furchen müssen mit Hilfe von Gips oder Modellierkunststoff ausgeblockt werden, damit sich die Schiene auch nach dem Polymerisieren vom Modell entfernen lässt. Damit die Schiene im okklusalen Bereich eine genügende Materialstärke aufweist, wird mit Hilfe des Inzisalstifts des Artikulators eine Bisshebung von wenigen Millimetern durchgeführt, so dass die distalsten Molaren einen ausreichenden Abstand voneinander aufweisen. Je stärker die sagittale Kompensationskurve ausgeprägt ist, umso mehr muss gesperrt werden.

Nun folgt die Modellierung der Schiene. Eine leicht erwärmte Platte rosa Modellierwachs wird auf dem Oberkiefermodell adaptiert und der Schienenausdehnung entsprechend ausgeschnitten. Die Wachsschicht darf noch keine Okklusionskontakte aufweisen. Über die Okklusalfläche der Wachsplatte wird nochmals eine dünne Schicht Modellierwachs aufgeschwemmt oder aufgelegt. Der Artikulator wird geschlossen, bis der Inzisalstift Kontakt mit dem Inzisalteller hat. Das Höckerrelief des Gegenkiefers zeichnet sich auf diese Weise im noch weichen Wachs ab. Mit Okklusionsfolie werden die statischen Okklusionskontakte der Unterkieferzähne markiert. Alle Wachsimpressionen der Zähne sind mit Ausnahme der Okklusionskontake durch Schaben zu entfernen. Dabei soll eine plane okklusale Schienenfläche entstehen.

Als Nächstes wird die Protrusionsbewegung in Wachs festgehalten. Zu diesem Zweck wird in die Artikulatorgelenke hinten eine 1 mm dicke Zinnfolie eingelegt, wodurch das Unterkiefermodell in eine leicht protrudierte Stellung rutscht. Auch in dieser Position sollte jeder tragende Höcker Kontakt mit der Schiene aufweisen. Der Inzisalstift bleibt in ständigem Kontakt mit dem Führungsteller (keine Veränderung der Vertikaldistanz). Nach einer Bahn von rund 1 mm auf der Schiene sollen die Eckzähne die Führung bei Vor- und Seitschubbewegungen übernehmen. Dazu ist ein gezieltes Aufschwemmen von Wachs notwendig. Die Zinnfolie ermöglicht, dass die Eckzahnführung direkt aus der vorgewählten protrudierten Position heraus konstruiert werden kann. Es ist darauf zu achten, dass es mit dem Beginn der Eckzahnführung zu einer Klaffung von 1 mm im Molarenbereich kommt. Bei Protrusion müssen beide Eckzähne gleichzeitig führen.

Für die Herstellung der Führung bei Seitschubbewegungen wird grundsätzlich genauso vorgegangen wie bei der Protrusion. Auf diese Weise ergeben sich an jedem Eckzahn zwei aufgewachste Bahnen, nämlich eine Vor- und eine Seitschubbahn. Diese müssen so miteinander verbunden werden, dass bei jeder Vor- bzw. Seitschubbewegung eine gleichmäßige Führung entsteht.

Danach folgt das definitive Ausmodellieren der Schiene. Dabei darf das erarbeitete okklusale Muster nicht zerstört werden. Zum Abschluss wird die Schiene im gesamten Randbereich am Modell festgewachst.

Das Oberkiefer-Modell wird nun aus dem Artikulator genommen. Das Modell wird isoliert und in eine Küvette eingebettet. Dazu wird das Modell mit der Schiene mittig in den Gips im Küvettenunterteil gedrückt. Der Gips soll bis zum Beginn der Wachsmodellation reichen. Mit dem Oberteil der Küvette ist zu prüfen, ob okklusal ausreichend Platz für den Gipskonter vorhanden ist. Mit einem Pinsel wird die Gipsfläche glattgestrichen. Es dürfen keine untersichgehenden Stellen entstehen. Wenn der Gips abgebunden ist, wird seine gesamte Oberfläche gegen Gips isoliert. Das Oberteil der Küvette wird nach dem Isolieren mit Vaseline ohne Deckel aufgesetzt und mit Blaugips blasenfrei aufgefüllt. Zum Schluss wird die Küvette verschlossen.

Der abgepresste Gipsüberschuss wird als Gipsprobe auf den Deckel gegeben. Ist der Gips abgebunden (nach ca. 30 Minuten), wird die Küvette für rund fünf Minuten in kochendes Wasser oder für sieben bis zehn Minuten in ein Ausbrühgerät gelegt, damit das Wachs erweicht. Beim Öffnen der Küvette bleibt das Modell im unteren Teil, während die Wachsreste der Schiene aus dem Konter entfernt werden. Übrig bleibt nur die Negativform der Schiene. Beide Hälften werden nochmals ca. 4 Minuten mit heißem Wasser ausgebrüht,

um eine vollständige Entfernung der Wachsreste sicherzustellen. Die gesamte heiße Gipsoberfläche wird mit Isoliermittel gegen Kunststoff isoliert, damit der Kunststoff vor Feuchtigkeit aus dem Gips geschützt und somit Siedeblasen und Verfärbungen vermieden werden. Zudem entweicht dadurch kein Monomer in den Gips, was eine unvollständige Polymerisation verursachen könnte. Weiterhin wird beim Pressen ein besseres Gleiten des Kunststoffs ermöglicht und ein leichteres Ausbetten gewährleistet.

Es folgen das Anrühren, Stopfen und Pressen des Kunststoffs. Die Durchführung einer Zwischenpressung mit zweimaliger Kunststoffnachlegung ist empfehlenswert. Im Anschluss an den Pressvorgang wird die Küvette in einen Handbügel eingespannt und in das Polymerisationsbad gestellt. Nach der Langzeitpolymerisation und dem vollständigem Erkalten der Küvette erfolgt das Ausbetten. Beim folgenden Ausarbeiten verbleibt die Schiene auf dem Gipsmodell. Zunächst wird die Pressfahne entfernt. Falls notwendig, werden die Außenflächen der Schiene geglättet. Sämtliche Flächen müssen während des Ausarbeitens plan bleiben.

Die Schiene wird mit einer Kunststofffräse im Artikulator vollständig eingeschliffen. Sämtliche Unterkieferzähne sollen, wie zuvor bei der Wachsmodellation, mit ihren Arbeitshöckern auf der Schiene abgestützt sein. Die okklusalen Kontakte werden so lange reduziert, bis der Inzisalstift wieder auf dem Teller aufsteht, d. h. bis die durch das Pressen bedingte Bisserhöhung entfernt ist. Das Einschleifen der Schienenoberfläche erfolgt mit einer konisch zulaufenden Fräse. Nach dem Einschleifen wird die Schiene poliert.

Die bislang gewonnen weltweiten klinischen Erfahrungen haben gezeigt, dass bei Verwendung dieses Schienentyps nicht mit ernst zu nehmenden unerwünschten Wirkungen zu rechnen ist; nur gelegentlich berichten Patienten von einer erhöhten oder verringerten Speichelflussrate oder von Spannungen im Bereich der Zähne (die man durch Nachschleifen verringern bzw. beseitigen kann). Die Gefahr einer irreversiblen Veränderung der Okklusion besteht nicht.

12.5.2 Anteriore Repositionierungsschiene

Anteriore Repositionierungsschienen sind exzentrische Schienen, d. h., sie bewirken mit Hilfe von im Frontzahnbereich angebrachten Führungsflächen, dass der Unterkiefer in habitueller Okklusion in eine mehr anteriore

Position geführt wird. Die klassische Indikation für diese Schienen war (!) die anteriore Diskusverlagerung mit Reposition bei Kieferöffnung und den damit verbundenen Knackgeräuschen und Schmerzen. Die ventrale Vorverlagerung des Unterkiefers beträgt ca. 1 bis 3 mm. Die Schienen werden in der Regel im Unterkiefer angefertigt und ganztags getragen. Das angestrebte (heute aber höchst umstrittene) Behandlungsziel besteht darin, durch die Vorverlagerung des Unterkiefers eine lehrbuchhafte Kondylus-Diskus-Relation wiederherzustellen.

Im Laufe der Tragezeit wird die Schiene derart sukzessive eingeschliffen, dass der Unterkiefer aus der anterioren Position allmählich wieder weiter dorsal zu liegen kommt, bis sich der Kondylus (und der auf ihm befindliche Diskus) in seiner lehrbuchgemäßen anatomischen Position relativ zur Fossa mandibularis befindet. Dieses Therapieergebnis wird jedoch nur in seltenen Fällen erreicht. Repositionsschienen können demgegenüber Nachteile aufweisen. Gefürchtet sind insbesondere Veränderungen im okklusalen Bereich, vor allem ein lateral offener Biss. Da es mit Repositionsschienen nicht immer gelingt, die erhoffte Wirkung (d. h. eine Wiederherstellung einer physiologischen Kondylus-Diskus-Beziehung) zu erzielen, diese heute nicht mehr als erstrebenswert angesehen wird und mit Stabilisierungsschienen, evtl. unterstützt durch physikalische Therapie, in vielen Fällen günstigere Behandlungsergebnisse erzielt werden können, wird letztgenannten Schienen häufig der Vorrang eingeräumt. Werden dennoch Repositionsschienen angewendet, so sind regelmäßige Kontrollen dringend anzuraten, und nach Abklingen der akuten Symptomatik sollte die Therapie mit Stabilisierungsschienen fortgesetzt werden.

12.6 Pharmakologische Therapie

Als Teil einer Gesamtstrategie, d. h. in Kombination mit anderen Behandlungsmaßnahmen, können bestimmte Medikamente zur begleitenden (symptomatischen) Therapie von Beschwerdebildern, die mit funktionellen Beschwerden im Kausystem einhergehen, eingesetzt werden:

- Nichtopiat-Analgetika/nicht-steroidale Antiphlogistika (bei Kiefergelenkarthralgie)
- Muskelrelaxantien (bei Kaumuskelschmerzen)
- weitere Medikamente:
    - trizyklische Antidepressiva (bei persistierenden/chronischen Schmerzen)
    - Lokalanästhetika (eingeschränkt empfehlenswert bei Kaumuskelschmerzen).

Im Mittelpunkt der Pharmakotherapie stehen die Schmerzlinderung und die Entzündungshemmung sowie im Falle einer verspannten Muskulatur die Muskelrelaxation.

Um Gewöhnungseffekte so gering wie möglich zu halten, sollten sich die Verordnung und die Einnahme von Medikamenten auf eine möglichst kurze Zeitspanne erstrecken. Kontraindikationen sowie mögliche Neben-

und Wechselwirkungen mit anderen Medikamenten sind unbedingt zu beachten (Beipackzettel; Rote Liste).

Aufgrund des in der Regel episodenhaften Charakters der Myoarthropathien sollte die Notwendigkeit der Einnahme von Schmerzmedikamenten in regelmäßigen Abständen überprüft werden.

12.6.1 Nichtsteroidale Antiphlogistika

Nichtsteroidale Antirheumatika (NSAR) zeichnen sich u. a. durch eine schmerzhemmende (analgetische) Wirkung aus (durch Hemmung des Enzyms Cyclooxygenase und damit der Prostaglandin-Synthese, dadurch Hemmung noxischer Signale). Sie sind – zeitlich sicherheitshalber auf 7 bis 10 Tage beschränkt – vor allem bei akuten entzündlichen Prozessen in den Kiefergelenken indiziert. Die bekanntesten Vertreter sind Ibuprofen („Goldstandard"; empfohlene Dosierung: 3 x 400 mg/Tag), Diclofenac und Naproxen.

12.6.2 Muskelrelaxantien

Bei Schmerzen und Verspannungen der Kiefermuskulatur ist Flupirtin ein empfehlenswertes Medikament (3 x 100 mg/Tag), das unter Berücksichtigung möglicher Neben- und Wechselwirkungen auch über längere Zeiträume (Wochen und Monate) eingenommen werden kann.

12.6.3 Trizyklische Antidepressiva

Trizyklische Antidepressiva (z. B. Amitriptylin; Imipramin; Desipramin) werden teilweise auch als „Co-Analgetika" bezeichnet, da sie die Schmerzverarbeitung beeinflussen. Zu diesem Zweck werden sie in einer deutlich geringeren Dosierung (z. B. Amitriptylin: 10 mg/Tag als Einstieg, dann langsam steigern bis maximal 50 mg) verabreicht, als es bei dem Vollbild einer Depression der Fall (gewesen) ist. Die Verabreichung solcher Pharmaka sollte in Absprache mit dem oder direkt durch den Haus- oder Facharzt erfolgen.

12.7 Physiotherapie/Physikalische Therapie

Im Rahmen eines Gesamtbehandlungsplans werden häufig die Physiotherapie und physikalische Therapie eingesetzt; sie stellen empfehlenswerte Maßnahmen dar. Bewährte krankengymnastische Verfahren sind u. a. die manuelle Therapie, die Kraniosakraltherapie und die propriozeptive neuromuskuläre Fazilitation (PNF). Spezielle Muskel- und Bewegungsübungen dienen der Wiederherstellung einer normalen Unterkieferfunktion.

Unterstützt wird sie durch Maßnahmen der physikalischen Therapie.
Ziel der Physiotherapie und physikalischen Therapie ist es, Schmerzlinderung und Entzündungshemmung zu erreichen, Bewegungsmuster bzw. Bewegungsfähigkeit und -koordination des Unterkiefers zu verbessern sowie den Aufbau atrophischer Muskeln zu unterstützen. Einige der zur Anwendung kommenden Behandlungsmethoden werden im Folgenden vorgestellt.

12.7.1 Kältetherapie (Kryotherapie)

Eine lokale Kälteanwendung ist bei akutem Kiefergelenkschmerz indiziert. Bewährt hat sich ihr Gebrauch auch unmittelbar vor Bewegungsübungen (Dehn- und Streckübungen). Die Kälteapplikation bewirkt eine Vasokonstriktion und damit eine Drosselung der Durchblutung und des Stoffwechsels. Sie hat einen antiphlogistischen und hypalgetischen Effekt. Eine Kälteapplikation kann mehrmals täglich erfolgen. Kontraindikationen bestehen für schwach durchblutete Regionen und offene Wunden.

Eine einfache Anwendung besteht darin, einen leeren Joghurt-Plastikbecher mit Wasser zu füllen, einen Holzspatel hinzuzugeben und im Eisfach eines Kühlschranks gefrieren zu lassen. Der Becher wird unmittelbar vor der Anwendung entfernt und das „Eis am Stiel" (mehrmals täglich) direkt über dem schmerzhaften Gelenk eingerieben.

12.7.2 Wärmetherapie

Die Anwendung feuchter (z. B. Wärmflasche, Fangopackung, heiße Umschläge, heiße Rollen, Warmwasserbad, heiße Dusche) oder trockener Wärme (z. B. Rotlicht, Mikrowelle, Kurzwelle) stellt eine Standardtherapie bei persistierenden Schmerzen und muskulärem Hypertonus bzw. Muskelverspannung dar. Die Wärme führt im Bereich ihres Anwendungsgebiets zu einer Vasodilatation und dadurch zu einer vermehrten Durchblutung und einer Stoffwechselsteigerung sowie zur Relaxierung einer hypertonischen Muskulatur. Bei akuten Entzündungen darf keine Wärme appliziert werden. Eine drei- bis viermal tägliche und bei Bedarf häufigere Anwendung bis zu 20 Minuten Dauer ist empfehlenswert.

12.7.3 Massage

Vorteilhaft ist es, wenn man nach einer Wärmebehandlung eine Massage der zugänglichen Anteile der Kiefermuskeln (M. masseter, M. temporalis) sowie der Hals-, Nacken-, Schulter- und Rückenmuskulatur anschließt. Im Zuge dieser Maßnahmen kommt es zu einer Lockerung und Entspannung der Muskulatur und zu einer Verbesserung der Durchblutung. Massagen können durch eine speziell ausgebildete Fachkraft, für die genannten Kiefermuskeln auch in Form von Selbstmassagen durch den Patienten durchgeführt werden. In letzterem Fall ist eine Kontrolle der richtigen Ausführung der Massage wichtig.

Physiotherapie/Physikalische Therapie 293

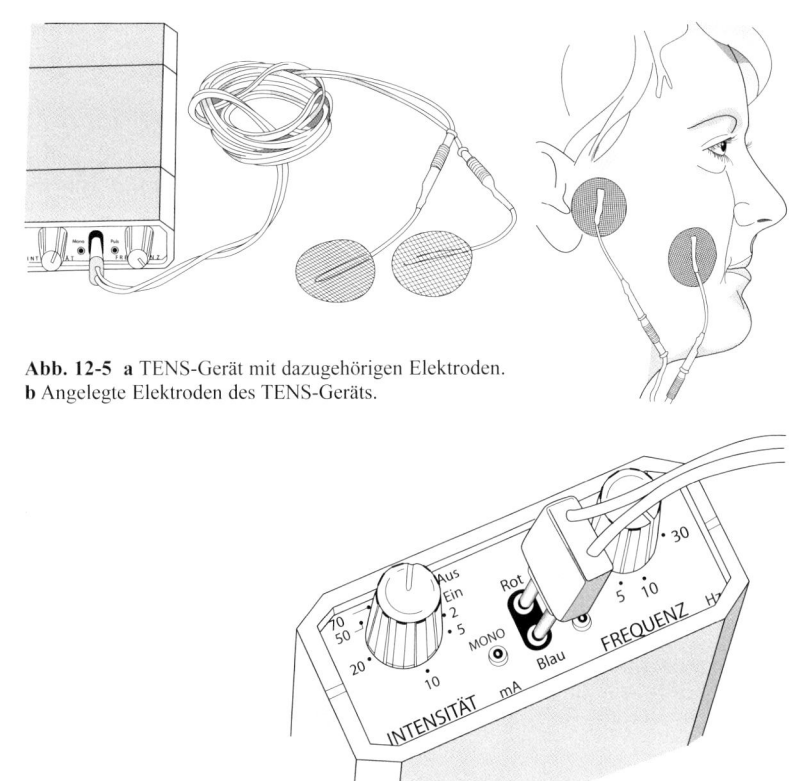

Abb. 12-5 a TENS-Gerät mit dazugehörigen Elektroden.
b Angelegte Elektroden des TENS-Geräts.

Abb. 12-6 TENS-Gerät: Frequenz und Intensität einstellbar.

12.7.4 Stromtherapie

Eine der bekanntesten Formen der Stromtherapie stellt die transkutane elektrische Nervenstimulation (TENS) dar. Die TENS findet zur unterstützenden Therapie von funktionellen Beschwerden überwiegend muskulärer Lokalisation eine zunehmend stärkere Verbreitung. Bei der TENS werden mit Hilfe von Kleinstgeräten mittels Hautelektroden elektrische Impulse auf Nerven und Muskeln übertragen (Abb. 12-5a und b). Tragbare, akku- oder batteriebetriebene TENS-Stimulatoren für den Gebrauch zu Hause haben sich bereits in vielen Teilgebieten der Medizin (z. B. Orthopädie und Neurologie) etabliert. Je nach Gerätetyp lässt sich die Frequenz der von dem Gerät erzeugten Stromimpulse einstellen; dabei unterscheidet man eine hochfrequente (z. B. 50 bis 300 Hz) von einer niederfrequenten Form (z. B. 0,5 bis 4 Hz). Der Patient hat darüber hinaus die Möglichkeit, die Intensität der Impulse festzulegen (Abb. 12-6). Sie sollte so hoch sein, dass sie für den Patienten gerade noch als angenehm empfunden wird. Die erwünschte therapeutische Wirkung der TENS-Anwendung besteht neben lokalen Effekten wie Förderung der Durchblutung (vasoaktive Wirkung) und Minderung eines erhöhten Muskeltonus (myogene Wirkung) in der Erzielung einer Schmerzlinderung. Die zugrunde liegenden neuralen und

Kapitel 12

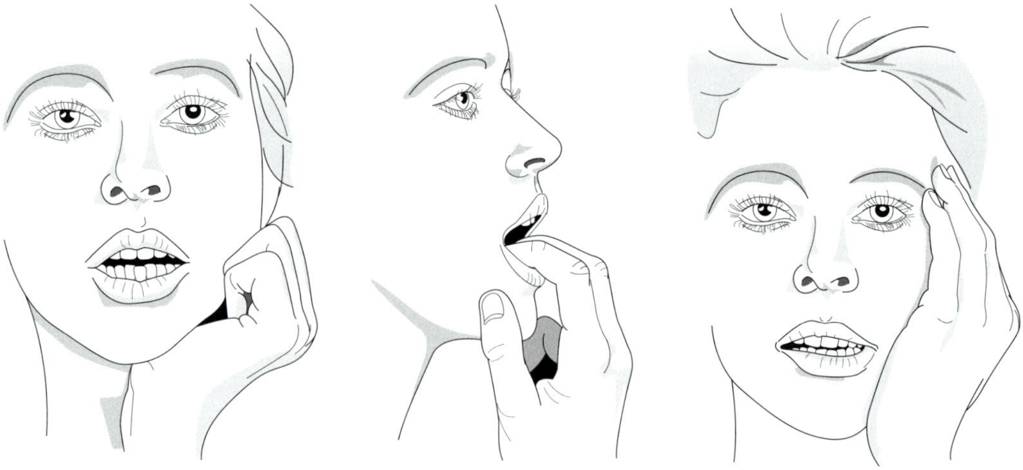

Abb. 12-7a Isometrische Übung zur Stärkung **a** der Kieferöffner, **b** der Kieferschließer, **c** der für den Seitschub zuständigen Kiefermuskeln.

humoralen Wirkungsmechanismen sind noch nicht vollständig geklärt. Man geht davon aus, dass bei der hochfrequenten TENS-Therapie die periphere Schmerzleitung beeinflusst wird, während die niederfrequente Form über eine vermehrte Ausschüttung der körpereigenen Opiate (Endorphine) wirken soll.

Ebenfalls in den Bereich der Elektrotherapie fällt die Behandlung mit Ultraschall. Beim Ultraschall handelt es sich um mechanische Vibrationen, die zu Therapiezwecken im Größenbereich von 0,5 bis 3 MHz liegen. Je nach Art der Anwendung (kontinuierliche oder gepulste Ultraschallschwingung) kommt es zu einer Erwärmung v. a. von geweblichen Grenzschichten (z. B. zwischen Muskulatur oder Sehnen einerseits und Knochen anderseits) oder zu einer Erhöhung der Zellpermeabilität mit dadurch bedingtem gesteigertem Stoffaustausch. Als Medium zwischen der Haut und dem Instrumentenkopf wird ein Gel verwendet.

Weitere wichtige Stromtherapien sind die Behandlung mit Kurzwellen (ca. 27 MHz) und Mikrowellen (ca. 2.400 MHz), die auch unter dem Begriff „Hochfrequenztherapie" zusammengefasst werden. Insbesondere die Mikrowellentherapie wird für Beschwerden der Kaumuskulatur empfohlen. Sie führt zu einer Erwärmung und Mehrdurchblutung auch tiefergelegener Gewebeanteile. Der M. temporalis darf nicht mit Mikrowellen behandelt werden, weil dies aufgrund einer starken lokalen Durchblutungssteigerung zu Sehstörungen, Schwindel und Übelkeit führen kann.

12.7.5 Krankengymnastik: Muskel- und Bewegungsübungen, Haltungsübungen

Spezielle Muskel- und Bewegungsübungen sind besonders indiziert bei hypotoner Kiefermuskulatur (Kräftigung bzw. Aufbau der Muskulatur) (Abb. 12-7), bei Hypo- oder Hypermobilität (Erhöhung bzw. Vermeidung extremer Beweglichkeit des Unterkiefers) und bei Inkoordination der Unterkieferbewegungen (Verbesserung der neuromuskulären Bewegungskoordination).

Zur Verbesserung der Position von Unterkiefer und Zunge sowie der Haltung von Kopf, Hals und Schultern können ferner Haltungsübungen ausgeführt werden. Wichtig ist, dass diese Übungen unter Anleitung eines geschulten Therapeuten ausgeführt und immer wieder kontrolliert werden. Eine gewissenhafte Mitarbeit des Patienten ist Voraussetzung für Erfolge mit diesen Therapiemaßnahmen.

12.8 Schmerzpsychologische Therapie

Psychologische Schmerztherapie durch einen Psychotherapeuten ist bei Patienten mit chronischen myoarthropathischen Schmerzen nachweislich empfehlenswert. Für schmerzhafte MAP liegen ausreichend Belege vor, dass im Rahmen eines multimodalen (= mehrere Maßnahmen umfassenden) Therapieansatzes zusätzlich durchgeführte schmerzpsychologische Maßnahmen die Wahrscheinlichkeit eines Behandlungserfolgs erhöhen.

Psychologische Therapiemethoden, die wegen persistierender Schmerzen zum Einsatz kommen können, dienen zum einen dem Erlernen und der Anwendung von Techniken zur Entspannung mit dem Ziel einer besseren Stressbewältigung und Muskelrelaxation, zum anderen der Unterstützung bei der Schmerzkontrolle (Schmerzbewältigungsprogramme).

Voraussetzung für eine positive Wirkung ist die Bereitschaft des Patienten zur regelmäßigen Ausübung der gewählten Methode.

12.8.1 Stressbewältigung/Muskelentspannung

Der Abwehr von belastenden Stressoren bzw. der Erhöhung der individuellen Stressschwelle kommt bei vielen Patienten mit Beschwerden im stomatognathen System größte Bedeutung zu. Ziel von Stressabwehrstrategien ist es, die schädlichen Auswirkungen einwirkender Stressoren (z. B. in Form von Bruxismus) möglichst gering bzw. nicht zu umgehenden Disstress in Grenzen zu halten.

Unter den psychologischen Methoden zur Stressbewältigung nehmen Entspannungsverfahren eine wichtige Rolle ein. Sie können in all denjenigen Patientenfällen, in denen Disstress als hauptsächlicher ätiologischer Faktor für vorhandene Funktionsstörungen des Kausystems angesehen wird, als Kausaltherapie angesehen werden. Darüber hinaus kann die durch sie herbeigeführte Entspannungsreaktion längerfristig in vielen Fällen mit einer Schmerzdistanzierung einhergehen.

Beispiele für Entspannungstechniken sind *Progressive Muskelrelaxation* nach Jacobson, *Autogenes Training*, *spezielle Atemübungen* oder *imaginative Verfahren*. Auch *Meditationstechniken* wie Yoga gehören in diese Gruppe.

Ein wichtiger Nebeneffekt der im Zuge solcher Techniken ausgeführten Übungen ist die Aufhebung von vorhandenen Muskelverspannungen, wie sie auch von MAP-Patienten häufig berichtet werden. Ein zusätzlicher Vorteil dieser Methoden ist, dass sie sich nicht ausschließlich auf die Kaumuskulatur beschränken, sondern den gesamten Körper einbeziehen.

Ein weiterer psychologischer Therapieansatz zur Stressbewältigung und Muskelentspannung ist das *EMG-Biofeedback*. Bei dieser Methode werden dem Patienten (und Therapeuten) über am Patienten angelegte Hautelektroden, die an das Feedback-Gerät angeschlossen sind, mittels optischer und/oder akustischer Signale Informationen über physiologische Abläufe mitgeteilt, zum Beispiel über den Grad der Muskelaktivität. Auf diese Weise kann der Patient muskuläre Dysfunktionen erkennen und aktiv korrigieren.

Zu den psychologischen Entspannungsverfahren gehört ebenfalls die *Hypnose*.

Mit Vorteil werden psychologische Methoden zur Stressbewältigung mit anderen Maßnahmen kombiniert. *Sportlichen, insbesondere aeroben Betätigungen* zur Kompensation stressbedingter biochemischer Veränderungen kommt dabei eine wichtige, aber meist völlig unbeachtete Bedeutung zu.

12.8.2 Psychologische Schmerztherapie

Neben Entspannungsverfahren existieren spezielle psychologische Verfahren zur Bewältigung chronischer Schmerzen. Dazu zählen *verhaltenstherapeutische Maßnahmen* (operante Therapieverfahren) oder *kognitive Verfahren*, deren Ziele in einer Veränderung der erlebten Schmerzintensität liegen. Vor allem müssen dem Patienten Hilfen an die Hand gegeben werden, die es ihm ermöglichen, mit dem Schmerz und seinen somatischen (Funktionsstörungen), psychischen (Depressivität, Angst) und sozialen Folgen (berufliche und familiäre Probleme, Gefahr der Isolation) besser umgehen zu können.

12.9 Definitive okklusale Maßnahmen

Von vielen Zahnärzten werden okklusale Faktoren weiterhin als sehr wichtig für die Entstehung und Aufrechterhaltung einer MAP angesehen. Diese Auffassung entspricht jedoch nicht mehr dem aktuellen Stand der Wissenschaft. Aus diesem Grund sind sämtliche irreversiblen okklusalen Maßnahmen, die das Ziel haben, zur Therapie von MAP-Symptomen eine Optimierung der Okklusion herbeizuführen, kritisch zu sehen. Aus randomisierten kontrollierten klinischen Studien liegen keine Belege dafür vor, dass *systematisches* okklusales Einschleifen mit einem klinischen Nutzen verbunden ist. Daher kann diese Therapie bei MAP-Patienten nicht empfohlen werden (Koh und Robinson 2003).

Demgegenüber kann das *selektive* Einschleifen eines oder mehrerer Zähne bzw. Restaurationen bei ausgewählten Indikationen eine sinnvolle klinische Maßnahme darstellen. Beispiele sind:
- Eine zum Stillstand gekommene (d. h. nicht mehr fortschreitende) Kiefergelenk-Arthropathie (z. B. rheumatoide Arthritis mit Kiefergelenkbeteiligung), die aufgrund von Resorptionen im Bereich der Unterkieferkondylen und einem daraus resultierenden anterior offenen Biss zu okklusalen Veränderungen geführt hat (typischer Befund: statische Okklusionskontakte ausschließlich im Bereich der am weitesten distal gelegenen Molaren).
- Nach Eingliederung einer zahnärztlichen Restauration *akut* entstandene okklusale Vorkontakte.

Bei vorhandenen bzw. andauernden Beschwerden im Kausystem ist hinsichtlich einer prothetischen Therapie Zurückhaltung angezeigt. Von diesem Grundsatz kann lediglich in einzelnen besonderen Fällen, so bei fehlender Seitenzahnabstützung (bekannter MAP-Risikofaktor) und einer vorhandenen Frontzahnlücke (Beeinträchtigung der Ästhetik) abgewichen werden; die Inkorporation eines (zumindest provisorischen) Zahnersatzes ist hier indiziert.

12.10 Kieferchirurgie

Operative Eingriffe können generell am Diskus, am Kondylus, an der Eminentia articularis und an der Gelenkkapsel erfolgen. Die Indikation für ein chirurgisches Vorgehen bei funktionellen Beschwerden ist heute im Gegensatz zu früher aber sehr eng gestellt.

Überlegungen zu einem chirurgischen Vorgehen können zum Beispiel angestellt werden bei Kiefergelenkknacken, das zu starken psychosozialen Beeinträchtigungen führt, oder bei anhaltend eingeschränkter Kieferöffnung aufgrund einer anterioren Diskus(ver)lage(rung) ohne Reposition. Dabei muss der Patient immer über Risiken und Alternativtherapien informiert sein.

Anstelle der traditionellen offenen chirurgischen Maßnahmen werden heute therapeutische Eingriffe – auch unter Zuhilfenahme der Lasertechnik – mit Hilfe der Arthroskopie weitestgehend ausgeführt, beispielsweise zum Lösen fibröser Adhäsionen (Verklebungen) des Diskus im Bereich der Fossa mandibularis oder Säubern (Lavage) des Gelenkspalts. Gefahren bei dieser Technik bestehen u. a. in der Schädigung anatomischer Strukturen (v. a. des N. facialis) im Zuge der notwendigen Punktion. Wichtig ist daher, dass ein versierter Kiefergelenkchirurg diesen Eingriff durchführt.

Tabelle 12-2 gibt nochmals einen Überblick zu den in diesem Kapitel angesprochenen Therapiemethoden:

Tab. 12-2 Empfehlenswerte Therapiemethoden für myofaszialen Schmerz (M) und Arthralgie/aktivierte Arthrose (A)

Intervention	Sehr empfehlenswert	Empfehlenswert	Eingeschränkt empfehlenswert
Aufklärung	M/A		
Okklusionsschiene	M/A		
Akupunktur		A	M
Physiotherapie			
Manuelle Therapie		M/A	
Massage		M/A	
TENS		M/A	
Selbsttherapie (Übungen)	M	A	
Pharmakotherapie			
Diazepam			M
NSAR			M
Flupirtin			M
Antidepressiva		M	
Intraartikuläre Injektion (Glukokortikoid, Hyaluronat)			A
Chondroprotektiva (Glukosaminsulfat)			A
Lokalanästhesie			M
Botulinumtoxin			M
Verhaltenstherapie			
Kognitiv-behaviorale Therapie		M/A	
Progressive Muskelentspannung		M/A	
Biofeedback		M/A	
(Minimal-)invasive chirurgische Therapie			
Arthroskopie			A
Arthrozentese			A

Literatur

Ramfjord S.P., Ash M.: Reflections on the Michigan occlusal splint. J Oral Rehabil 1994;21:491-500.

Türp J.C., Schwarzer G.: Zur Wirksamkeit therapeutischer Massnahmen: Der Post-hoc-ergopropter-hoc-Trugschluss. Schweiz Monatsschr Zahnmed 2003;113:36-46.

Hugger A., Schindler H.J., Bohner W., Nilges P., Sommer C., Türp J.C., Hugger S.: Therapie bei Arthralgie der Kiefergelenke: Empfehlungen zum klinischen Management. Schmerz 2007;21:116-130.

Koh H., Robinson P.G.: Occlusal adjustment for treating and preventing tempomandibular joint disorders. Cochrane Database Syst Rev. 2003; (1): CD003812.

Schindler H.J., Türp J.C., Sommer C., Kares H., Nilges P., Hugger A.: Therapie bei Schmerzen der Kaumuskulatur: Empfehlungen zum klinischen Management. Schmerz 2007;21:102-115.

13 Präprothetische Vorbehandlung, Phase I: Kieferorthopädie und Kieferchirurgie

13.1 Einleitung

Eine befriedigende prothetische Versorgung von *Patienten mit dentalen und/oder skelettalen Dysharmonien* kann häufig erst nach kieferorthopädischer oder kombiniert kieferorthopädisch-kieferchirurgischer Vorbehandlung erfolgen. Während bei einigen dieser Patienten eine behandlungswürdige Dysgnathie bzw. Malokklusion bereits seit der Kindheit besteht, ist es bei anderen erst im Erwachsenenalter zu Änderungen der Zahnstellung gekommen – meist aufgrund von Zahnverlust oder parodontalen Erkrankungen. Nach Abschluss des Knochenwachstums sind auf kieferorthopädischem Wege nur noch Veränderungen im dento-alveolären (Orthodontie), nicht aber im skelettalen Bereich möglich. Dennoch lässt sich beim Erwachsenen über die reinen Zahnbewegungen hinaus auf indirekte Weise auch ein Einfluss auf die skelettale Relation zwischen Ober und Unterkiefer ausüben, nämlich durch Vertikalbewegungen (Extrusion, Intrusion) der Molaren.

Erwachsene stehen einer größeren kieferorthopädischen oder gar kieferchirurgischen Vorbehandlung oftmals ablehnend gegenüber. In solchen Fällen muss man die Patienten darauf hinweisen, dass ohne diese präprothetischen Maßnahmen Abstriche in der prothetischen Therapie (z. B. bezüglich der Wahl des Zahnersatzes) und im erreichbaren Ergebnis nach Ende der Behandlung (z. B. hinsichtlich Funktion, Komfort, Phonetik und Ästhetik) gemacht werden müssen.

13.2 Kieferorthopädische Vorbehandlung
(evtl. in Kombination mit Kieferchirurgie)

13.2.1 Indikationen

Folgende Indikationen können für eine kieferorthopädische Vorbehandlung angegeben werden:
- starker Tiefbiss
- weit offener Biss
- Kreuzbiss (frontal, seitlich)
- Nonokklusion (fehlender Antagonistenkontakt)
- Diastema mediale, Diastema laterale, Lücken
- Engstände
- fehlende Parallelität von Pfeilerzähnen

- Zahnkippungen, Rotationen, Wanderungen
- ästhetische Gründe (z. B. Verschiebung eines zweiten Prämolaren an die Stelle des ersten Prämolaren)
- strategische Gründe (z. B. Distalisation von Prämolaren zur Schaffung von distalen Brückenankern bei Freiendsituationen)

13.2.2 Kontraindikationen

Kontraindikationen zum sofortigen Behandlungsbeginn sind:
- mangelndes Interesse bzw. mangelnde Kooperation des Patienten
- schlechte Mundhygiene (hohe Wahrscheinlichkeit des Auftretens von Karies und Parodontopathien während der kieferorthopädischen Behandlung)
- entzündetes Parodont
- periapikale Entzündungen („beherdete Zähne")

13.2.3 Ziele

Abhängig von der Anzahl der noch vorhandenen Zähne verspricht man sich von einer kieferorthopädischen Vorbehandlung eine Optimierung von Funktion (stabile Okklusion), Ästhetik, Parodontalzustand und Pfeilerzahnstellung.

Diese Ziele können durch folgende Maßnahmen erreicht werden:
- Reduzierung eines tiefen oder offenen Bisses
- Ausformung der Zahnbögen
- Behebung eines frontalen oder lateralen Kreuzbisses oder einer bukkalen Nonokklusion
- Verkleinerung oder Vergrößerung der Breite vorhandener Zahnlücken (entsprechend der Breite der verloren gegangen Zähne)
- Einstellung einer Front-Eckzahn-Führung
- Lückenschluss
- Eliminierung von Engständen und plaqueretentiven Zonen
- Parallelisieren von Pfeilerzähnen
- Aufrichten gekippter Zähne
- Zurückbewegen gewanderter Zähne
- Zurückrotieren gedrehter Zähne
- Intrusion elongierter Zähne
- Extrusion von Zähnen
- kieferorthopädische Implantate (temporär)
- permanente Implantate

Die mit der kieferorthopädischen (orthodontischen) Vorbehandlung angestrebte Verbesserung von Zahnstellung sowie statischer und dynamischer Okklusion ermöglicht unter anderem eine axiale Belastung der Zähne und damit eine zahnschonende, weil gleichmäßige Präparation sowie eine optimale Konturierung der prothetischen Rekonstruktion. Damit werden auch die Voraussetzungen für die Durchführung einer guten Mundhygiene geschaffen.

13.2.4 Behandlungsmittel und -grundsätze

Bei der kieferorthopädischen Vorbehandlung werden kleinere Maßnahmen, die jeder Zahnarzt ausführen kann, von umfangreicheren Eingriffen, die dem kieferorthopädisch Erfahrenen vorbehalten sein sollten, unterschieden.

Für den Nichtspezialisten besteht bei kleinen orthodontischen Maßnahmen das Problem nicht in der Durchführung, sondern in der Abgrenzung gegenüber Fällen, die umfangreichere Maßnahmen erfordern. In zweifelhaften und/oder offensichtlich komplexeren Fällen ist eine gemeinsame Behandlungsplanung zwischen Kieferorthopäden und Prothetiker unerlässlich.

Die kieferorthopädische Vorbehandlung kann festsitzend (Multibandapparatur) oder mit herausnehmbaren Apparaturen erfolgen. Während mit herausnehmbaren Apparaturen nur Extrusionen und Zahnkippungen möglich sind, lassen sich mit festsitzenden Behandlungsmitteln aufgrund eines gezielten Einsatzes von Kräften und Drehmomenten auch körperliche Zahnbewegungen und Intrusionen erreichen.

Bei einer Kippung erfolgt die Bewegung um ein Rotationszentrum im apikalen Drittel des Zahns. Dies kann mittels festsitzender Brackets oder Bänder in Kombination mit herausnehmbaren Plattenapparaturen und/oder mit Gummizügen vorgenommen werden.

Die körperliche Bewegung eines Zahns gehört in die Hand eines kieferorthopädisch erfahrenen Zahnarztes, da bei dieser Bewegungsart die Kraftausübung beträchtlich schwieriger zu kontrollieren ist als bei einer einfachen Kippbewegung. In diesen Fällen sind festsitzende Apparaturen, heute unter Zuhilfenahme von temporären oder permanenten Implantaten, angezeigt.

Bei der orthodontischen Vorbehandlung von Erwachsenen gelten folgende Grundsätze:
- Es müssen niedrige Kräfte angewendet werden.
- Solange das Parodont entzündungsfrei ist, kann selbst bei Vorhandensein größerer Knochenverluste praktisch jede Zahnbewegung ausgeführt werden.
- Wie bei Jugendlichen ist vor und während der Vorbehandlung der Mundhygiene bzw. der parodontalen Situation besondere Beachtung zu schenken.

Oft wird im Zuge einer kieferorthopädischen Behandlung eine Reduktion des vertikalen Überbisses („Overbite") angestrebt. Abhängig vom Einzelfall kann eine solche Verringerung des Überbisses durch Bisshebung, Intrusion von Frontzähnen oder eine Kombination aus beiden Möglichkeiten erreicht werden. Eine kieferorthopädische Indikation zur Verringerung des „Overbite" sollte bei Erwachsenen, falls es sich nicht um die Wiederherstellung der früheren und durch Zahnverlust abgesunkenen Bisshöhe handelt, mit größter Sorgfalt gestellt werden, weil die Behandlungsresultate oft instabil sind und es als Nebeneffekt zu einer Verzahnung mit Tendenz zu einer Angle-Klasse II kommen kann, sofern diese, wie häufig bei Tiefbisssituationen, nicht sowieso schon vorhanden ist.

Wenn geplant ist, eine Reduktion des vertikalen Überbisses durch Intrusion von Frontzähnen zu erreichen, so ist der Verankerungswert der reziprok und auf Extrusion belasteten Molaren zu beachten, und es stellt sich die Frage, ob dem Patienten eine extraorale Verankerungsverstärkung (Headgear) zugemutet werden kann oder temporäre oder permanente Implantate verwendet werden.

Umgekehrt bieten Fälle mit zu knappem „Overbite" oder gar offenem Biss erhebliche Probleme, wenn mit orthodontischen Mitteln eine ausreichende Front-Eckzahn-Führung erreicht werden soll. Frontzähne dürfen nicht beliebig extrudiert werden, andererseits ist eine Intrusion im Seitenzahnbereich nur mit großem Aufwand und fraglicher Stabilität im Oberkiefer möglich. Eine rein prothetische Herstellung der gewünschten Front-Eckzahn-Führung würde hingegen wegen der dann zu langen Kronen ästhetisch schlechte Ergebnisse liefern. In solchen Fällen bleibt daher oftmals nur ein zusätzlicher kieferchirurgischer Eingriff als Alternative zu einem Kompromiss zwischen Funktion und Ästhetik (orthognathe Chirurgie).

Bei zu geringem vertikalem Überbiss muß besonders bei der orthodontischen Aufrichtung von nach mesial gekippten Unterkiefermolaren das Risiko einer unerwünschten Bisshebung beachtet werden, die durch Extrusion dieser Molaren dann zustande kommt, wenn dem aufrichtenden Drehmoment auf die Molaren kein gleichgroßes reziprokes Drehmoment auf den anterioren Verankerungsblock entgegengesetzt wird. Hilfreich sind bei dieser Indikation temporäre Implantate, welche als Verankerung verwendet werden.

13.2.5 Interdisziplinäres Behandlungskonzept (Kieferorthopädie/Kieferchirurgie/ Prothetik)

Die einzelnen Schritte der Behandlung eines interdisziplinären Falles lassen sich in Form eines Flussdiagramms darstellen (Abb. 13-1). Nach Beendigung der Hygienephase und eventuell notwendiger Maßnahmen innerhalb der prothetischen Vorbehandlung Phase I (z. B. Extraktionen nicht erhaltungswürdiger Zähne) sind, sofern noch nicht vorhanden, folgende kieferorthopädische und prothetische Ausgangsunterlagen zu erstellen:
- Studienmodelle mit Wachsbiss in habitueller Okklusion und in zentrischer Kontaktposition (ZKP) des Unterkiefers
- Gesichtsbogenübertragung und Modellmontage im Mittelwertartikulator (ZKP)
- Fernröntgenseitenbild (FRS), bei IKP/ZKP-Differenzen > 1,5 mm auch in ZKP
- Orthopantomogramm
- Röntgenstatus
- Profil-/En-face-Fotos
- intraorale Fotos in habitueller Okklusion, bei IKP/ZKP-Differenzen> 1,5 mm auch in zentrischer Kontaktposition

Falls notwendig, können an den im Artikulator montierten Anfangsmodellen durch diagnostisches Umstellen und Aufwachsen der Zähne (Setup,

Kieferorthopädische Vorbehandlung 303

1. Systematische Phase
2. Hygienephase
3. präprothetische Vorbehandlung, Phase 1

↓

kieferorthopädische, kieferchirurgische und prothetische Ausgangsunterlagen
⇨ Befund

Interdisziplinäre Diskussion

- Alternativen?
- Realisierbarkeit?
- Patiententyp?
- Stabilität des Resultats?

Behandlungsziele
(Orthodontie, Kieferchirurgie und Prothetik)

Behandlungsplanung
(Orthodontie)

Orthodontische Behandlung

Zwischenziel
Unterlagen

Reevaluation
Behandlungsziel erreicht?   Nein

Ja

Nein
Kieferchirurgie   Kompromiss mit prothetischen Mitteln

Retentionsphase
▼
Prothetische Versorgung

Vorläufige Schlussunterlagen ca. 2 Jahre nach Behandlungsende

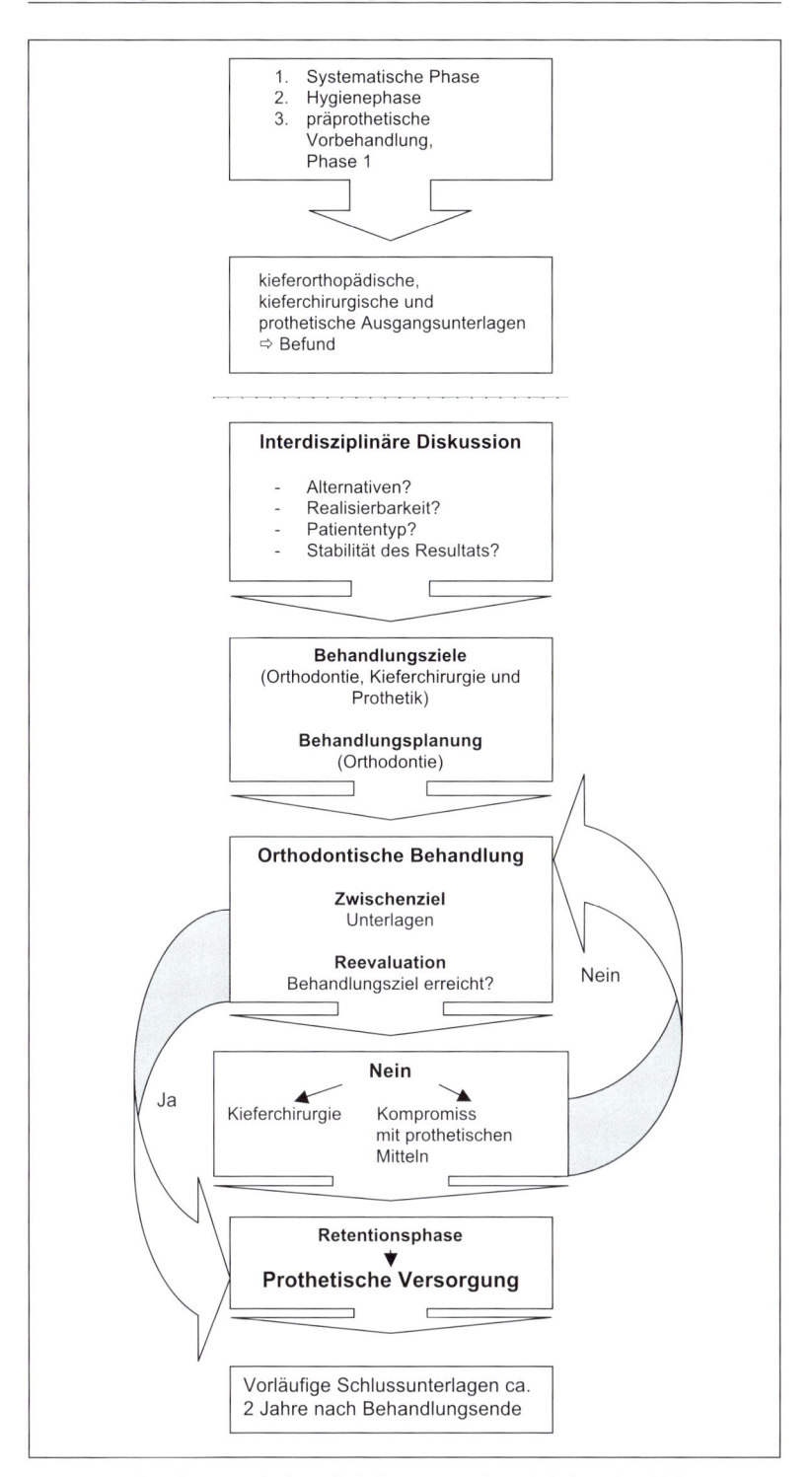

Abb. 13-1 Flussdiagramm des interdisziplinären Vorgehens bei einem kombiniert kieferorthopädisch-kieferchirurgisch-prothetischen Fall.

Kapitel 13

Wax-up) zum einen orthodontisch realisierbare Zahnbewegungen und zum anderen prothetische Therapiemöglichkeiten simuliert werden. Dieser Arbeitsschritt sollte vom Kieferorthopäden und Prothetiker gemeinsam oder zumindest nach genauer Absprache vollzogen werden. Im Falle einer Bisshebung oder -senkung kann die im Set-up simulierte Änderung auf das Fernröntgenseitenbild (FRS) übertragen werden. Eine solche FRS-Montage gibt Anhaltspunkte über die voraussichtlichen Auswirkungen, die die geplanten Maßnahmen auf das Weichteilprofil des Patienten und auf die Schneidezahn-Lippen-Relation haben werden. Umgekehrt kann das FRS Hinweise dafür liefern, inwieweit die vorhandene oder angestrebte Bisshöhe Einfluss auf die Position der Schneidezähne und des Profils hat.

Auf Grundlage dieser Arbeitsunterlagen erstellen Kieferorthopäde, Kieferchirurg und Prothetiker einen oder mehrere mögliche Behandlungswege. Die einzelnen Lösungsmöglichkeiten sind an einer Reihe von Beurteilungskriterien zu messen. Dazu zählen:
- Realisierbarkeit im individuellen Patientenfall
- voraussichtliche Stabilität des Resultats
- voraussichtliche Parodontalsituation bei Behandlungsende und Langzeitprognose
- einzubeziehende Pfeilerzähne und Ausmaß des notwendigen Beschleifens; temporäre oder permanente Implantate
- ästhetische Verbesserung
- funktionelle Verbesserung
- Belastbarkeit des Patienten

Auch die Wahrscheinlichkeit apikaler Wurzelresorptionen durch die erfolgenden Zahnbewegungen muss mitberücksichtigt werden. Diese unerwünschte Begleiterscheinung kieferorthopädischer Therapie ist individuell unterschiedlich stark ausgeprägt; die Gefahr wächst jedoch mit dem Ausmaß der Bewegungen sowie der Größe und Dauer der Kraftapplikation. Im Gegensatz zu lateralen Wurzelresoptionen, die auf reparativem Wege durch Zementapposition meistens reversibel sind, sind apikale Resorptionen irreparabel.

Orthodontisch bewegte Zähne müssen auch bei Behandlungsende ausreichend von Knochen umgeben sein, weil es sonst vor allem nach Zahnbewegungen in bukkaler Richtung zu parodontalen Einbrüchen kommen kann. Durch Applikation leichter Kräfte lassen sich aber solche Wurzelresorptionen in der Regel auf ein Minimum beschränken.

Die von Kieferorthopäde, Kieferchirurg und Prothetiker ausgearbeiteten möglichen Lösungswege mit ihren jeweiligen Nach- und Vorteilen sind dem Patienten zu erläutern. Erst nach Treffen einer gemeinsamen Entscheidung kann die Behandlung beginnen.

Wenn der Kieferorthopäde das besprochene Zwischenziel erreicht hat, werden erneut Unterlagen erstellt. Prothetiker, Kieferorthopäde und Kieferchirurg prüfen nun gemeinsam, ob das gesteckte Zwischenziel auch aus prothetischer Sicht erreicht ist (Reevaluation).

Falls nicht, gibt es drei Möglichkeiten: Entweder es wird im Sinne einer Kompromisslösung eine prothetische Alternative gewählt, oder es wird orthodontisch weiterbehandelt – möglicherweise ebenfalls im Sinne einer Kompromisslösung, oder es wird ein orthognather kieferchirurgischer Eingriff durchgeführt. Bei sachgerechter Planung sind Kompromisslösungen aber seltene Ausnahmefälle.

Die sich an die orthodontische Behandlung anschließende Retentionsphase wird von Fall zu Fall verschieden lang sein. Die entsprechende Entscheidung muss der Kieferorthopäde treffen. Anschließend erfolgt die prothetische Versorgung, nach der erneut Unterlagen erstellt werden. Sie dokumentieren das vorläufige Schlussresultat der interdisziplinären Behandlung.

Da die endgültige Beurteilung eines Resultats vor allem von seiner Stabilität abhängt, sollten ca. zwei Jahre nach Behandlungsende nochmals Unterlagen erstellt werden. Erst wenn das Resultat – abgesehen von minimalen, fast immer eintretenden Änderungen – stabil geblieben ist, kann die Gesamtbehandlung als erfolgreich bezeichnet werden. Ansonsten ist evtl. eine kieferorthopädische Nachbehandlung notwendig.

13.2.6 Stabilität des Behandlungsergebnisses

Die Stabilität des Behandlungsresultats ist dadurch gefährdet, dass jeder orthodontisch bewegte Zahn nach Therapieende die Tendenz hat, sich wieder in Richtung auf seine ursprüngliche Position zurückzubewegen. Die Position orthodontisch bewegter Pfeilerzähne ist hierbei in allen drei Dimensionen des Raumes instabil, und die Kraft und Geschwindigkeit, mit denen solche Pfeilerzähne rezidivieren können, werden oft unterschätzt.

Im parodontal geschädigten Gebiss ist die Rezidivgefahr besonders stark ausgeprägt. Man muss sich daher vor der Behandlung die Frage stellen, welche Kräfte den Zahn an seiner neuen Stelle halten sollen (Interkuspidation, neue Kontaktpunkte, neues funktionelles Gleichgewicht, geänderte Summe der auf den Zahn einwirkenden Weichteilkräfte, permanente Retention durch Eingliederung der bewegten Zähne in einen Brückenverband).

Bei Inkorporation der Zähne in einen Brückenverband muss beurteilt werden, ob die Brücke als Ganzes positionsstabil bleiben kann oder ob eine oder mehrere Einheiten vielleicht in dieselbe Richtung rezidivieren und auf diese Weise die gesamte prothetische Arbeit gefährden können. Kieferorthopädisch bewegte Pfeilerzähne sollten immer maximal gefasst sein; dies bedeutet, dass Teilkronenbrücken in diesem Fall kontraindiziert sind.

Aufgrund der genannten Rezidivtendenzen verdient die Übergangsphase vom Ende der aktiven orthodontischen Behandlung bis zur prothetischen Versorgung besondere Aufmerksamkeit. Zwei Möglichkeiten können unterschieden werden:
1. Die prothetische Versorgung (Brücke, kombiniert festsitzend-herausnehmbarer Zahnersatz) schließt sich direkt an die kieferorthopädische Vorbehandlung an. Hier stellt die prothetische Versorgung die eigentliche permanente Retention dar. Bei festsitzendem Zahnersatz sollten die Pfeilerzähne unmittelbar nach Entfernung der orthodontischen Apparatur in einer Sitzung beschliffen und mit einem stabilen Provisorium versorgt werden. Generell sollten Brücken innerhalb kurzer Zeit hergestellt und definitiv zementiert werden.
2. Zwischen dem Ende der kieferorthopädischen Behandlung und der definitiven Versorgung liegt eine vom Einzelfall abhängige unterschiedlich

lange Retentionszeit. Auf diese Weise kann die Stabilität der zukünftigen Pfeilerzähne eher garantiert werden. Um bei über lange Zeit getragenen Retentionsapparaturen wie Interimsprothesen (z. B. bei jungen Patienten mit multiplen Nichtanlagen) oder semipermanenten Brücken kein zwischenzeitliches Rezidiv oder Entkalkungen der Zähne zu riskieren, ist man auf die gute Mitarbeit des Patienten angewiesen. In jedem Fall muss der Patient regelmäßig (z. B. durch eine zahnmedizinische Fachhelferin) betreut werden.

13.3 Kieferchirurgische Vorbehandlung

Da nach abgeschlossenem Wachstum des Gesichtsskeletts die durch Kieferorthopädie erzielbaren Änderungen begrenzt sind, kann bei stärkeren skelettal (z. B. Progenie, maxilläre Retrognathie, mandibuläre Retrognathie, skelettal offener Biss) oder dento-alveolär bedingten Bissfehlstellungen eine befriedigende Lösung häufig nur durch einen zusätzlichen kieferchirurgischen Eingriff („chirurgische Kieferorthopädie") erreicht werden. Bei solchen Dysgnathie-Operationen ist eine detaillierte Planung wichtig (Modellanalyse, FRS-Auswertung, Weichteilanalyse, Modelloperation, evtl. Computersimulation).

Ziele in der orthognathen Chirurgie sind: Korrektur funktioneller Deformitäten (Einstellen Mastikation, Sprache, Atmung, etc.), Erreichen eines optimalen dentofazialen ästhetischen Resultats, Aufrechterhalten einer sowohl kieferorthopädischen wie chirurgischen Stabilität, Schaffen optimaler dentoalveolärer Strukturen für festsitzende oder abnehmbare Prothetik, Reduktion der Behandlungszeit durch genaue Behandlungsplanung. Während der präoperativen kieferorthopädischen Phase müssen die Zähne harmonisch im Zahnbogen platziert werden.

Bei der Operation wird im Oberkiefer das entsprechende Kiefersegment vom Gesichtsschädel bzw. im Unterkiefer vom restlichen Kieferknochen getrennt (Osteotomie) und unter teilweiser Loslösung vom Weichgewebe (Mobilisation) in die gewünschte Position verschoben. Nach Verbreiterung (durch Hinzufügung von Knochen, z. B. vom Beckenkamm [Osteoplastik]) oder Verschmälerung (durch Ostektomie) wird das Fragment fixiert (Schienung; Osteosynthese).

Standardoperationen sind im Oberkiefer die Le-Fort-I-Osteotomie (Abtrennen des Oberkiefers vom restlichen Mittelgesicht mit anschließender Kranial-, Kaudal-, Vor- oder Rückverlagerung), im Unterkiefer die retromolare sagittale Osteotomie oder die Osteotomie im zahntragenden Bereich (z. B. nach Delaire) mit anschließender Unterkiefer-Vor- oder -Rückverlagerung.

Insbesondere bei komplexeren Fehlbildungen bietet ein kieferchirurgisches Vorgehen oft die einzige Möglichkeit zur Korrektur. Liegt bei einem Patienten beispielsweise eine Mesialbisslage vor und sind zusätzlich ein offener Biss und Zahnlücken in der Unterkiefer-Prämolarenregion vorhanden, so kann gleichzeitig mit einer Unterkiefer-Rückverlagerung (nach

Delaire) eine Unterkiefer-Rotation durchgeführt werden, um eine orthognathe Kiefereinstellung zu erreichen.

Bei allen Planungen muss einkalkuliert werden, dass auch nach kieferchirurgischen Korrekturen von Dysgnathien in der Regel eine gewisse Rezidivtendenz festzustellen ist.

Im Zusammenhang mit einer totalprothetischen Versorgung notwendige kiefer- bzw. oralchirurgische Eingriffe werden in Kapitel 42.3 erläutert.

Nach der kieferchirurgischen Behandlung sollte der Kieferorthopäde die Feineinstellung der Okklusion übernehmen, welche 3-12 Monate dauern kann.

Weiterführende Literatur

Gattinger B., Obwegeser J. A.: Chirurgische Kieferorthopädie und kraniofaziale Fehlbildungschirurgie. In: Schwenzer N., Ehrenfeld M. (Hrsg.): Zahn-Mund-Kieferheilkunde, Bd. 2: Spezielle Chirurgie, Thieme, Stuttgart 2001. S. 249-273.

Hoffmeister B.: Chirurgie der Dysgnathien. In: Horch H. H. (Hrsg.): Mund-Kiefer-Gesichtschirugie, 4. Auflage, Urban & Fischer, München 2007. S. 554-605.

Kokich V.G.: Comprehensive management of implant anchorage in the multidisciplinary patient. In: Higuchi K.(Hrsg.). Orthodontic applications of osseointegrated implants. Quintessence, Chicago 2000. S. 21-32.

Proffit W.R.: Mechanical principles in orthodontic force control. In: Contemporary Orthodontics, St. Louis, Mosby 1986. S. 246-269.

Roblee, R.D.: Interdisciplinary dentofacial therapy. A comprehensive approach to optimal patient care. Quintessence, Chicago 1994.

Kapitel 13

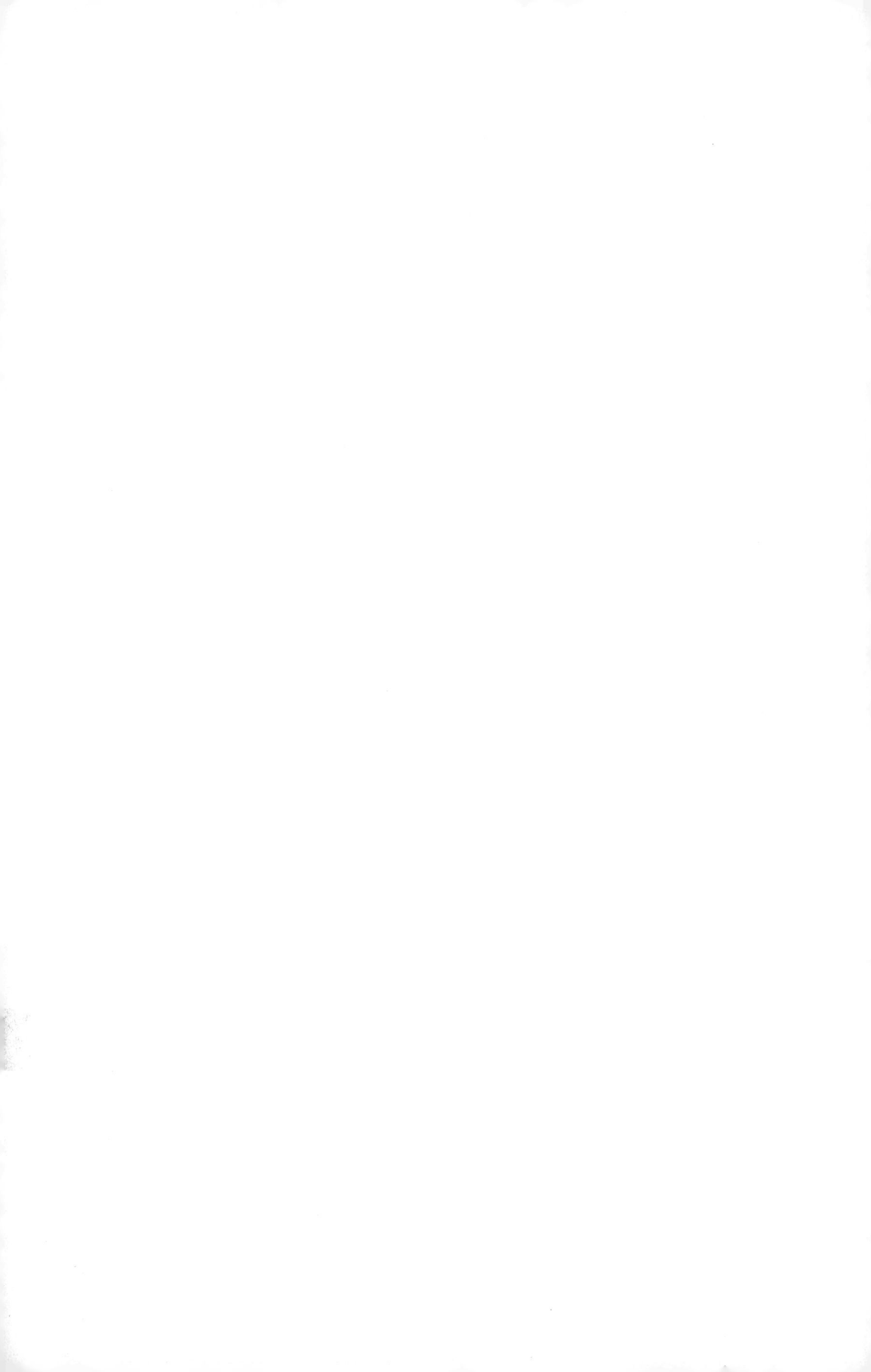

14 Präprothetische Vorbehandlung, Phase II: Parodontal- und oralchirurgische Eingriffe

14.1 Einleitung

Sofern notwendig, werden im Rahmen der Vorbehandlungsphase II folgende parodontal- und oralchirurgische Behandlungsmaßnahmen durchgeführt:
- Gingivektomie, Gingivoplastik
- mukogingivale Chirurgie (z. B. freies Schleimhauttransplantat)
- Access-flap
- apikaler Verschiebelappen (Kronenverlängerung)
- Tunnelierung, Hemisektion/Trisektion/Prämolarisierung, Wurzelamputation
- Wurzelspitzenresektion
- geführte parodontale Gewebsregeneration
- Kieferkammaufbau
- enossale Implantate
- Präparation und provisorische Versorgung der Pfeilerzähne (evtl. Langzeitprovisorium)
- provisorische Versorgung zahnloser Kieferabschnitte

Bevor diese Eingriffe erfolgen, ist eine Reevaluation der zuvor erfolgten Phase I der präprothetischen Vorbehandlung notwendig.

14.2 Reevaluation der präprothetischen Vorbehandlung, Phase I

Nach Abschluss der Phase I der präprothetischen Vorbehandlung und einer Wartezeit von mindestens 6 bis 8 Wochen (bei kieferchirurgischen Eingriffen von bis zu 12 Monaten) folgt die Reevaluation der vorausgegangenen Therapiephase. Es soll ein kontrollierter Zustand relativer parodontaler Gesundheit vorliegen. Zu beurteilen sind neben der parodontalen Situation und Veränderungen von Zahnlockerungsgraden vor allem die Bereitschaft des Patienten zur Mitarbeit und seine Fähigkeit zur Durchführung der notwendigen häuslichen Mundhygiene. Wesentlich ist, dass zu diesem Zeitpunkt, also vor Beginn der zweiten Phase der präprothetischen Vorbehandlung, eine Verbesserung der oralen Situation festzustellen ist. Nur wenn diese Grundvoraussetzung erfüllt ist, ist es sinnvoll, die Phase II der präprothetischen Vorbehandlung anzuschließen, welche Eingriffe an Schleimhaut, Parodont und Knochen beinhaltet. Neben parodontal- und oralchirurgischen Maßnahmen fallen in diese Behandlungsphase provisorische Präparationen an Pfeilerzähnen sowie die provisorische Versorgung von Pfeilerzähnen und zahnlosen Kieferabschnitten.

14.3 Lokalanästhetika

Die Auswahl eines geeigneten Lokalanästhetikums kann neben der individuellen Erfahrung des Behandlers mit dem jeweiligen Anästhetikum nach zwei Kriterien erfolgen, nämlich nach der Dauer und Art des geplanten Eingriffs und den Vorerkrankungen des Patienten.

14.3.1 Dauer und Art des Eingriffs

Lokalanästhetika lassen sich in solche mit kurzer, mittlerer und längerer Wirkdauer einteilen:
- Von kurzer Wirkdauer (weniger als 30 Minuten) sind Lidocain, Mepivacain und Prilocain (jeweils ohne Vasokonstriktor).
- Mittlere Wirkdauer besitzen Lidocain, Mepivacain und Articain (jeweils mit einer Adrenalin-Konzentration von 1: 100.000 oder 1: 200.000). Articain hat von allen Lokalanästhetika die beste Knochenpenetration.
- Eine lange Wirkdauer (über 90 Minuten) weisen Bupivacain (ohne Vasokonstriktor) und Etidocain (mit Adrenalin 1: 200.000) auf.

14.3.2 Vorerkrankungen des Patienten

Kontraindikationen für einen Epinephrin (Adrenalin)-Zusatz sind:
- Zustand nach Herzinfarkt
- Angina pectoris
- Herzinsuffizienz
- Herzrhythmusstörungen
- pathologische Hypertonien (RR >160 mm Hg)
- Arteriosklerose
- Hyperthyreose
- Krampfleiden
- Apoplex
- Engwinkelglaukom (unbehandelt)
- medizinische Therapie mit trizyklischen Antidepressiva
- medizinische Therapie mit Mono-Amino-Oxidasen
- Diabetes Typ 1

Vorsicht hinsichtlich der Verwendung von Lokalanästhetika ist geboten bei:
- hämorrhagischen Diathesen
- Leberschädigung (z. B. durch Hepatitis oder Alkoholabusus): Kein Lokalanästhetikum vom Amid-Typ verwenden, da bei diesen Patienten ein reduzierter Amidabbau stattfindet und daher die Gefahr einer Akkumulation des Lokalanästhetikums besteht.

Lokalanästhetika 311

- Allergien gegen Parabene oder Antioxidantien
- Schwangerschaft: Kein Xylonest-Lokalanästhetikum verwenden, da vasokonstriktorische Zusätze, bestehend aus Oxytocin-Derivaten, eine wehenauslösende Wirkung aufweisen. Außerdem besteht die Gefahr einer Meth-Hämoglobinbildung.
- Kleinkind: Die individuelle Höchstdosis ist zu beachten.
- Nachinjektion: Gefahr der Nervläsion
- Einfachaspiration: Sicherer ist die Mehrfachaspiration unter Drehen der Spritze bzw. Kanüle, um eine Gefäßwandaspiration zu vermeiden.

14.3.3 Höchstdosis

Bezüglich der pro Sitzung zu verabreichenden Höchstmenge ist zwischen der Höchstdosis für das Vasokonstringens (Vc) und der Höchstdosis des Lokalanästhetikums (LA) per se, also der Dosis des in der Injektionslösung befindlichen anästhetisch wirksamen Bestandteils, zu unterscheiden.

Die Höchstdosis des Vasokonstringens (Epinephrin bzw. Adrenalin) beträgt bei Erwachsenen 0,25 mg, bei Kindern 0,1 mg pro Sitzung (*Tetsch* 1982, *Lipp* 1993).

Die Maximaldosis des anästhetisch wirksamen Bestandteils wird demgegenüber über die Maximaldosis (Höchstmenge) der Injektionslösung wiedergegeben und hängt direkt vom Körpergewicht ab. Dazu wird folgende Formel verwendet:

$$\text{Max. Injektionslösung [ml]} = \frac{\text{Grenzdosis LA [mg/kg] x Körpergewicht [kg]}}{\text{Konzentration in \% x 10}}$$

Beispiel für Ultracain® D-S oder Ultracain® D-S forte (Hoechst, D-Frankfurt): 1 ml Ultracain® enthält 40 mg Articainhydrochlorid, was die anästhetisch wirksame Substanz dieses Lokalanästhetikums darstellt. Die Konzentration des Lokalanästhetikums beträgt demnach 4 %. Die Grenzdosis von Articainhydrochlorid wird mit 7 mg pro kg Körpergewicht angegeben (*Knoll-Köhler* 1988; vgl. Tab. 14-1). Bei einer 70 kg schweren Person errechnet sich die in einer Sitzung zu verwendende Höchstmenge an Injektionslösung unter Verwendung obiger Formel also wie folgt:

$$\frac{7 \times 70}{4 \times 10} = 12,25 \text{ ml}$$

Die Maximaldosis beträgt demnach 12,25 ml Injektionslösung. (Daraus ergibt sich eine Höchstdosis des anästhetisch wirksamen Bestandteils [Articainhydrochlorid] von 490 mg.) Dies entspricht gut 7 Zylinderampullen à 1,7 ml oder gut 6 Ampullen à 2 ml. Selbst wenn man diese Menge injizieren würde, läge der Epinephrinanteil deutlich unterhalb der für einen Erwachsenen angegebenen Höchstdosis (0,25 mg): 1 ml Ultracain® enthält 0,006 mg, 1 ml Ultracain® forte 0,012 mg Epineprinhydrochlorid. Verabreicht man die Maximaldosis von 12,25 ml Anästhetikum, so beträgt die Gesamtmenge des injizierten Epinephrins 0,0735 mg bzw. 0,147 mg.

Kapitel 14

Tab. 14-1 Produktübersicht gängiger Lokalanästhetika

Name	Vasokonstriktor	Konzentration	LA (Freiname)	Konzentration	Grenzdosis LA	max. Injektionsmenge*
Ultracain DS forte 4 % (Hoechst)	Epinephrin (1:100000)	0,012 mg/ml	Articain	40 mg/ml = 4 %	7 mg/kg	12,25 ml
Ultracain DS 4 % (Hoechst)	Epinephrin (1:200000)	0,006 mg/ml	Articain	40 mg/ml = 4 %	7 mg/kg	12,25 ml
Xylocain 2 % (Astra)	Epinephrin (1:100000)	0,012 mg/ml	Lidocain	20 mg/ml = 2 %	7 mg/kg	20 ml
Xylocain 2 % (Astra)	Epinephrin (1:200000)	0,006 mg/ml	Lidocain	20 mg/ml = 2 %	7 mg/kg	24,5 ml
Xylonest 3 % (Astra)	Octapressin (1:185000)	0,03 I.E.	Prilocain	30 mg/ml = 3 %	8 mg/kg	18,6 ml
Meaverin** 3 % (Woelm)	–	–	Mepivacain	30 mg/ml = 3 %	3 mg/kg	7 ml

* Die maximale Injektionsmenge wird bei den hier aufgeführten Beispielen durch die Konzentration des Lokalanästhetikums limitiert (Bezugsperson 70 kg).

** Dieses Produkt wird auch mit Vasokonstriktor angeboten.

LA = anästhetisch wirksamer Bestandteil (Lokalanästhetikum per se)

14.4 Eingriffe während der präprothetischen Vorbehandlung, Phase II

Eingriffe an Gingiva und Parodont machen den Hauptteil der Behandlungsmaßnahmen der Phase II der präprothetischen Vorbehandlung aus.

Für jeden parodontalchirurgischen Eingriff sind bestimmte Voraussetzungen notwendig:

- eine Abklärung, ob eine Kontraindikation bezüglich des allgemeinmedizinischen Zustands des Patienten vorliegt (z. B. hämorrhagische Diathese), ist erfolgt.
- eine erfolgreich abgeschlossene Hygienephase
- ein über Operation und Komplikationen informierter Patient

Wenn diese drei Voraussetzungen erfüllt sind, werden je nach Bedarf eine oder mehrere der in der Einleitung dieses Kapitels genannten Behandlungsmaßnahmen durchgeführt, die im Folgenden genauer beschrieben werden.

14.4.1 Gingivektomie und Gingivoplastik

Ziel von Gingivektomie und Gingivoplastik sind die Eliminierung vorhandener Zahnfleischtaschen (in den meisten Fällen Pseudotaschen) bzw. die Beseitigung und Remodellierung einer hyperplastischen Gingiva.

Bei der Gingivektomie unterscheidet man eine externe (Inzision in einem Winkel von 45 Grad koronalwärts Richtung Taschenboden) (Abb. 14-1) von einer internen Form (Schnitt rund 1 mm vestibulär des Limbus gingivalis parallel zur Längsachse des Zahns) (Abb. 14-2). Interne

Eingriffe während der präprothetischen Vorbehandlung, Phase II 313

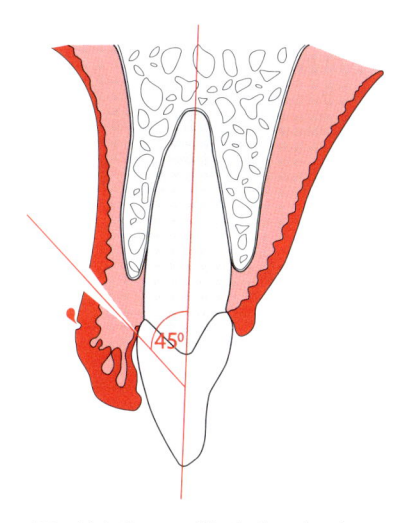

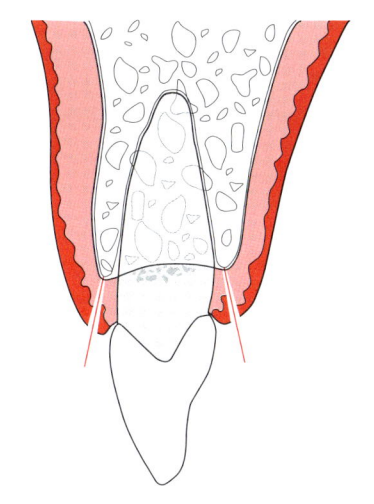

Abb. 14-1 Externe Gingivektomie mit Blutungspunkten nach Verwendung der Taschen-Markierungspinzette.

Abb. 14-2 Interne Gingivektomie.

Gingivektomie und Gingivoplastik werden häufig mit Lappenoperationen kombiniert. Gingivektomien sollten mit speziellen Handinstrumenten (z. B. Gingivektomiemessern) oder noch besser mit Skalpellen durchgeführt werden. Wegen der Gefahr von Knochenschädigungen und Pulpanekrosen sollten Elektrotome hierfür nicht verwendet werden; diese sind nur für gingivoplastische Maßnahmen empfehlenswert.

14.4.1.1 Externe Gingivektomie

Kurzbeschreibung

Ziel der externen Gingivektomie ist die Beseitigung von Zahnfleischtaschen durch Abtragen gingivalen Gewebes. Es resultiert eine offene Wunde, die sekundär epithelisiert. Die externe Gingivektomie wird meist in Kombination mit einer Gingivoplastik (s. S. 315) durchgeführt. Eine externe Gingivektomie ist generell immer nur dann indiziert, wenn nach dem Eingriff eine angewachsene Gingiva von 2 bis 3 mm Breite garantiert ist.

Indikationen
Parodontal:
- Gingivahyperplasien (Ästhetik)
- Pseudotaschen (ohne Attachmentverlust)
- idiopathische Fibrosen
- kleine lokale Korrekturen nach Lappenoperationen (z.B. Korrektur interdentaler Gingivakrater)
- Ergänzung anderer parodontalchirurgischer Maßnahmen
- nach Parodontaloperationen zur Narbenkorrektur

Dental (nur bei genügend angewachsener Gingiva):
- subgingival liegende Karies
- subgingival reichende Präparationsgrenze

Kontraindikationen
- fehlende oder schmale angewachsene Gingiva
- infraalveoläre Taschen (Knochentaschen)
- marginale Knochenverdickungen (dann eher Lappenoperation)

Vorteile
- Übersichtlichkeit
- technisch leichte Durchführbarkeit
- gute Vorhersehbarkeit des morphologischen Resultats

Nachteile
- stark eingeschränkte Indikation
- große Wundfläche, postoperative Schmerzen
- Heilung per secundam (0,5 mm/Tag)
- Verlust von angewachsener Gingiva
- Gefahr der Knochenentblößung
- Wurzeldenudation
  - ästhetische Probleme („Längerwerden" von Zähnen)
  - phonetische Probleme im Frontzahnbereich
  - Dentinüberempfindlichkeit

Instrumentarium
- sterile Handschuhe, Mundschutz, Plastikschürzen, sterile OP-Tücher
- Taschen-Markierungspinzette GF-1, GF-2 (Hu-Friedy, D-Leimen)
- Skalpelle Nr. 12d, 15 bzw. 15c
- Parodontalsonde
- Universalkürette SKN4 (Hu-Friedy, D-Leimen)
- chirurgische Pinzette BD 520 (Aesculap, D-Tuttlingen)
- anatomische Pinzette gerade BD 154 (Aesculap, D-Tuttlingen)
- Gingivektomiemesser KKN7 (Hu-Friedy, D-Leimen)
- Gingivektomiemesser KKN11 (Hu-Friedy, D-Leimen)
- Schere S 16 (Hu-Friedy, D-Leimen)
- Kugel-Diamanten (grobkörnig)
- weicher eugenolfreier Parodontalverband (z. B. COE-PAK™; G-C International, D-Hofheim)

Operatives Vorgehen
Nach einer terminalen Lokalanästhesie (z. B. mit Ultracain forte, Aventis F-Strasbourg) wird der Taschenboden mit einer speziell dafür vorgesehenen Sonde markiert. Dabei entstehen auf Höhe des Taschenbodens Blutungspunkte (Abb. 14-1). Die 1. Inzision wird mit einem Gingivabeil oder einem Skalpell durchgeführt. Dabei ist darauf zu achten, dass die Skalpellspitze oder das Gingivabeil in einem Winkel von 45 Grad koronalwärts in Richtung Taschenboden gehalten wird (Abb. 14-1). Sie soll leicht apikal der Blutungspunkte erfolgen. Die 2. Inzision verläuft intrasulkulär bis in den Interdentalbereich. Mit Hilfe einer Universalkürette kann jetzt das so umschnittene Gewebe entfernt werden. Durch die 1. Inzision entsteht eine relative scharfkantige Wunde, welche mit Hilfe eines grobkörnigen Kugel-Diamanten (hochtourig) oder mit dem Gingivabeil abgerundet werden kann. Unebenheiten der

Wundfläche können ebenfalls mit einem rotierenden Diamanten oder mit einem Skalpell korrigiert werden.

Die freigelegten Zahnhälse werden gründlich gescalt und mit Finier-Diamanten geglättet, bevor ein eugenolfreier Wundverband appliziert wird. Dieser bleibt für 7 bis 10 Tage in situ. Er erhöht den postoperativen Komfort des Patienten, da solche großflächigen Wunden sehr schmerzhaft sein können.

Die externe Gingivektomie zur Tascheneliminaton vor der prothetischen Versorgung stellt keine Alternative zum apikalen Verschiebelappen mit Reinigung und Glättung der Wurzeloberflächen und gleichzeitiger Ostektomie und Osteoplastik dar. Aufgrund der bestehenden Kontraindikationen und Nachteile wird die externe Gingivektomie heute immer seltener angewendet.

14.4.1.2 Gingivoplastik
Kurzbeschreibung

Unter Gingivoplastik versteht man eine Modellation der Zahnfleischoberfläche. Nach Lokalanästhesie erfolgt mit rotierenden Instrumenten und Gingivektomiemesser ein Abtragen der in der Regel vorliegenden Gingivahyperplasien, bis eine „physiologische" Gingivaform erreicht ist. Die Wunde heilt über die offene Granulation mit sekundärer Epithelisation aus.

14.4.1.3 Interne Gingivektomie
Kurzbeschreibung

Unter einer internen Gingivektomie versteht man die Beseitigung supraalveolärer Zahnfleischtaschen durch Exzision des taschenseitigen Gingivagewebes und Wundverschluss der rein gingivalen Lappen mit Einzelknopfnähten (Abb. 14-2).

Indikationen

Als Alternative zu Indikationen für die externe Gingivektomie:
- Gingivahyperplasien (Ästhetik)
- idiopathische Fibrosen
- Pseudotaschen
- Parodontaltaschen an freistehenden oder endständigen Zähnen
- Als Bestandteil der Schnittführung bei Lappenoperationen (z. B. bei apikalen Verschiebelappen)

Kontraindikationen
- Schmale oder fehlende angewachsene Gingiva
- infraalveoläre Taschen (Knochentaschen)

Vorteile
- keine offene Wundfläche, wenig Schmerzen
- Heilung per primam
- Vermeidung ausgeprägter freiliegender Zahnhälse

Nachteile
- operativ anspruchsvoller als die externe Gingivektomie

Instrumentarium
- Nadelhalter
- sterile Handschuhe/Mundschutz/sterile Tücher
- Parodontalsonde
- Universalkürette SKN4 (Hu-Friedy, D-Leimen)
- Skalpelle 15 bzw. 15c und 12d
- Raspatorium PR-3 (Hu-Friedy, D-Leimen)
- Chirurgische Pinzette BD 520 (Aesculap, D-Tuttlingen)
- Anatomische Pinzette gerade BD 154 (Aesculap, D-Tuttlingen)
- Gingivektomiemesser KKN7 (Hu-Friedy, D-Leimen)
- Gingivektomiemesser KKN11 (Hu-Friedy, D-Leimen)
- Schere S 16 (Hu-Friedy, D-Leimen)
- Nahtmaterial (5-0 oder 6-0)

Operatives Vorgehen

Vor allem distal bei endständigen Zähnen wird ebenfalls durch eine interne Gingivektomie das Zahnfleisch verdünnt. Dabei kommen die T-förmige und die keilförmige Exzision zum Zuge. Das sind klassische interne Gingivektomien.

Bei der *T-förmigen* oder im Unterkiefer (wegen des Nervus lingualis) *L-förmigen Exzision* wird distal des am weitesten posterior stehenden Zahnes ein T-förmiger Schnitt durchgeführt. Lingual und bukkal dieses Zahnes werden leichte paramarginale Inzisionen angebracht (Abb. 14-3). Die auf diese Weise gebildeten bukkalen und lingualen Lappen werden anschließend aufgeklappt (Abb. 14-4); das überschüssige Gewebe der Lappen wird sekundär durch Ausdünnen entfernt. Dadurch entstehen zwei Mukosalappen, die zunächst zu lang sind (Abb. 14-5); einer der beiden Mukosalappen muss daher gekürzt werden. Durch die Kürzung wird die Wunde distal des Zahnes nach bukkal oder lingual verschoben, was vorteilhaft ist, da (bei mehrwurzeligen Zähnen) der distale Furkationseingang immer in der Mitte der distalen Zahnfläche liegt. Durch die beschriebene Lappenbildung werden die Wundränder aus dieser Problemzone gelegt.

Die *keilförmige Exzision* ist auch für den distalen Bereich des letzten Molaren geeignet (Abb. 14-6). Dabei wird ein Keil aus der Schleimhaut geschnitten (Abb. 14-7). Nachdem dieser Keil entfernt wurde, werden sekundär der bukkale und linguale Lappen noch ausgedünnt (Abb. 14-8). Eine zusätzlich leicht paramarginale Inzision im distalen Bereich des Zahnes (Abb. 14-9) (wie bei der T-förmigen Inzision, Abb. 14-3) erlaubt einen dichten Wundverschluss (Abb. 14-10). Nachteilig bei dieser Methode ist, dass die Wundränder genau in der Mitte der distalen Zahnfläche, d. h. in der Problemzone des distalen Furkationseingangs, zu liegen kommen und dass die sekundäre Ausdünnung in diesem Bereich sehr anspruchsvoll ist.

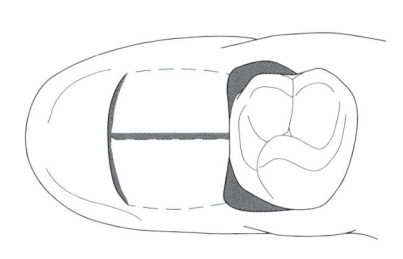

Eingriffe während der präprothetischen Vorbehandlung, Phase II 317

Abb. 14-3 T-förmige Inzision mit leicht paramarginalen Inzisionen im distalen Bereich.

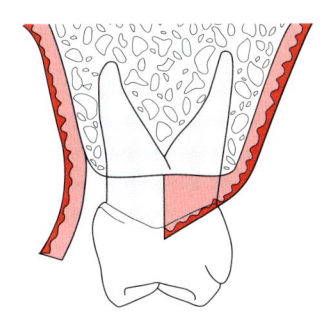

Abb. 14-4 Schema der T-förmigen Inzision im Querschnitt; links: nach Entfernung des überschüssigen Gewebes.

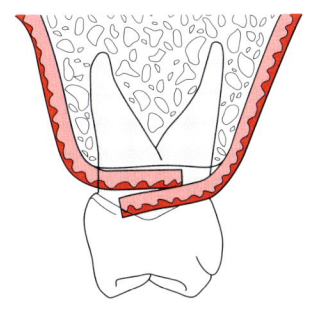

Abb. 14-5 Der bukkale oder linguale Lappen wird gekürzt, um einen optimalen Wundverschluss zu erreichen.

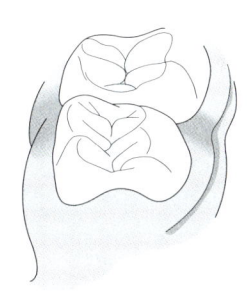

Abb. 14-6 Endständiger oberer Molar vor der keilförmigen Exzision.

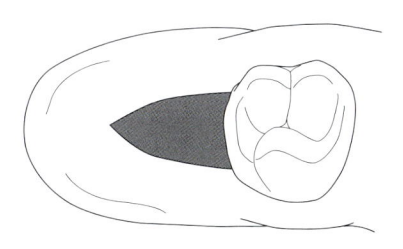

Abb. 14-7 Schematische Darstellung der keilförmigen Exzision.

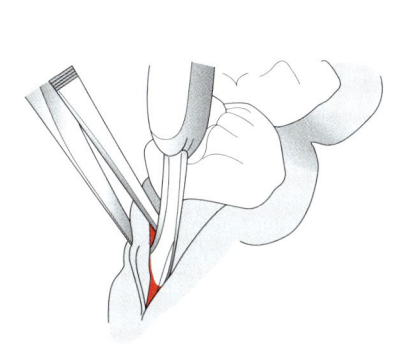

Abb. 14-8 Ausdünnung des bukkalen Mukoperiostlappens nach Entfernung der Keile.

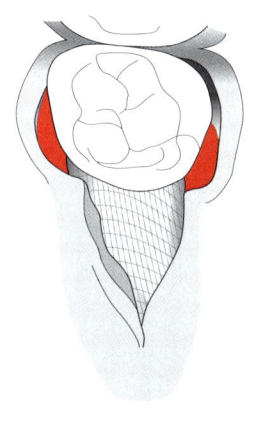

Abb. 14-9 Situation nach Entfernung des überschüssigen Gewebes nach keilförmiger Exzision (Ansicht von okklusal).

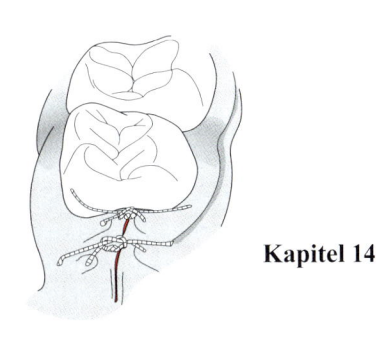

Abb. 14-10 Nahtverschluss nach keilförmiger Exzision.

Kapitel 14

14.4.2 Mukogingivale Chirurgie: Freies Schleimhauttransplantat

Kurzbeschreibung

Bei einem freien Schleimhauttransplantat (engl. Synonym: Free gingival graft) (*Björn* 1963) handelt es sich um eine Extensionsoperation zwecks Verbreiterung oder Neuschaffung von angewachsener, keratinisierter Gingiva.

Indikationen

- progressiv fortschreitende Rezessionen, wobei auch die Instruktion einer schonungsvollen Mundhygienetechnik nicht zum Aufhalten der Rezession geführt hat
- persistierende Entzündung bei fehlender oder sehr schmaler Gingiva propria nach Abschluss der Hygienephase
- um Implantatpfeiler bei persistierender periimplantärer Entzündung
- bei subgingival liegendem Kronenrand, wobei das Ausmaß der angewachsenen Gingiva weniger als 2 mm beträgt

Kontraindikation

Die allgemeinen Voraussetzungen für parodontalchirurgische Eingriffe sind nicht gegeben.

Vorteile

- Neuausbildung eines koronal zu liegen kommenden Attachments („creeping attachment")
- Aufhalten einer fortschreitenden Rezession
- sicheres Resultat
- einfache Technik

Nachteile

- Gelegentlich schmerzhafte Gaumenwunde, wenn kein Verband angelegt wird.

Benötigtes Instrumentarium

- Sterile Handschuhe, Mundschutz, Plastikschürzen, sterile OP-Tücher
- Skalpell Nr. 15 bzw. 15c
- Parodontalsonde
- Nadelhalter
- Universalkürette SKN4 (Hu-Friedy, D-Leimen)
- Chirurgische Pinzette BD 520 (Aesculap, D-Tuttlingen)
- Anatomische Pinzette gerade BD 154 (Aesculap, D-Tuttlingen)
- Gingivektomiemesser KKN7 (Hu-Friedy, D-Leimen)
- Gingivektomiemesser KKN11 (Hu-Friedy, D-Leimen)
- Schere S 16 (Hu-Friedy, D-Leimen)
- Nahtmaterial (7-0 bis 4-0)
- Griff und Sonde für Plast-o-Probe (Automaton, D- Stuttgart)

Operatives Vorgehen

Als Erstes wird das Empfängerbett vorbereitet. Dafür wird eine terminale Lokalanästhesie (z. B. Ultracain® forte [Aventis, F-Strasbourg] durchge-

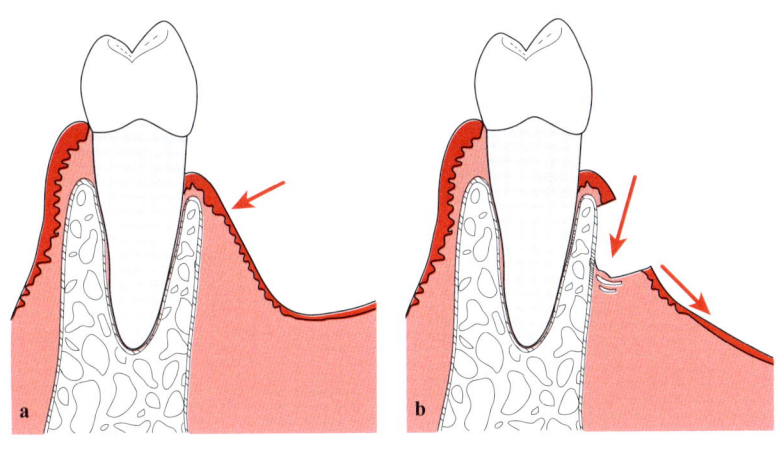

Abb. 14-11 a Situation vor dem Legen eines freien Schleimhauttransplantates im Schema. **b** Nach der horizontalen supraperiostalen Inzision und dem Beginn des scharfen supraperiostalen Abpräparierens der Mukosa mit dem Skalpell: Das Periost liegt noch auf dem Knochen und ist frei von jeglichen Bindegewebs- und Muskelfasern in dem Bereich, wo das Transplantat zu liegen kommt.

führt. Durch die Anästhesie wird die Mukogingivalgrenze (Linea girlandiformis) besser dargestellt und zudem eine gute Ischämie erreicht (Abb. 14-11a). Es wird mit einer horizontalen supraperiostalen Inzision auf Höhe der mukogingivalen Grenze begonnen (Skalpell Nr. 15). Falls keine angewachsene Gingiva vorhanden ist, erfolgt die Inzision 1–2 mm unterhalb des Gingivarands. Es muss darauf geachtet werden, dass diese Inzision supraperiostal erfolgt, damit anschließend auf einfache Art und Weise ein Spaltlappen präpariert werden kann. Dabei wird das Periost auf dem Knochen belassen und nur die Mukosa und Submukosa abpräpariert (Abb. 14-11b). Mesial und distal der Rezession wird das Empfängerbett jeweils um eine bis zwei Zahnbreite extendiert. Die Abpräparation des Spaltlappens soll scharf erfolgen, d. h., es soll keinesfalls schabend gearbeitet werden.

Apikal wird ca. 3 mm weiter extendiert als die Verbreiterung gewünscht ist. Es ist darauf zu achten, dass das Wundbett frei von Muskelfaseransätzen und Bindegewebspolstern ist, da sonst das Transplantat beweglich einheilen würde. Im apikalen Bereich, wo das Transplantat nicht aufliegt, sollen Bindegewebsfasern unbedingt belassen werden (diese helfen der späteren Fixation des Lappens mit Nähten). Im Molarenbereich kann es angezeigt sein, die Mukosa mit horizontalen Matratzennähten am Periost zu fixieren (Abb. 14-12a), damit sich die Schleimhaut nicht über das Transplantat legt und dort verwächst. Nach der Präparation des Empfängerbetts wird ein mit physiologischer Kochsalzlösung getränkter Gazetupfer ins Wundbett eingelegt.

Die Anästhesie am Gaumen zur Entnahme des Transplantats dient neben der Ischämie auch dazu, unebene Flächen (z. B. erhabenes Gebiet über den palatinalen Wurzeln) zu nivellieren.

Grundsätze zur Transplantation

- Entnahme des Transplantats (Dicke ca. 1 mm, bei Bedarf auch mehr) auf derjenigen Kieferseite, auf der auch das Empfängerbett liegt

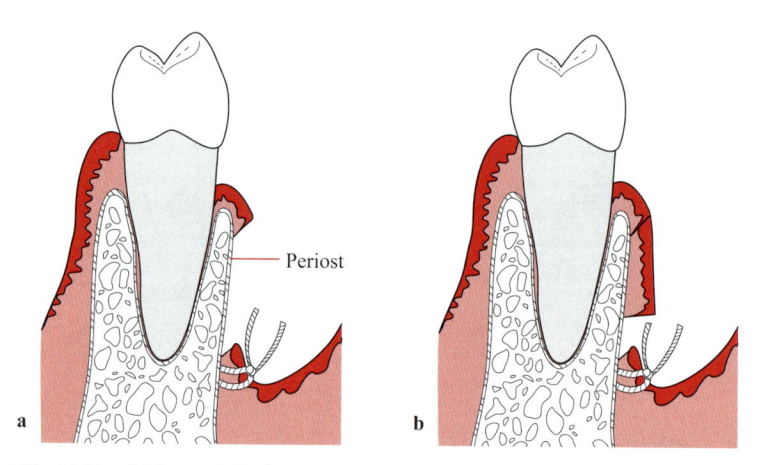

Abb. 14-12 a Mukosa mit Periostnähten fixiert. Die Mukosa soll dabei leicht aufstehen, damit nicht im höchsten Punkt des Vestibulums eine Narbe entsteht. **b** Koronal wurde das Transplantat mit einem Cyanoacrylat-Kleber fixiert.

- Die Entnahme soll immer möglichst nah (aber nie näher als 2 mm) an den Zahnreihen erfolgen. Sind palatinal tiefe Sondierungen vorhanden, muss ein Abstand von 3 bis 4 mm zum Margo gingivalis eingehalten werden.
- Es ist darauf zu achten, dass das Transplantat weder Rugae palatinae noch Anteile des weichen Gaumens enthält.

Entnahme des Transplantats

Mit Hilfe eines Skalpells Nr. 15 wird zuerst der Entnahmebezirk 1,5 mm tief umschnitten. Dieser Schnitt wird senkrecht auf die Gingivaoberfläche geführt. Die benötigte Form des Transplantats kann exakt präpariert werden (evtl. „Schnittmuster" aus sterilisierter Zinnfolie, z. B. von Röntgen-Zahnfilmen, anfertigen). Nach Umschneidung des Transplantats wird es von der Seite her mit dem Skalpell mobilisiert und vorsichtig unterminierend abpräpariert. Die Transplantatrückseite wird dann auf Reste von Fett- und Drüsengewebe kontrolliert. Sofern solche vorhanden sind, werden sie mit dem Skalpell auf einer sterilen Glas- oder Holzplatte entfernt. Die Transplantatbearbeitung erfolgt immer in feuchtem Milieu (Auftropfen von NaCl-Lösung).

Auf die Entnahmestelle wird Gewebekleber Histoacryl® zur Blutstillung und Wundversorgung appliziert. Darüber wird ein Parodontalverband gelegt, der in den Interdentalräumen der Oberkieferzähne verankert wird. Der Parodontalverband kann zusätzlich mit dem gleichen Gewebekleber Histoacryl® (Braun, D-Melsungen) an den Zähnen fixiert werden.

Bevor das Transplantat eingesetzt wird, werden Blutreste und Speichel von der Empfängerstelle abgesaugt. Das Transplantat wird darauf fugenlos an den bestehenden Gingivarand angelagert und mit einem mit Kochsalzlösung getränkten Tupfer vorsichtig für 2 bis 3 Minuten angedrückt. Dies führt zu einer initialen Fibrinverklebung. Anschließend wird das Transplantat an der Inzisionslinie mit Gewebekleber (z. B.

Histoacryl®)fixiert. Dieser wird mit einer Plast-o-Probe-Sonde (Maillefer, D-Stuttgart) oder einer Skalpellspitze in kleinsten Mengen (wie bei einer Punktschweißung) appliziert (Abb. 14-12b). Alternativ kann das Transplantat an der Inzisionslinie auch mit Einzelknopfnähten (7-0) fixiert werden. Apikal muss das Transplantat nicht befestigt werden.

Mit einem feinen, auf die gegenüberliegende Seite der Mundhöhle gerichteten Spraystrahl (Vorsicht: Spray nie direkt auf das Transplantat richten; denn falls Gewebekleber unter das Transplantat gelangt, ist eine Infektion unvermeidlich!) wird ein feuchtes Milieu in der Mundhöhle erzeugt, was die Abbindereaktion des Gewebeklebers auslöst. Als Alternative zum Kleben besteht die Möglichkeit, das Transplantat mit Hilfe von Umschlingungsnähten und horizontalen Matratzennähten zu fixieren. Der Patient wird angewiesen, in den nächsten zwei Wochen zweimal täglich mit einer Chlorhexidindigluconat Lösung (0,2 %ig) zu spülen. Eine Woche nach dem Eingriff werden der Parodontalverband und die Reste des Gewebeklebers entfernt und es wird eine professionelle Zahnreinigung durchgeführt.

Vier Wochen nach dem mukogingival-chirurgischen Eingriff erfolgt die Schlusskontrolle.

Variationen der Technik
- Vertikalinzisionen im Seitenzahnbereich, evtl. mit Teilexzisionen der Mukosa in diesem Bereich
- direkte Deckung von Rezessionen mit Transplantaten (Ästhetik, hypersensible Zahnhälse)
- Papillen-Graft (bei höchsten ästhetischen Anforderungen und kleinen Rezessionen in der Front)
- Verbandplatte im Gaumen während der ersten Tage
- Parodontalverband zur Sicherung der Ruhigstellung des Transplantats während der Heilungsphase im Unterkiefer-Molarenbereich

Mögliche Komplikationen
- Ablösen des Periosts vom Knochen, dadurch verzögerte Wundheilung und erhöhte Resorption des Knochens in diesem Bereich; der Erfolg der Transplantation ist nicht gefährdet.
- Verkehrtes Einsetzen des Transplantats mit der Epithelseite auf das Periost (Wundbett), dadurch Verhinderung der Einheilung des Transplantats, da die Epithelseite ein Anwachsen des Bindegewebes verhindert.
- Belassen von Faseransätzen, Muskelansätzen oder Fettgewebe auf dem Wundbett oder der Transplantatrückseite; dadurch kann sich postoperativ ein bewegliches Transplantat ergeben.
- Verletzung der A. palatina an der Entnahmestelle (ist praktisch nur bei unsachgemäßer Schnittführung bzw. Entnahmetechnik möglich).

Alternativtechniken
- Vestibulumextension nach *Edlan-Mejchar* (1963)
- lateraler Verschiebelappen

14.4.3 Access-Flap (Scaling unter Sicht)

Der mikrochirurgische Access-Flap hat die Widman-Lappenoperation in der chirurgischen Parodontologie abgelöst und stellt heute den am häufigsten verwendeten parodontalchirurgischen Eingriff dar. Ziel dieses relativ atraumatischen Eingriffs ist die Behandlung von nach der Initialbehandlung vorhandenen Parodontaltaschen (Sondierungstiefe größer als 4 mm im Seitenzahnbereich und größer als 5 mm im Frontzahnbereich). Die Wurzeloberflächen können bei diesem Eingriff unter Sicht gescalt und geglättet werden, was vor allem bei mehrwurzeligen Zähnen ein großer Vorteil ist.

Indikation
Zähne mit größeren Sondierungstiefen nach der Initialtherapie

Kontraindikation
- Wenn eine chirurgische Kronenverlängerung erforderlich ist
- Die Sondierungstiefe ist kleiner oder gleich 3 mm.

Vorteile
- Heilung per primam
- direkte Sicht auf die Wurzeloberfläche: Zahnstein-, Plaqueentfernung und Wurzelglättung besser kontrollierbar als bei geschlossenem Scaling
- gute Gewebsadaptation, Abdecken des Interdentalbereichs
- wenig Attachementverlust, evtl. sogar Attachmentgewinn

Nachteil
- Operativer Eingriff

Instrumentarium
- sterile Handschuhe/Mundschutz/sterile Tücher
- Parodontalsonde
- Kuhhorn- und Häkchensonde EXD5 (Hu-Friedy, D-Leimen)
- Universalkürette M23A (Deppeler, CH-Rolle)
- Universalkürette SKN4 (Hu-Friedy, D-Leimen)
- Gracey Küretten 5/6, 7/8, 11/12, 13/14
- Microskalpell (Swann-Morton SM69)
- Skalpelle 15 bzw. 15c und 12d
- Raspatorium PR-3 (Hu-Friedy, D-Leimen)
- chirurgische Pinzette BD 520 (Aesculap, D-Tuttlingen)
- anatomische Pinzette gerade BD 154 (Aesculap, D-Tuttlingen)
- Gingivektomiemesser KKN7 (Hu-Friedy, D-Leimen)
- Gingivektomiemesser KKN11 (Hu-Friedy, D-Leimen)
- Papillenelevator (Mamadent, D-München)
- Schere S 16 (Hu-Friedy, D-Leimen)
- Nahtmaterial (5-0 bzw. 7-0)
- Nadelhalter

Operatives Vorgehen
Die Technik des mikrochirurgischen Access-Flap besteht aus folgenden Teilschritten:

Eingriffe während der präprothetischen Vorbehandlung, Phase II

breiter Interdentalraum: weiter bukkal liegende Inzision

schmaler Interdentalraum: näher interdental liegende Inzision

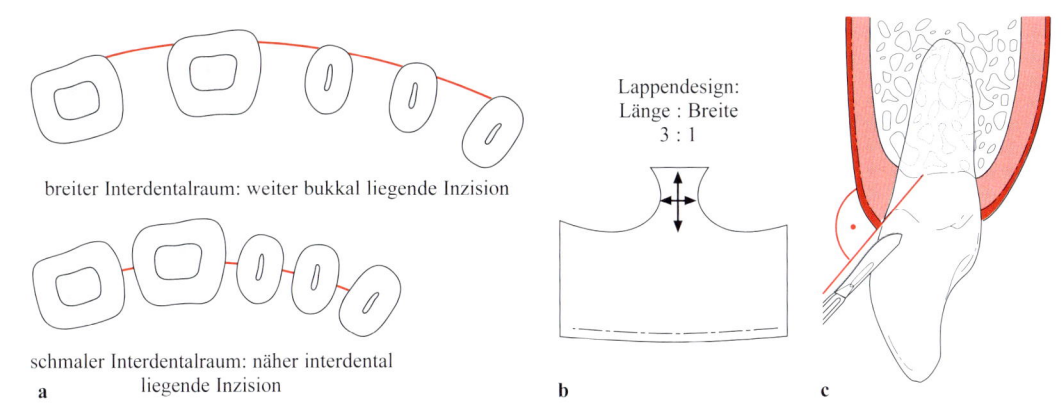

a

Lappendesign:
Länge : Breite
3 : 1

b

c

Abb. 14-13 a Sulkuläre Inzision in Abhängigkeit von der Größe des Interdentalraums; **b** um das Risiko einer Nekrose zu minimieren, sollte man immer unter 3 : 1 bleiben; **c** senkrechte Inzision im interproximalen Bereich.

- sulkuläre Inzision mit der Mikroklinge (SM69)
- Inzision im interdentalen Bereich
- Präparation des bukkalen Mukoperiostlappens
- vorsichtiges Herauslösen des interdentalen Gewebes mit dem Papillenelevator
- Präparation des palatinalen bzw. lingualen Mukoperiostlappens
- Scaling und Glätten der Wurzeloberfläche
- mikrochirurgischer Wundverschluss (6-0 oder 7-0)

Direkt am Zahn wird sulkulär (intrakravikulär) geschnitten. Bei der interdentalen Inzision ist darauf zu achten, dass die Papille vollständig erhalten bleibt. Bei breitem Inderdentalraum wird die Papille entsprechend der modifizierten Papillenerhaltungstechnik bukkal durchtrennt (Abb. 14-13a). Bei schmalem Interdentalraum wird dieser Schnitt mehr zur Mitte des Interdentalraumes hin gelegt, um so ein Tennisschlägerdesign zu vermeiden.

Um eine Nekrose zu vermeiden, sollte das Verhältnis von Länge zu Breite des interdentalen Gewebeanteils den Wert 3:1 (Abb 14-13b) nicht überschreiten.

Die Inzision im Interdentalraumbereich mit dem Mikroskalpell erfolgt in einem Winkel von 90° zur Oberfläche durch das gesamte gingivale Gewebe in Richtung auf den Alveolarknochen (Abb. 14-13c). Die sulkuläre Inzision um die Zähne herum hat das Ziel des maximalen Gewebeerhaltes.

Wenn immer möglich, wird versucht, eine vertikale Inzision zu vermeiden.

Eine Entlastung des Lappens, um einen besseren Zugang zum Defekt zu bekommen, kann auch durch eine Verlängerung der horizontalen Inzision um jeweils einen oder zwei Zähne erreicht werden.

Das marginale Parodont wird nach der Inzision am einfachsten mit dem Papillenelevator aufgeklappt. Sobald die marginale Knochenkante dargestellt ist, kann die weitere Präparation mit dem Raspatorium erfolgen. Der interdentale Defekt lässt sich so einfach darstellen. Falls eine intraossäre Komponente vorhanden ist, kann intraoperativ über eventuelle regenerative Techniken entschieden werden. Der Nahtverschluss beginnt mit einer ers-

Kapitel 14

ten horizontalen Matratzennaht in einer tieferen Gewebeschicht. Darüber werden anschließend eine oder zwei Einzelknopfnähte in die Papille gelegt.

Ein PAR-Verband wird nie gelegt. Postoperativ soll der Patient für zwei Wochen dreimal täglich eine Minute mit einer Chlorhexidindigluconat-Lösung (0,1 %) spülen und im nicht operierten Bereich normale mechanische Mundhygiene betreiben. Fünf bis sieben Tage nach dem Eingriff wird die Naht entfernt und es erfolgt eine professionelle Zahnreinigung mit einem rotierenden Gumminapf und einer wenig abrasiven Polierpaste (z. B. Prophy Paste; CCS, S-Borlänge). Weitere Kontrollen und professionelle Zahnreinigung sollten nach 2, 3, 4, 8 und 12 Wochen postoperativ durchgeführt werden.

14.4.4 Apikaler Verschiebelappen (chirurgische Kronenverlängerung) mit gleichzeitiger Osteoplastik bzw. Ostektomie

14.4.4.1 Kurzbeschreibung

Der Zahnfleischrand wird unter Erhalt der gesamten Breite an Gingiva propria nach apikal verlegt. Dies erfolgt bukkal und lingual in Form eines vollmobilisierten, über die mukogingivale Grenzlinie hinausreichenden Mukoperiostlappens, palatinal zusätzlich mittels interner Gingivektomie. Ein mit der apikalen Lappenverschiebung verbundenes Ziel ist die Taschenelimination ($\leq 3mm$).

14.4.4.2 Vorbemerkungen

Probleme, mit denen der Zahnarzt sehr häufig konfrontiert wird, stellen die prothetische Versorgung von Zähnen mit einer sehr kurzen klinischen Krone, einer Wurzelkaries, einer zervikalen oder infralveolären Fraktur oder einer subgingivalen Perforation dar. Die Entscheidung, ob ein Zahn bzw. die verbliebene Wurzel restauriert oder extrahiert werden sollen, hängt von diversen Faktoren ab. Dazu zählen das Größenverhältnis von Krone und Wurzel, die Stellung des Zahns im Zahnbogen, die Erfolgsaussicht der Behandlung, der strategische Wert des Zahns, ästhetische und phonetische Gesichtspunkte, okklusale Faktoren und bezüglich endodontischer Gesichtspunkte (Wurzelkanalfüllung, Stiftplatzierung) die Wurzelanatomie und -morphologie.

Chirurgische Kronenverlängerungen – sie werden häufig in Verbindung mit Osteoplastik bzw. Ostektomie ausgeführt – erlauben es, eine ausreichende klinische Kronenlänge zu erhalten, die Restaurationsränder biologisch akzeptabel zu platzieren und gute Parodontalverhältnisse zu schaffen, unter denen Plaquekontrollmaßnahmen effektiv durchgeführt werden können.

Durch eine kieferorthopädische Extrusion kann ebenfalls eine klinische Kronenverlängerung durchgeführt werden, wobei in diesem Fall das Ausmaß des auch von den Nachbarzähnen zu entfernenden Knochens auf ein Minimum reduziert wird. Dies kann im Frontzahnbereich einen großen Vorteil darstellen (Ästhetik).

Wenn eine chirurgische Kronenverlängerung notwendig wird, sollte beachtet werden, dass der Abstand des prospektiven Kronenrands zum

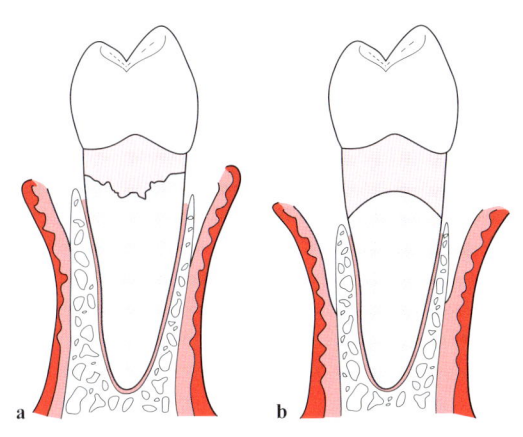

Abb. 14-14 Ostektomie: Schaffung einer positiven Knochenarchitektur; **a** vor, **b** nach Ostektomie, Osteoplastik.

Alveolarfortsatz 2,5 bis 3 mm nicht unterschreitet. Rund ein Millimeter Höhe muss für die Neubildung des bindegewebigen Attachments, ein weiterer Millimeter für das epitheliale Attachment (Saumepithel) zur Verfügung stehen. Ein solcher Abstand von 2 mm entspricht der sog. „biologischen Breite", bestehend aus ephitelialem und bindegewebigem Attachment (*Ingber* et al. 1977). Der koronale Millimeter des freigelegten Zahns dient der Neubildung des gingivalen Sulkus. (Epitheliales und bindegewebiges Attachment plus gingivaler Sulkus werden zusammen auch als dento-gingivaler Komplex bezeichnet.) Erst die Beibehaltung bzw. Schaffung der „biologischen Breite" gewährleistet die Voraussetzungen für eine entzündungsfreie Umgebung des jeweiligen Pfeilerzahns.

Das gebräuchlichste chirurgische Verfahren zur Vergrößerung der klinischen Kronenlänge ist der apikale Verschiebelappen. Durch dieses kombinierte Verfahren wird neben der Verlängerung der klinischen Krone das bestehende Band keratinisierter Gingiva erhalten und der Aufbau eines neuen dentogingivalen Komplexes ermöglicht. Der apikale Verschiebelappen weist gegenüber der Gingivektomie verschiedene Vorteile auf:
- Die angewachsene Gingiva wird in ihrer Breite nicht reduziert.
- Während der Operation besteht die Möglichkeit der Knochenkorrektur.
- Es findet eine rasche Heilung statt.

Der apikale Verschiebelappen wird fast immer in Verbindung mit einer Osteoplastik bzw. Ostektomie durchgeführt.

Unter *Osteoplastik* versteht man die Schaffung einer physiologischen Knochenmorphologie und die Beseitigung von scharfen Knochenkanten durch Konturieren bzw. Entfernen von marginalem Knochen (Abb. 14-14).

Ostektomie bedeutet, dass zur Schaffung einer positiven Knochenarchitektur zahntragender Knochen und die in ihm inserierenden Fasern abgetragen werden. Manchmal kann dies eine persistierende, erhöhte Zahnbeweglichkeit mit sich bringen. Häufig nimmt die Zahnbeweglichkeit allerdings nur während den ersten Wochen nach dem Eingriff zu und geht innerhalb von drei bis sechs Monaten wieder auf das präoperative Niveau zurück.

Kapitel 14

Nicht selten werden auf diese Weise interdentale Knochenkrater beseitigt. Bei solchen Knochenkratern handelt es sich um Defekte, die durch die Zerstörung von interdentalem Knochen aufgrund einer Parodontalerkrankung entstehen, wobei die vestibulären und oralen Knochenwände interdental intakt sind oder zumindest koronal des Knocheneinbruchs liegen. Präoperativ kann man – nach vorheriger Anästhesie – solche Knochenkrater durch eine transsulkuläre Sondierung („Sounding") im Interdentalbereich bestimmen.

Nach der Lappenmobilisierung wird nicht nur entschieden, ob und in welchem Umfang Knochen entfernt werden muss, sondern auch, ob Zähne oder einzelne Wurzeln noch zu entfernen sind oder ob das Setzen von Implantaten im Sinne einer Sofortimplantation sinnvoll ist. Ferner lässt sich die Ausdehnung eines Knochendefekts in vollem Umfang beurteilen.

Indikationen

Dental:
- prothetisch indizierte Zahnkronenverlängerung (zu wenig Retention für die geplante prothetische Restauration aufgrund zu kurzer klinischer Kronen)
- insuffiziente, tief subgingival reichende Füllungen und Kronen (um die Erneuerung der Restaurationen unter Einhaltung der „biologischen Breite" zu ermöglichen)
- suffiziente, stark subgingival reichende Füllungen und Kronen (um eine ausreichende „biologische Breite" zu schaffen und eine Plaquekontrolle im Bereich der Füllungs- bzw. Kronenränder zu ermöglichen)
- subgingivale Karies
- subgingivale Schmelz-Dentin-Frakturen innerhalb des koronalen Wurzeldrittels
- Perforationen innerhalb des koronalen Wurzeldrittels
- Externe Gingivektomie ist kontraindiziert.

Parodontal:
- falls die Sondierungstiefe größer ist als die Breite der keratinisierten Gingiva
- wenn Taschenelimination ohne Verlust von angewachsener Gingiva angestrebt wird
- um die Plaquekontrolle im Bereich von Furkationen zu ermöglichen

Kontraindikationen
- Keine keratinisierte Gingiva vorhanden; in diesem Fall muss vorgängig ein freies Schleimhauttransplantat gelegt werden, und ca. acht Wochen danach kann der apikale Verschiebelappen ausgeführt werden. Eine weitere Möglichkeit ist die Präparation eines Spaltlappens, wodurch eine mukogingivale Korrektur mit einer Kronenverlängerung kombiniert werden kann. Diese Operationstechnik sollte aber nur vom parodontalchirurgisch erfahrenen Behandler angewendet werden.
- Gefahr eines unverhältnismäßig großen Attachmentverlusts an Nachbarzähnen

Vorteile
- sehr gute Übersichtlichkeit

- gute Zugänglichkeit zu allen Wurzeloberflächen in Furkationen, Einziehungen etc.
- kein Verlust von angewachsener Gingiva

Nachteile
- postoperative Ödeme und Schmerzen möglich
- oberflächliche Resorption des freigelegten Knochens
- Bei ausgeprägter Wurzeldenudation können sich Zahnhalsempfindlichkeit, Wurzelkaries, gestörte Phonetik und ästhetische Einbußen ergeben.

Instrumentarium
- sterile Handschuhe/Mundschutz/sterile Tücher
- Nadelhalter
- Parodontalsonde
- Kuhhorn- und Häkchensonde EXD5 (Hu-Friedy, D-Leimen)
- Universalkürette M23A (Deppeler, CH-Rolle)
- Universalkürette SKN4 (Hu-Friedy, D-Leimen)
- Skalpelle 15 bzw. 15c und 12d
- Raspatorium PR-3 (Hu-Friedy, D-Leimen)
- chirurgische Pinzette BD 520 (Aesculap, D-Tuttlingen)
- anatomische Pinzette gerade BD 154 (Aesculap, D-Tuttlingen)
- Gingivektomiemesser KKN7 (Hu-Friedy, D-Leimen)
- Gingivektomiemesser KKN11 (Hu-Friedy, D-Leimen)
- Rosenbohrer oder Diamantkugeln mit verschiedenen Durchmessern
- Winkelstücke
- Verschiedene Knochenmeißel: CO1 und CO2 (Hu-Friedy, D-Leimen); C 36/37 (Hu-Friedy, D-Leimen) und CKN 1/2 (Hu-Friedy, D-Leimen)
- Schere S 16 (Hu-Friedy, D-Leimen)
- Nahtmaterial (5-0, 7-0)

Operatives Vorgehen

Nach einer Leitungs- (im Unterkiefer) bzw. Infiltrationsanästhesie erfolgt das „Sounding". Hierbei wird die marginale Knochenmorphologie mit der Parodontalsonde getastet. Dies erfordert eine deutlich höhere Kraft als die Sondierung der Taschentiefe, weil hier auch das bindegewebige Attachment oberhalb des Knochens durchstoßen wird. Bei der Schnittführung muss darauf geachtet werden, dass möglichst keine angewachsene Gingiva verloren geht. Im Oberkiefer und Unterkiefer erfolgt bukkal in den meisten Fällen ein Marginalrandschnitt (Abb. 14-15a). Im Gegensatz dazu wird im Oberkiefer und manchmal auch im Unterkiefer (je nach Angebot der angewachsenen Gingiva) oral eine paramarginale Inzision durchgeführt. Das Ausmaß der paramarginalen Inzision hängt vom „Sounding" in diesem Bereich ab. Da bei dieser Operationstechnik im Gegensatz zur Access-Flap-Operation die Tascheneliminierung im Vordergrund steht, soll das Ausmaß der paramarginalen Inzision (Abb. 14-15b) zwei Drittel der Tiefe des „Sounding" betragen. Sowohl bukkal als auch lingual erfolgen leicht divergent verlaufende, paramediane Vertikalinzisionen über die Linea girlandiformis hinaus (Abb. 14-15c,d) (Cave: lingual im Unterkiefer: N. lingualis), damit überhaupt ein Verlegen der angewach-

Kapitel 14

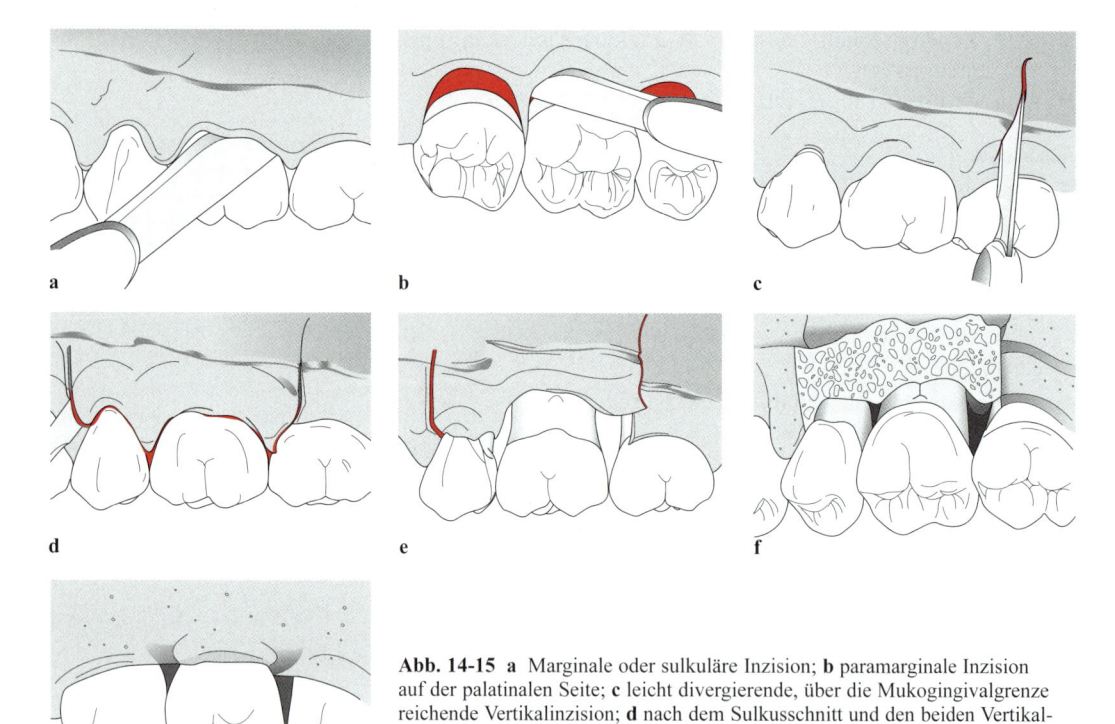

Abb. 14-15 a Marginale oder sulkuläre Inzision; **b** paramarginale Inzision auf der palatinalen Seite; **c** leicht divergierende, über die Mukogingivalgrenze reichende Vertikalinzision; **d** nach dem Sulkusschnitt und den beiden Vertikalinzisionen wird der Lappen vorsichtig mobilisiert; **e** mobilisierter bukkaler Mukoperiostlappen; **f** Situation nach Ostektomie, Osteoplastik, Scaling und Root Planing; **g** adaptierter palatinaler Mukoperiostlappen.

senen Gingiva nach apikal möglich wird. Im Oberkiefer palatinal sind nur kurze paramediane Vertikalinzisionen möglich (Cave: A. palatina). An end- bzw. freistständigen Zähnen wird eine keilförmige, T-förmige (bzw. im Unterkiefer L-förmige) Inzision durchgeführt. Nach Mobilisation der bukkalen und lingualen Lappen über die Linea girlandiformis hinaus (Abb. 14-15e) werden diese sekundär ausgedünnt, und das Granulationsgewebe wird entfernt. Die Wurzeloberflächen werden gescalt und geglättet. Wo notwendig, werden Ostektomien und Osteoplastiken durchgeführt. Dabei ist darauf zu achten, dass die Distanz des Knochenrands zur prospektiven Präparationsgrenze 2,5 bis 3 mm beträgt („biologische Breite"). Abrupte Änderungen der Höhe zweier benachbarter Alveolarränder werden ebenfalls durch eine Ostektomie ausgeglichen. Gleichzeitig werden Unterschiede in der oberflächlichen Knochenmorphologie und scharfe Knochenkrater mit rotierenden Instrumenten ausmodelliert (Osteoplastik) (Abb. 14-15f). Anschließend werden die Lappen in der vorgesehenen Position adaptiert und mit Einzelknopfnähten fixiert. Als Erstes sollten die Vertikalinzisionen mit einem Nahtzug nach schräg apikal vernäht werden. Erst darauf werden Einzelknopfnähte im Interdentalbereich gelegt, die aber keinen starken Zug auf die Lappen ausüben, da sonst die Lappen wieder nach koronal gezogen würden. Durch die apikale Verschiebung entstehen mesial und distal an den benachbarten Zähnen Gingivastufen, die sekundär durch eine Gingivektomie ausgeglichen werden können (Abb. 14-15g).

Entfernte Provisorien werden wieder eingesetzt. Für sieben Tage wird ein weicher Parodontalverband (Coe-Pac®, D-Hofheim) appliziert. Der Patient wird wieder instruiert, in den nächsten zwei Wochen mit einer 0,1 %igen Chlorhexidindigluconat-Lösung dreimal täglich für eine Minute zu spülen und im nicht-operierten Bereich normale Mundhygiene zu betreiben.

Für die ersten zwei bis drei postoperativen Tage wird ein analgetisch und antiphlogistisch wirkendes Medikament verschrieben (z. B. Ibuprofen 600® Filmtabletten, medphano Arzneimittel, D-Berlin oder Talvosilen forte®; Bene, D-München). Nach einer Woche wird der Parodontalverband entfernt und eine professionelle Zahnreinigung durchgeführt. Vier bis fünf Tage nach der Verbandentfernung kann der Patient wieder vorsichtig mit dem Zähnebürsten im operierten Bereich beginnen. Kontrollen mit professioneller Plaquekontrolle sowie Reinstruktion sollte nach 2, 3, 4, 8 und 12 Wochen postoperativ erfolgen.

Nach dem operativen Eingriff sollte eine Abheilungsphase von mindestens 3-6 Monaten eingehalten werden, bis die kontinuierlichen Umbau- und Heilungsprozesse annähernd abgeschlossen sind. Eine Veränderung der marginalen Gewebe ist noch bis zu einem Jahr nach dem Eingriff zu beobachten (*Pontoriero* und *Carnevale* 2001). Dies ist besonders im ästhetisch sensiblen Bereich zu berücksichtigen, da hier selbst geringfügige gingivale Veränderungen in der vertikalen bzw. horizontalen Dimension zu ästhetischen Einbußen führen können (z. B. freiliegende Kronenränder). Man sollte diese Zeiträume mit einer guten provisorischen Versorgung überbrücken und erst anschließend mit der definitiven prothetischen Rekonstruktion beginnen.

Cave

Bei ausgeprägter Wurzeldenudation können sich Probleme wie Zahnhalsüberempfindlichkeit, Wurzelkaries sowie gestörte Ästhetik und Phonetik ergeben. Die Zahnpräparation erfolgt ungefähr zwölf Wochen nach der Operation. Hierdurch wird ausreichend Zeit für die Ausreifung der biologischen Breite gewährleistet.

14.4.5 Tunnelierung, Hemisektion/Trisektion/ Prämolarisierung, Wurzelamputation

14.4.5.1 Tunnelierung

(Abb. 14-16a und b)

Indikation
- Unterkiefer-Molaren mit Furkationsbefall Grad III

Ziel
- ermöglichen der Reinigung von durchgängigen Furkationen

Voraussetzungen
- gespreizte Wurzeln (Spreizwinkel im Röntgenbild beträgt mindestens 30°) und kariesresistentes Gebiss
- ausreichendes knöchernes Attachment

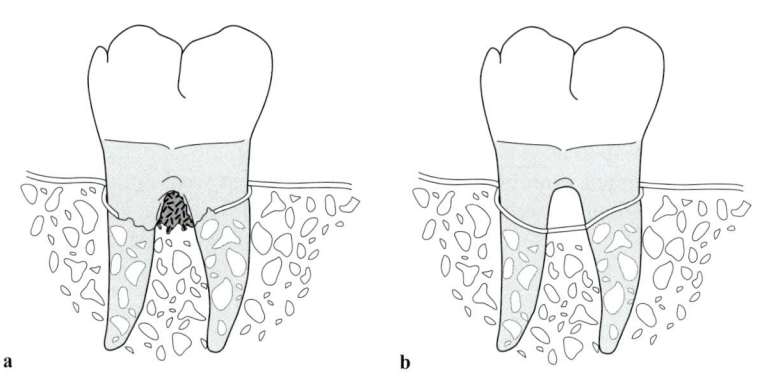

Abb. 14-16 Tunnelierung: **a** Situation vor der Tunnelierung; die Furkation ist durchgängig und die Wurzeln stehen weit auseinander. **b** Situation nach Tunnelierung.

- ausreichende Menge an befestigter Gingiva
- sehr gute Mundhygiene des Patienten, um durch Wurzelkaries bedingten Zahnverlust zu verhindern

Operationsprinzipien

Es wird die gleiche Schnittführung wie beim apikalen Verschiebelappen mit Odontoplastik und/oder Osteoplastik im Furkationsbereich (zwecks Eröffnung und Reinigbarkeit der Furkation) verwendet.

14.4.5.2 Hemisektion/Trisektion/Prämolarisierung

Kurzbeschreibung

Unter *Hemisektion* (UK-Molaren) versteht man die nach vorhergehender Wurzelkanalbehandlung und anschließendem Aufbau (plastisch) der zu belassenden mesialen oder distalen Wurzel durchgeführte Trennung eines Unterkiefer-Molaren und die daraufhin erfolgende Entfernung einer Zahnhälfte (Abb. 14-17a und b).

Unter *Trisektion* (OK-Molaren) versteht man dementsprechend die Dreiteilung eines Zahns, wobei je nach Einzelfall eine oder zwei Wurzeln mit dem zugehörigen Kronenteil entfernt werden.

Durch Hemi- oder Trisektion werden aus mehrwurzeligen Zähnen einwurzelige Zähne, welche für den Patienten einfacher zu reinigen sind.

Wird ein Zahn im Unterkiefer durchtrennt und werden beide Zahnhälften belassen, spricht man von *Prämolarisierung* (Abb. 14-18a und b).

Indikation

- offene Bi- bzw. Trifurkationen (Grad II oder III), eventuell bei gleichzeitig angeschlagenen, nicht erhaltbaren Wurzeln

Kontraindikationen

- miteinander verwachsene oder sehr eng stehende Wurzeln
- insuffiziente Wurzelfüllung

Ziel

Elimination von nicht der Reinigung zugänglichen Furkationen

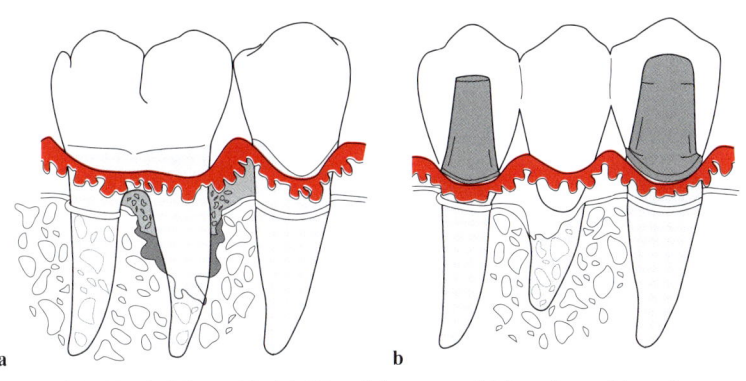

Eingriffe während der präprothetischen Vorbehandlung, Phase II 331

Abb. 14-17 Hemisektion: **a** Mesiale Wurzel des unteren Molaren kann nicht mehr gehalten werden. **b** Situation nach Extraktion der mesialen Wurzel und Verwendung der verbliebenen distalen Wurzel als Pfeiler für eine Brücke.

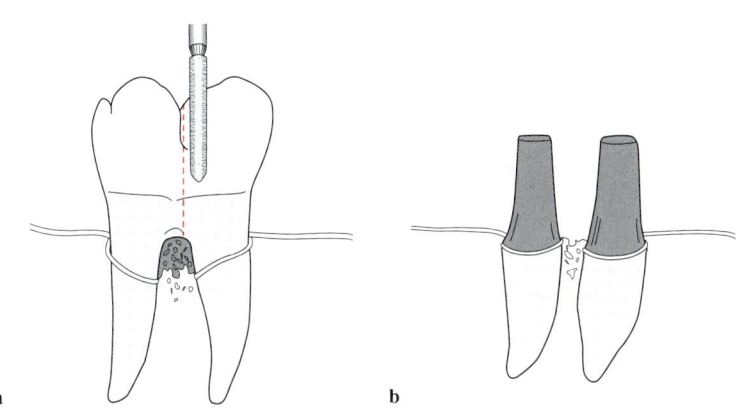

Abb. 14-18 Prämolarisierung: **a** Anlegen des Diamanten zum Durchtrennen des Zahns; **b** durchtrennte Zahnhälften: der prämolarisierte untere Molar.

Vorbereitung

Die Wurzelkanalbehandlung der zu belassenden Wurzel(n) wird so durchgeführt, dass eine unnötig breite endodontische Aufbereitung vermieden wird, damit möglichst viel gesunde Zahnhartsubstanz erhalten werden kann.

Operatives Vorgehen

Es wird die gleiche Schnittführung gewählt wie beim apikalen Verschiebelappen.

Nach der Elevation des bukkalen und lingualen Lappens und dem Scaling und Glätten der Wurzeloberflächen werden die Wurzeln mit der klinischen Krone separiert und die nicht erhaltungswürdigen Anteile entfernt. Die zu erhaltenden Wurzeln werden mit feinen Diamanten präpariert.

Dabei soll genügend Platz (1,5 mm) zwischen den einzelnen Wurzeln geschaffen werden und gleichzeitig sollen sämtliche Konkavitäten entfernt werden (Abb. 14-19). Anschließend werden die Lappen wieder adaptiert

Kapitel 14

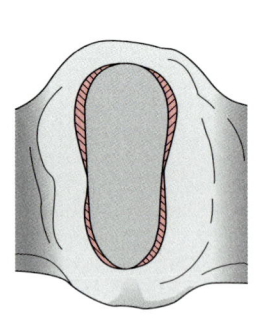

Abb. 14-19 Durch die intraoperative Präparation der Wurzeln werden Konkavitäten entfernt.

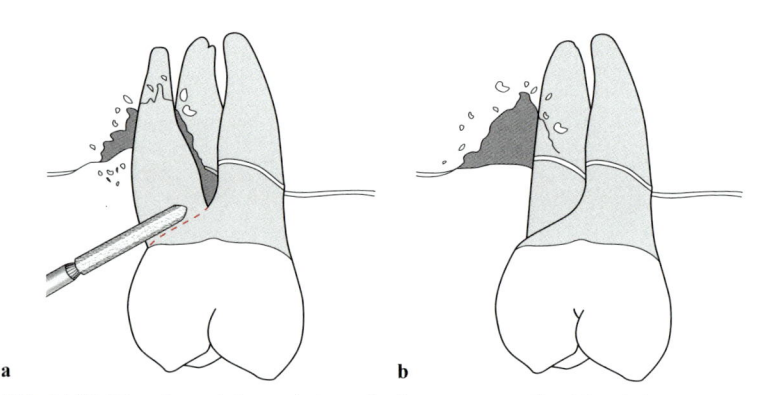

Abb. 14-20 Wurzelamputation: **a** Anlegen des Instruments an die nicht erhaltungswürdige mesiobukkale Wurzel des oberen Molaren; **b** nach Entfernung der Wurzel und Ausarbeitung der Amputationsstelle.

und mit Einzelknopfnähten so gut wie möglich fixiert. Im Bereich, wo einzelne Wurzeln entfernt wurden, ist keine vollständige Defektdeckung notwendig. Die leere Alveole kann mit einem Aureomycin®-Streifen (Lederle, D-Wolfratshausen) abgedeckt werden. Zur besseren Adaptation des bukkalen und lingualen Lappens ist es empfehlenswert, einen Parodontalverband zu applizieren. Die postoperative Nachsorge entspricht derjenigen beim apikalen Verschiebelappen.

14.4.5.3 Wurzelamputation

Kurzbeschreibung

Unter *Wurzelamputation* versteht man das Abtrennen von einer oder zwei Wurzeln im koronalen Wurzelabschnitt eines Molaren unter Erhaltung der klinischen Zahnkrone (Abb. 14-20a und b).

Indikation

- offene Trifurkationen, selten Bifurkationen von Pfeilerzähnen, deren Zahnkrone oder prothetische Rekonstruktion erhalten werden soll (Grad II oder III) (Ziel: Elimination von der Reinigung nicht zugänglichen Furkationen)
- kariöse Läsionen im Furkationsbereich
- internes/externes Granulom
- endodontische Probleme (Seitenkanal, abgebrochenes Instrument, extreme Wurzelkrümmungen, hohe Perforation), bei denen andere Lösungen (Wurzelspitzenresektion) nicht durchführbar sind
- hohe Wurzelfraktur

Kontraindikationen

- Wurzelfusion (ca. ein Drittel aller Molaren!)
- endodontische Probleme der verbleibenden Wurzel(n)
- kurze, dünne Restwurzel und hohe Zahnbeweglichkeit
- Falls der Zahn als Pfeiler für eine neue Restauration vorgesehen ist, sollte der Wurzelamputation eine Hemisektion oder Trisektion vorgezogen werden.

Vorteil
- Erhaltung des Zahns

Nachteil
- nur bei sehr guter Mundhygiene erfolgreich

Voraussetzungen
- gute Plaquekontrolle durch den Patienten
- Bei Trifurkationen sollte die Furkation zwischen den verbleibenden Wurzeln noch geschlossen sein (andernfalls erfolgt die Trennung aller Wurzeln und Kronenanteile [Trisektion] oder die Tunnelierung der verbleibenden Furkationen [in Fällen, wo die Krone auf jeden Fall erhalten werden soll]).

Vorbereitung
Die Wurzelbehandlung der bleibenden Wurzeln wird vor dem Eingriff durchgeführt (Vorteil zu diesem Zeitpunkt: Trockenlegung, Einbeziehen von endodontischen Problemen in die Planung). Die zu amputierende Wurzel wird mit einem Rosenbohrer bis über die Furkation aufbereitet und mit einem plastischen Füllungsmaterial (z. B. ein Glasionomerzement) verschlossen.

Operatives Vorgehen
Je nach parodontalen Verhältnissen der Nachbarzähne wird ein Dreieckslappen oder vollmobilisierter Mukoperiostlappen gebildet. Wiederum wird die gleiche Schnittführung wie beim apikalen Verschiebelappen angewendet (es sollte möglichst keine angewachsene Gingiva durch die Schnittführung verloren gehen). Die zu amputierende Wurzel wird mit einem Fissurenbohrer, einer Lindemann-Fräse oder einem Diamanten durchtrennt. Nach der Durchtrennung wird die Wurzel extrahiert und die Amputationsstelle mit feinen Diamanten geglättet (Odontoplastik). Daraufhin werden die Lappen wieder adaptiert und mit Einzelknopfnähten fixiert. In die vollgeblutete Alveole kann zur Stabilisierung des sich bildenden Koagels ein Kollagenvlies (TissuCone E, Baxter, D-Nürmberg) eingelegt werden (*Terheyden* 2006). Zur besseren Lappenadaptation wird ein Parodontalverband appliziert.

Postoperative Nachsorge
Nach einer Woche werden der Parodontalverband und die Naht entfernt, anschließend erfolgt eine professionelle Zahnreinigung. Gleichzeitig wird eine Okklusionskontrolle durchgeführt. Es sollten möglichst nur zentrische Kontaktpunkte vorhanden sein, alle Kontakte bei dynamischer Okklusion müssen entfernt werden. Die postoperativen Kontrollen mit Reinstruktion der Plaquekontrolle und professioneller Zahnreinigung erfolgen nach 2, 3, 4, 8 und 12 Wochen.

Alternativtechniken
- Scaling/Root Planing
- Tunnelierung
- Extraktion

14.4.6 Wurzelspitzenresektion (WSR)

Kurzbeschreibung

Unter *Wurzelspitzenresektion* versteht man die chirurgische Entfernung des apikalen Wurzelbereichs eines Zahnes. Der verbleibende Zahnstumpf kann entweder intra operationem von apikal (retrograd) verschlossen oder von koronal mit einer Wurzelkanalfüllung versehen werden (orthograd).

Indikationen (u. a.)

Periapikales Granulom; Wurzelfraktur im apikalen Drittel. (Für weitere Details siehe Lehrbücher der Zahnärztlichen Chirurgie.)

14.4.7 Geführte parodontale Geweberegeneration

Prinzip und Ziel

In vielen wissenschaftlichen Untersuchungen konnte gezeigt werden, dass die Heilung nach einem parodontalchirurgischen Eingriff ganz entscheidend von den Zelltypen abhängt, die die Wundoberfläche als Erste besiedeln. Neues bindegewebiges Attachment wird aufgebaut, wenn desmodontale Fibroblasten und/oder Osteoblasten die Möglichkeit haben, vor den gingivalen Epithel- und Bindegewebszellen die gescalten Wurzeloberflächen zu besiedeln.

Durch Einbringen einer Barriere (z. B. einer Membran aus resorbierbaren Kollagen) zwischen Mukoperiostlappen und gescalten Wurzeloberflächen werden gingivale Epithelzellen und gingivale Bindegewebszellen abgehalten, in den Defekt einzuwandern. In den dadurch erzeugten Raum migrieren stattdessen sog. Progenitorzellen – dabei handelt es sich um desmodontale Fibroblasten und/oder Osteoblasten –, welche in der Lage sind, neues bindegewebiges Attachment zu bilden.

Indikationen
- Furkationsbefall Grad II (vorzugsweise bei mittlerem bis großem Abstand zwischen dem Dach der Furkation und der Schmelz-Zement-Grenze)
- zwei- oder dreiwandige vertikale Knochendefekte

Kontraindikationen
- bei horizontalem Knochenverlust
- Furkationsbefall Grad III
- seichte vertikale Knochentaschen
- Defekte an zwei nebeneinander liegenden Zähnen
- Defekte, die die gesamte Zirkumferenz des Zahnes einbeziehen

Instrumentarium
- sterile Handschuhe/Mundschutz/sterile Tücher
- Nadelhalter
- Parodontalsonde
- Kuhhorn- und Häkchensonde EXD5 (Hu-Friedy, D-Leimen)

- Universalkürette M23A (Deppeler, CH-Rolle)
- Universalkürette SKN4 (Hu-Friedy, D-Leimen)
- Skalpelle 15 bzw. 15c und 12d
- Raspatorium PR-3 (Hu-Friedy, D-Leimen)
- chirurgische Pinzette BD 520 (Aesculap, D-Tuttlingen)
- Papillenelevator (Mamadent, D-München)
- anatomische Pinzette gerade BD 154 (Aesculap, D-Tuttlingen)
- Gingivektomiemesser KKN7 (Hu-Friedy, D-Leimen)
- Gingivektomiemesser KKN11 (Hu-Friedy, D-Leimen)
- Schere S 16 (Hu-Friedy, D-Leimen)
- Nahtmaterial (5-0 bzw. 6-0)

Operatives Vorgehen

Nachdem der Patient in der Hygienephase seine Mitarbeit unter Beweis gestellt hat, kann eine solche Therapieform indiziert sein.

Als Basislappen für die geführte parodontale Geweberegeneration zählt der Access-Flap. Deshalb erfolgt sowohl palatinal als auch bukkal eine rein marginale Schnittführung. Auch interdental wird die gesamte Papille so gut wie möglich erhalten. Diese sorgfältige Lappenbildung garantiert, dass die Membran anschließend vollständig vom Mukoperiostlappen abgedeckt werden kann. Nachdem der Defekt durch die Bildung eines bukkalen und palatinalen Mukoperiostlappens eröffnet wurde, wird das Granulationsgewebe vollständig aus dem Defekt entfernt. Die Mukoperiostlappen werden fast nicht ausgedünnt. Nachdem die Morphologie des Defekts bekannt ist, wird die richtige Membran ausgewählt. Der Defekt wird 2 bis 3 mm überlappend von der Membran bedeckt; der bukkale und linguale Mukoperiostlappen werden zurückgeklappt. Dabei wird darauf geachtet, dass die Membran vollständig von den Lappen abgedeckt ist. Mit vertikalen Matratzennähten wird eine möglichst dichte Lappenadaptation erreicht. Es sollte kein Parodontalverband appliziert werden, da dieser die Membran in den Defekt eindrücken könnte und dadurch eine parodontale Regeneration gehemmt würde. Eine postoperative Antibiotikagabe ist in der Regel nicht erforderlich. Der Patient soll in den folgenden 14 Tagen dreimal täglich mit 0,1 %iger Chlorhexidindigluconat-Lösung spülen. Die Zahnbürste darf in den ersten zwei postoperativen Wochen im Operationsgebiet nicht verwendet werden.

Bei engen Interdentalräumen wird heute immer mehr auf resorbierbare Membranen verzichtet und der parodontale Defekt regenerativ mit Schmelzmatrixproteinen (Emdogain®) behandelt. Dabei handelt es sich um eine biologische Membran-Technologie. Das Ziel ist es, durch die Schmelz-Matrix-Proteine das Tiefenwachstum des Epithels zu verhindern. Viele klinische und histologische Untersuchungen demonstrierten vielversprechende Resultate mit dieser Therapieform.

Kapitel 14

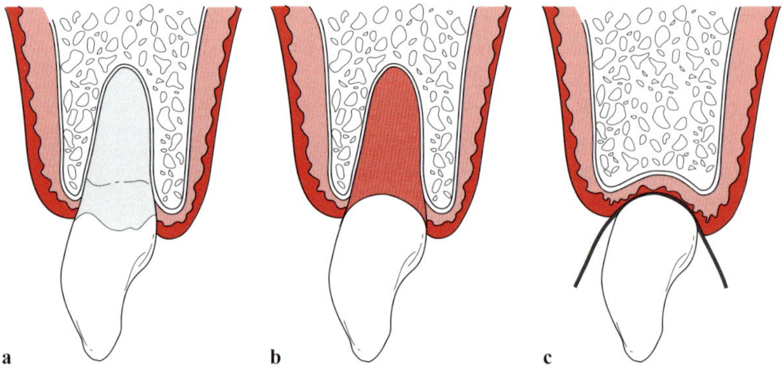

Abb. 14-21 a Zahn vor der Extraktion; **b** das direkt nach Extraktion eingegliederte festsitzende Pontic stützt das vestibuläre Weichgewebe und die Extraktionswunde; **c** Zustand des zahnlosen Kieferkamms nach Abheilung.

14.4.8 Kieferkammaufbau

Vorbemerkung

Die Ursachen für Verlust von Zähnen und Alveolarknochen im Frontzahnbereich können mannigfaltig sein. Beispiele sind stark fortgeschrittene parodontale Destruktion und Abszessbildungen, Sportunfälle, vertikale Frakturen von endodontisch behandelten Zähnen, traumatische Extraktionen (Extraktionen mit Verlust von Alveolarknochen) und angeborene Missbildungen (Lippen-Kiefer-Gaumen-Spalten).

14.4.8.1 „Socket-Preservation"-Technik

Hat der Behandler die Möglichkeit, den Zahn selber zu extrahieren, dann sollte er immer an die „Socket-Preservation"-Technik denken. Diese stellt die einfachste Technik im Rahmen des Alveolarkammbaus bzw. des Erhalts des Alveolarkammes dar. Damit kann mit einfachen Mitteln einem Kollaps der Aveole entgegengewirkt werden.

Die Methode wurde schon in den 1930er Jahren von Prof. Reichenbach beschrieben. Sie ist auch unter dem Begriff „Immediate-Pontic-Technik" bekannt. Vor der Extraktion sollte ein Provisorium vorbereitet werden. Statt eines die Wundbehandlung störenden gingival gelagerten Plattenprovisoriums sollte bevorzugt ein festsitzendes Provisorium eingegliedert werden, z. B. ein eingeklebter Prothesenzahn oder ein Brückenprovisorium. Wenn das Zwischenglied im Sinne der sog. „Immediate-Pontic-Technik" stummelförmig leicht in die Alveole des extrahierten Zahnes hineinragt, stützt es das vestibuläre Weichgewebe und schützt die Extraktionalveole (*Bodirsky* 1992) (Abb. 14-21). Erst wenn das Provisorium vorliegt, wird der Zahn schonend entfernt. Wenn mit Zangen gearbeitet wird, sollten die Branchen der Zange nicht nach subgingival bis zum alveolären Knochenrand vorgeschoben werden, da dieses Vorgehen zu einer ausgeprägten Traumatisierung des Parodonts führt. Dass diese Extraktionstechnik häufiger zur Fraktur des Zahnes auf Gingivaniveau führen kann, wird dabei in Kauf genommen.

Bricht der Zahn auf Gingivaniveau ab, wird zur maximalen Schonung des Parodonts folgendermaßen vorgegangen: Die Wurzel wird mit einem

Separierdiamanten in bukkooraler Richtung von innen bis kurz vor der Wurzeloberfläche geteilt. Anschließend wird die Wurzel mit einem feinen Instrument, dem Desmotom, in zwei Teile gebrochen. Durch Einführen des Desmotoms in den Desmodontalspalt im oralen Bereich können anschließend die beiden Teile schonend entfernt werden. Um Resorptionen in bukkooraler Richtung weitgehend zu vermeiden, wird ein nicht resorbierbares Knochenersatzmaterial (z. B. BioOss®, Geislich, Wolhusen, Schweiz) in die Alveole eingebracht. Auch Mischungen von Eigenknochen zu Knochenersatzmaterial im Verhältnis 50:50 werden diskutiert. Alternativ kann in die vollgeblutete Alveole zur Stabilisierung des sich bildenden Koagels ein Kollagenvlies (TissuCone E, Baxter, D-Nürmberg) eingelegt werden (*Terheyden* 2006). Durch die Gestaltung des Brückengliedes entsprechend der Kontur des zu extrahierenden Zahnes können die Gewebe im Bereich der Alveole unmittelbar nach der Extraktion gestützt werden. Trotz aller Bemühungen kommt es jedoch gerade im bukkalen Bereich häufig zu einer kleinen Rezession der Gingiva von etwa 1 mm.

14.4.8.2 Weich- und Hartgewebsaugmentation

Bevor mit dem Patienten über plastisch-ästhetisch chirurgische Eingriffe zur Korrektur des Defektes diskutiert wird, sollte der Defekt im Rahmen der ästhetischen Analyse des Lachens des Patienten und im Rahmen der heute zur Verfügung stehenden chirurgischen Möglichkeiten betrachtet werden. Im Vordergrund steht als erstes die Erwartung des Patienten. Oft sind diese größer als die chirurgischen Möglichkeiten, die zur Verfügung stehen. In einer solchen Situation ist es wichtig, mit den Patienten vor Beginn der Therapie über die Limitationen der heutigen chirurgischen Techniken zu sprechen. Sehr oft müssen während des Aufklärungsgesprächs die Erwartung des Patienten relativiert werden, denn Defekte in der ästhetischen Zone verlangen fast immer eine Rekonstruktion in der vertikalen Dimension. Die Rekonstruktion der vertikalen Dimension ist jedoch, vom chirurgischen Standpunkt aus gesehen, die am wenigsten voraussagbare Therapie. In der ästhetischen Zone aber geht es um Wiederherstellung von Gewebe in Dimensionen von 1 bis 2 Millimeter, die über Erfolg oder Nichterfolg der Behandlung entscheiden. Genau hier liegt das Dilemma der präprothetischen rekonstruktiven Chirurgie, deshalb soll der Chirurg ganz kritisch im Vorfeld die Möglichkeiten mit dem Patienten diskutieren.

Jensen et al. (1999) untersuchten 733 Patienten bezüglich der Sichtbarkeit der marginalen Gingiva beim Lachen. Sie stellten fest, dass mehr als die Hälfte der älteren Europäer (> 35 Jahre) weder die Papillen noch die marginale Gingiva beim maximalen Lachen zeigten. Bei solchen Patienten reicht (falls die Mukosa in den Defekt einstrahlt) eine mukogingivale Korrektur im Sinne eines freien Schleimhauttransplantats aus, um ein funktionelles und ästhetisch gutes Ergebnis zu erreichen. Hier wäre es ein fataler Fehler, dem Patienten eine vertikale Rekonstruktion des Defektes zu empfehlen.

Falls der Patient beim Lachen den marginalen Bereich der Gingiva zeigt, stehen folgende chirurgisch-rekonstruktive Eingriffe zur Verfügung:
- Weichgewebsaugmentation mit subepithelialem Bindgewebe
- Hartgewebsaugmentation mit autologem Knochen und/oder Knochenersatzmaterialien

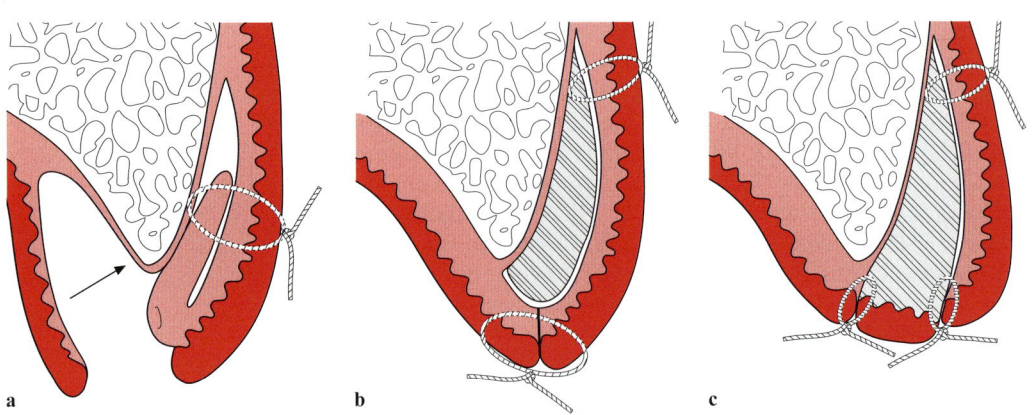

Abb. 14-22 a Rolllappentechnik zur Kieferkammaugmentation. **b** Interposition von subepithelialem Bindegewebe aus dem Gaumen zur Kieferkammaugmentation. **c** Keilförmiges Bindegewebstransplantat mit Epithel im oberen Bereich nach Applikation zur Augmentation eines Kieferkamms.

Weichgewebsaugmentation mit subepithelialem Bindegewebe

Die Kammdefekte werden in drei Kategorien eingeteilt (*Seibert* 1983 a):
- **Klasse I:** Defekt in der Horizontalen mit normaler vertikaler Dimension
- **Klasse II:** Defekt in der Vertikalen mit normalen Verhältnissen in der horizontalen Dimension
- **Klasse III**: Defekt in der horizontalen und vertikalen Dimension

Falls in einem solchen deformierten zahnlosen Bereich ein festsitzender Zahnersatz hergestellt wird, sollte im sichtbaren Bereich vorgängig eine plastische parodontale Korrektur durchgeführt werden, weil nur auf diese Weise die Anfertigung einer ästhetisch und funktionell optimalen Brücke möglich ist.

Rolllappentechnik. Die Rolllappentechnik stellt einen der ersten plastischen parodontalen Eingriffe zur Rekonstruktion von zahnlosen Kieferabschnitten dar. Das Prinzip dieser Operationsmethode besteht darin, dass ein deepithelialisierter, bukkal gestielter Bindegewebslappen nach bukkal in eine labial des Alveolarfortsatzes präparierte Tasche einrotiert wird. Dieses Vorgehen ist vor allem bei in bukko-lingualer Richtung kleinen Defekten und bei ausreichend dicker Weichgewebsschicht oberhalb und palatinal des zahnlosen Abschnitts indiziert (Abb. 14-22a).

Das subepitheliale Bindegewebstransplantat wird seit Beginn der 1980er Jahre zur Augmentation von deformierten Kieferabschnitten angewendet (*Langer* und *Calagna* 1980). Dabei wird das Bindegewebe subepithelial vom Gaumen (vorzugsweise aus dem Prämolarenbereich) oder aus der Tuberregion entnommen und anschließend im Bereich des aufzubauenden Kieferabschnittes eingebracht. Dazu wird auf der Bukkalseite des Defektes eine Tasche in die Mukosa präpariert. Das Periost wird auf dem Knochen belassen (Abb. 14-22b). Das subepitheliale Bindegewebe kann von dem bukkalen Anteil der Mukosa komplett abgedeckt werden (Abb. 14-22b) oder auch offen (im koronalen Bereich) einheilen (Abb. 14-22c). Bei einer offenen (sekundären) Einheilung kann mit der Weichgewebsaugmentation gleichzeitig eine Verbreiterung der keratinisierten Gingiva erreicht werden. Der Alveolarkammschnitt wird leicht bukkal des höchsten Punktes des Papillen der dem zahnlosen Kieferkamm benachbarten Zähne gelegt. Der bukkale Mukosalappen wird (wie oben erwähnt) über dem subepithelialem Bindegewebe vernäht oder auf dessen Bukkalseite adaptiert. Es muss darauf geachtet werden, dass das subepitheliale Bindegewebe in der gewünschten koronalen Position mit Haltenähten fixiert wird. Sonst kann das Gewebe in die Tasche absacken, und damit findet keine Augmentation in der gewünschten Region statt. Nach der präoperativen Augmentation muss eine Abheilung der augmentierten Region von mindestens 6 Monate abgewartet werden. In dieser Zeit findet eine kontinuierliche Resorption statt. *Studer* et al. (1998) fanden einen durchschnittlichen Weichgewebsaufbau von 2,6 + 1,4 mm in horizontaler Richtung und 1,8 + 1,0 mm in vertikaler Richtung mit Hilfe des subepithelialem Bindegewebsgraft.

Die Vorteile dieser Technik können wie folgt zusammengefasst werden:
- gute Ästhetik, da das Weichgewebe über dem Kamm erhalten bleibt
- Verwendung von körpereigenem Gewebe
- Nachträgliche gingivoplastische Korrekturen können ohne großen Aufwand durchgeführt werden.

Als Nachteile sind zu nennen:
- Zwei chirurgische Operationsgebiete sind notwendig.
- Große Bereiche können mit dieser Technik nicht aufgebaut werden, da nicht genügend Spendermaterial vorhanden ist.

Hartgewebsaugmentation mit autologem Knochen und/oder Knochenersatzmaterialien

Bei großen Kieferkammdefekten wird heute versucht, im Vorfeld den verloren gegangenen Knochen wieder aufzubauen. Dieser Ansatz ist nur dort indiziert, wo Knochen für eine spätere Implantation notwendig ist. Dazu können autologe Knochenblöcke oder die geführte Knochenregeneration (Membrantechnologien) mit Hilfe von autologem Knochenpartikel oder auch mit Hilfe von anderen Knocheneratzmaterialien verwendet werden. Probleme, die auftreten können, sind die Exposition der eingesetzten Membran, was postoperative Infektionen verursachen kann, und der Aufbau in der vertikalen Dimension. Dieser Aufbau ist überhaupt nicht voraussagbar und es kommt sehr oft zu Resorptionen des Augmentats von bis zu 50 %. Das Resultat ist also schwerlich im Vorfeld abzuschätzen. Das Risiko muss also vor der Operation ganz genau abgeschätzt und es muss entschieden werden, ob eine chirurgische Rekonstruktion der vorliegenden Situation Sinn macht. Wenn das Risiko zu groß ist, reicht häufig eine Weichteilkorrektur aus, um eine stabile Situation zu schaffen.

14.4.8.3 Onlay-Transplantat

Das Onlay-Transplantat („Onlay-Graft") wurde im Jahre 1983 von *Seibert* (1983a, b) vorgestellt. Der Begriff „Onlay-Graft" beinhaltet, dass die gesamte Lamina propria, das submuköse Fettgewebe und die Speicheldrüsen transplantiert werden. Nach der De-Epithelisation der Empfängerstelle wird am Gaumen in der Prämolarenregion ein dem aufzubauenden Bereich

entsprechend dickes Schleimhauttransplantat (Bindegewebe und Epithel) entnommen und dem deformierten Kieferkammabschnitt eingepasst. Anschließend wird das Onlay-Graft mit Einzelknopfnähten fixiert. Diese Transplantate zeigen in den ersten sechs postoperativen Wochen eine geringe Schrumpfung. Nachteile dieser Technik sind in erster Linie:
- die Farbdiskrepanz zwischen der verpflanzten Schleimhaut und der umgebenden Mukosa
- die Notwendigkeit eines zweiten Operationsgebiets am Gaumen
- die Tatsache, dass ein Fehlen von genügend dicker Schleimhaut am Gaumen diese Operationstechnik verhindert

Falls stark resorbierte Kieferabschnitte mit Hilfe des Onlay-Grafts aufgebaut werden müssen, können zwei oder mehr plastisch-chirurgische Eingriffe notwendig werden (*Seibert* 1991). Da bei dieser Technik die Blutversorgung für das Onlay-Graft eine entscheidende Rolle spielt, sollte im aufzubauenden Kieferabschnitt kein Narbengewebe vorhanden sein (*Garber* und *Rosenberg* 1981).

14.4.8.4 Spezielle postoperative Betrachtungen

Ungeachtet, welcher plastisch-parodontale Eingriff zur Rekonstruktion des deformierten Kieferabschnitts gewählt wird, ist in diesem Bereich immer eine Entlastung des provisorischen Zahnersatzes notwendig. Wenn immer möglich, sollte vorgängig ein festsitzendes Provisorium eingesetzt worden sein. Dieses kann postoperativ einfach den neuen anatomischen Gegebenheiten angepasst werden.

Der provisorische Zahnersatz muss vor dem Einsetzen entlastet werden, damit Drucknekrosen des transplantierten Gewebes verhindert werden. Nach einer dreimonatigen Heilungsphase wird die Schrumpfung des Aufbaus beurteilt und es wird festgelegt, ob eine Zweitoperation indiziert ist.

14.4.8.5 Zusammenfassung

Speziell im sichtbaren Oberkieferfrontzahnbereich kann eine Augmentation des Kieferkamms zur Herstellung eines ästhetisch-optimalen Zahnersatzes unumgänglich sein. Welche Technik für den Aufbau gewählt wird, hängt von der Morphologie des Defekts und dem Vorhandensein von genügend dicker Schleimhaut am Gaumen ab. Falls der Kieferkamm nur in der horizontalen Richtung rekonstruiert werden muss, ist im Bereich des Defekts das Einbringen eines subepithelialen Bindegewebstransplantats in eine Bindegewebstasche indiziert. Beim Aufbau von großen Kieferkammbereichen oder bei ungenügendem Angebot von Schleimhaut muss ein alloplastisches Material zur Rekonstruktion des Kieferkamms verwendet werden. Wenn eine Implantation in diesem Bereich geplant ist, ist der Kieferkamm mit geführter Knochenregeneration oder mit Knochenblöcken, die intraoral genommen werden, aufzubauen. Je nach Größe des Knochendefekts kann die Insertion des Implantats gleichzeitig oder 6-8 Monate nach der Augmentation erfolgen.

Ein optimales ästhetisches und funktionelles Resultat lässt sich nur durch konsequent durchgeführte (evtl. auch mehrmalige) plastisch-chirurgische Eingriffe erreichen. Leider liegen keine vergleichenden Langzeitstudien vor, die die Erfolgsaussichten der verschiedenen Aufbaumethoden evaluieren, so dass unter wissenschaftlichen Gesichtspunkten keine Empfehlungen für die eine oder andere Methode gegeben werden kann.

14.4.9 Enossale Implantate

(siehe Kapitel 39 bis 42)

14.4.10 Präparation und provisorische Versorgung der Pfeilerzähne

(evtl. Langzeitprovisorium) (siehe Kapitel 18 und 16)

14.4.11 Provisorische Versorgung zahnloser Kieferabschnitte

(siehe Kapitel 16)

14.5 Komplikationen nach Parodontaloperationen

Bisweilen treten nach Parodontaloperationen Komplikationen auf. Die wichtigsten Befunde und die einzuleitenden Therapien werden im Folgenden kurz zusammengefasst.

Befund	Therapie
Druckstellen vom Parodontalverband	Verband entfernen
postoperative Infektion	*akute Situation:* Eröffnung der Wunde, Spülung mit Antibiotikalösung bzw. Betaisodona, Aureomycin®-Drain bzw. Chlorphenol-Kampfer-Menthol (CHKM) beschickte Gazestreifen einlegen, Antibiotika verschreiben: z. B. Megacillin® oral (Grünenthal, D-Stolberg) 3 x 1,5 Mega/Tag, *weitere Therapie:* nach 1 bis 2 Tagen Streifenwechsel und erneute Spülung, nach 7 Tagen Streifen entfernen und Heilung per secundam abwarten.
freiliegender Knochen	freiliegenden Knochen mit einem mit Antibiotikasalbe beschickten Streifen abdecken, drucklose Applikation eines Parodontalverbandes.
Nachblutung	lokale Anästhesie, neuer Wundverschluss.
Knochennekrose	Nekrose entfernen, freiliegenden Knochen mit einem mit Antibiotikasalbe beschickten Streifen abdecken, drucklose Applikation eines Parodontalverbandes.

14.6 Reevaluation der präprothetischen Vorbehandlung, Phase II

2 bis 12 Monate nach Beendigung der Phase II der präprothetischen Vorbehandlung erfolgt die Reevaluation der gesamten Vorbehandlung. Folgende Ziele sollten vor der daran anschließenden prothetischen Phase erfüllt sein:

- Zähne
  - Karies saniert
  - apikale Läsionen saniert
  - avitale Zähne behandelt
- Parodont/periimplantäres Gewebe
  - Enzündungsfreiheit (kein Bluten auf Sondierung)
  - 2 mm breite angewachsene Gingiva bei Pfeilerzähnen mit geplanten subgingivalen Kronenrändern
- Kieferkamm: Für Aufnahme des Zahnersatzes optimiert
- Kiefermuskulatur/Kiefergelenk: Beschwerdefreiheit
- skelettale Verhältnisse: individuelles Optimum erreicht

Literatur

Allen E.P., Gainza G.S., Farthing G.G., Newbold D.A.: Improved technique for localized ridge augmentation. J Periodontol 1985;56:195-199.

Bodirsky H.: Die Immediate-Pontic-Technik. Eine Methode zur Erhaltung der Ästhetik nach Extraktion von Frontzähnen und prämolaren. Quintessenz 1992;43:251-265.

Björn H.: Free transplantation of gingiva propria. Odontol Revy 1963;14:323.

Edlan A., Mejchar B.: Plastic surgery of the vestibulum in periodontal therapy. Int Dent J 1963;13:593-596.

Garber D.A., Rosenberg E.S.: The edentulous ridge in fixed prosthodontics. Compendium of Continuing Education in Dentistry 1981;2:212-224.

Ingber J.C., Rose L.F., Coslet J.G.: The „biological width" – a concept in periodontics and restorative dentistry. Alpha Omegan 1977;(12):62-65.

Jensen J., Joss A., Lang N.P.: The smile line of different ethnic groups depending on age and gender. Acta Medicinae Dentium Helvetica 1999;4:38-46.

Knoll-Köhler, E.: Sicherheit der Lokalanästhesie. I. Pharmakologie lokalanästhetischer Substanzen. II. Pharmakologie vasokonstriktorischer Zusätze. Phillip Journal 1988;1:33-41, 2:79-89.

Langer B., Calagna L.: The subepithelial connective tissue graft. J Prosthet Dent 1980;44: 363-367.

Lipp, D.W.: Glossar der Grundbegriffe für die Praxis: Lokalanästhetika. Parodontologie 1993;4:309-315.

Pontoriero R., Carnevale G.: Surgical crown lengthening: a 12-month clinical wound healing study. J Periodontol 2001; 72: 841-848.

Ramfjord S.P., Nissle R.R.: The modified Widman flap. J Periodontol 1974;45:601-607.

Seibert J.S.: Reconstruction of deformed, partially edentulous ridges, using full thickness onlay grafts. Part I. Technique and wound healing. Compend Cont Educ Dent 1983a;4: 437-453.

Seibert J. S.: Reconstruction of deformed, partially edentulous ridges, using full thickness onlay grafts. Part II. Prosthodontic/periodontic interrelationships. Compend Cont Educ Dent 1983b;4:549-562.

Seibert J.S.: Ridge augmentation in fixed prosthetic treatment. Compendium of Continuing Education in Dentistry 1991;12:548-560.

Studer S., Kadl P., Glauser R., Schärer P.: Semi-quantitative short-trem results of three different soft tissue augmentation procedure in multiple tooth defects. Acta Med Dent Helvetica 1998,3,68-74.

Terheyden H.: Sofortrekonstruktion und verzögerte Sofortrekonstruktion der Extraktionsalveole. Implantologie 2006;14:365-375.

Tetsch P.: Die operative Weisheitszahnentfernung. Carl Hanser Verlag 1982.

Widman L.: The operative treatment of pyorrhea alveolaris. A new surgical method. Svensk Tandläk Tidning Dec 1918.

Weiterführende Literatur

Horch H.-H. (Hrsg.): Zahnärztliche Chirurgie. Praxis der Zahnheilkunde 9. 4. Auflage. Urban & Schwarzenberg. München 2003.

Heidemann D. (Hrsg.): Parodontologie. Praxis der Zahnheilkunde 4. 4. Auflage. Urban & Schwarzenberg. München 2005.

Lang N.P.: Checkliste zahnärztliche Behandlungsplanung. 2. Auflage. Thieme, Stuttgart 2000.

Lange D.E.: Parodontologie in der täglichen Praxis. 5. Auflage. Quintessenz, Berlin 1995.

Rateitschak K.H., Rateitschak E.M., Wolf H.F.: Parodontologie. 3. Auflage. Reihe Farbatlanten der Zahmedizin. Band 1. Thieme, Stuttgart 2001

Sato N.: Parodontalchirurgie – Klinischer Atlas. 1. Auflage. Quintessenz, Berlin 2002.

Kapitel 14

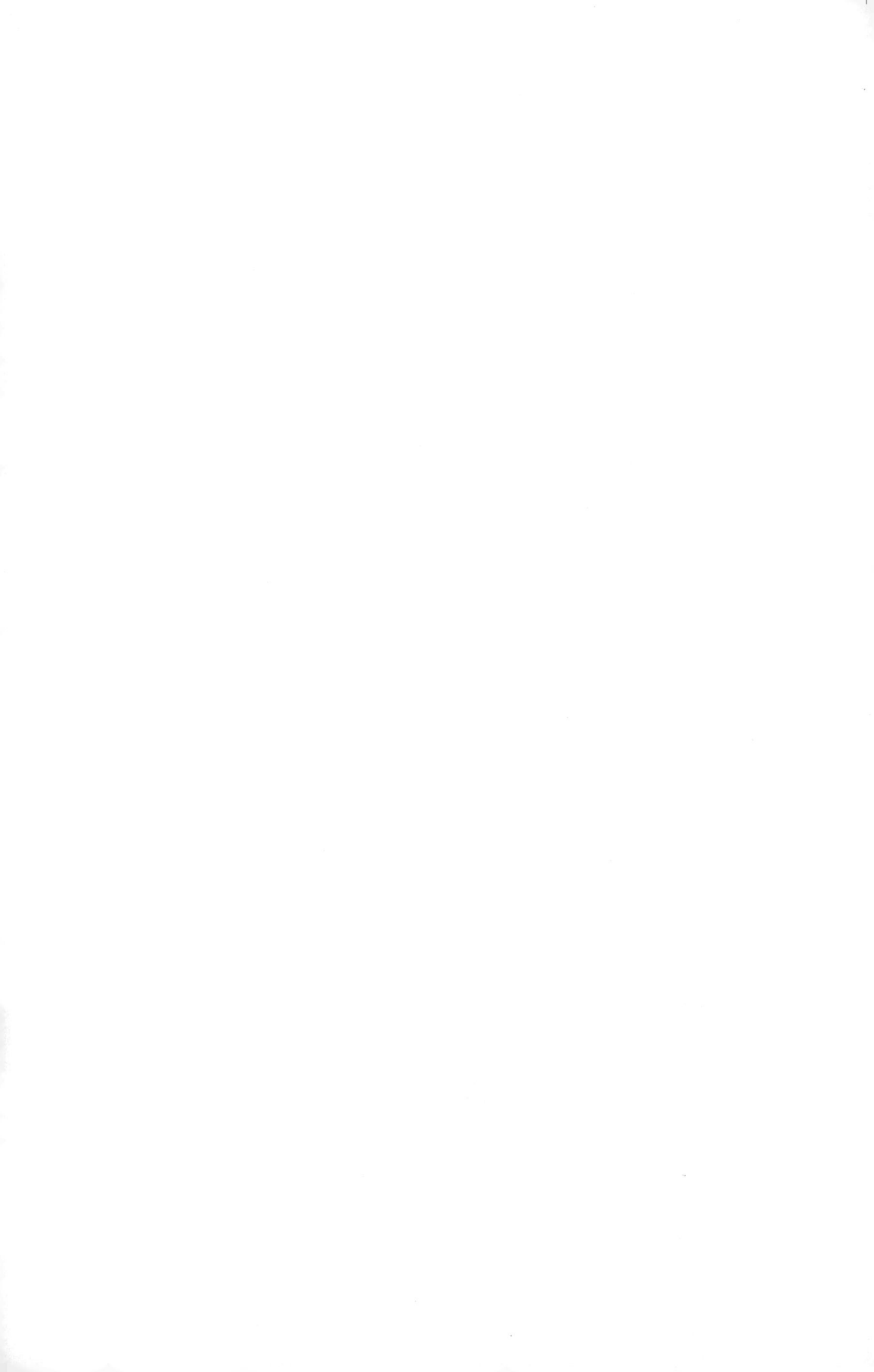

Sachregister

A

A. palatina, Verletzung	321
Abdämmung, dorsale	886
Abformlöffel	441
– individuelle	441
– Randgestaltung	884
– Vorbereitung	628
– konfektionierter	441
Abformmassen	
– allgemeine Anforderungen an	435
– Einteilung nach Konsistenz	434
– elastomere	439, 565
Abformmethoden	850
– mukodynamische	850
– mukostatische	850
Abformpfosten, individualisierter	1015
Abformtechniken	433
Abformung(en)	433, 626, 628, 835, 837
– Alginat-	141
– Altered-cast-	760
– anatomische	850
– Ausgießen	566
– Desinfektion	443
– digitale	444
– Elastomere	565
– Hydrokolloid-	565
– individuelle definitive	850
– intraoperative	1011
– konventionelle	433
– Lagerung	564
– modifizierte mukostatische	883, 886
Abformwerkstoffe, Dimensionsänderungen	439
Abstrahlen	695
Abstützung	
– lineare	722
– quadranguläre	722
– sattelferne	721, 724
– sattelnahe	721
– trianguläre	722
Abstützungs- und Kraftverteilungsfunktion	729
Abstützungspolygon	729
Abutment(s)	1018
– Rotationssicherung	1008
– vollkeramische	948
Abutment-Schraubenlockerung	965
Abutmentverbindung	
– konische	935
– parallele	935
– Rotationsschutz	935
Access-Flap	322, 335
– Tennisschlägerdesign	323
Achsneigung der Oberkiefer-Frontzähne	855
Acrylierungsverfahren	664
Adaptionsfähigkeit	848
additionsvernetzende Silikone	440
Adhäsivattachment	673
Adhäsivbrücken	98, 666, 672, 1011
– Flügelstärke	690
– Wiederbefestigung	698
adhäsive Befestigung	652, 1019
Adhäsivflügel	690
Adhäsivprothetik	657
Adhäsivverankerungen	399
Agar-Agar	437
Ägypten	8
Ah-Linie	881, 886
Alginat	438, 881
Alginatabformung	141
Alginsäure	438
Allergenität	476
Altered-cast-Technik	760
Aluminiumoxid	491
Aluminiumsalz-Lösungen	628
Alu-Wachs-Plättchen	457
Alveolen, Verbindungslinie der (ehemaligen)	844
Anamnese	99, 255, 256, 846
Anästhesie, intrapulpale	211
Anästhesieversager	211
Anatomie	27
anatomische Abformung (Erstabformung, Situationsabformung)	850
anatomische Kriterien	853
anatomische Zähne	866
angewachsene Gingiva	1049
Angießen	471
Angina Pectoris	114
Angsterkrankung	118
Anprobe	837
– der fertigen Prothesen	914
– der Frontzahnaufstellung	905
– der Wachsaufstellung	755
Anstiften, direktes	603
– mit Extrareservoir	604
Antibiose	1004
Antibiotika	106
Antikoagulantien	106
Apexifikation	211
APF NT	868
APF-Aufstelltechnik	868
Aphthen	121
apikal-koronal (single-length-Technik)	214
Apparaturen	
– festsitzende	301
– herausnehmbare	301
Approximalraum	950

Äquator, prothetischer (Klammerführungslinie)	738, 756
Arbeitslänge	213
Arbeitsmodell	754
– Vermessung	756
Arbeitsskizze	757
Artikulatoren	345
– Arcon-Typ	348
– Non-Arcon-Typ	350
Artzney Buchlein	15
Aspartam	196
Ästhetik	373, 1059
– Modellgussprothese	752
– Prinzipien	
– Harmonie	377, 381
– Proportion	377, 382
– Symmetrie	376, 381
– Teilprothese	752
ästhetische Zone	337
Atrophie	954
– ausgeprägte	958
– des Alveolarkammes	843
Attachment-Gewinn	322
Attachment-Verlust	137, 1049
Attraktivität	379
Aufhellung(en)	
– apikale	168
– laterale	218
– periapikale	218
Aufklärung	160, 172, 212, 283
Aufklärungsmangel	160
Auflage, okklusale	729
Aufpressen	557
Aufstellkonzepte	
– monoplane	869
– zentrikorientierte	851
Aufstellung	
– der Frontzähne	853
– nach Gysi	866
Augmentation	926
Augmentationsschablonen	999
Aureomycin-Streifen	332
Ausarbeiten der eingeschliffenen Prothesen	912
Ausbetten	231, 612, 912
Ausblockung	689
Ausbrühen	910
Ausgießen	
– blasenfreies	567
– der Abformung	881
Ausgleichsgeschiebe	950
Aushärtung	465, 466
Ausmodellieren	906
Außenkrone, Wandstärke	788
Austrocknung der Zähne	448

B

Balancekontakte	140, 872
Balkenguss	605
Barbiere	3
Basiskunststoff	870
Bass-Technik, modifizierte	175, 176
Befinden des Patienten	1057
Befund	156
– dentaler	134
– parodontaler	135
Befundung, klinische	255
Behandlung, Prozessqualität	1058
Behandlungsablauf	
– Implantologie	926
– verblendete Kronen und Brücken	653
Behandlungsergebnis, Stabilität	305
Behandlungsgrundsätze	301
Behandlungskonzept	93
– interdisziplinäres	302
– synoptisches	171
Behandlungsmittel	301
Behandlungsplanung	989
Belastungslinie	730
Belastungsprotokolle	1000, 1001
Belastungszeitpunkt	1001
Bennett-Bewegung	90
Bennett-Winkel	89
Beweislast	160
Biegebelastung	745
Biegefestigkeit	496
Biegemomente	959, 965, 966
Bikarbonatspray	208
Bindegewebstransplantat, subepitheliales	338
Bindung, metallische	463
Biodent	363
Biofilm	214
Biokompatibilität	745, 974, 977
biologische Breite	325, 328, 450
biomedizinisches Modell	1057
biopsychosoziales (Krankheits-)Modell	1057
Bioverträglichkeit	746
Bipupillarlinie	381
Bisphosphonate	108, 211, 989
Biss, skelettal offener	306
Bissgabel	894
Bluten auf Sondieren/Bleeding on probing (BOP)	137, 202, 1049
Bluthochdruck	107
Bogen, gotischer	901
Bohrschablone	950, 990
Bonwill-Klammer	740
Brücken	
– Definition	503
– Stabilität	508
Brückenzwischenglieder	399
– falsch gestaltete	166, 167
– Mindestabmessungen	594
Bukkalkorridor	386, 891

C

CAD/CAM-Verfahren	469, 487
Camper-Ebene	64, 891

Sachregister

Candida albicans	849
Caninus-Papilla-Caninus-Linie	854
central bearing point (CBP)	901
Cetylpyridiniumchlorid	185
Charters-Methode	177
Chirurgie	
– mukogingivale	318
– orthognathe	306
Chlorhexidin(digluconat)	185, 205
Chlorhexidindigluconatgel	1006
Chroma	360
Chromascop	363
CoCr-Legierung	744, 745
Compliance	96
Condylator	896, 900
Condyloform-Seitenzähne, Merkmale	861
Condyloformzähne	862
Corona-flex-System	212
Corpus Hippocraticum	2
Correx-Federwaage	1052
creeping attachment	318
Cyclamat	196

D

da Vinci, Leonardo	15
Dalbo Plus	1023, 1027
– -Matrizen	1023
Datenfuß, kompatibler (CAD/CAM-Systeme)	537
Deckgold	636
Deckprothese	827, 1065, 1066
Defekte, keilförmige	175
Deflexion	141
Degulor	230
Dehngrenze	467, 475, 975
– 0,2 %-	745
Dentalfluorose	188
Dentallegierungen	745
Dentin-Haftvermittler	220
Dentinwunde	458
Dentinzwischenbrand	638
dentogenic theory	397
dento-gingivaler Komplex	325
Depression	119
Desinfektion von Abformungen	443
Desmotom	337
Deviation	141
Devitalisierung	210
Diabetes mellitus	115
Diagnostik, exspektative	405
DICOM-Datensatz	997, 998
Differentialindikation	927
Digital Imaging	398
Digitalisieren	537
Disaccharide	192
Diskusverlagerung	
– anteriore	247
– posteriore	248
Disparallelität von Pfeilerzähnen	512

Distanz, interalveoläre	992
Doppelarmklammer	740
– mit Auflage	740
Doppelkronen	783, 956, 1031
– Marburger	791
– mit Spielpassung	959
– mit zusätzlichen retentiven Elementen	1031
– Verblendung	792
Doppelkronenarbeit	955
Doppelkronentechnik	963
Doppelmischabformung	433
Drahtklammern	427
Drehmoment-Schlüssel	952
Drillbohrer	22
Druckknopfverbindung	1027
Drucknekrosen	
Druckstellen	915, 916
– vom Parodontalverband	341
DVT-Gerät	996
Dysgnathie	299
Dysharmonie	
– dentale	299
– skelettale	299

E

Eckzähne	391
Eckzahnlinie	893
EDTA-Spülung	216
Eichner, Lückengebissklassifikation nach	711, 714
Eigenknochen	337
Einartikulieren	
– definitives	894
– provisorisches	897
Einbetten	909
Einbettmasse	231
Eingewöhnungsphase	915
Ein-Hülsen-Systeme	999
Einlage, medikamentöse	216
Einphasenabformung	433
Einschleifen	871
Einschleifmaßnahmen	871
Einschubrichtung	738, 759, 806
– gemeinsame aller Brückenpfeiler	618
Einzelbüschelbürste	182
Einzelzahnersatz	945
Einzelzahnimplantat, mittiges	956
E-Klammer	740, 742
Elastizitätsmodul	744, 975
Elbrecht, Einteilung der Teilprothesen nach	720
ELD-Stift	230
Elektrophorese	524
Elektrozahnbürste	178
Elfenbein	5
embryogenetisches Prinzip von Gerber	859
Emdogain	335
Emergenzprofil/Emergence Profile	947, 1012, 1015
endodontische Vorbehandlung	209

Endodontologie	209	Farbschwelle	335
Endokarditisprophylaxe	114	Farbsehen	335
Endometriegerät	213	Farbton (Hue)	357, 360, 367
Endotoxine	1043	Farbtongruppen	363
Endpfeilerbrücke	508	Farbzeitschwelle	355
Entlastung, bukkale	862	Fassreifeneffekt	221
Entspannungsmethode	892	Fauchard, Pierre	17
Entzündung, periimplantäre	318	Federarm (Gussklammer)	737
Epinephrin (Adrenalin)-Zusatz	310	Feindepuration, subgingivale	204
Ernährung	191	Feldspatkeramik	486
– Anamnese	194	Ferrule Design	221
– Beratung	194	Festkostenzuschuss	98, 668, 765, 783
Ernährungslenkung	194	Fibrinverklebung, initiale	320
Erosionen	193	Fibrose	313
Ersatzkronen	505	Fischer-Winkel	89
ER-Stiftsystem	225	Fistelgang	218
Erweiterbarkeit von Zahnersatz	785	Fixationsabformung	809
Erweiterungsbohrer	1005	Flammenguss	611
Etrusker	5, 10	Flapless surgery	999
EVE-System	166	Fließsilikon	809, 820
Expansionssteuerung (Guss)	608	Flügelstärke (Adhäsivbrücken)	690
– Faktoren	608	Fluoridanwendung	186
exspektative Diagnostik	405	Fluoriddosis, „wahrscheinlich	
Exsudat bei endodontischen Läsionen	218	toxische"	187, 188
Extension, maximale (Prothesenbasis)	722	Fluoride	
Extensionsbrücken	508, 513, 950	– organische	187
– implantatgetragene	950, 957	– Wirkungsmechanismen	187
– Widerstandshebelarm	950	– Hemmung der bakteriellen Adhäsion	187
Extraktion, strategische	200	– Hemmung des Bakterienstoffwechsels	187
Extrusion, kieferorthopädische	324	Fluoridgel	187
Exzision		Fluoridlack	187
– keilförmige	316, 317	Fluoridlösungen	187
– L-förmige	316, 317	Fluoridtabletten	187
– T-förmige	316, 317	Flusspferdzahn	16
		Flusssäure	665, 704
F		Folienkronensystem	533
Fabrikzähne, Form	852	Fotografie	365
Faktoren, psychosoziale	1057	– digitale	364
Farbangleichung	366	Fräsen/Schleifen	524
Farbauswahl	693	Freiendprothesen	719
Farbbestimmung	361, 366	Freiendsattel	723, 760, 761
Farbbestimmungssystem	362	Freilegung (Implantatologie)	1006
Farbe	852	Freilegungsoperation (Implantatologie)	1012
– Helligkeit (Value) 357		Friction-Grip-Schaft	455
– Sättigung (Chroma) 357		Friktionsstifte	790
– Ton (Hue)	357, 360, 367	Front-Eckzahnführung	872
Farbempfindung	335	Frontzahnaufstellung	904, 905
Farbentheorie, trichromatische	356	Frontzahnauswahl	852, 858, 903
Farbhelligkeit	357	Frontzahnführungsteller, individueller	581
Farbintensität	357, 360	Frühbelastung	1001
Farbklassen	356	Fügekraft (Konuskronen)	788
Farbmessgeräte	369	Fügetechnik	471
Farbmessung	369	Führung, sequentielle	851, 872
Farbmuster	362	Führungsarm (Gussklammer)	737, 739
Farbordnungssysteme	360	Führungsflächen (Putzschiene)	819
Farbreize	356	Führungsfräsung (Geschiebe)	768
Farbring	361	Führungsfunktion (Verankerungselemente)	729
– konfektionierter	361	Füllung(en)	
Farbsättigung	357	– insuffiziente	166

Sachregister

- subgingival reichende 326
- Füllungstherapie 752
- Funktionsbewegungen 728
- Funktionsrand 884
- Furkation 1049
- Furkationsbefall 168, 329
  - Grade 137

G

- Gabel- oder Greiferklammer 742
- Galvanoformtechnik 525
- Galvanokäppchen 787, 1034
- Galvanoteleskope 787, 955, 1031, 1034
- Ganzkörperschemata (Schmerzfragebogen) 257, 260, 261
- Gatesbohrer 215
- Gaumenfaltenpaar 854
- Gebissschaden
  - kompensierter 708
  - unkompentisierter 708
  - völliger 708
- Gegenguss (Konter) 910
- Gelenkbahnwinkel, sagittaler 89
- Gerber-Condylator 352
- Gerber-System 896
- Gerüst(e)
  - Interdentalraumgestaltung 594
  - Oxidbrand 637
  - Stabilität 593
  - Unterstützung der Keramik 592
  - Verblendung 635
    - keramische 635
    - Kunststoff- 640
- Gerüstanprobe 632, 692, 759, 1019
  - benötigte Materialien 632
- Gerüstdesign (Modellgussprothese) 753
- Gerüstgestaltung 591
  - aus ästhetischer Sicht 595
  - für Kunststoffverblendung 601
  - Konturierung im marginalen Bereich 596
- Gerüstkonstruktion (Arbeitszeichnung) 755
- Gerüstverstärkung 957, 958
- Gesamteinprobe
  - Modellgussprothese 761
  - Totalprothese, in Wachs 761
- Geschiebe, Verschleißverhalten 772
- Geschiebearten 765
- Geschiebebrücken 512
- Gesichtsbogen 146, 900
- Gesichtsbogenregistrierung, arbiträre schädelbezügliche 894
- Gesichtsbogenübertragung 146, 630
- Gesichtsdrittel 382, 383
- Gestaltung, muskelgriffige 724, 858, 870
- Gesundheitsfragebogen 100
- Gesundheitssystem, Strukturqualität 1058
- Getränke, saure 193
- Gewebekleber (Histoacryl) 320
- Geweberegeneration, geführte parodontale 334
- Gewindeschneider (Implantologie) 1005
- Gießen 469
- Gingiva
  - angewachsene 1049
  - hyperplastische 312
  - keratinisierte 135
- Gingivahyperplasie 313
- gingivaler Effekt 386
- Gingivamodellation (Totalprothetik) 906
- Gingivarandverdrängung, mechano-chemische 627
- Gingivaverlauf/gingivaler Verlauf 394, 396, 733
- Gingivektomie 312, 328
  - externe 313
  - interne 315
- Gingivitis, akute nekrotisierende ulzerierende (ANUG) 164
- Gingivitisprophylaxe 172
- Gingivoplastik 312, 315
- Gips 436
  - Anmischen 566, 567
  - Wasserschutz 568
- G-Klammer 741, 752
- Glanzbrand 398
- Glasfasernetz 1011
- Glasfaserstifte 223, 225
- Glasionomerzement 650
- Glaskeramik 488
  - Oberflächenbemalung 556
- Glasrohling 555
- Gleichgewicht, muskuläres (Totalprothetik) 890
- Glukokortikoide 107
- Goldbänder 10
- Goldbandprothese 11
- Golddrahtgebinde 8, 11
- goldener Schnitt 377
- GoldenRuler 378
- Goldguss 808
- Goldsteg, vorgefertigter 961
- gotischer Bogen 901
- Gracey-Küretten 204
- Griechen 9
- Gummy Smile 386
- Gusskanäle 230, 602
- Gussklammer(n) 737
  - Retention 757
  - Vor- und Nachteile 740
- Gussklammerformen, empfohlene 740
- Gussklammerprothesen 1009
- Gussobjekt, Lage in der Muffel 607
- Gussperlen 231
- Gusstechnik 525
- Gussteile
  - Feinaufpassung 612
  - Größe 610
  - Oberflächenpolitur 614
- Gussverzugszeit 610

Guttapercha-Masterstift	216	– Anzahl der	946, 965
Guttaperchaspitzen	216	– einteilige	923, 938, 1016
		– Freilegung	1006
H		– Frühbelastung	1001
Haftkraft		– Indikation	925
– Doppelkronen	820	– Indikationseinschränkungen	989
– Kugelkopfmatrizen	1024	– Kontraindikationen	989
Haftoxid	466	– lokale	989
Halo-Effekt	365	– provisorische	939, 1012
Haltefunktion (Verankerungselemente)	728	– Überbelastung	964
Halteklammern im sichtbaren Bereich	732	– Verblockung	966
hämorrhagische Diathese	312	– zweiteilige	923
Handhabung, ungeschickte		Implantatabstände	946, 993
(Geschiebeprothetik)	778	Implantat-Abutment-Verbindung	934, 936
Harmonie	377, 381	– externe	935, 936
– faziale	382, 892	– interne	935, 936
Härte (Metalle)	464	– konische	935
Hartgewebe, periimplantäres	1039	– parallele	935
Hartgewebsaugmentation	337, 339	Implantatdurchmesser	965
Hartkerngerüste	544	– reduzierter	947
Hartsubstanzdefekte	221	Implantatform	965
Hauptvakuumbrand	639	Implantat-Hybridprothese	1067
Hebelarm (Teilprothetik)	730	Implantation	1004
Heil- und Kostenplan	158	– Komplikationen	1007
Helligkeit (Farbe)	360	– Risikofaktoren	1000
Hemisektion	330	– Therapiemaßnahmen	1007
Herpes	121	– Zeitpunkt	1000
Herzschrittmacher	213	Implantatlänge	965, 966
Hexetidin	185	Implantatmobilität	1041
Hirtenstab	212	Implantatoberfläche	1001, 1043
Histoacryl	320	– Kratzer	1042
Hochkulturen	2	Implantat-Oberflächenaktivierung	981
Hochrisiko-Patienten	208	Implantat-Oberflächenbeschichtung	980
Höckerzahl	56	Implantat-Oberflächenmorphologie	978
Hofmann-Bohrer	226	Implantatprothese	1065
Hohlkehlpräparation	453	Implantatschulter	947
– zirkuläre		Implantatsysteme	933
– Frontzähne	623	Implantatverluste, frühe	1040
– Seitenzähne	622	Implantat-Werkstoffe	973
Homogenisierung (Legierungen)	467	Implantatzahl	965
Hue (Farbe)	357, 360, 367	Implantologie, navigierte	995
Hülse (Röntgendiagnostik)	990	Implantoplastik	1044
Hülsen-in-Hülsen-Systeme	999	Indikationen	
Hülsenkronen	506	– Implantate	925
Hybridkomposite	220	– kieferorthopädische Vorbehandlung	299
Hybridprothese	827, 1024, 1025, 1030	Individualisierung	
– Gerüstgestaltung	830	– konfektionierte Zähne	731, 853, 905
– Gerüstverstärkung	830	– Prothesenbasis	908
– Langzeitprognose	832	Induktionsschmelzen	610
– Okklusionskonzept	831	Infektion, postoperative	341
Hybridprothetik	400	Infiltrationskeramik	488
Hydrokolloidabformungen	565	Initialbehandlung	163, 322
Hygienephase	163, 751	Inlaybrücken	673
– Reevaluation	169	INR-Wert	106
		Instruktion	
I		– Ein- und Ausgliedern einer Teilprothese	778
Immediate-Pontic-Technik	336	– Mundhygiene	174
Immediatprothesen (Sofortprothesen)	427	Instrumentarium	
Implantat(e)	923	– Access-Flap	322

Sachregister

– apikaler Verschiebelappen	327
– freies Schleimhauttransplantat	318
– geführte parodontale Gewebe- regeneration	334, 335
– Gingivektomie	313, 316
interalveoläre Distanz	992
Interalveolarlinie	865
Interalveolarwinkel	865
Interdentalbürstchen	184, 819, 823
Interdentalraumgestaltung	425
Interdentalraumreinigung/-hygiene	166, 179
Interdentalstimulatoren	183
Interimsprothesen	427, 1009
Interkuspidation, maximale	139
Interlock (Geschiebe)	768
inzisale Länge	393, 394
Inzisalebene	393, 394
inzisaler Effekt	386
Inzision (Lappenpräparation)	
– intrakrevikuläre	323
– keilförmige	328
– L-förmige	328
– sulkuläre	323
– supraperiostale	319
– T-förmige	328
Inzisivi	390
Irrigatoren	185

J
Jacketkrone	543

K
Kaltverformung (Titan)	975
Kalziumhydroxid	168, 458
Kalziumhydroxideinlage	216
Kammaufbau	684
Kammdefekte, Klassifikation	338
Kammprophylaxe	827
Kanalinlays (Rotationsschutz)	228
Kariesfrequenz	6
Kariesprävention	187
Kariesprophylaxe	172, 186, 195
Kariesverbreitung	193
Kariogenität von Zuckeraustauschstoffen	196
kariöse Läsionen	168
Kastenretention (Kunststoffverblendung)	601
Kaufläche	861
Kaufunktion	1059
Kaugummi, zuckerfreier	197
Kaukräfte	
– maximale	965
– physiologische	965
Kaumuskulatur, Kraftentfaltung	832
Kauschlauch	891
Kaustabilität, autonome	858
Kegelwinkel (Konuskronen)	788
keilförmige Defekte	175
Kennedy-Grundklasse(n)	711
– I – beidseitig verkürzte Zahnreihe	712
– II – einseitig verkürzte Zahnreihe	712
– III – einseitig, doppelseitig oder mehrfach unterbrochene Zahnreihe	713
– IV – über die Mittellinie reichende frontale bzw. frontolaterale Schaltlücke	713
Keramik	
– Aluminiumoxid-	491
– Glas-	488
– Infiltrations-	488
– Oxid-	490
– Zirkoniumoxid-	491
– Riss- und Bruchzähigkeit	486, 497
Keramikverblendung	
– Oberflächenbearbeitung	643
– Schichttechniken	636
Keramisieren	555
Kerneinbettung	424
K-Feilen	226
Kieferbewegungen	86
Kiefergelenk	81
Kiefergelenkgeräusche	255
Kieferkammaufbau	336
Kieferkammaugmentation	991
Kieferkämme, Verbindungslinie der (ehemaligen)	844
Kieferkammschnitt	1004
Kieferkammverlauf	904
Kieferöffnung	275
Kieferrelationsbestimmung	147, 630, 754
– horizontale	896, 900
– vertikale	890
Kippmeider	730
Kippmeiderfunktion	729
Klammer, handgebogene	168
Klammerarmlänge	757
Klammerarmquerschnitt	757
Klammerauflage (Gussklammer)	737, 739
Klammerschulter (Gussklammer)	737, 739, 752
Klammerstärke	759
Kleber-Keramik-Verbund	665
Klebeverbundsysteme	660
– mechano-chemische	661
Klostermedizin	3
Knochen, freiliegender	341
Knochenabbau	832, 843, 844, 873
Knochenersatzmaterial	337, 339
Knochenmeißel	327
Knochennekrose (nach Parodontaloperationen)	341
Knochenregeneration, geführte	339, 340
Knochentaschen, vertikale	168
Knochenverlust durch Druckbelastung	844
Kobald-Nickel-Chrom-Legierungen	225
Kofferdam	213
Kohlenhydrate	192
– niedermolekulare	192
Kollagenvlies	333, 337
Kombinationsprimer	666

Kompensationskurve	
– sagittale	858
– transversale	858, 863
Komplementärfarben	357
Komplikationen (Implantation)	1007
Kompositaufbau, gepinnter	221
Komposition (Ästhetik)	376
Kompositionsmassen	437
Kompositkleber	223, 1011
Komposit-Stopp (Konuskronen)	820
Kompressions-Abformung	760
Kondensation, kalte laterale	216
Konditionierung	
– Adhäsivbrücken	695
– Strahldruck	666
Kondylenbahn	898
Kondylenbahnneigung	899
Koni-Meter	819
Konsistenz (Abformmaterialien)	434
Konstriktion, apikale	213
Konstruktionsmodell	811
Kontaktposition, zentrische	67, 139
Kontaktsportarten	669
Konter (Gegenguss)	910
Kontraindikationen	
– allgemeinmedizinische und lokale (Implantologie)	989
– kieferorthopädische Vorbehandlung	300
Konuskronen	399, 788, 1031
– Lösekraft	788
Konuswinkel (Konuskronen)	788
Kooperationsbereitschaft	669, 848
koronal-apical (crown-down-Technik)	214
Korrekturabformung	433
Korrekturbrand	639
Korrosionsfestigkeit	745
Korundstrahlen	666
Kosmetik	380
Kragenplatte	727
Kristallisation (Glaskeramik)	555
Krone(n)	
– Definition	503
– direkt aufgeschraubte implantatgetragene	1017
– subgingival reichende	326
Kronenpräparation	453
Kronenränder	948
– abstehende	166
– überstehende	167
Kronenrandlage, supragingivale	399
Kronenstumpfaufbauten	222
Kronenverlängerung, chirurgische	324
Krümmungsmerkmal	390
Kugelkopf	956, 959, 1027
Kugelkopfattachment	955, 1027
Kugelkopfmatrizen	
– Einpolymerisation	1023
– Haftkraft	1024
Kugelkopfverbindungen	956

Kühlrippe(n) (Guss)	231, 606
Kühlwassermenge (Präparation)	448
Kunststoffbasis (Sägeschnittmodelle)	577, 578
Kunststoffborsten (Zahnbürste)	174
Kunststoffgleiteinsätze (Geschiebe)	772
Kunststoffküretten	1042
Kunststoffpressen	910, 911
Kunststoffprovisorium	958
Kunststoffschlüssel, inzisaler	1011
Kunststoffverblendung	640
– Gerüstgestaltung für	601
– Kastenretention	601
– Schichttechnik	641
– Schneidekantenschutz	601
Küretten	202
Kurzanalyse, ästhetische	393
Kurzanamnese, allgemeinmedizinische	164
Kurzkopfbürste	174
Küvette	909, 910

L

labiale Kontur	393, 395
Laboranalog	1015
Lachkurve	905
Lachlinie	133, 386, 893
Laktobazillen	192
Lamellenretentionseinsatz	1024
Langzeitbewährung	
– festsitzender Zahnersatz	929
– herausnehmbarer Zahnersatz	931
– implantatgetragene Kronen und Brücken	928
Langzeitprognose prothetischer Restaurationen	1047
Langzeitprovisorien	405, 1018
– mit NEM-Gerüst	405
Lappenpräparation, Entlastung	323
Largo-Bohrer	226
Laser	208
Laser-Sintern	470
– selektives	525
Läsionen, kariöse	168
laterale Kondensation, kalte	216
Laterotrusion	140, 857
– Überprüfung	915
Laterotrusionsbewegung	898
law of harmony	397
Lebenserwartung	6
Lebensqualität	1057
Ledermix	211
Le-Fort-I-Osteotomie	306
Legierungen	464, 663
– angießbare	475
– anlötbare	475
– aufbrennfähige	466
– CoCr-	744, 745
– Edelmetall-	225, 465
– Edelmetall-freie	467
– heterogenes Gemenge	464
– homogener Mischkristall	464

Sachregister

– Homogenisierung	467
– Kobald-Nickel-Chrom-	225
– Mischungslücke	464, 466
– nicht aufbrennfähige	465
– Nichtedelmetall-	808
– Toxizität	476
– Zugfestigkeit	467
Leinenstrips	166
Leuzit	486, 494
lichenoide Veränderung	480
Licht, ultraviolettes	362
Lichtbogenschmelzen	610
Lichtreflexionstest	206
Lightspeedsystem	215
Lingualbügel (Teilprothetik)	726
Lingualscaler	165
Lippenfülle	890, 905
Lippenrot	383
Lippenschild, anteriores	870
Lippenschlusslinie	893
Lippenstütze	854, 890, 905, 908
Lithium-Disilikat	488
Locator (Verankerungssystem)	1023, 1025
Lochplättchen (Kieferrelationsbestimmung)	902
Löffel, individueller	882, 886
Lokalanästhetika	107, 310, 312
– Höchstdosis	311
Lösekraft (Konuskronen)	788
Löten	471
Lötverbindungsflächen	599
Lückengebiss(e)	711
– Klassifikation nach Eichner	711, 714
– topographische Einteilung	711, 719
Lückenschluss	513

M

Magnetattachment	1024
Magnete	956, 959, 962, 964
Magnet-Split-Cast	571
Malokklusion	299
Mamelon	365
Mangelernährung	191
Mannit	196
Mantelkronen	506
MAP-Diagnosen	278
Marburger Doppelkronen	791
Matching (Implantatnavigation)	998
Materialunverträglichkeiten, orale Manifestationen	478
Matratzennaht	321
Matrize	765
– für Steggelenke	962
Meaverin	312
Medianlinie	381
Medikamentenanamnese	105
Medizin der Antike	2
Meistermodelle	887
Membran, resorbierbare	335
Membrantechnologie	339

Messkugeln (Bohrschablonen)	993
Metallaufbau	221
Metalle, Eigenschaften	463
Metallgerüst	1024
Metallguss	759
Metallkeramik	466, 472, 493
Metall-Kleber-Verbund	660
Metalloxide	662
Metallprimer	662
Metamerie	359
Microbrush	183
Mikrobewegungen (Implantateinheilung)	965
Mikromotor	448
Milch, fluoridierte	187
Mineralzähne	22
Mini-Implantatsysteme	939
Minimaldurchmesserimplantate	938
Minimalstärke (Konuskronen)	813
Mischungslücke	464, 466
Misserfolge	
– biologische	1047
– biophysikalisch bedingte	1047
– technisch bedingte	1047
Mittelalter	3
Mittellinie	394, 396, 893
Mock-up	398, 677, 684, 700, 776
Modellanalyse	751, 904
Modellgussprothese	399, 737, 751, 762
– Eingliederung	751
– Fertigstellung	761
– Gesamteinprobe	761
– Herstellung	751
– Okklusionskonzept	755
– Planung	751, 753
– Reinigen	762
– Wachsaufstellung	755
Modellgussprothetik	
– Präparation und Abformung	753
– werkstoffkundliche Aspekte	744
Modellgusswerkstoffe	744
Modellherstellung	887
Modellsockel	887
Modellstumpfvorbereitung	575
Molaren	392
Montage	
– gelenkbezügliche	900
– Oberkiefermodell	895
– Unterkiefermodell	895
Montagekontrolle	151
Mörser-Pistill-Prinzip	861
Mortalextirpation	211
Motivation zur Mundhygiene	172
Mövenflügelform	394
MTA (Mineral Trioxide Aggregate)	218
Muffel	606
– Vorwärmen	609
Muffeleinlage	607
Mukoperiostlappen	324, 1005
Mukosalappen	1006

Mukositis	1039, 1043	Opaker-„Washbrand"	638
– periimplantäre	1039, 1042	Opakerbrand	638
Mundduschen	185	Opaleszenz	365
mundgesundheitsbezogene		Opazität	361
Lebensqualität	925, 1063, 1069	Oral Health Impact Profile	
– Beeinträchtigung (handicap)	1060	(OHIP)	1063, 1066, 1068, 1069
– Beschwerden	1060	orthognathe Chirurgie	306
– Fähigkeitsstörung (disability)	1060	Osseointegration	923, 973, 978
– Schädigung (Impairment)	1060	Ostektomie	315, 324, 325, 328
Mundhygiene	138, 172	Osteoplastik	315, 324, 325
Mundhygieneinstruktion	174	Osteoporose	989
Mundhygienemaßnahmen	186	Osteotomie	
Mundwinkelgerade	381	– im zahntragenden Bereich	306
Myoarthropathie(n)	141	– retromolare sagittale	306
– des Kausystems	235	Ovate Pontic	512
– Diagnostik	255	Overbite	139, 301
– Therapie	281	Overdenture	827
		Overjet	139
N		Oxidglühen (Gerüste)	637
Nachblutung (nach Parodontaloperationen)	341	Oxidkeramik	490, 665
Nachregistrierung (Totalprothetik)	916		
Nachsorge	762, 918, 1008, 1035	**P**	
– in der Prothetik	1047	Paarfarben	357
Nachsorgeintervall	1055	Paläopathologie	2
Nachsorgemaßnahmen bei		Palatinalband	726, 727
Totalprothesenträgern	873	Panoramaschichtaufnahme	255
Nachsorgeuntersuchung	1041	Papierspitzen	216
Nahrungsmittel und Zahngesundheit	191, 195	Papillameter	886
NaOCL	213, 215	Papillen-Blutungs-Index	159
Natriumbenzoat	185	Papillen-Graft	321
negative space	382, 394	paraformaldehydhaltige Paste	211
Negativwinkel	806	Parallelometer	756
Neufixierung von Außenkronen	817	– intraorale	684
Nichtedelmetalllegierungen	808	Parodonditiden, aggressive	207
Nickel-Titaninstrument	214	Parodontalabszess	164
		Parodontalbehandlung	97
O		Parodontaloperationen,	
Oberflächenbemalung (Glaskeramik)	556	Komplikationen	341
Oberkiefer-Frontzähne, Achsneigung der	855	Parodontalprophylaxe	186
Oberkiefer-Wachswall	890	Parodontalverband	314, 320, 329, 333
Oberlippenlänge	886	Parodontitis	
Odontogenese	38	– aggressive	207
Odontoplastik	330, 333	– akute, nekrotisierende, ulzerierende	
Offline-Navigation (Implantologie)	995	(ANUP)	164
Okklusion		partiellen Prothesen, Aufbau und	
– bilateral balancierte	851, 858, 861, 872	Bestandteile von	725
– eckzahngeschützte	71	Patientenaufklärung	160
– frontzahngeschützte	71	Patientenwünsche (Implantologie)	924
– lingualisierte	862	Patientenzufriedenheit	1069
– monoplane	851	– Messung	1062
– physiologische	200	– Ergebnisqualität	1058, 1059
– unilateral balancierte	71	– Reliabilität	1061
Okklusionsebene	64, 888	Patrize	765
Okklusionskonzepte	967	Periimplantitis	1029, 1042, 1043
Okklusionstyp	139	Periotest-Gerät	1052
Okklusionswachs	139	Permador-Stift	228, 230
Onlay-Transplantat (Onlay-Graft)	339	Pfaff, Philipp	19
Online-Navigation (Implantologie)	995	Pfeilermobilität	669
Opaker	495	Pfeilerstellung	668

Pfeilervermehrung	955	Presstechnik	526	
– strategische	1022	Primärfarben	357	
Pfeilerzahndivergenzen	806	Primer	662	
Pfeilerzahnfraktur	796	Probeätzung	698	
Pfeilerzahnselektion	798	Probepräparation	753	
Pfeilspitze (Kieferrelationsbestimmung)	902	Probetragen	821	
Pfeilwinkelregistrierung	900	Probleme, ästhetische	992	
phonetische Methode	892	Progenie	306	
phonetische Probleme	992	Progenitorzellen (Geweberegeneration)	334	
phonetischer Test	395	Proglissement	863	
Phöniker	5, 11	Proportion	377, 382	
Physikalische Therapie	291	Prothesen		
Physiotherapie	291	– Ausbetten	912	
Pick-up-Technik	1013	– eingeschliffene, Ausarbeiten	912	
Pilotbohrer	1005	– partielle		
Pilzbefall der Mundhöhle	849	– – Aufbau und Bestandteile von	725	
Pinseltechnik	228	– – Einteilung nach dem Funktionswert	720	
Planungskarte	157	– – Einteilung nach dem Material	720	
Plaque	192	– – Einteilung nach Tragedauer	719	
– Prädilektionsstellen	166, 193	Prothesenaußenflächen	869	
Plaquehemmung	185	Prothesenbasis	722	
Plaque-Index	1049	– Einfärbung	905	
Plaquekontrolle	185	– Individualisierung	908	
Plast-o-Probe-Sonde	321	– Kongruenz zwischen Prothesenlager und	915	
Platinfolientechnik	557	– maximale Extension	722	
Platzhalterlack	577	Prothesenintoleranz	924	
PMMA-Kunststoff	911	Prothesenkörper	725	
Polieren		Prothesenpflege	188, 915	
– Goldlegierungen	614	Prothesenreinigung	915	
– Polymerisat	416	Prothesenreinigungsmittel	873	
– Totalprothesen	913	Prothesenzahnbürste	188	
Polyether	439	Prothesenzähne		
Polyethergummimasse	811	– Angleichung an Restgebiss	731	
Polymerisation	909, 912	– ästhetische Aspekte	905	
Polymerisationshilfen	212	– Schleifkorrekturen	905	
Polysulfide	441	Protrusion	140	
Pontics bei Teilprothesen	733	– Überprüfung	915	
Porzellangebisse	22	Protrusionsbahn	899	
Posselt-Diagramm	88	Protrusionsbewegung	861, 898, 899	
Prädilektionsstellen (Plaque)	166	– freie	860	
Prämedikation	1004	Provisorien		
Prämolaren	391	– abnehmbare	405	
Prämolarisierung	330	– festsitzend-abnehmbare	405	
Präparation	835	– festsitzende	405	
– diagnostische	617	provisorische Versorgung	200	
– Kontrolle	625	Prozessqualität der Behandlung	1058	
– subgingivale	618	Pseudotaschen	312, 313	
Präparationsform	458	PSI-Code	136	
Präparationsgrenze	450, 1018	psychosoziale Faktoren	1057	
Präparationsgröße, abschließende	215	Pulpaerkrankungen	164	
Präparationsmodell	807	Pulpanekrose	210	
Präparationssatz	454	Pulpaschädigung	447	
Präparationstechnik	447	Pulpitis		
Präparationswinkel	451	– irreversible	210	
Präzisionsgeschiebe	399, 766	– reversible	210	
Präzisionskette (Herstellung von Gussteilen)	587	Putzschiene	819	
Pressen (Keramik)	487			
Presskeramikverfahren	556			

Q

Quadranten	738
Quick-Wert	106

R

Randgestaltung (Abformlöffel)	884
Rauchen	989, 1000
RDA-Werte	166
Recall	1047
Reevaluation der Hygienephase	169
Regelversorgung	158, 668, 765
Registrat	
– in habitueller Okklusion	631
– zentrisches	148
Registratkontrolle	777, 816, 905
Registrierbehelfe (Einartikulieren)	897
Registriermarken (Implantatnavigation)	997
Registrierschablone	887, 888, 898
Registrierung	
– extraorale	894, 896, 898
– individuelle Gegebenheiten	858
Registrierungssilikon	1015
Reinigung, interdentale	184
Reinigungsfähigkeit (implantatgetragener Zahnersatz)	993
Reinigungspasten	166
Rekonturierung, manuelle	166
– mit Leinenstrips	166
– mit Stahlstrips	166
Reliabilität	1061
Reliefgriffigkeit	915
Remineralisation	187
Remontage (Totalprothese)	917
Reokkludieren	870, 912
Repositionierungsschiene, anteriore	289
Repositionstechnik	1013
Research Diagnostic Criteria for Temporomandibular Disorders (RDC/TMD)	255
Resilienzspielraum (Geschiebe)	773
Resilienzteleskope	786
Resorptionsvorgänge im Unterkiefer	827
Restdentinstärke	447
Restgebiss, stark reduziertes	954, 1022
Retention (Gussklammern)	757
Retentionsarm (Gussklammer)	737, 739
Retentionselemente	791
Retentionsform	450
Retentionsfunktion (Verankerungselemente)	728
Retentionsperlen	793
Retentionsrillen	452
Retentionsverlust	772, 778
Retraktionsfäden	627
Retrognathie	
– mandibuläre	306
– maxilläre	306
Retrusion	900
Retrusionsbewegung	898
Rezessionen	175, 177, 321
Riegelkonstruktion	962
Rillen-Schulter-Geschiebe	766
Rillen-Schulter-Stift-Geschiebe	766
Rinderknochen	13
Ringklammer	740, 742
Risikobestimmung nach *Lang* und *Tonetti*	1055
Risikofaktoren (Implantation)	1000
Rohbrand	398
Rohbrandanprobe	642
Rolllappentechnik	338
Römer	9
Röntgendiagnostik (Implantologie)	990
Röntgenkontrolle	1054
Röntgenschablone (Implantologie)	990
Root Planing	201, 202, 203
Rotationssicherung (Abutments)	1008
Rote Liste	105
Rückenschutzplatte	601, 814
Ruhelage (Unterkiefer)	139, 891, 892

S

Saccharin	196
Sägemodellherstellung	563
– Richtlinien	563, 564
SAM-Pin-System	570
Sanguinarin	185
Sanzkow	14
Sattelbrücken	511
Sattelteile	725
– zahngetragene	725
Sättigung (Farbe)	360
Scaler	165, 202
Scaling	201, 202, 203
Scanschablone (Implantatnavigation)	997
Schalenprovisorien	405
Schaltlücke, frontale	731
Schaltprothesen	719
Scharnierachsenpunkt	898
Schaukeln (Modellgussgerüst)	817
Schichtstärke des Provisoriums	457
Schichttechnik(en)	
– keramische Verblendung	636
– Kunststoffverblendung	641
Schienung gelockerter Zähne	200
Schlaufenguss	603
Schleifen (Keramik)	487
Schleifgeräte	
– Gips	569
– Parodontalinstrumente	206
Schleifkorrekturen an Prothesenzähnen	905
Schleimhauttransplantat	340
– freies (Free gingival graft)	318, 337
Schleuderguss	607
Schlickertechnik	526
Schluckmethode	892
Schlüsseltechnik	417
Schmelzen, widerstandsbeheiztes	610
Schmelzmatrixprotein	335
Schmelzofentemperatur	612
Schmelzreduktionen	684

Sachregister

Schmerz(en)
- chronische, Graduierung 273
- persistierender 237

Schmerzfragebogen 256
Schmierschicht (Wurzelkanalaufbereitung) 216
Schmuckeinlagen in Zähnen 4
Schneeschuhprinzip 724
Schneidezähne, Form der mittleren oberen 853
Schnittmuster (Schleimhauttransplantate) 320
Schraubenfrakturen 965
Schraubensysteme (halbkonfektionierte Aufbauten) 224
Schreinemakers-Löffel 880
Schutzkronen 505
Schwangerschaft 105
Schwebebrücken 510
Schweißen 471
Sealer 216
Seitenzahnaufstellung 857
- in Wachs 906
Seitschubbewegungen (Kieferrelationsbestimmung) 898, 899, 900
Sekundärfarben 357
Sekundärgerüst 787
Sekundärkronen 168
Selbstbeobachtung (bei Myoarthropathien des Kausystems) 283
Selbstbewusstsein 379
Selbstvertrauen 379
semi-anatomisch (Condyloform-Zähne) 863
Semipräzisionsgeschiebe 766
Sensibilisierungstest 477, 478
Sensibilitätsprobe 219
Set-up 990
Sichtbarkeit der Zähne 908
- gingivaler Effekt 386
Silan 661, 665
Silanisierung 661
Silikatisierung 661
Silikatkeramiken 665
Silikone 440
- additionsvernetzende 440
- kondensationsvernetzende 440
Silikonmassen 885
Silikonschlüssel 457, 688
Simultankontrast 358
Sintern 487
Sinterschrumpfung 544
Sinterverbundkrone 559
Siphon-Guss 603
Situationsabformung 879, 882
Situationsmodelle 144, 882
Skorbut 192
Socket-Preservation-Technik 336
Sofortbelastung 1001
Sofortimplantation 1000
- verzögerte 1000
Sofortversorgung (Implantologie) 1001
- provisorische 1008

Sondierung, transsulkuläre (Sounding) 326, 327
Sondierungstiefe 136
Sorbit 196
Spaltbrücken 511
Spaltlappen 326
Spannungsrisse (Stiftaufbau) 225
Spätbelastung
- konventionelle 1001
- verzögerte 1001
Spätimplantation 1000
Spätverluste von Implantaten 1040
Spee-Kurve 868
Speicheltest 195
Speisesalz, fluoridiertes 187
spektrophotometrische Messungen 371
Spezialküretten (supragingivale Feindepuration) 204
Spielpassung (Doppelkronen) 959
Split-Cast 887
Sprachfunktion 1059
Spreader 216
Sprechabstand, minimaler 893
Spüllösungen 185
Stabgeschiebe 674, 771
Stabilisierungsschiene (Michigan-Schiene) 285
Stahlstrips 166
Stangenguttapercha 1019
Steg(e) 959
- CAD/CAM-hergestellte 962
- gefräster 961
- individuell gegossener 961
Steggelenke 772, 959
Steggeschiebe 772, 956
Stegverbindung 1029, 1030
Stichklammer 733
Stiftaufbau(ten)
- geteilter 222
- halbkonfektionierte 221, 227
Stifte
- konische 224
- parapulpäre 220
- zylindrische 224
- zylindrisch-konische 224
Stiftkernaufbau 221
Stiftkronen 507
Stiftmaterialien 222
Stillman-Methode, modifizierte 177
Stopplinie (Zahnaufstellung) 904
Strahldruck (Korundstrahlen) 666
Streptokokkus mutans 192
Strukturqualität des Gesundheitssystems 1058
Stufenpräparation 454
- zirkuläre 619
Stumpflack 577
Stütz- und Verankerungskronen 506
Stützlinie (Teilprothesen) 729, 730
Stützstift 897, 898, 901
Stützzonen 714

Sublingualbügel	804	– Seitenzahnaufstellung	861
Sucralose	196	Toxizität von Legierungen	476
Superfloss	181	Transluzenz (Lichtdurchlässigkeit)	362
Suprastruktur(en)	983	– approximale	365
– okklusal verschraubte	953	– inzisale	365
– transversale verschraubte	953	transsulkuläre Sondierung (Sounding)	326, 327
– zementierte	952	Tranzversalband	726, 793, 804
Süßstoffe, künstliche	196	tribologisches System	964
Symmetrie	376, 381	Trifurkationen, offene	332
		Trinkwasserfluoridierung	187
T		Trisektion	330, 333
Table Tops	676, 702	Trockenlegung (Abformung)	626
Tangentialbrücken	510	– medikamentöse	629
Tangentialpräparation	453	Try-in-Paste	704
Taschenbehandlung, geschlossene	202	Tunnelierung	329
Tascheneliminationschirurgie	203	Turbine	448
Tasterzirkel	457		
Teflonfasernetz	1011	**U**	
Teilbezahnung	707	Übergang Metall-Keramik	599
Teilhülsengeschiebe	766	Übergangspassung (Teleskopkronen)	820
Teilkronen	507	Überkonturierung (Zähne)	395
Teilprothese(n)	707	Überlebensrate	499, 747, 928
– ästhetische Grundlagen	731	– implantatgetragener Zahnersatz	928
– Konstruktions- und Gestaltungs-		– konventioneller festsitzender Zahnersatz	928
prinzipien für	729	– metallkeramische Restaurationen	499
– statistische Grundlagen	729	– Modellgussprothesen	747
– Modellguss	737	Überpressen	557
– parodontal getragene	720	Uhrglasfassung	601, 793
– parodontal-tegumental gelagerte	720, 723	Ultracain DS (forte)	312
– Pontics	733	Umdrehungszahl (Präparation)	456
– tegumental getragene	722	Umlauf (Geschiebeprothetik)	768
Teilveneer	676	Umlauffräsung	674
Teleskopkronen	399	Umschlingungsnaht	321
Tertiärprophylaxe	924, 932	Umwandlungsverstärkung	
Therapie		(Zirkoniumdioxid)	984
– medikamentöse	207	Universalküretten	165, 203, 204
– pharmakologische	290	Unterfütterung	168, 724, 918
– schmerzpsychologische	295	– von Schalenprovisorien	414
Therapieplanung	157	Unterfütterungsabformung	816
Thomas-Schlüssel	226	Unterkieferatrophie	957
Tiegelauswahl (Guss)	611	Unterkiefer-Montage	150
Titan	468, 495, 746, 974, 975	Unterkiefer-Wachswall	897
– Biokompatibilität	977	Unterschnitt (Modellgussprothetik)	756, 757
– Sensibilisierung	977	Untersuchung, röntgenologische	210
Titanallergie	978		
Titanhülsen (Röntgenschablone)	994	**V**	
Titanimplantate, provisorische	938	Validität	1062
Titanlegierungen	225, 474, 974, 976	Value (Farbe)	360, 367
Titanstifte	222	Veneerkronen	676
Totalprothese(n)	843	Veneerpräparation	700
– Faktoren, die den Halt beeinflussen	847	Veneerprovisorium	702
– Gesamteinprobe in Wachs	908	Veneers	676
– klinische Konzepte	851	Verankerungselemente	728
– klinische Studien	873	– direkte und indirekte	725
Totalprothetik	400, 843, 846, 850, 879	Verbandplatte	321
– Konzept mit sequentieller Führung	857	Verbinder	759, 777, 804
– Konzept nach Gerber	858	– großer	725, 726
– Frontzahnaufstellung	859	– als Band	726
– Merkmale	858	– als Lingualbügel	727

– als Platte	726, 727	– kieferorthopädische	299
– als Transversalband	726	– Indikationen	299
– kleiner	725, 728, 737	– Rezidivtendenz	307
– sattelferner	728	– Ziele	300
– sattelnaher	728	– kieferorthopädisch-kieferchirurgische	299
Verbindungslinie der (ehemaligen) Alveolen bzw. Kieferkämme,	844	– konservierende	219, 220
		– Physikalische Therapie	291
Verblendkeramik		– Physiotherapie	291
– ästhetische Bearbeitung	647	– präprothetische	199, 309
– Brennparameter	639	Vorkontakte, Elimination	168
– funktionelle Bearbeitung	643	Vorwärmtemperatur (Guss)	231
– Frontzahnbereich	643		
– Seitenzahnbereich	643	**W**	
Verblendschalen	676	Wachsanprobe (Totalprothetik)	908
Verblendung		Wachskäppchen	588
– Doppelkronen	792	– Herstellung	588
– keramische	635	– Passgenauigkeit im Wandbereich	590
– Kunststoff-	640	– Wanddicke	588
Verblockung	514, 768, 965	Wachsmodellation	759
– sekundäre	710, 729	– Einbetten	607
Verblockungsfunktion (Verankerungselemente)	729	Wachsprofile (Gerüstmodellation)	758
		Wachsregistrat, zentrisches	146
Verbund	493	– Vorbereitung der Wachsplatte	147
– Kleber-Keramik-	665	Wachswälle (Registrierschablonen für Totalprothetik)	888
– Metall-Keramik	472		
Verbundbrücken	949, 1019	– vertikale Höhe	889
Verformung		Wandstärke der Außenkrone	788
– elastische	464, 744	Wangenstütze (Totalprothetik)	908
– Grenze	745	Wärmeausdehnungskoeffizient	
– Torsionsbelastung	745	– Keramik	635
– Zugbelastung	744	– Metall	635
– plastische	464	– Metallkeramik	473
verkürzte Zahnreihe (shortened dental arch, SDA)	708, 714	Wärmedehnung (Metallkeramik)	473, 494
		Washington, George	5
Verschiebelappen, apikale	178, 218, 315, 324	Wax-up	776, 990
Verschlüsselung (Kieferrelationsbestimmung)	901, 902	– additives	583
		– diagnostisches	617
Verschraubung, transversale (Suprastrukturen)	953	– volles	584
		Weichgewebe, periimplantätes	1039
Versorgung, andersartige	158	Weichgewebsaugmentation	337, 338
Versorgungskonzepte (Implantologie)	945	Weichteilprofil	383
Versteifung, transversale	804	Weißling	552
Verzinnung	662	Widerstandsarm (Teilprothetik)	730
via falsa	218	Widerstandsform	450
VITA Linearguide 3D-MASTER	368	Widerstandshebelarm (Extensionsbrücken)	950
VITA Toothguide 3D-MASTER	363, 364	Widmann-Lappen	203, 322
Vitamin C	192	Winkelmerkmal	390
Vitamindefizienz	191	Wundheilung, verzögerte	321
VITAPAN classical Farbring	364	Wundverband	315
VITAPAN classical Farbskala	367	Wurzelamputation	332
VITAPAN	363	Wurzeldenudation	314, 327, 329
Vollkeramik	485	Wurzelfüllung	216
– gerüstfreie	485	Wurzelkanal	56
– mit Gerüst	488	Wurzelkanalaufbereitung	
Vorbehandlung		– konventionelle	214
– endodontische	209	– maschinelle	214
– Therapiedurchführung	212	Wurzelkanalbehandlung	209, 212
– kieferchirurgische	297, 302, 306	Wurzelkappe	830, 835
– Rezidivtendenzen	305		

Wurzelkariesprophylaxe	185	Zahnmedizingeschichte	1
Wurzelstifte	220	Zahnmerkmale	32
Wurzelstiftkappe(n)	829, 837, 839	Zahnpasta	179
– Herstellung	836	– fluoridhaltige	187
		Zahnproportion	394, 396
X		Zahnputztechniken	175
Xylit	196	Zahnreihe, Konzept der verkürzten	
Xylocain	312	(SDA)	714
Xylonest	312	Zahnreinigung	165
		Zahnschemata	30
Z		Zahnseide	180
Zahn, sattelferner	721	Zahnstein	165
Zahnachse	394, 396	Zahnsteinentfernung	165
Zahnanordnung, Front-Eckzahn-		Zahnverlust	6
kontrollierte	852	– als chronisches Krankheitsbild	1057
Zahnbelag	192	– Epidemiologie	707
Zahnbeweglichkeit	325	– teilweiser	707
Zahnbrecher	3	– totaler, Folgen	843
Zahnbürste	174	Zahn-zu-Zahn-Proportion	394, 396
Zahndurchmesser	57	Zahnzwischenräume	395
Zähne		Zementieren	229, 822
– anatomische	866	– adhäsive Befestigung	652
– Aufbau	45	– Glasionomerzement	651
– Austrocknung	448	– Instrumentarium	650
– bleibende, Morphologie	56	– Zinkoxid-Phosphat-Zement	650
– Eckzähne	391	Zementierungsschlüssel	696
– gelockerte, Schienung	200	Zentrifugalschleuder, Gebrauch	611
– höckerlose	851	Zentrik	
– Inzisivi	390	– Freiheit in der	67
– Molaren	392	– Überprüfung	915
– Morphologie	389	Zentrikwachsregistrat	890, 895
– nicht erhaltungswürdige	200	zentrische Kontaktposition	67, 139
– Phylogenese	33	zentrisches Registrat	148, 630
Zahnersatz	720	zervikaler Effekt	386
– abnehmbarer	747	Zinkoxid-Eugenol-Pasten	436, 885
– gleichartiger	158	Zinkoxid-Phosphat-Zement	650
– implantatgetragener	927	Zinnfluorid	185, 186
Zahnersatzbehandlung	97	Zirkoniumdioxid	491, 974, 984
Zahnersatzrichtlinien	674	– Biegefestigkeit	984
Zahnextraktion	6	– Bruchzähigkeit	984
Zahnfarbe	133, 903	Zirkoniumdioxidkeramik, Nassbearbeitung	553
Zahnfeilung	4	Zirkoniumoxidkeramikimplantate	938
Zahnfleischmaske	579	Zirkonoxidkeramikstift	221, 222, 225
Zahnfluorose	188	Zitronensäure	1043
Zahnform	394, 397, 903	Zone, ästhetische	337
Zahnhalsfarbe	362	Zuckeraustauschstoffe	196
Zahnhalsmerkmal	390	Zufriedenheit	1059
Zahnhalteapparat, Aufbau	48	– mit Totalprothesen	874
Zahnhölzer	183	Zugangskavität	212, 213
Zahnkranz		Zungenäquator	891
– Beschleifen	567	Zungenbewegung, funktionelle	886
– Herstellung	565	Zweitprothese	1034
– Segmentierung	574	Zwischenglied bei Teilprothesen	733
– Setzen der Pins	570	Zwischengliedauflage	425
Zahnkünstler	5	Zwischengliedgestaltung	510, 597
Zahnlängen	57	Zylinderteleskope	785
Zahnlockerungen	137	Zytotoxizitätstest	477, 478
Zahnlosigkeit, totale	843		
– Epidemiologie	843		

J. R. Strub / M. Kern / J. C. Türp / S. Witkowski / G. Heydecke / S. Wolfart

Curriculum Prothetik, Band I